イラストレイテッド

脳腫瘍外科学
Illustrated Brain Tumor Surgery

編集
河本圭司 関西医科大学教授・脳神経外科
本郷一博 信州大学教授・脳神経外科
栗栖 薫 広島大学大学院教授・脳神経外科

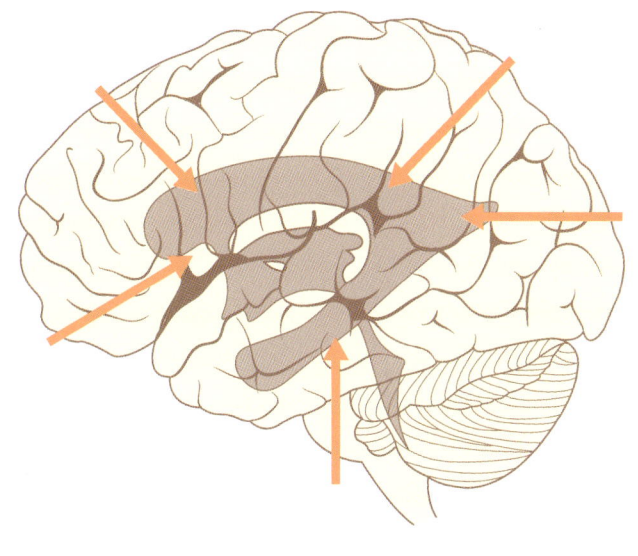

医学書院

This is a Japanese language publication entitled "Illustrated Noushuyou Gekagaku", which is cataloged in the National Diet Library in Tokyo.
Translated title, name of the editors and the years of publications are as follows:

Title: Illustrated Brain Tumor Surgery
Editor: Keiji Kawamoto
　　　　Kazuhiro Hongo
　　　　Kaoru Kurisu

© 2011 by Igaku-Shoin Ltd., Tokyo

Printed and bound in Japan

イラストレイテッド脳腫瘍外科学

発　行　2011年3月15日　第1版第1刷ⓒ
編集者　河本圭司・本郷一博・栗栖　薫
発行者　株式会社　医学書院
　　　　代表取締役　金原　優
　　　　〒113-8719　東京都文京区本郷1-28-23
組　版　ビーコム
印刷・製本　横山印刷

本書の複製権・翻訳権・上映権・譲渡権・公衆送信権(送信可能化権を含む)は㈱医学書院が保有します．

ISBN978-4-260-01104-4

JCOPY 〈㈳出版者著作権管理機構　委託出版物〉
本書の無断複写は著作権法上での例外を除き禁じられています．複写される場合は，そのつど事前に，㈳出版者著作権管理機構(電話 03-3513-6969，FAX 03-3513-6979，info@jcopy.or.jp)の許諾を得てください．

執筆者一覧

河本　圭司	関西医科大学教授・脳神経外科	
渋井壮一郎	国立がん研究センター中央病院脳脊髄腫瘍科科長	
藤井　幸彦	新潟大学脳研究所教授・脳神経外科／統合脳機能研究センター	
岡本浩一郎	新潟大学脳研究所准教授・脳神経外科	
泉山　　仁	昭和大学藤が丘病院脳神経外科医長・准教授	
宮武　伸一	大阪医科大学准教授・脳神経外科	
片山　容一	日本大学教授・脳神経外科	
永岡　右章	日本大学助教・脳神経外科	
大西　丘倫	愛媛大学大学院教授・脳神経外科	
大上　史朗	愛媛大学大学院講師・脳神経外科	
鰐渕　昌彦	札幌医科大学講師・脳神経外科	
宝金　清博	北海道大学大学院教授・脳神経外科	
本郷　一博	信州大学教授・脳神経外科	
吉田　一成	慶應義塾大学教授・脳神経外科	
河瀬　　斌	慶應義塾大学名誉教授	
堀口　　崇	慶應義塾大学講師・脳神経外科	
淺井　昭雄	関西医科大学診療教授・脳神経外科	
河島　雅到	佐賀大学准教授・脳神経外科	
松島　俊夫	佐賀大学教授・脳神経外科	
後藤　剛夫	大阪市立大学大学院講師・脳神経外科	
大畑　建治	大阪市立大学大学院教授・脳神経外科	
佐々木富男	九州大学大学院教授・脳神経外科	
中溝　　玲	九州大学大学院講師・脳神経外科	
岩間　　亨	岐阜大学大学院教授・脳神経外科	
阿部　琢巳	昭和大学教授・脳神経外科	
三木　　保	東京医科大学教授・脳神経外科	
嘉山　孝正	国立がん研究センター理事長／山形大学大学院教授・脳神経外科	
櫻田　　香	山形大学大学院講師・脳神経外科	
梶本　宜永	大阪医科大学講師・脳神経外科	
黒岩　敏彦	大阪医科大学教授・脳神経外科	
山中　一浩	大阪市立総合医療センター脳神経外科副部長	
隈部　俊宏	東北大学大学院准教授・脳神経外科	
村垣　善浩	東京女子医科大学先端生命医科学研究所准教授／東京女子医科大学准教授・脳神経外科	
丸山　隆志	東京女子医科大学講師・脳神経外科	
長谷川光広	藤田保健衛生大学教授・脳神経外科	
松村　　明	筑波大学大学院教授・脳神経外科	
高野　晋吾	筑波大学大学院准教授・脳神経外科	
藤井　清孝	北里大学教授・脳神経外科	
甲村　英二	神戸大学大学院教授・脳神経外科	
田宮　　隆	香川大学教授・脳神経外科	
沼　　義博	関西医科大学病院准教授・脳神経外科	
齋藤　　清	福島県立医科大学教授・脳神経外科	
松居　　徹	埼玉医科大学総合医療センター教授・脳神経外科	
倉津　純一	熊本大学大学院教授・脳神経外科	
竹島　秀雄	宮崎大学教授・脳神経外科	
田中雄一郎	聖マリアンナ医科大学教授・脳神経外科	
河野　道宏	東京警察病院脳神経外科部長・脳卒中センター長	
佐伯　直勝	千葉大学大学院教授・脳神経外科	
西澤　　茂	産業医科大学教授・脳神経外科	
川原　信隆	横浜市立大学大学院教授・脳神経外科	
宮北　康二	国立がん研究センター中央病院脳脊髄腫瘍科病棟・外来医長	
栗栖　　薫	広島大学大学院教授・脳神経外科	
斉藤　延人	東京大学大学院教授・脳神経外科	
橋本　直哉	大阪大学大学院准教授・脳神経外科	
吉峰　俊樹	大阪大学大学院教授・脳神経外科	
新井　　一	順天堂大学教授・脳神経外科	
久徳　茂雄	市立岸和田市民病院形成再建外科部長	
森田　明夫	NTT東日本関東病院脳神経外科部長	
木村　俊運	NTT東日本関東病院脳神経外科	
岩井　謙育	大阪市立総合医療センター脳神経外科部長	
若林　俊彦	名古屋大学大学院教授・脳神経外科	
有田　和徳	鹿児島大学大学院教授・脳神経外科	
湯之上俊二	鹿児島大学大学院助教・脳神経外科	

(執筆順)

序

　脳腫瘍の外科においては，単に手術の術式のみならず，解剖・生理・画像・病理・化学療法などを含めた，診断および治療の包括的な知識と技量が必要とされます．しかし，これらの知識や技量をすべてマスターし，脳腫瘍の手術の術者になるのは簡単なことではなく，長い年月がかかります．

　そこで，これから脳腫瘍の手術に取り組んでいこうとされている若い脳神経外科の先生方に向けて，まずその足がかりとなるような本ができないだろうかと考え，本書を企画しました．

　本書では，忙しくて詳細な手術書を読む時間のない若い先生方にまず脳腫瘍の外科の全体像を手早く理解していただくために，以下のような方針で編集を行いました．

- 脳腫瘍の外科に必要とされる基礎的・技術的・臨床的な包括的事項について，そのエッセンスをコンパクトにまとめる．
- 時間のない読者のために，見開き単位を基本とし，文章は簡潔にして，できるだけ図を多く用いることで，素早く視覚的に理解できるようにする．
- 術中所見は原則としてすべてカラーイラストとし，手術の要点がわかるようにする．
- 手術のコツも随所に取り入れる．手術法や考え方は術者によって異なるが，本書ではスタンダードな手術書になるようにする．
- 各項目の執筆は，それぞれの分野でのエキスパートの先生にお願いする．

　本書でははじめて"脳腫瘍外科学"という名称を用いましたが，これは本書が単なる手術書ではなく，脳腫瘍の外科をひとつの学問としてとらえ，その全般的な知識を解説した書であることを表わしています．

　本書を手にとっていただければ，脳腫瘍の外科に必要な知識の要点と全体像が見えてくると思います．上述のとおり脳腫瘍の手術の術者になるには多くの症例と手術経験が必要で，長い年月がかかりますが，読者の若い先生方には本書によって理解を早めていただき，早く脳腫瘍の手術に慣れ親しんでいただければ幸いです．また，一部まれな腫瘍の手術法についても解説してありますので，若い先生だけでなく，ある程度の経験を積まれた先生にも，脳腫瘍の外科の全体像をとらえるために有用な書となっていると思います．

　脳腫瘍の手術に取り組まれるすべての先生方にとって，本書が何らかのお役に立てれば，大変うれしく思います．

　最後になりましたが，本書の趣旨をご了解いただき，ご多忙のなか快くご協力くださった執筆者の先生方に，あらためて厚くお礼申し上げます．また，解剖や術中所見などそのほとんどをイラストに仕上げていただいたあすか企画の林　健二氏，編集に情熱を注いで下さった医学書院の飯村祐二氏に，深く感謝申し上げます．

2011 年 3 月

河本圭司
本郷一博
栗栖　薫

目次

A 術前

A-I 脳腫瘍外科の歴史 ……………………………………………………… 河本圭司　2

A-II 脳腫瘍の分類と発生頻度 ……………………………………………… 4
 1 分類 …………………………………………………………………… 河本圭司　4
 2 発生頻度 ……………………………………………………………… 渋井壮一郎　6

A-III 画像診断 ………………………………………………………………… 10
 1 病変を意識した撮像法 ……………………………………… 藤井幸彦・岡本浩一郎　10
 2 画像鑑別診断 ………………………………………………………… 18
  1 グリオーマと類似疾患 ……………………………………… 泉山　仁・河本圭司　18
  2 悪性脳腫瘍における再発，放射線壊死，pseudoprogression の鑑別と治療
   ……………………………………………………………………… 宮武伸一　24

B 術中

B-I 術中モニタリング ………………………………………… 片山容一・永岡右章　30

B-II 術中迅速病理診断 ………………………………………………… 河本圭司　34

B-III 術中ナビゲーション ……………………………………… 大西丘倫・大上史朗　38

B-IV 脳腫瘍手術における静脈の処理 ………………………… 鰐渕昌彦・宝金清博　42

C 脳腫瘍の手術

C-I	体位 ··· 本郷一博 48	

C-II 開頭 ··· 52
1. 前頭，前頭側頭，側頭，後頭，頭頂開頭術 ·· 吉田一成 52
2. 頭蓋底手術の開頭（前頭蓋底，中頭蓋底）···························· 河瀬　斌・堀口　崇 58

C-III アプローチ ··· 64
1. 眼窩頬骨アプローチ ·· 淺井昭雄・河本圭司 64
2. 外側後頭下アプローチ ·· 河島雅到・松島俊夫 68
3. 錐体骨アプローチ ·· 後藤剛夫・大畑建治 74
4. 後頭蓋窩アプローチ（大後頭孔，頚静脈孔） ·························· 佐々木富男・中溝　玲 80
5. 脳室内へのアプローチ ·· 岩間　亨 84

C-IV 顕微鏡・手術器具とその使い方 ··· 88
1. 全般 ·· 本郷一博 88
2. 下垂体腺腫 ·· 阿部琢巳 92
3. 内視鏡 ·· 三木　保 95

C-V 新手術法 ··· 98
1. 覚醒下手術：eloquent area の手術 ··· 嘉山孝正・櫻田　香 98
2. 光線力学的診断 ·· 梶本宜永・黒岩敏彦 102
3. 神経内視鏡手術 ·· 三木　保 106
4. 定位的生検 ·· 山中一浩 112

C-VI 各種脳腫瘍の手術 ·· 114
1. グリオーマ ·· 114
   1. 低悪性度グリオーマ ·· 隈部俊宏 114
   2. 膠芽腫 ·· 村垣善浩・丸山隆志 118
2. 髄膜腫 ·· 124
   1. 円蓋部髄膜腫 ·· 長谷川光広 124
   2. 傍矢状洞髄膜腫 ·· 松村　明・高野晋吾 128
   3. 大脳鎌髄膜腫 ·· 藤井清孝 132
   4. 蝶形骨縁髄膜腫 ·· 甲村英二 136
   5. テント髄膜腫 ·· 田宮　隆 140

	6	錐体斜台部髄膜腫 …………………………………………………… 後藤剛夫・大畑建治 144
	7	鞍結節部髄膜腫 ……………………………………………………… 沼　義博・河本圭司 148
	8	小脳橋角部髄膜腫 ………………………………………………………………… 齋藤　清 152
	9	嗅溝部髄膜腫 ……………………………………………………………………… 松居　徹 156
	10	側脳室三角部髄膜腫 ……………………………………………………………… 倉津純一 160
	11	大後頭孔髄膜腫 ………………………………………………………… 佐々木富男・中溝　玲 164
3	神経鞘腫 …………………………………………………………………………………………… 168
	1	三叉神経鞘腫 ……………………………………………………………………… 竹島秀雄 168
	2	前庭神経鞘腫 ……………………………………………………………………… 田中雄一郎 172
	3	頚静脈孔神経鞘腫 ………………………………………………………………… 河野道宏 176
4	トルコ鞍近傍腫瘍 ……………………………………………………………………………… 180
	1a	下垂体腺腫（顕微鏡下経鼻的-経蝶形骨洞的手術）……………………………… 阿部琢巳 180
	1b	下垂体腺腫（内視鏡下経鼻的-経蝶形骨洞的手術）…………………………… 佐伯直勝 184
	2	頭蓋咽頭腫 ………………………………………………………………………… 西澤　茂 190
	3	脊索腫 ……………………………………………………………………………… 川原信隆 194
5	転移性脳腫瘍 …………………………………………………………………… 渋井壮一郎・宮北康二 198
6	その他の腫瘍 ……………………………………………………………………………………… 202
	1	髄芽腫 ……………………………………………………………………………… 栗栖　薫 202
	2	小脳血管芽腫 …………………………………………………………… 沼　義博・河本圭司 206
	3	松果体部腫瘍 ……………………………………………………………………… 斉藤延人 210
	4	脳室内腫瘍（神経細胞腫を中心に）…………………………………… 橋本直哉・吉峰俊樹 214
	5	嗅神経芽腫 ……………………………………………………………… 沼　義博・河本圭司 217
	6	眼窩腫瘍 …………………………………………………………………………… 新井　一 220
	7	頭蓋顔面領域の線維性骨異形成症 ………………………………… 久徳茂雄・河本圭司 226

C-Ⅶ 閉頭 …………………………………………………………………………………………… 230

| 1 | 頭蓋骨形成と閉頭 ……………………………………………………… 森田明夫・木村俊運 230 |
| 2 | 頭蓋底の修復と閉頭 ……………………………………………………………………… 齋藤　清 232 |

D　その他の治療法

D-Ⅰ　定位的放射線照射 ……………………………………………………… 岩井謙育　238

D-Ⅱ　原発性悪性脳腫瘍に対する放射線化学療法 ……………………… 若林俊彦　242

D-Ⅲ　間脳下垂体腫瘍に対する薬物療法 …………………… 有田和徳・湯之上俊二　246

付録　脳腫瘍の治療効果判定 ……………………………………………………………… 251

索引 ……………………………………………………………………………………………… 253

Column

日本における穿頭・開頭術の歴史 ……………………………………	河本圭司	28
ダンディの脳腫瘍用指剥離 ……………………………………………	河本圭司	46
後頭蓋窩の基本構造の「たとえ」 ……………………………………	栗栖　薫	51
第四脳室に主座を占める腫瘍の摘出術における合併症とその対策 …	栗栖　薫	79
先史時代の穿頭①　西ヨーロッパでの発見 ………………………	河本圭司	111
先史時代の穿頭②　アンデスでの発見 ……………………………	河本圭司	171
先史時代の穿頭③　穿頭の方法 ……………………………………	河本圭司	236

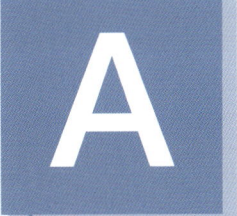

術前

- I 脳腫瘍外科の歴史 ——— 2
- II 脳腫瘍の分類と発生頻度 ——— 4
- III 画像診断 ——— 10

A-I 脳腫瘍外科の歴史

脳機能の局在

近代の脳神経外科は，Gall FJ(1758-1828，墺)の提唱した骨相学から始まり，脳の解剖学，生理学の研究の発達から，脳の局在論に大きな発展があったことで誕生した．この脳機能の局在研究は，脊髄後根は感覚，前根は運動を伝えることや，ベル麻痺を記載したBell C(1774-1842，英)，トッドの麻痺を記載したTod RB(1809-1860，英)，ロンベルグ徴候を見いだし，最初の神経学の教科書を書いたRomberg MH(1795-1873，独)，脊髄半切例を記載したBrown-Séquard CE(1817-1894，加，英，仏)，左前頭葉下回の損傷による運動性失語症を発見したBroca PP(1824-1880，仏)，脳機能の局在を主張し，神経学を確立し，近代神経学の父といわれたCharcot JM(1825-1911，英)，左中側頭回後部の損傷による感覚性失語症を発見したWernicke C(1848-1905，独)など，多くの研究者により明らかにされた．

近代脳神経外科の歴史

近代脳神経外科の歴史は，前述の脳機能の局在研究の発展を経て，19世紀にMacewen W，Godlee RJ，Horsley Vなどの英国の人々により築かれた．その後，米国のジョンズ・ホプキンス大学病院で活躍したCushing Hに受け継がれた．Cushingは脳神経外科の父，彼の弟子のDandy WEは脳神経外科の巨人といわれ，近代脳神経外科の基礎をつくった(表1，2)．

表1 "近代脳神経外科の父"Harvey Williams Cushing(1869-1939)

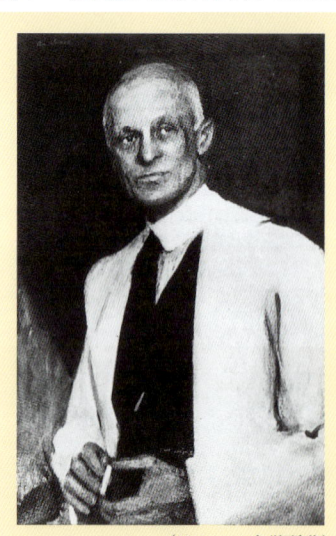

1895	ハーバード大学卒業
1896	Halsted WS(米，ジョンズ・ホプキンス大学教授)のもとで外科学を学ぶ
1902	頭蓋内圧亢進時の血圧上昇(クッシング現象)報告
1912	下垂体性の内分泌症候群報告(クッシング病)
1911	銀クリップ，穿頭ドリルの開発
1912-32	ハーバード大学外科教授
1922	"髄膜腫 meningioma"の命名と分類
1926	『ウィリアム・オスラー卿の生涯』がピューリッツア賞(伝記部門)受賞
1926	弟子のBaileyと"グリオーマ系腫瘍の分類"報告(脳腫瘍の分類の基礎となる)
1926	電気メスの開発
1932	『頭蓋内腫瘍』を著し，"頭蓋咽頭腫 craniopharyngioma"命名
1933-37	エール大学教授

(Harvard大学所蔵)

表2 "脳神経外科の巨人"Walter Edward Dandy(1886-1946)
Cushingの最初の弟子でありながら，最後まで不仲であった．

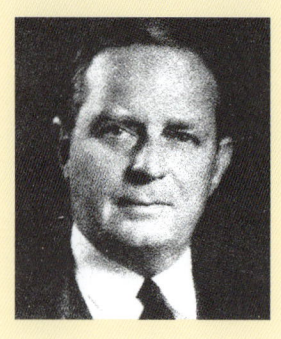

1910	ジョンズ・ホプキンス大学卒業後，Cushingのもとで勤務
1918	水頭症に対して脈絡叢摘除術
1918	空気脳室撮影の創始
1919	気脳撮影の創始
1921	松果体部腫瘍の手術(ダンディの手術)
1921	三叉神経痛の後頭蓋窩アプローチ
1922	聴神経鞘腫の全摘成功論文
1931	ジョンズ・ホプキンス大学の臨床教授
1937	右内頸動脈瘤のクリッピング
1942	ダンディ・ウォーカー囊胞の報告

脳腫瘍外科の歴史

	人物	活動場所	施行年	業績
脳腫瘍の診断				
・X線	Röntgen WK	ヴェルツブルグ	1896	X線の発見による骨撮影，1901年第1回ノーベル賞
・髄液	Fürbringer	ベルリン	1895	腰椎穿刺による髄液診
	Froin G	パリ	1903	Froin症候
・頭部単純写	Oppenheim H	ベルリン	1901	トルコ鞍の侵食像
	Stenvers HW	ユトレヒト（蘭）	1917	内耳道拡大
	Schüller A	セントルイス	1918	松果体の正中偏位
	Towne EB	サンフランシスコ	1926	内耳孔拡大，頭蓋底
・脳室撮影	Dandy WE	ボルチモア	1918	脳室偏位・変形
・脳血管撮影	Moriz E	リスボン	1927	脳腫瘍の局在診断，1949年ノーベル賞
	Lorenz R	ベルリン	1940	膠芽腫と髄膜腫の鑑別
・脳波	Berger H	イエナ（独）	1929	α波，β波の発見
	Walter WG	イギリス	1936	脳腫瘍の局在
・ラジオアイソトープ	Moore GE	ミネソタ	1948	脳腫瘍の局在
・CT	Hounsfield GN	イギリス	1972	1979年ノーベル賞
	Cormack AM	アメリカ		
・MRI	Lauterbur P	イリノイ	1973	2003年ノーベル賞
	Mansfield P	ノッチンガム		
手術の体位				
	Horseley V	ロンドン	1906	後頭蓋手術に側臥位
	Cushing H	ボストン	1908	馬蹄形ヘッドレスト考案
	de Martel T	パリ	1913	座位で頭部を固定する椅子の考案
頭部消毒				
	Macewen W	グラスゴー	1904	手術2～3日前に剃髪．石鹸と水で洗い，前日に石炭酸溶液に浸したガーゼで覆う
	Dandy WE	ボルチモア	1932	エーテル・ヨード・アルコールを使用
開頭術式				
	Wagner W	ケーニッグシュッテ（独）	1889	骨形成開頭術の提唱
	Toison J	ドゥエー（仏）	1891	バーホール間にチェーン鋸を通して，骨を内側から外側に向かって切断する方法を考案
	Gigli L	フィレンツ	1897	線鋸発明
			1898	線鋸導子考案
	Codivilla A	ボローニャ	1900	近代クラニオトーム作成
頭皮の止血				
	Cushing H	ボストン	1910	用指圧迫と止血鉗子
	Adson-Fisher	メイヨークリニック	1933	銀製頭皮クリップの作製
頭蓋内止血				
	Cushing H	ボストン	1908	絹糸で二重結紮
	Cushing H	ボストン	1911	U字形銀クリップ発明
	Cushing H, Bovie WT	ボストン，ボストン	1926	高周波電流による凝固と止血，切開
定位放射線手術				
	Leksell L	スウェーデン	1968	γ線を用いて
顕微鏡手術				
	Krayenbuhl H, Yasargil MG	チューリッヒ，チューリッヒ	1960年代	手術用顕微鏡の導入により近代脳神経外科手技の発展
脳腫瘍手術各論				
・グリオーマ	Bennet AH, Godlee RJ	イギリス，イギリス	1884	右ローランド裂上開頭し，脳表直下にグリオーマ（乏突起神経膠腫か）．Volkmannのスプーンで全摘したが，21日目に脳ヘルニア，髄膜炎で術後4週目で死亡
	Keen WW	フィラデルフィア	1892	用指的に切除し，これが不可能なら，メス，ハサミ，スプーンで少量ずつ切除
・グリオーマ（つづき）	Cushing H	ボストン	1905	"減圧術"の名称を提唱
	Krause F	ベルリン	1909～12	グリオーマの摘出にガラス製の広口吸引嘴管を使用
	Cushing H	ボストン	1927	Bovieの電気メスで脳腫瘍切開摘出
・視神経膠腫	Byers WG	モントリオール	1901	視神経膠腫の根治的摘出
	Dandy WE	ボルチモア	1922	眼窩内視神経膠腫摘出
・髄膜腫	Macewen W	グラスゴー	1879	左前頭の弓窿部髄膜腫の手術；最初の脳腫瘍の手術といわれる
	Macewen W	グラスゴー	1879	眼窩上嗅窩腫瘍，前頭骨浸潤
	Durante F	ローマ	1885	髄膜腫
	Keen WW	フィラデルフィア	1887	米国で初めて円蓋部髄膜腫の手術
	三宅 速	福岡医科大学（現九州大学）	1905	左皮質運動中枢のグリオーマといわれているが髄膜腫と考えられる．日本初の脳腫瘍の成功例
	Krause F	ベルリン	1906	傍矢状洞髄膜腫
	Cushing H	ボストン	1913	蝶形骨縁髄膜腫：経蝶形骨ルート
	Cushing H	ボストン	1921	蝶形骨縁髄膜腫：経前頭ルート
	Cushing H	ボストン	1922	「髄膜腫」命名
	Dandy WE	ボルチモア	1925	前頭葉切除して，嗅窩髄膜腫の摘出
	Cushing H & Eisenhardt L	ボストン	1938	髄膜腫の分類，部位別動態，手術成績として有名な本を出版
・下垂体の手術	Horsley V	ロンドン	1889	下垂体腫瘍の手術の記載
	Caton R & Paul FT		1893	最初の手術に栄誉が与えられている
	Schloffer H	インスブルグ	1907	経鼻アプローチする手術．蝶形骨的手術
	Cushing H	ボストン	1909	頭蓋外アプローチ（Schloffer）の経鼻上手術の変法
	Krause F	ベルリン	1909	先端肥大症の患者に経前頭下垂体手術
	Hirsch O		1910	経鼻腔結膜下手術（局部麻酔）
	Cushing H	ボストン	1910	経蝶形骨的手術
	Hardy J	モントリオール	1968	エデンバラのDottとパリのGuiotの技術を継承
・小脳腫瘍	McBurney C		1893	小脳腫瘍（嚢胞性腫瘍）
	Frazier CH & Cushing H	ボストン	1905	体位：膝臥位にできるヘッドレスト作製
	Horseley V & Krause F	ロンドン，ベルリン	1906	体位：側臥位
	Cushing H	ボストン	1908	閉創で層ごとに，絹糸で断続縫合
	de Martel T	パリ	1913	すべての手術を座位
・小脳橋部腫瘍	Borchardt M	ベルリン	1905	小脳橋部腫瘍
	Balance CA	ナッシュビル	1908	聴神経鞘腫の成功例
	Krause F	ベルリン	1909	骨形成による一側後頭下開頭
	Panse	ドレスデン	1904	経迷路アプローチ
	Elsberg CA	ニューヨーク	1904	後頭下と錐体アプローチの併用
	Dandy WE	ボルチモア	1922	聴神経鞘腫の全摘出
・松果体部腫瘍	Horsley V	ロンドン	1910	摘出の最初の試み
	Oppenheim H & Krause F	ベルリン	1913	後頭蓋窩アプローチ（infratentorial supracerebellar approach）．初めて松果体腫瘍の摘出
	Torkildsen A	ノルウェー	1938	中脳水道閉塞による水頭症に対して，短絡術の提唱
・頭蓋咽頭腫	Cushing H	ボストン	1932	ラトケ嚢胞から発生する，色々なタイプの腫瘍として命名
	Dandy WE	ボルチモア	1932	外側前頭開頭で全摘出

● 参考文献

1）佐野圭司：脳神経外科の開拓者たち．中外医学社，1995
2）A．アール・ウォーカー（著），古和田正悦（訳）：脳神経外科の歴史．西村書店，1983
3）ウィリアム・ロイド・フォックス（著），古和田正悦（訳）：ウォルター E. ダンディの生涯と業績．西村書店，1988

（河本圭司）

A-II 脳腫瘍の分類と発生頻度

1 分類

表　中枢神経系腫瘍のWHO分類（第4版，WHO 2007）

欧文	和文	Grade
Tumors of Neuroepithelial Tissue	神経上皮性腫瘍	
Astrocytic tumors	星細胞系腫瘍	
Pilocytic astrocytoma	毛様細胞性星細胞腫	I
・Pilomyxoid astrocytoma*	・毛様粘液性星細胞腫*	II
Subependymal giant cell astrocytoma	脳室上衣下巨細胞性星細胞腫	I
Pleomorphic xanthoastrocytoma	多形黄色星細胞腫	II
Diffuse astrocytoma	びまん性星細胞腫	II
・Fibrillary astrocytoma	・原線維性星細胞腫	II
・Gemistocytic astrocytoma	・肥胖性星細胞腫	II
・Protoplasmic astrocytoma	・原形質性星細胞腫	II
Anaplastic astrocytoma	退形成性星細胞腫	III
Glioblastoma	膠芽腫	IV
・Giant cell glioblastoma	・巨細胞膠芽腫	IV
・Gliosarcoma	・膠肉腫	IV
Gliomatosis cerebri	大脳膠腫症	III
Oligodendroglial tumors	乏突起膠細胞系腫瘍	
Oligodendroglioma	乏突起膠腫	II
Anaplastic oligodendroglioma	退形成性乏突起膠腫	III
Oligoastrocytic tumors	乏突起星細胞系腫瘍	
Oligoastrocytoma	乏突起星細胞腫	II
Anaplastic oligoastrocytoma	退形成性乏突起星細胞腫	III
Ependymal tumors	上衣細胞系腫瘍	
Subependymoma	上衣下腫	I
Myxopapillary ependymoma	粘液乳頭状上衣腫	I
Ependymoma	上衣腫	II
・Cellular	・細胞性	II
・Papillary	・乳頭状	II
・Clear cell	・明細胞性	II
・Tanycytic	・伸長細胞性	II
Anaplastic ependymoma	退形成性上衣腫	III
Choroid plexus tumors	脈絡叢腫瘍	
Choroid plexus papilloma	脈絡叢乳頭腫	I
Atypical choroid plexus papilloma*	異型脈絡叢乳頭腫*	II
Choroid plexus carcinoma	脈絡叢癌	III
Other neuroepithelial tumors	その他の神経上皮性腫瘍	
Astroblastoma	星芽腫	nd
Chordoid glioma of the third ventricle	第三脳室脊索腫様膠腫	II
Angiocentric glioma*	血管中心性膠腫*	I
Neuronal and mixed neuronal-glial tumors	神経性，神経-グリア性混合腫瘍	
Dysplastic gangliocytoma of cerebellum (Lhermitte-Duclos)	小脳異形成性神経節細胞腫（レーミッテ・ダクロス病）	I
Desmoplastic infantile astrocytoma/ganglioglioma	線維形成性乳児星細胞腫・神経節膠腫	I
Dysembryoplastic neuroepithelial tumor	胚芽異形成性神経上皮腫瘍	I
Gangliocytoma	神経節細胞腫	I
Ganglioglioma	神経節膠腫	I
Anaplastic ganglioglioma	異形成神経節膠腫	III
Central neurocytoma	中枢性神経細胞腫	II
Extraventricular neurocytoma*	脳室外神経細胞腫*	II
Cerebellar liponeurocytoma	小脳脂肪神経細胞腫	II
Papillary glioneuronal tumor*	乳頭状グリア神経細胞性腫瘍*	I
Rosette-forming glioneuronal tumor of the fourth ventricle*	第四脳室ロゼット形成性グリア神経細胞性腫瘍*	I
Paraganglioma*	傍神経節腫*	I
Tumors of the pineal region	松果体部腫瘍	
Pineocytoma	松果体細胞腫	I
Pineal parenchymal tumor of intermediate differentiation	中間型松果体実質腫瘍	II-III
Pineoblastoma	松果体芽腫	IV
Papillary tumor of the pineal region*	松果体部乳頭状腫瘍*	II-III
Embryonal tumors	胎児性腫瘍	
Medulloblastoma	髄芽腫	IV
・Desmoplastic/nodular medulloblastoma	・線維形成/結節性髄芽腫	IV
・Medulloblastoma with extensive nodularity*	・高度結節性髄芽腫*	IV
・Anaplastic medulloblastoma*	・退形成性髄芽腫*	IV
・Large cell medulloblastoma	・大細胞髄芽腫	IV
CNS primitive neuroectodermal tumor	中枢神経系原始神経外胚葉性腫瘍	IV
・CNS Neuroblastoma	・中枢神経系神経芽腫	IV
・CNS Ganglioneuroblastoma	・中枢神経系神経節芽腫	IV
・Medulloepithelioma	・髄上皮腫	IV
・Ependymoblastoma	・上衣芽腫	IV
Atypical teratoid/rhabdoid tumor	非定型奇形腫様・ラブドイド腫瘍	IV

欧文	和文	Grade
Tumors of Cranial and Paraspinal Nerves	頭蓋・傍脊髄神経腫瘍	
Schwannoma (neurilemmoma, neurinoma)	シュワン細胞腫	Ⅰ
・Cellular	・細胞性	Ⅰ
・Plexiform	・蔓状	Ⅰ
・Melanotic	・メラニン性	Ⅰ
Neurofibroma	神経線維腫	Ⅰ
・Plexiform	・蔓状	Ⅰ
Perineurioma	神経周膜腫	Ⅰ-Ⅲ
・Perineurioma, NOS	・神経周膜腫	
・Malignant perineurioma	・悪性神経周膜腫	
Malignant peripheral nerve sheath tumor (MPNST)	悪性末梢神経鞘腫瘍	Ⅱ-Ⅳ
・Epithelioid MPNST	・類上皮型	
・MPNST with mesenchymal differentiation	・間葉系分化を示す	
・Melanotic MPNST	・メラニン性	
・MPNST with glandular differentiation	・腺性	
Tumors of the Meninges	髄膜腫瘍	
Tumors of meningothelial cells	髄膜皮細胞性腫瘍	
Meningioma	髄膜腫	Ⅰ-Ⅲ
・Meningothelial	・髄膜皮性	Ⅰ
・Fibrous (fibroblastic)	・線維性(線維芽性)	Ⅰ
・Transitional (mixed)	・移行性(混合性)	Ⅰ
・Psammomatous	・砂粒腫性	Ⅰ
・Angiomatous	・血管腫性	Ⅰ
・Microcystic	・微小嚢胞型	Ⅰ
・Secretory	・分泌性	Ⅰ
・Lymphoplasmacyte-rich	・リンパ球・形質細胞に富む	Ⅰ
・Metaplastic	・化生型	Ⅰ
・Chordoid	・脊索腫様	Ⅱ
・Clear cell	・明細胞	Ⅱ
・Atypical	・異型性	Ⅱ
・Papillary	・乳頭状	Ⅲ
・Rhabdoid	・ラブドイド	Ⅲ
・Anaplastic (malignant)	・退形成性(悪性)	Ⅲ
Mesenchymal tumors	間葉系腫瘍	
Lipoma	脂肪腫	nd
Angiolipoma	血管性脂肪腫	nd
Hibernoma	褐色脂肪腫	nd
Liposarcoma	脂肪肉腫	nd
Solitary fibrous tumour	孤立性線維性腫瘍	nd
Fibrosarcoma	線維肉腫	nd
Malignant fibrous histiocytoma	悪性線維性組織腫	nd
Leiomyoma	平滑筋腫	nd
Leiomyosarcoma	平滑筋肉腫	nd
Rhabdomyoma	横紋筋腫	nd
Rhabdomyosarcoma	横紋筋肉腫	nd
Chondroma	軟骨腫	nd
Chondrosarcoma	軟骨肉腫	nd
Osteoma	骨腫	nd
Osteosarcoma	骨肉腫	nd
Osteochondroma	骨軟骨腫	nd
Hemangioma	血管腫	nd
Epithelioid hemangioendothelioma	類上皮血管内皮腫	nd
Hemangiopericytoma	血管周皮腫	Ⅱ
Anaplastic hemangiopericytoma*	退形成性血管周皮腫*	Ⅲ
Angiosarcoma	血管肉腫	nd
Kaposi sarcoma	カポジ肉腫	nd
Ewing sarcoma-PNET*	ユーイング肉腫/末梢性未熟神経外胚葉性腫瘍*	nd
Primary melanocytic lesions	原発性メラニン細胞性病変	
Diffuse melanocytosis	びまん性メラノサイトーシス	nd
Melanocytoma	メラニン細胞腫	nd
Malignant melanoma	悪性黒色腫	nd
Meningeal melanomatosis	髄膜黒色腫症	nd
Other neoplasms related to the meninges	髄膜と関係するその他の腫瘍	
Hemangioblastoma	血管芽腫	Ⅰ
Lymphomas and Hemopoietic Neoplasms	リンパ腫と造血性腫瘍	
Malignant lymphomas	悪性リンパ腫	nd
Plasmacytoma	形質細胞腫	nd
Granulocytic sarcoma	顆粒球性肉腫	nd
Germ cell Tumors	胚細胞性腫瘍	
Germinoma	胚腫(ジャーミノーマ)	nd
Embryonal carcinoma	胎児性癌	nd
Yolk sac tumor	卵黄嚢腫瘍	nd
Teratoma	奇形腫	nd
・Mature	・成熟型	nd
・Immature	・未熟型	nd
・Teratoma with malignant transformation	・悪性転化を伴う奇形腫	nd
Mixed germ cell tumor	混合性胚細胞性腫瘍	nd
Tumors of the Sellar Region	トルコ鞍部腫瘍	
Craniopharyngioma	頭蓋咽頭腫	Ⅰ
・Adamantinomatous	・エナメル上皮腫型	Ⅰ
・Papillary	・乳頭型	Ⅰ
Granular cell tumor	下垂体後葉顆粒細胞腫	Ⅰ
Pituicytoma*	下垂体細胞腫*	Ⅰ
Spindle cell oncocytoma of the adenohypophysis*	腺下垂体の紡錘形膨大細胞腫*	Ⅰ

＊：第4版で新しく追加された腫瘍.
nd (not defined)：grade 未定義.

(河本圭司)

2 発生頻度

国内における脳腫瘍の頻度，生存率などの実態を調査する目的で，1974年に脳腫瘍全国統計委員会が設立され，1977年に第1回の調査報告書が発行された．2000年には日本脳神経外科学会誌 Neurologia medico-chirurgica の補足版として第10号が英文化され，2003年には第11号が発行されたが，同年の個人情報保護法の制定に伴い，従来の個人名の入った登録用紙によって収集されたデータでの追跡調査が不能となり，新たな発行作業が停止していた．その後，国立がんセンターでの倫理審査委員会による承認を得て追跡調査を進め，2009年10月に第12号の発刊に至った[1]．これには1984～2000年に登録された66,000例あまりの解析データが掲載されており，本項はこのデータを基に表および図を作成した．

脳腫瘍の発生頻度

脳腫瘍の発生頻度については，国内では正確なデータがほとんど存在せず，米国の調査報告を参考にしていることが多い．米国の18の州からの報告を基に米国中央脳腫瘍登録（Central Brain Tumor Registry of the United States：CBTRUS）が行われており，2010年2月に発表された最新版によると人口10万人あたり年間18.7人の原発性脳腫瘍が発生していると推定されている[2]．これは2004～2006年のデータを集積し人口で補正したものであるが，同じく2004年版（1997～2001年のデータ）では14.1人（良性腫瘍6.8人，悪性腫瘍7.3人）となっており，数字上は10万人あたり4.6人増加となる[3]．しかしながら，これは実際の発生頻度の増加によるものとはいえず，CT，MRIなどの非侵襲的検査の発達および普及によるところが大きいと考えられている[4]．

組織別頻度

2009年版脳腫瘍全国集計調査報告による原発性脳腫瘍の組織別頻度を表1に示す．最も頻度が高いのは髄膜腫で27.1%を占め，それにグリオーマ（26.6%），下垂体腺腫（18.2%），シュワン細胞腫（10.5%）が続く．15～69歳の成人例では，ほぼこの全例での頻度に近い数字となるが，小児ではグリオーマが57.2%で最も頻度が高く，70歳以上の高齢者

表1 脳腫瘍全国集計調査報告（BTRJ 2009による原発性脳腫瘍の組織別頻度；1984～2000年登録症例）

組織	全例	年齢		
		15～69歳	0～14歳	70歳～
グリオーマ	26.6(%)	23.5(%)	57.2(%)	28.7(%)
髄膜腫	27.1	26.7	2.1	46.3
シュワン細胞腫	10.5	11.7	0.8	7.7
下垂体腺腫	18.2	21.7	2.2	3.8
胚細胞腫	2.7	2.0	15.5	0.0
頭蓋咽頭腫	3.6	3.3	9.0	1.8
類皮，類表皮嚢胞	1.5	1.6	1.5	0.5
脊索腫	0.5	0.5	0.3	0.3
血管芽腫	1.7	1.9	0.5	1.1
悪性リンパ腫	3.1	2.7	0.3	7.5
その他	4.5	4.3	10.4	2.2
合計	100%(n=65,677)	100%(n=53,238)	100%(n=4,869)	100%(n=7,570)

表2 グリオーマの組織別頻度（BTRJ 2009）

組織	全例	年齢		
		15～69歳	0～14歳	70歳～
膠芽腫	34.5(%)	36.1(%)	6.6(%)	60.9(%)
星細胞腫	26.7	27.6	32.9	13.2
退形成性星細胞腫	17.6	19.0	9.5	19.8
乏突起膠腫	3.5	4.3	1.4	1.2
上衣腫	3.1	2.4	8.1	0.4
脈絡叢乳頭腫	1.0	0.7	2.8	0.4
髄芽腫	4.0	0.9	21.3	0.1
その他	9.7	8.9	17.5	4.1
合計	100%(n=17,492)	100%(n=12,536)	100%(n=2,787)	100%(n=2,169)

では髄膜腫46.3%と高頻度になっている.

組織別の頻度は登録時期により変化している．登録の開始された1970年前後はグリオーマの合計がほぼ1/3を占めており，続いて髄膜腫が16〜17%，星細胞腫が15%前後であったが，1970年代前半から髄膜腫の頻度が着実に上昇し，1980年代後半には25%を超え，1992年以降はグリオーマを抜き，最も頻度の高い腫瘍となった(図1)．グリオーマの中では星細胞腫が徐々に減少し，1990年代後半には膠芽腫との頻度が逆転している．下垂体腺腫は1970年代後半から急上昇し，その後もゆっくり上昇を続けている．シュワン細胞腫についてもゆっくりではあるが上昇を続けている．これら良性腫瘍の頻度が上昇した理由としては，1970年代のCT，1980年代のMRIなどの非侵襲的検査の普及の時期と一致しているため，頻度そのものの増加というより，これらの検査により発見される頻度が高まったことによる影響が強いと考えられる．CBTRUSでも同様な変化があり，1997〜2001年の登録データを掲載したCBTRUS 2004ではグリオーマが43.6%を占めていたのに対し，2004〜2006年のデータを収録した2010年度版では34.3%に減少しており，その反面，髄膜腫は30.1%から33.8%に，下垂体腺腫は5.9%から12.7%に上昇している．

グリオーマの中では膠芽腫が34.5%で最も頻度が高く，星細胞腫(26.7%)，退形成性星細胞腫(17.6%)がこれに続く(表2)．14歳以下の小児に限ると星細胞腫が32.9%と最も頻度が高く，髄芽腫がこれに続く．また70歳以上の高齢者では60.9%が膠芽腫であり，この数字からも高齢者のグリオーマの予後の悪さがわかる．

年齢分布

図2〜14に代表的な原発性脳腫瘍の年齢分布を示す．年齢分布は組織診断により特徴的である．星細胞腫は小児期と成人の二峰性を示し，成人例でも40歳前後の比較的若年者に多いが，退形成性星細胞腫では二峰性の分布を示しながらも成人例のピークは50〜60歳前後となり，膠芽腫では60歳以降にピークがみられる．髄膜腫および神経鞘腫は成人女性に多く，特に髄膜腫での男女比は1：2.7と女性の頻度が圧倒的に高い．また，下垂体腺腫でも非機能性腫瘍では男女差がないが，プロラクチン産生性腫瘍では20歳代の女性が主体である．

生存率

グリオーマを主体とする悪性脳腫瘍の生存率を規定する因子として，手術摘出度，performance status，年齢などが挙げられており，脳腫瘍全国集計調査報告でもその傾向は示されている．しかし本来，生存率の比較を

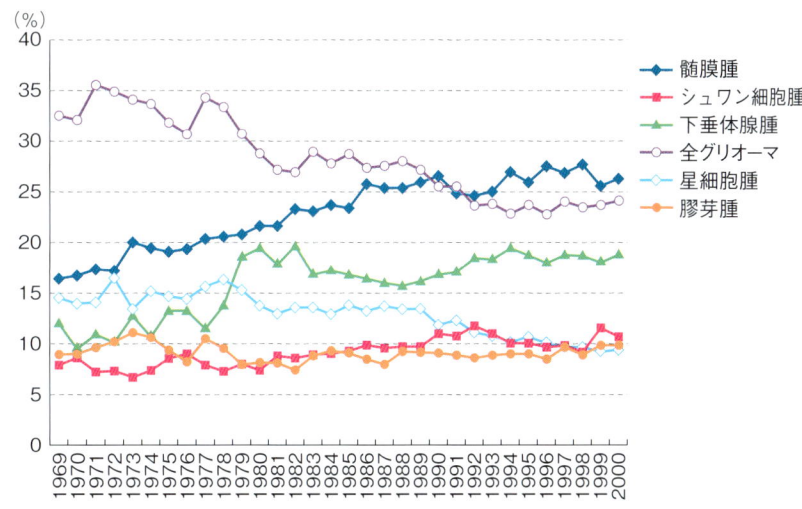

図1　各種原発性脳腫瘍の年代別頻度推移(BTRJ 2009)

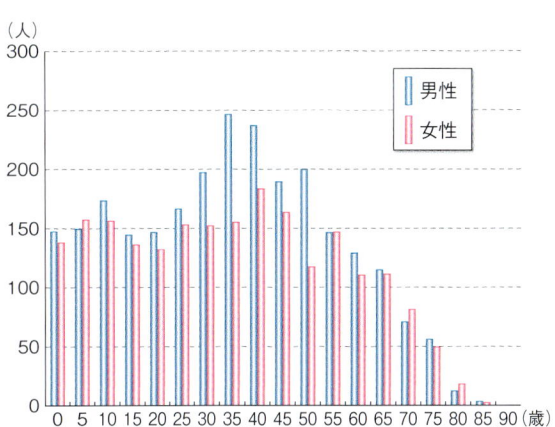

図2　星細胞腫の年齢分布

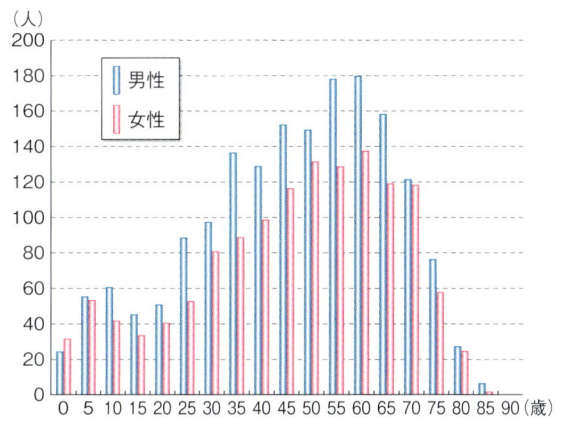

図3　退形成性星細胞腫の年齢分布

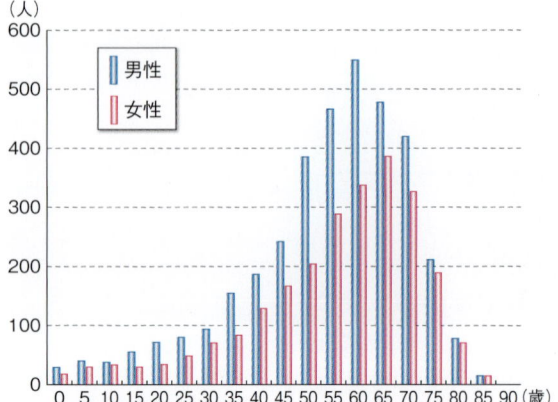
図4　膠芽腫の年齢分布

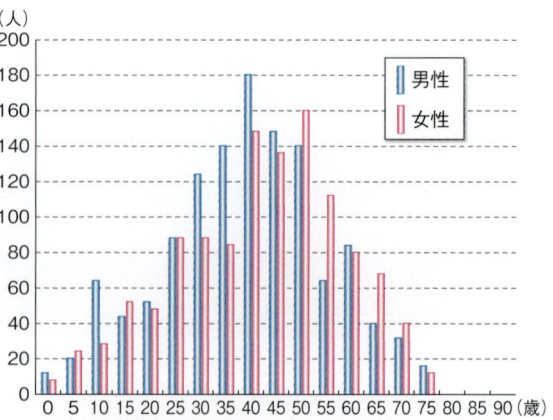
図5　乏突起膠腫の年齢分布

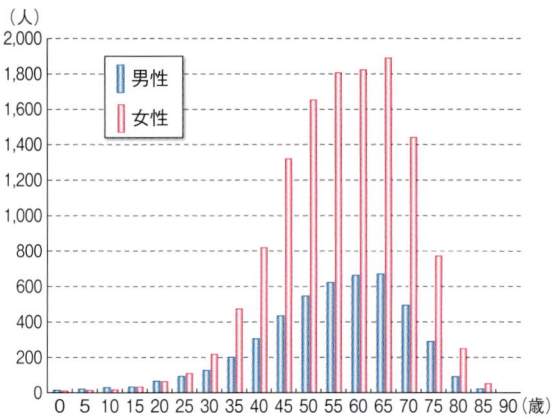
図6　髄膜腫の年齢分布

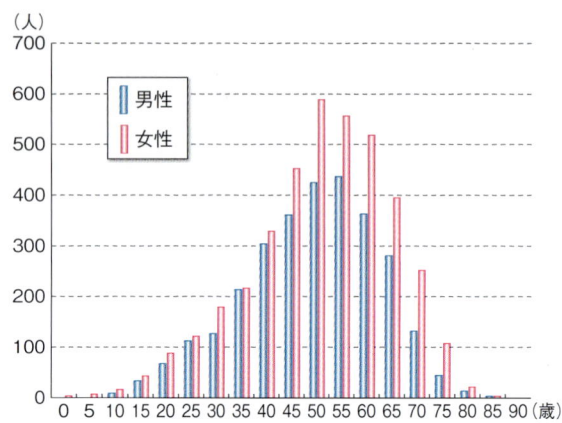
図7　シュワン細胞腫の年齢分布

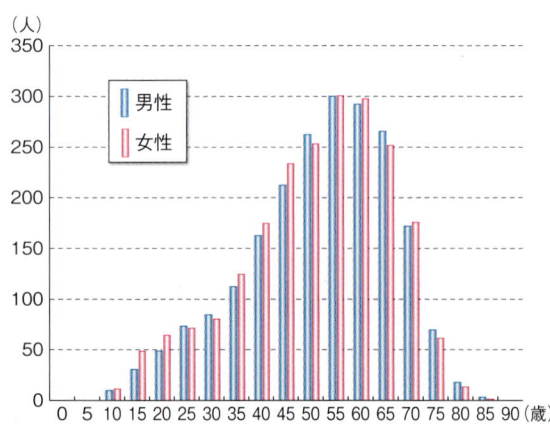
図8　非機能性下垂体腺腫の年齢分布

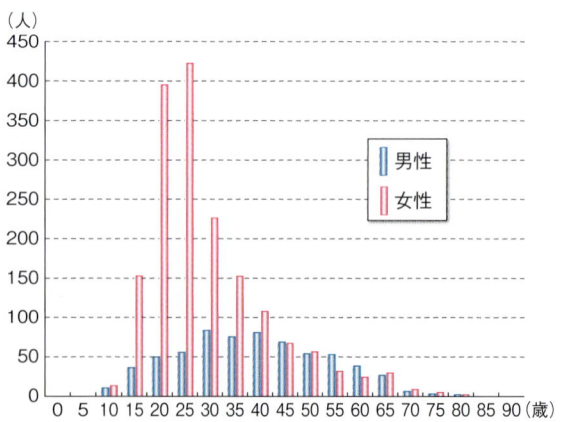
図9　プロラクチン産生性下垂体腺腫の年齢分布

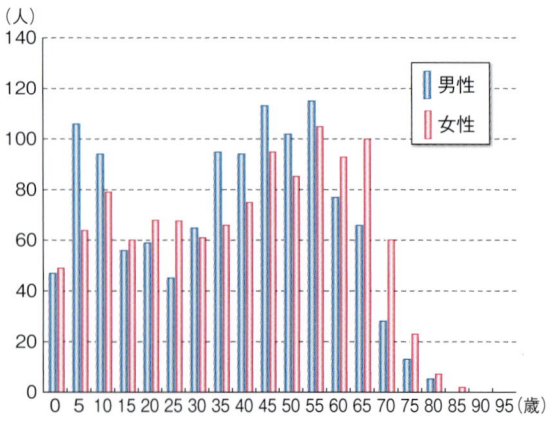
図10　頭蓋咽頭腫の年齢分布

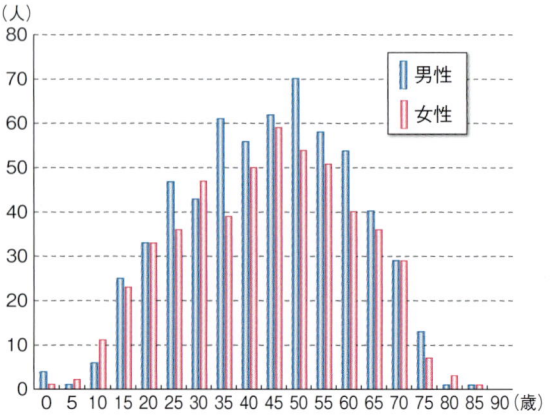
図11　血管芽腫の年齢分布

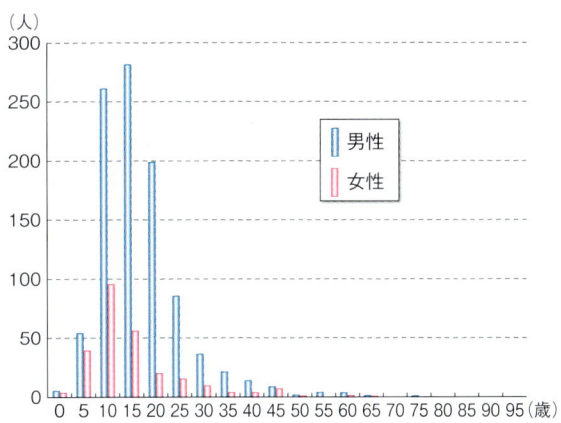

図12　ジャーミノーマの年齢分布

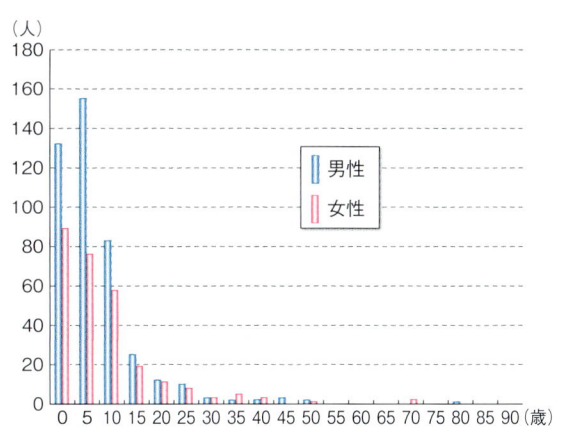

図13　髄芽腫の年齢分布

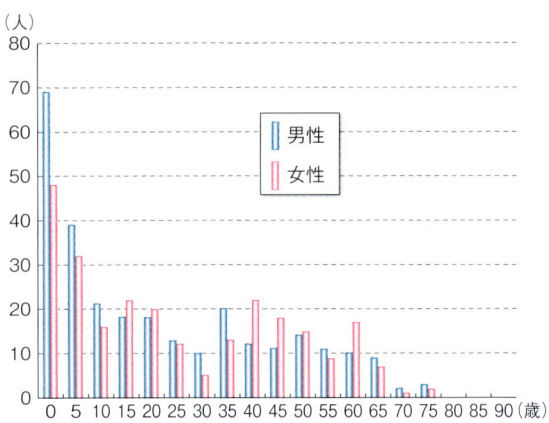

図14　上衣腫の年齢分布

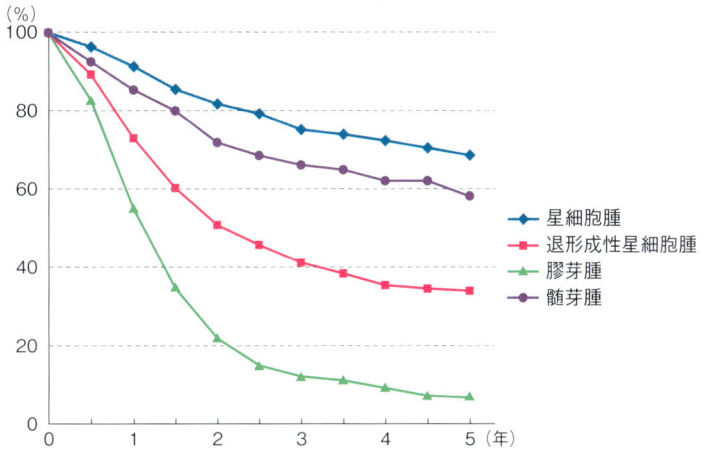

図15　代表的グリオーマの累積生存率

するためにはランダム化比較試験が必要であるため，ここでは代表的なグリオーマである膠芽腫，退形成性星細胞腫，星細胞腫，髄芽腫の生存曲線を示すにとどめる（図15）．星細胞腫は時に良性グリオーマと呼ばれることがあるが，その5年生存率は68%であり，これは大腸癌全体の生存率とほぼ同等の数字であり，決して良性とはいえない．また，膠芽腫の5年生存率はいまだに6.9%という結果であり，これは30年来ほとんど改善されていないが，近年のテモゾロミドや分子標的薬の導入の成果が反映される次回の調査結果に期待が持てる．

脳腫瘍全国集計調査は，その歴史および集積データ数からみて世界的にも極めて貴重なものとなっており，その解析データは現在の日本国内の脳腫瘍の診断，治療の現状を示すものといえる．従来の登録用紙を用いての登録では，国内に発生する原発性脳腫瘍の40%程度をカバーするのみと考えられているが，2009年より医学情報大学病院情報ネットワーク（UMIN）のシステムを用いたオンライン登録が開始され，国内の大半の脳腫瘍を登録できる基盤が整備された．今後も全国の脳神経外科医の協力を得て，可能な限り多くの登録がなされ，脳腫瘍治療の一助となることが望まれる．

● 参考文献

1) The Committee of the Brain Tumor Registry of Japan：Report of brain tumor registry of Japan (1984–2000) 12th edition. Neurol med-chirur 49 (suppl)：1–101, 2009
2) The Central Brain Tumor Registry of the United States：CBTRUS (2010). CBTRUS Statistical Report：Primary brain and central nervous system tumors diagnosed in eighteen states in 2004–2006.
3) The Central Brain Tumor Registry of the United States：CBTRUS (2004). Statistical Report：Primary brain in the United States, 1997–2001.
4) Radhakrishnan K, Mokri B, Parist JE, et al：The trends in incidence of primary brain tumors in the population of Rochester, Minnesota. Ann Neurol 37：67–73, 1995

〈渋井壮一郎〉

A-Ⅲ　画像診断

1　病変を意識した撮像法

　現在，脳腫瘍の治療戦略をたてるうえで，MRIを中心とした画像診断が必要不可欠であることはいうまでもない．画像診断では，まず①腫瘍の存在と局在を明確にし，周囲との解剖学的関係を十分把握する．次いで②腫瘍の性状（悪性度や組織型など）を推定する．これらの情報に基づき，③手術を含めた適切な治療法の選択と治療計画の立案のために必要な画像情報を得る．

　画像診断では目的に応じて，それぞれの施設で実施可能な検査法が選択され，組み合わせて実施されるが，各検査法の特徴を理解して，有効に必要な情報を得ることが求められる．

腫瘍の局在・周囲の構造との解剖学的関係を把握するための画像検査

　検査法にはそれぞれ基本的撮像面があり，日常診療ではこの基本的撮像面の画像で診断が行われる．

　脳腫瘍の画像診断では，腫瘍に応じた画像を，適した断面像で得ることが重要である．

［撮像面や画像再構成面の選択］

　横断像に冠状断像や矢状断像を追加することで脳腫瘍の局在を明らかにし，腫瘍の立体的な把握が可能となる．

脳表の腫瘍で，脳実質内腫瘍か脳実質外腫瘍か判断に迷う場合には特に有用である．T2強調像やFLAIR画像で高信号を示す腫瘍ではそれらの冠状断像や矢状断像を用い（図1），腫瘍全体や辺縁部がGd増強効果を示す場合には冠状断や矢状断の造影後T1強調像も有用である．

撮像面や画像再構成面選択の原則

　基本的な横断像では前後方向・左右方向の腫瘍伸展は把握しやすいが，上下方向は冠状断像や矢状断像のほうが理解しやすい．当然ながら冠状断像では上下方向と左右方向の，矢状断像では前後方向と上下方向の伸展を把握するのに適している．

　（傍）正中病変では正中を含めた矢状断像が有用である．

　左右対称性の構造の一側に腫瘍が認められる場合には，左右を比較できる冠状断像を追加する．

　頭頂部や頭蓋底部の腫瘍では頭蓋内外の伸展を把握するために冠状断像が必要で，正中病変では矢状断像も有用である．

　以下に代表的な部位の脳腫瘍での撮像面や画像再構成面について述べる．

　①頭頂部腫瘍：傍矢状洞部や頭頂付近円蓋部の腫瘍では冠状断像を追加する．頭頂骨，上矢状洞，大脳鎌や頭頂部の硬膜，脳梁や脳室との関係が理解しやすい．大きな腫瘍では矢状断像が前後方向の伸展や脳梁との関係を把握しやすい（図1）．

　②側脳室・第三脳室腫瘍：周囲脳構造を含めた腫瘍発生部位の特定と，側脳室～第三脳室や周囲脳実質への伸展の有無や程度を知るために冠状断像が必要である．矢状断像は脳室内での腫瘍の局在（前後・上下方向），腫瘍と脳梁，第三脳室底部や鞍上槽，脳幹などとの解剖学的位置関係の理解に役立つ（図2）．

　③松果体部腫瘍：松果体部腫瘍では正中構造である松果体，ガレン大脳静脈，脳梁膨

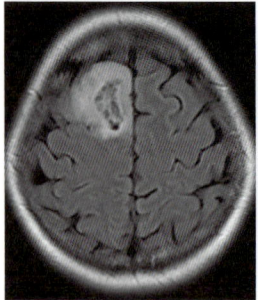
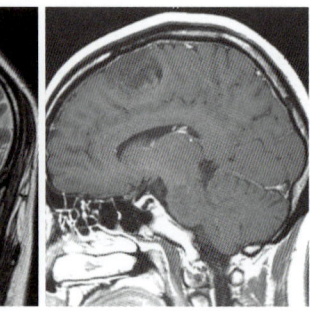

a：FLAIR　　b：T2強調（冠状断）　　c：Gd造影T1強調（矢状断）

図1　頭頂部腫瘍（45歳女性，乏突起膠腫）
矢印：腫瘍と頭蓋骨内板との間のくも膜下腔を走行する皮質静脈．脳実質内腫瘍と診断できる．

大，中脳水道を含めた脳幹など，周囲脳構造との解剖学的関係を把握するために，矢状断像が有用である．腫瘍が偏在する場合には冠状断像も役立つ（図3）．

④トルコ鞍部・傍鞍部腫瘍：下垂体腫瘍では下垂体腺腫が最も多く，鞍上部や両側の海綿静脈洞への腫瘍伸展の有無を知るために，冠状断像が基本的撮像面になる．矢状断像は経蝶形骨洞的手術を行うために必須であり，鞍結節部髄膜腫・斜台部腫瘍などの鑑別にも役立つ（図4）．

⑤前頭蓋窩・眼窩部腫瘍：前頭蓋底部腫瘍では正中の場合には鼻腔・副鼻腔への，外側では眼窩への腫瘍伸展について冠状断像で確認する（図5）．また後述するように，骨変化を観察するために同じ撮像面でのCTも必要となることも少なくない（図6, 11）．

眼窩は四角錐様の解剖学的広がりを持ち，眼窩尖部は内側後方に向かう．このため眼窩上壁部の腫瘍や視神経に沿った腫瘍では，腫瘍伸展方向の斜位矢状断像も有用である（図6c）．

⑥中頭蓋窩腫瘍：トルコ鞍に近接して発生した腫瘍では傍鞍部腫瘍と同様，冠状断像が有用である．側頭葉・前頭葉，シルビウス裂との関係が理解しやすい（図7）．海綿静脈洞や中頭蓋底との関連も冠状断像で知ることができるが，蝶形骨大翼や小翼と接する場合には矢状断像で腫瘍と骨の関係をみることが必要である（図8）．

⑦後頭蓋窩腫瘍：正中病変の脳幹・第四脳室腫瘍，小脳虫部腫瘍では，横断像に加え矢状断像を加えることで脳幹・小脳との前後関係，中脳水道やマジャンディー孔方向など上下方向の腫瘍伸展が捉えられる．腫瘍が脳幹発生か，小脳虫部発生かの判断にも役立つ（図9）．小脳橋角部・頚静脈孔部腫瘍では，内耳道や頚静脈孔との関係を把握するうえで冠状断像が有用である（図10）．

スライス厚の選択とMRI撮像法

ある程度大きな腫瘍の全体像を把握するためには，通常の5mm前後のスライス厚で撮像したり画像表示したりする．（傍）鞍部・頭蓋底部腫瘍，小脳橋角部腫瘍などで脳神経や血管など細かな解剖学的構造との正確な関係を理解するためには，部分容積現象（partial

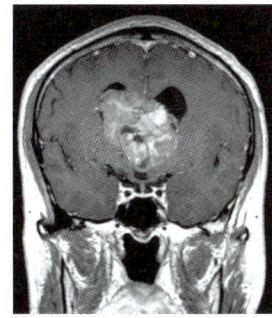
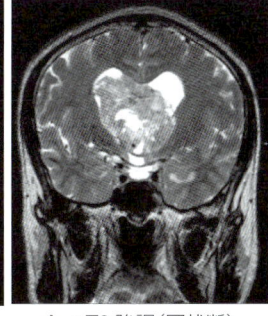
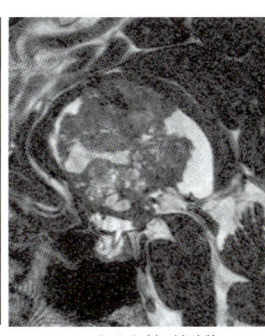

a：Gd造影T1強調（冠状断）　　b：T2強調（冠状断）　　c：CISS（矢状断）
図2　側脳室内腫瘍（53歳男性，中枢性神経細胞腫）

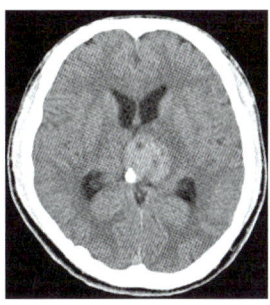
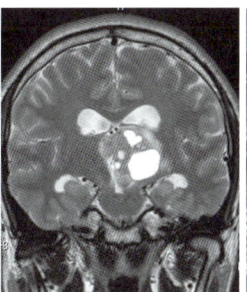
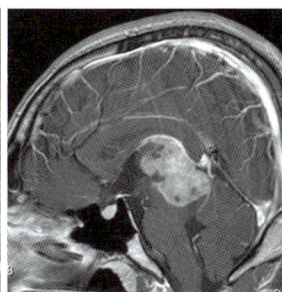

a：単純CT　　b：T2強調（冠状断）　　c：Gd造影T1強調（矢状断）
図3　左視床腫瘍（19歳男性，ジャーミノーマ）

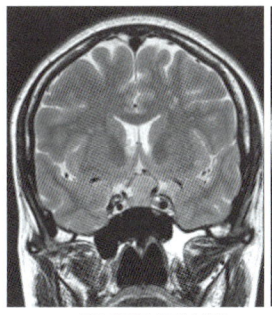
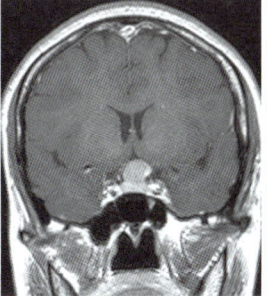
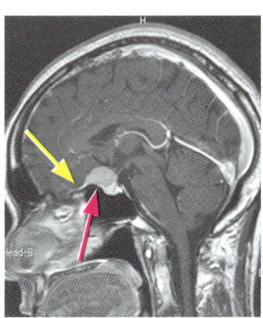

a：T2強調（冠状断）　　b：Gd造影T1強調（冠状断）　　c：Gd造影T1強調（矢状断）
図4　鞍結節部髄膜腫（43歳女性）
矢状断像では，腫瘍が鞍結節から発育した髄膜腫の特徴であるblistering（赤矢印）とdural tail sign（黄矢印）が明瞭に認められ，正常下垂体（茎）との関係も把握しやすい．

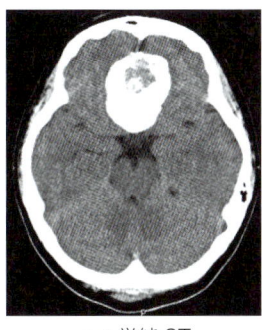
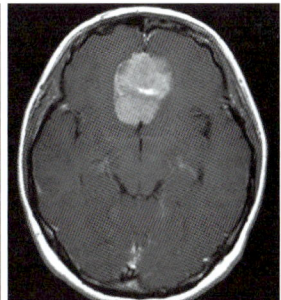
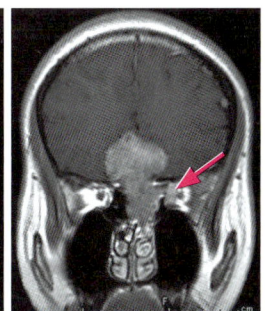

a：単純CT　　b：Gd造影T1強調　　c：Gd造影T1強調（冠状断）
図5　嗅窩部髄膜腫（21歳女性，神経線維腫症2型）
矢印：左眼窩内への腫瘍伸展．

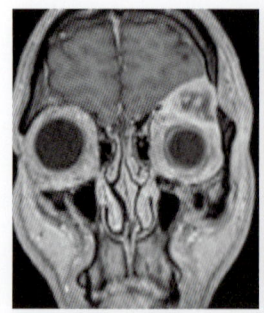 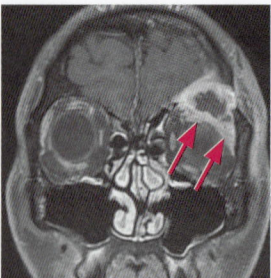 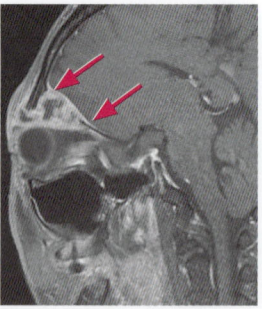

　　　a：冠状断　　　　　　　　b：冠状断　　　　　　　　c：斜位矢状断

図6　眼窩上壁腫瘍（35歳男性，ランゲルハンス組織球症）
Gd造影T1強調MRI（**a**：3D-MPRAGE法による再構成画像，**b**，**c**：SE法，脂肪抑制併用）．脂肪抑制を併用すると眼窩内脂肪信号が抑制され，腫瘍の下縁が明瞭化する．斜位矢状断像は腫瘍の伸展方向と範囲をみるのに有用である（矢印：dural tail sign）．

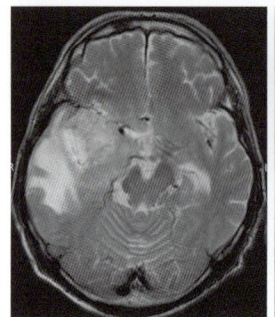 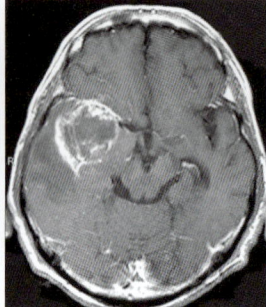 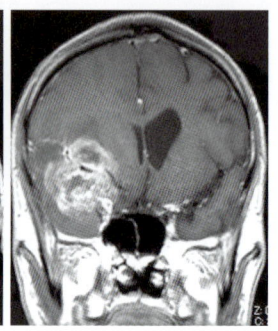

　　　a：T2強調　　　　　　　b：Gd造影T1強調　　　　c：Gd造影T1強調（冠状断）

図7　右側頭葉腫瘍（53歳男性，膠芽腫）

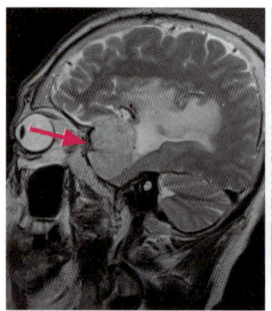 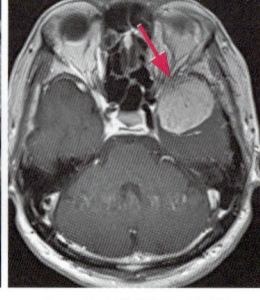 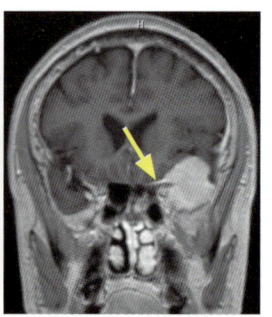

　a：T2強調（矢状断）　　　b：Gd造影T1強調　　　c：Gd造影T1強調（再構成冠状断像，3D-MPRAGE法）

図8　左中頭蓋窩髄膜腫（53歳男性）
赤矢印：腫瘍前端部から放射状に腫瘍内に広がる血管（線状無信号），黄矢印：内側縁から蝶形骨小翼に沿うdural tail sign．

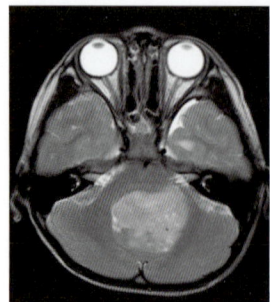 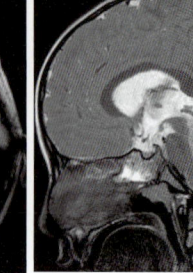 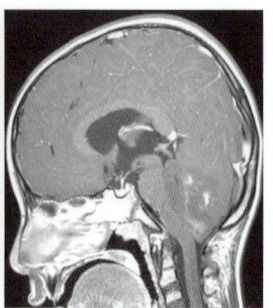

　　　a：T2強調　　　　　　b：T2強調（矢状断）　　　c：Gd造影T1強調（矢状断）

図9　第四脳室腫瘍（6歳男児，髄芽腫）

volume phenomenon）の影響を少なくするために1～3mm程度の薄いスライス厚で撮像したり，画像表示したりする．

　グラディエント（GRE）系の高速撮像法の1つである3D-spoiled gradient recalled acquisition in steady state（SPGR）法や3D-magnetization prepared rapid acquisition gradient echo（MP RAGE）法では，撮像領域を限定して三次元（3D）で撮像すると薄いスライス厚の画像が任意の断面で再構成できる（図6a，8c）．しかし，同じT1強調像であってもGRE法ではスピンエコー（SE）法によるT1強調像とコントラストが異なり，頭蓋底などでは磁化率効果による信号の不均一や歪みが生じる．また増強効果においても，撮像法や磁場強度の違いによって差異が生じるので判定には注意を要する．

　3T-MRI装置では3Dデータ収集が有用であり，3D高速SE法による脳全体の薄いスライスでの撮像が可能である．等方性ボクセルでの画像データ収集を行うと，任意の断面の画像再構成が同じ空間分解能の画像として表示できる．SE法でも2Dと3Dなど撮像法が異なると，やはり画像コントラストが異なる．

　MR cisternography（MR脳槽撮像）は1mm未満のスライス厚の高分解能の3D-T2強調像であり，脳脊髄液が高信号，脳や脳神経，薄い膜様構造や細い血管は低信号として明瞭に描出される．囊胞の検出にも優れる．脳室内腫瘍や小脳橋角部腫瘍などでは有用な撮像法である（図2c，10b）．これらは，GRE系のconstructive interference in steady state three-dimensional Fourier transform（3DFT）MR imaging（CISS）法，true FISP（FIESTA）法やSE系のthree-dimensional fast asymmetric spin-echo（FASE）法などにより得られる．

　CISS法，FIESTA法でもGd造影剤増強効果が認められ，小脳橋角部や脳幹部などの造影される腫瘍と造影されない脳神経などの分離が可能である[1]．

［脳腫瘍診断におけるCTの役割］

　脳腫瘍の石灰化（図3a，5a）や頭蓋骨の変化（図11），新しい出血性変化，脂肪成分の検出にはCTが有用である．ジャーミノー

マ，髄芽腫や悪性リンパ腫では，腫瘍が比較的均一な軽度高吸収域を示すことが脳腫瘍の質的診断（組織推定）に役立つ（図3a）．これらの所見は通常の脳表示〔window width（WW）を約80〜100，window level（WL）を約30〜40に設定〕で観察できるが，脂肪成分の検出ではWWを150〜200程度，WLを0程度とした画像が診断に適している．脂肪の確認には，空気と区別できる骨表示（WW 1,200〜3,000，WL 800〜2,000）にしたり，CT値を計測（−100〜0）したりするとよい．

頭蓋骨腫瘍や頭蓋骨に伸展した脳腫瘍の場合，二次的な頭蓋骨の変化も重要な情報であり，内板・板間層・外板が区別できる骨表示で観察する（図11a, b）．

多列検出器型CTで頭部全体の情報を収集すれば，任意の断面での再構成画像に加え，骨の立体表示も可能である．頭蓋骨全体や頭蓋底部などを立体的に観察するためにはvolume rendering（VR）法がよい（図11c）．

3D-CT angiography（CTA）を撮影すれば，動脈系や静脈系を別々に表示したり，造影剤増強効果を示す腫瘍を動脈・静脈と同時に表示したり（図12），これらを立体表示することも可能である．

[脳腫瘍診断における骨シンチグラフィの役割]

腫瘍が頭蓋骨に関連する場合，骨シンチグラフィで骨の代謝に関する情報が得られるとともに，多発病変の有無や全身の骨変化についても観察できる（図13）．

[脳腫瘍診断における脳血管撮影（DSA）の役割]

脳血管撮影（digital subtraction angiography：DSA）の役割は，①腫瘍の血管構築に関する詳細な情報，すなわち腫瘍の栄養血管・腫瘍濃染・動静脈短絡・腫瘍からの灌流静脈の有無や，それらの血管系について解剖学的情報を得ること（図14a, b），②手術を前提とした場合には，アプローチの際に必要な血管系の確認である（図15）．DSAでの立体撮影を行ったり，回転DSAで撮影したりすれば，血管構築を立体的に把握しやすくなる（図14c）．

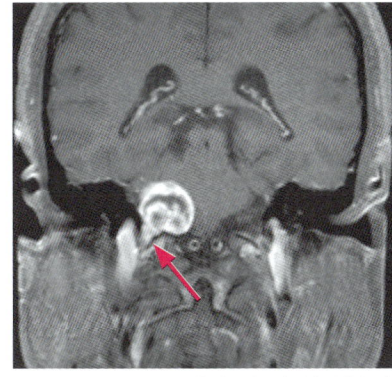 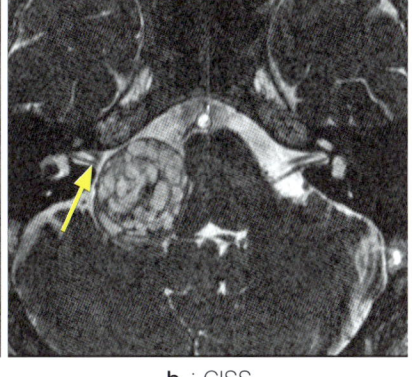

a：Gd造影T1強調（冠状断，脂肪抑制併用）　　b：CISS

図10　右頸静脈孔神経鞘腫（52歳男性）
右頸静脈孔から小脳橋角部方向へ発育する腫瘍（赤矢印）．CISS画像では，右Ⅶ・Ⅷ脳神経と腫瘍の連続性が認められない（黄矢印）．

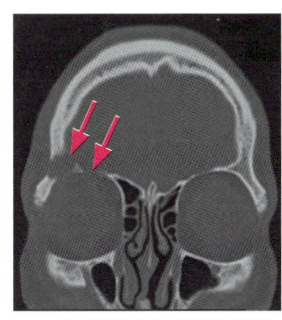 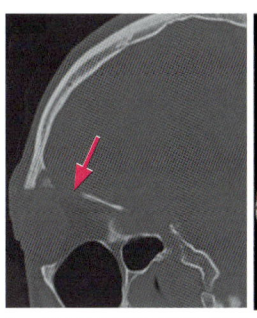 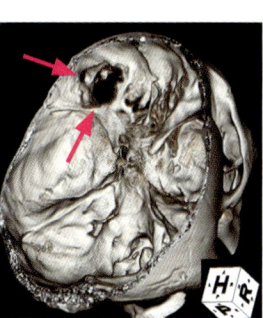

a：CT骨表示再構成像（冠状断）　b：CT骨表示再構成像（矢状断）　　c：3D-CT（VR法）

図11　CTによる頭蓋骨変化の評価（眼窩上壁腫瘍，図6と同一症例）
眼窩上壁は一部破壊されて欠損しており，前頭骨頬骨突起にも欠損が認められる（矢印）．3D-VR法では，左眼窩上壁の骨欠損部の全体像を右後上方から見るように観察できる．

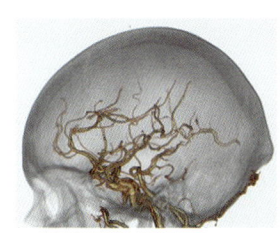 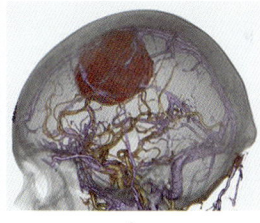 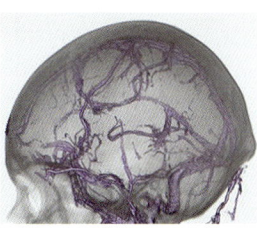

a　　　　　　　　　　b　　　　　　　　　　c

図12　3D-CTA（44歳女性，大脳鎌髄膜腫）
動脈系（a），静脈系（c）を分けて表示したり，動脈系・静脈系と増強効果を示す腫瘍を同時に表示（b）したりすることもできる．

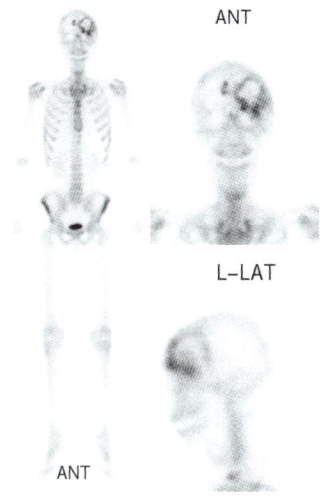

図13　骨シンチグラフィ（眼窩上壁腫瘍，図6と同一症例）

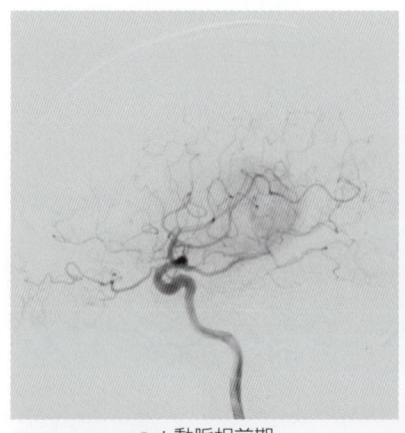
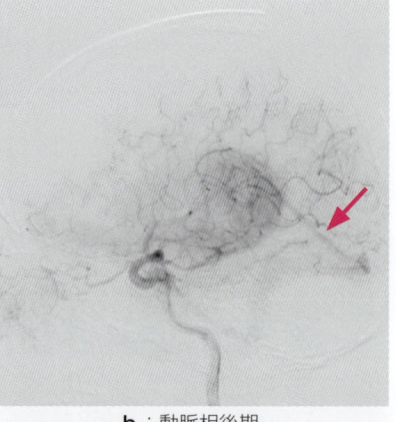

a：動脈相前期　　　　　　b：動脈相後期

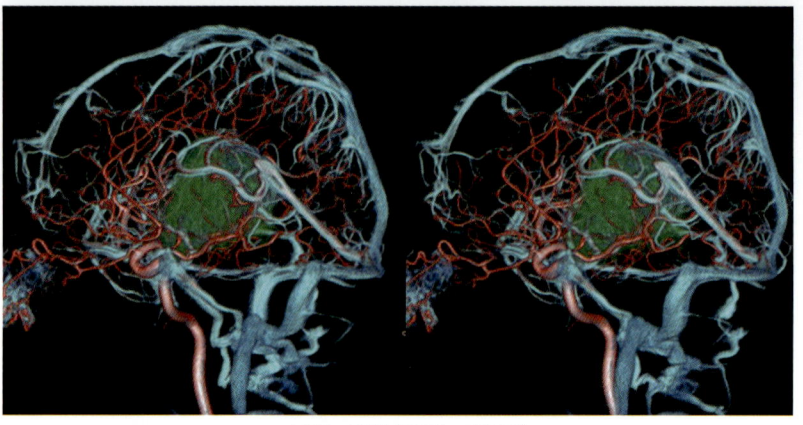

c：3D-DSA（ステレオ表示）

図14　DSA（63歳男性，左視床悪性グリオーマ）
mass effectに加え，腫瘍血管と腫瘍濃染が認められる．動脈相後期では，動静脈短絡による直洞の早期描出がみられる（矢印）．3D-DSAでは動脈系を赤，静脈系を青，増強効果を示す腫瘍を緑で表示させ，立体視も可能である．

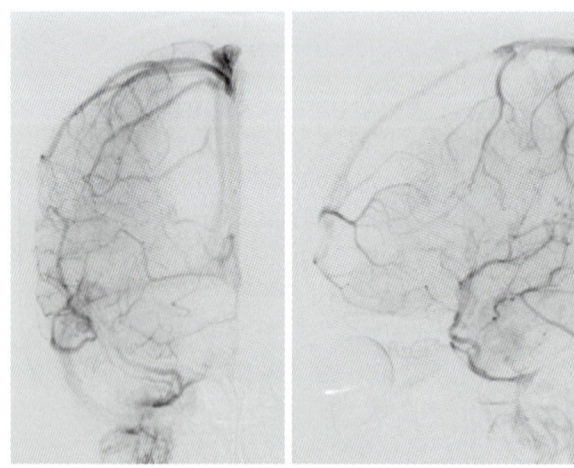

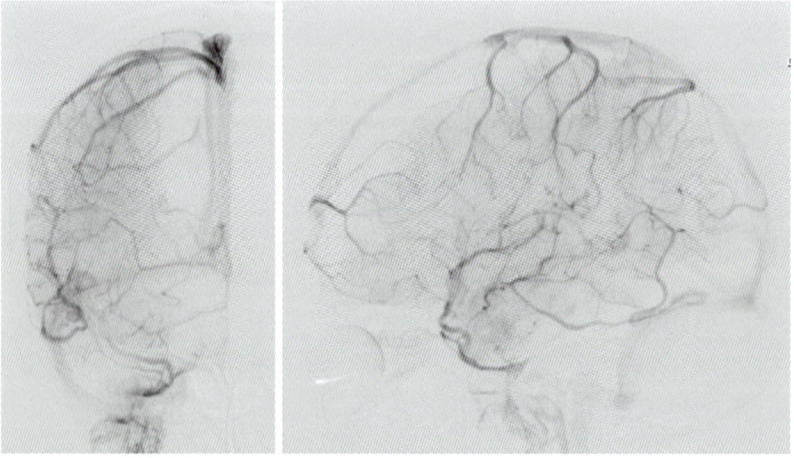

図15　DSA（乏突起膠腫，図1と同一症例）
腫瘍血管・腫瘍濃染は認められない．脳表血管の頭蓋内側への変位がなく，脳実質内腫瘍と考えられる．

グリオーマなどの脳実質内腫瘍では，腫瘍血管の多寡や，腫瘍濃染の有無や程度・不均一さ，動静脈短絡の有無などが悪性度を示唆する所見となる（図14a, b, 15）．

また，脳表の静脈の変位を見ることで，脳実質内・外の区別が可能になることがある（図15）．

血管情報についてはMR angiography（MRA），MR venography（MRV，図16）やMR-DSA，3D-CTA（図12）でも必要な情報が得られることがある．

腫瘍の性状（悪性度や組織型など）を推定するために必要な画像検査

脳腫瘍の悪性度や組織型を推定することは，診断や治療方針決定に不可欠である．特にグリオーマでは腫瘍内の悪性度が部位により異なるため，生検を行ったり摘出したりする場合，部位を決定するために腫瘍内で悪性度の高い部位を事前に知ることが重要である．

脳腫瘍の性状を推定する情報として，腫瘍の境界の明瞭さ，信号強度や濃度の均一性，石灰化や腫瘍内出血・壊死の有無，mass effectや周囲の浮腫・血管増生の有無や程度，造影剤での増強効果の有無・均一性やその程度などがある．

脳実質外腫瘍周囲に認められる囊胞（peritumoral cyst）は，良性の髄膜腫や神経鞘腫で認められる．

これらの形態学的画像所見に加え，機能的な情報も脳腫瘍の性状を知るうえで有用であり，これらの情報は脳腫瘍の治療効果判定にも役立つ．

［拡散強調像（DWI）］

境界が明瞭で内部の信号強度や濃度が脳脊髄液と同等な場合，囊胞の診断が可能であるが，小さな囊胞や信号強度が脳や腫瘍に類似した場合には囊胞の診断が困難なことが多い．拡散強調像（diffusion-weighted imaging：DWI）では実質性部分と囊胞・壊死性部分の区別が可能である（図17, 23c）．

腫瘍では，実質性部分のDWIでの信号強度が腫瘍の細胞構築や細胞密度を反映するため，細胞密度の高いジャーミノーマ（図17）・髄芽腫（図18a）・悪性リンパ腫では高信号

になる．グリオーマの悪性度の指標にもなり，WHO grade Ⅱの低悪性度グリオーマでは灰白質より高信号部分は認められないが（図19a），WHO grade Ⅲ・Ⅳでは不均一な高信号が認められる（図19b）．

脳腫瘍の鑑別診断にも有用である．例えば第四脳室内腫瘍では髄芽腫（WHO grade Ⅳ）と上衣腫（WHO grade Ⅱ）の鑑別が必要になるが，髄芽腫はDWIで高信号になり（図18a），上衣腫は低〜等信号として認められる（図18b）ことから両者の鑑別が可能である．

[磁化率強調像（SWI）]

SWI（susceptibility-weighted imaging）はT2*強調像より鋭敏に磁場の不均一を反映するため，デオキシヘモグロビンの多く含まれる静脈系の描出が可能であり，デオキシヘモグロビンやヘモジデリンを含む出血の検出に優れる．腫瘍の境界も明瞭に描出することができ（図20b），壊死と実質性部分の区別も可能である．

SWIで検出される腫瘍内の出血や静脈性の血管は悪性を示唆する指標となる[2]．

[灌流画像]

従来，脳や脳腫瘍の血液灌流に関する情報は核医学検査（脳SPECT，PET）で得ていたが，MRIやCTでも得られるようになった．これらの灌流画像（perfusion imaging）はMRIやCT画像に重ね合わせることにより，血流情報を解剖学的情報と同時に理解することができる（図20c）．

悪性腫瘍の特徴は浸潤性発育と血管新生であり，灌流画像では血管新生についての評価が可能である[3]．

perfusion CTでは造影剤を使用する必要があり，被曝の問題，装置（検出器の列数など）により撮影できる範囲が限られるなどの課題もあるが，定量性がよい．MRIではGd造影剤を用いた灌流画像でrelative cerebral blood volume（rCBV）などを指標にグリオーマの悪性度が評価されてきたが，造影剤を用いないarterial spin labeling（ASL）法によるcerebral blood flow（CBF）でも評価が可能である（図21a）[3]．MRIでは磁場の不均一性が測定に影響を与えることに注意する[3]．

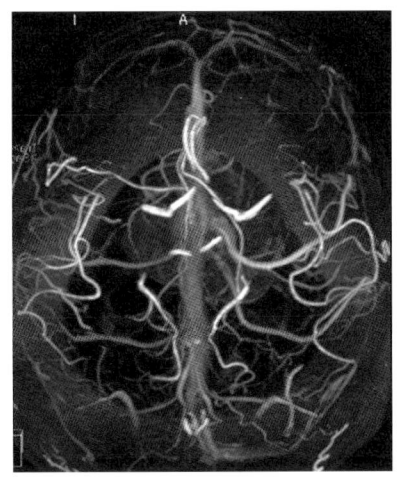

図16　MRV（大脳鎌髄膜腫，図12と同一症例）
Gd造影剤を投与後にMRAを撮像すると，動脈に加え静脈系も描出される．

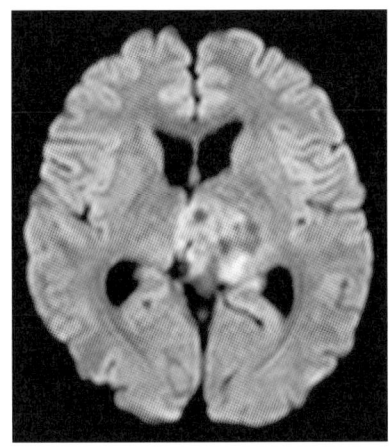

図17　DWI（ジャーミノーマ，図3と同一症例）
内部の小さな嚢胞が低信号として認められ，実質性部分は不均一な高信号強度を示す．

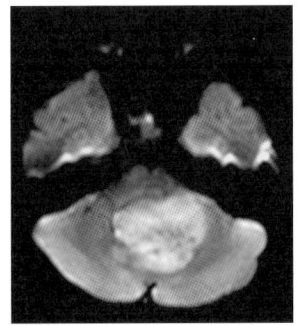 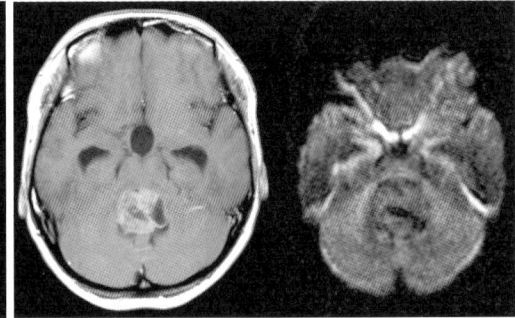

a：髄芽腫（図9と同一症例）　　　b：上衣腫（左：造影MRI，右：DWI）

図18　DWIによる第四脳室内腫瘍の鑑別診断
細胞密度の高い悪性腫瘍である髄芽腫は，DWIで高信号を示す（a）．一方上衣腫は低〜等信号である（b右）．

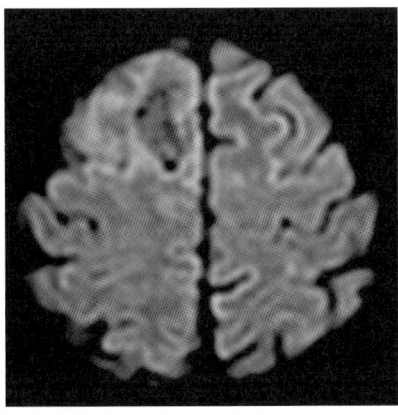 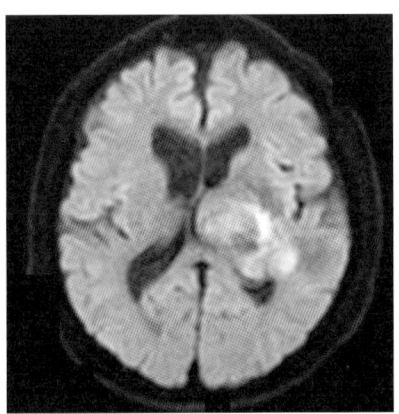

a：乏突起膠腫（図1と同一症例）　　　b：左視床悪性グリオーマ（図14と同一症例）

図19　DWIによるグリオーマの悪性度診断
WHOのグリオーマの悪性度分類は，組織学的所見に基づいており，grade Ⅱでは浸潤性であるが増殖能の低いもの（a），grade Ⅲは増殖能が高く悪性のもの，微小血管増生と壊死を示すグリオーマはgrade Ⅳに分類される．細胞増殖により細胞密度が高くなるgrade ⅢではDWIで高信号が認められ，出血や壊死を示すgrade Ⅳでは不均一な低〜高信号の混在になる（b）．

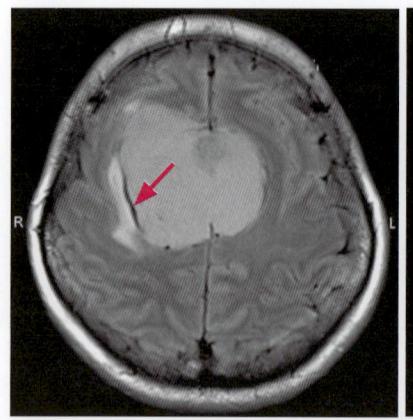
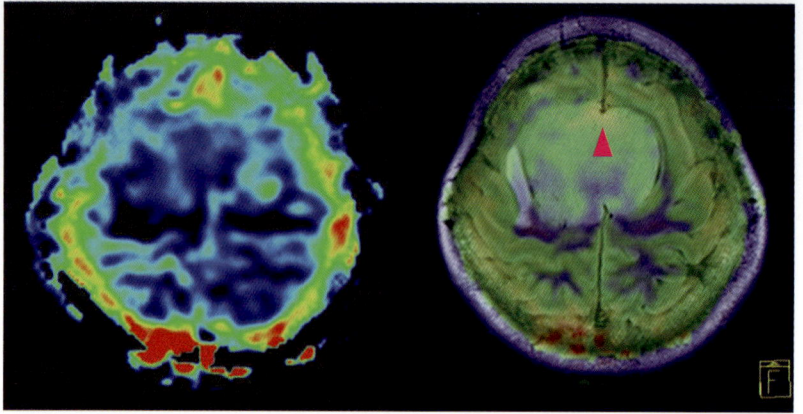

図20　大脳鎌髄膜腫（図12と同一症例）
FLAIR像で認められる無信号域は，SWI像により静脈ではなく脳脊髄液であることがわかる（矢印）．大脳鎌から栄養血管の流入する腫瘍前部が少し高血流で（矢尻），後方は相対的に低血流である．

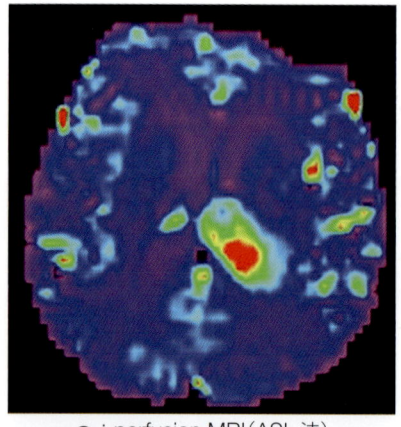
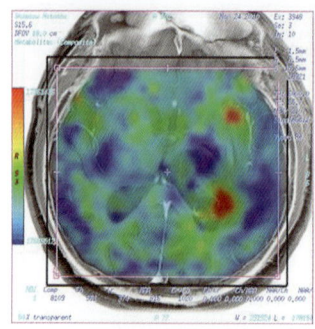
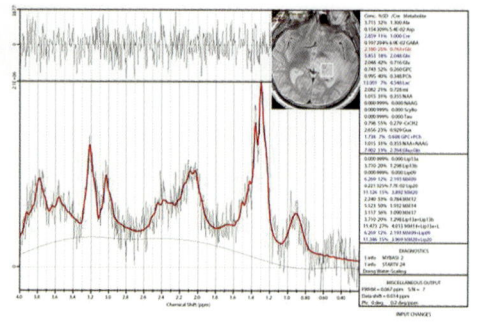

図21　左視床悪性グリオーマ（図14と同一症例）
（画像提供：新潟大学脳研究所統合脳機能センター）

[MR spectroscopy (MRS)]

プロトンを対象としたMRSではN-acetyl aspartate(NAA)，creatine(Cr)，choline-containing compounds(Cho)などの評価が可能であり，上昇すればlactate(Lac)やalanine(Ala)のピークも検出可能である．短いエコー時間(TE)を用いればmyo-inositol(mI)，taurine(Tau)のピークに加え，glutamate(Glu)とglutamine(Gln)のピークもGlxとして検出できる．

脳腫瘍のMRS診断では，これらのピークの腫瘍での増減やCho/Cr，Cho/NAAなどの比から，あるいは正常脳では認められないピークの出現などから腫瘍の組織型や悪性度を推定する．

single-voxel法でのLC modelでの自動定量解析が可能となっており，multi-voxel法では代謝マップ（MR spectroscopic imaging；MRSIあるいはchemical shift imaging；CSI）としてそれぞれの代謝物の多寡をカラー表示でき，視覚的に分布を把握できる（図21b）[4]．

[核医学検査(SPECT，PET)]

脳腫瘍の悪性度を知るための核医学検査としては^{201}Tl SPECTがある．投与後10分の早期像と3時間後の後期像を比較したり，retained indexを求めたりすることにより，WHO grade I・IIとIII・IVの脳腫瘍を区別する．

FDG-PETは正常脳でのFDG取り込みが多い．治療後の再発と放射線壊死との鑑別には有用といわれているが，脳腫瘍診断にはあまり臨床応用されていない[5]．正常脳には取り込まれず，腫瘍細胞の増殖を評価できるPET用トレーサーとして3'-deoxy-3'-[^{18}F]fluorothymidineが研究されているが，現在脳腫瘍の悪性度判定に有用な核医学検査はL-[methyl-^{11}C]methionineを用いたPETが限られた施設で行われている[5]．

治療法の選択と治療計画の立案に必要な画像情報（神経線維の描出）

脳腫瘍の治療法の選択と治療計画を立案する段階では，腫瘍と周囲の脳内を走行する神経線維などとの関係を理解することが，治療による合併症や治療後の神経症状悪化を予防

するうえで重要である．

　three dimensional anisotropy contrast（3DAC）は拡散不等方性を示す構造を，三原色を用いてコントラストとして描出するため，一定方向の走行を示す神経線維（神経路）の描出に優れる[6]（図22）．

　拡散テンソルイメージング（diffusion tensor imaging）で不等方性の方向に色づけをして表示する類似の方法（テンソルカラーマップ）や，fiber trackingを行って線維束の走行を表示することも行われているが，これらは計算画像であり，画質の劣化が生じやすい．

脳腫瘍と全身疾患

　中高年の脳腫瘍をみた場合には，常に転移性脳腫瘍の可能性を考えることが重要である．転移性脳腫瘍は膠芽腫や血管芽腫などの脳腫瘍に類似し（図23），脳膿瘍との鑑別も必要である．硬膜転移では髄膜腫様の画像所見を示す．胸部X線写真やCT・MRIなどによる全身検索，腫瘍マーカーの確認も大切である．

　血管芽腫はフォン・ヒッペル-リンドウ病と関連して発生することがあり，家族性腫瘍症候群（神経線維腫症，結節性硬化症，リーフラウメニ症候群，コウデン病，ターコット症候群など）では脳腫瘍が発生することを念頭に置く必要がある．脳腫瘍がこれらの疾患の診断前に発見されることもあり，家族歴を含めた病歴聴取も重要である．

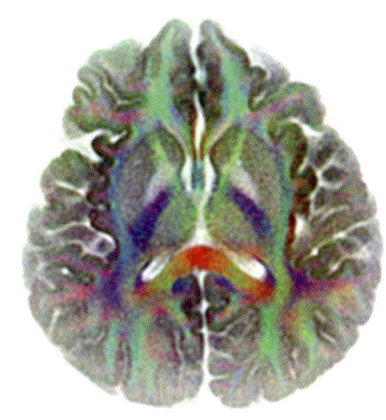

図22　3DAC
3DACでは体軸（z軸）方向に走行する皮質脊髄路（錐体路）などの神経線維は青色に，左右（x軸）方向に走行する脳梁などの線維は赤色に，前後方向（y軸）方向に走行する視放線などの線維は緑色に描出される．
（画像提供：新潟大学脳研究所統合脳機能研究センター）

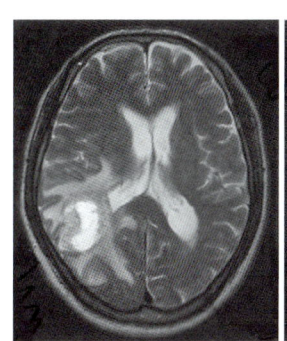 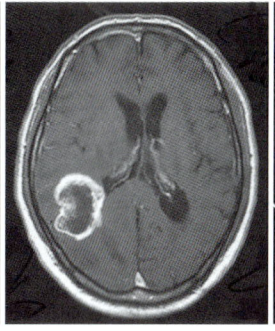 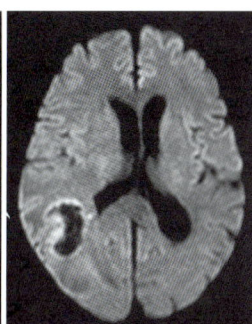

　　a：T2強調　　　　b：Gd造影T1強調　　　c：DWI

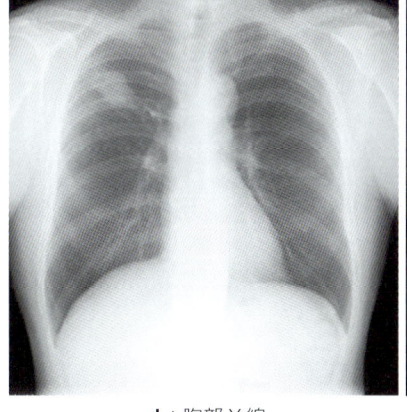 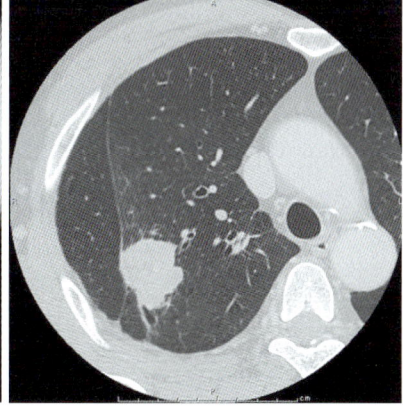

　　d：胸部X線　　　　　　　　　　e：胸部CT
図23　転移性脳腫瘍，肺癌（69歳男性）

参考文献

1) 岡本浩一郎，淡路正則，石川和宏，他：MR cisternography. Clin Neurosci 24：419-422, 2006
2) Hori M, Mori H, Aoki S, et al：Three-dimensional susceptibility-weighted imaging at 3 T using various image analysis methods in the estimation of grading intracranial gliomas. Magn Reson Imaging 28：594-598, 2010
3) Pollock JM, Tan H, Kraft RA, et al：Arterial spin labeled MRI perfusion imaging：clinical applications. Magn Reson Imaging Clin N Am 17：315-338, 2009
4) 宇塚岳夫，五十嵐博中，岡本浩一郎，他：神経膠腫におけるプロトンMRスペクトロスコピー（MRS）．脳外速報 20：920-925, 2010.
5) Hammoud DA, Hoffman JM, Pomper MG：Molecular neuroimaging：from conventional to emerging techniques. Radiology 245：21-42, 2007
6) Nakada T, Matsuzawa H, Kwee IL：High-resolution imaging with high and ultra high-field magnetic resonance imaging systems. Neuro Report 19：7-13, 2008

（藤井幸彦・岡本浩一郎）

A-Ⅲ 画像診断

2. 画像鑑別診断

 グリオーマと類似疾患

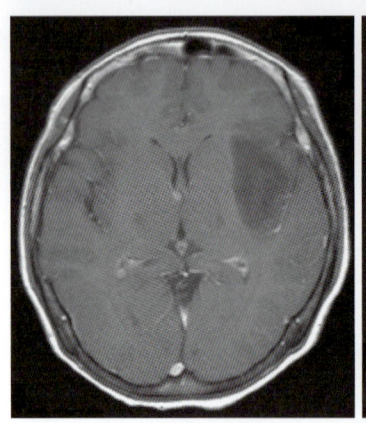

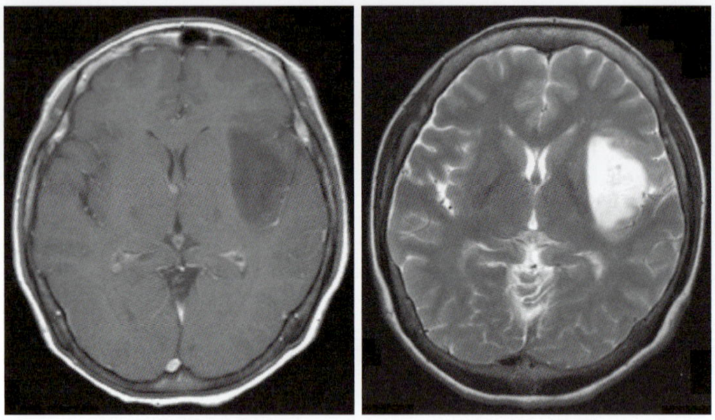

a：Gd 造影 T1 強調　　b：T2 強調

図1　びまん性星細胞腫（55歳，女性）

星細胞系腫瘍の鑑別

びまん性星細胞腫（図1）

T1 強調で低信号，T2 強調で高信号で増強効果は認めない．認識できるのは T2 強調か FLAIR のみのことが多い．

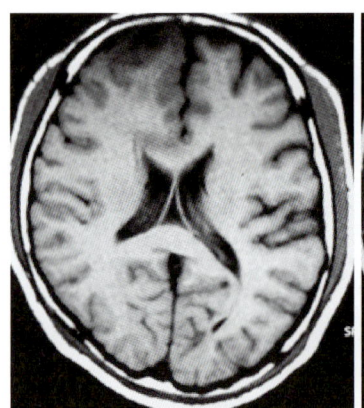

a：T1 強調　　b：Gd 造影 T1 強調

図2　退形成性星細胞腫（40歳，男性）

退形成性星細胞腫（図2）

増強効果は強くないが深部に浸潤し，腫瘍周囲浮腫（peritumoral edema）はびまん性星細胞腫より強い．

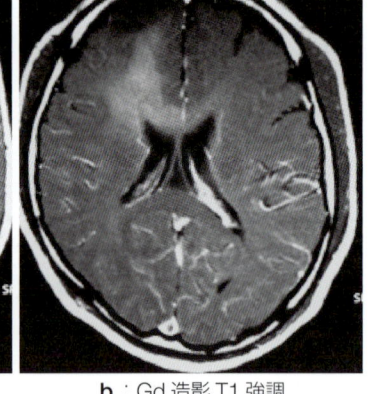

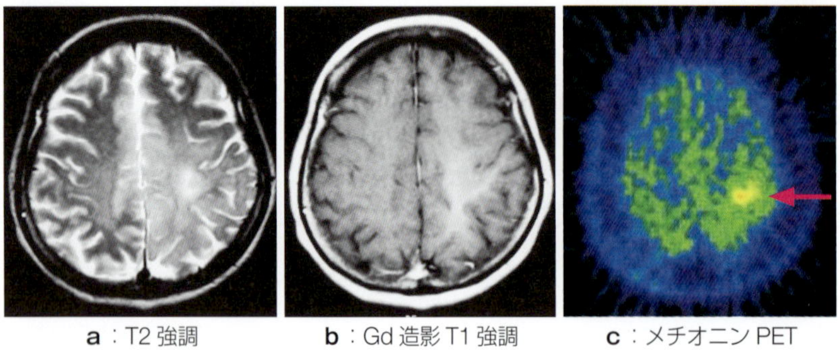

a：T2 強調　　b：Gd 造影 T1 強調　　c：メチオニン PET

図3　大脳膠腫症
〔高野晋吾，松村　明：Gliomatosis cerebri. 日本脳腫瘍病理学会（編）：脳腫瘍臨床病理カラーアトラス，第3版．医学書院, pp31, 2009 より転載〕

大脳膠腫症（図3）

異型グリア細胞が腫瘤形成をせずに，びまん性に浸潤発育した状態．病変の主座が白質，基底核を侵し，T1 強調低〜等信号，T2 強調，FLAIR で高信号で三葉以上に及ぶ．造影効果はわずかにあるか，認めないことが多い．

膠芽腫

T1強調で低信号，T2強調で高信号でperitumoral edemaが強く，リング状に増強される（図4）．浸潤傾向が強くいくつかの脳葉にまたがることが多く，不整形で厚さも多様で多方向浸潤傾向．DSA上のearly venous fillingの所見は，古典的ではあるが重要な所見である．

図5ではリング状に増強され，DWIで実質成分（solid component）が高信号を示す．

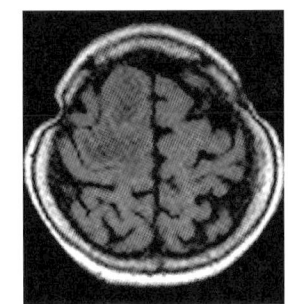 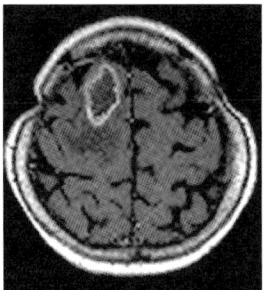

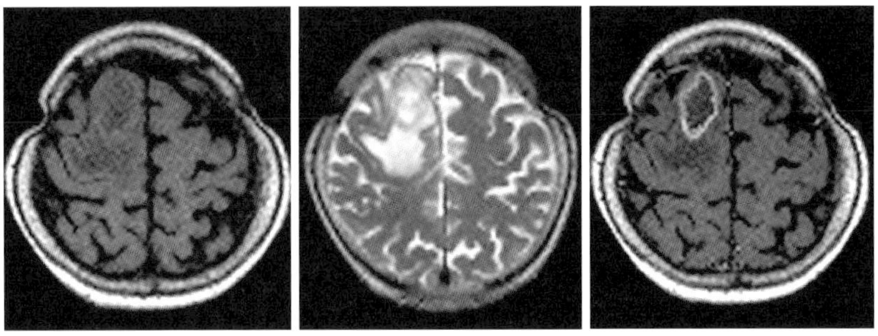

a：T1強調　　b：T2強調　　c：Gd造影T1強調

図4　膠芽腫（77歳，女性）

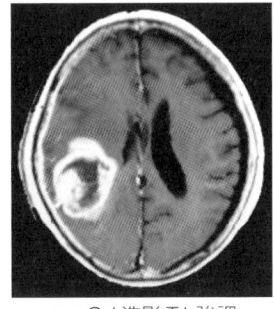 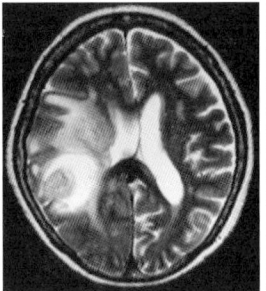 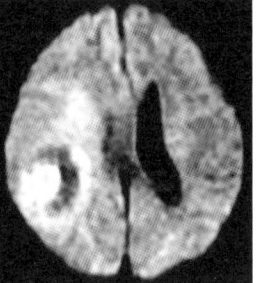

a：Gd造影T1強調　　b：T2強調　　c：DWI

図5　膠芽腫（74歳，女性）

巨細胞膠芽腫（図6）

テント上・側頭葉・脳表に好発し，均一に強く増強され囊胞性のものが多い．

通常の膠芽腫より好発年齢は約10歳若い．

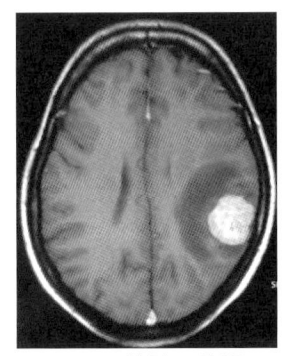 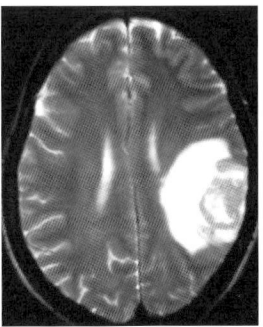 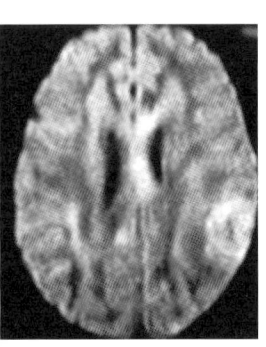

a：Gd造影T1強調　　b：T2強調　　c：DWI

図6　巨細胞膠芽腫（42歳，女性）

乏突起膠腫（図7）

中心部に石灰化像を示し，MRIにて囊胞状変性（造影されない）により不均一な像を示す．腫瘍内出血を示すこともある．強い石灰化を見たときはまずこの腫瘍を考える．

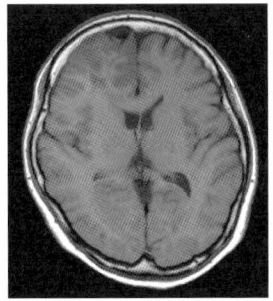 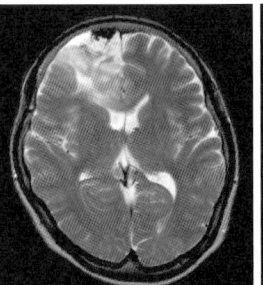 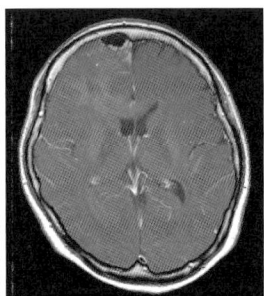

a：T1強調　　b：T2強調　　c：Gd造影T1強調

図7　乏突起膠腫（40歳，女性）

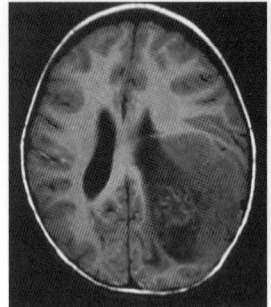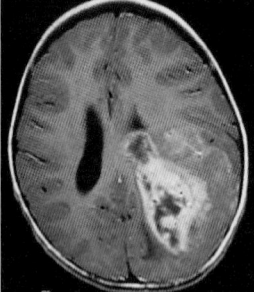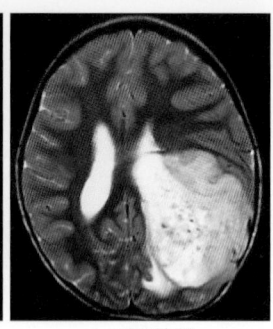

a：T1強調　　　b：T2強調　　　c：Gd造影T1強調

図8　退形成性乏突起膠腫(56歳, 女性)

退形成性乏突起膠腫(図8)

anaplastic type は増強効果は強くなり, 深部に浸潤している.

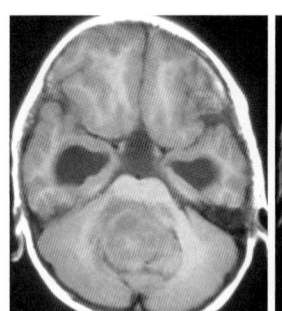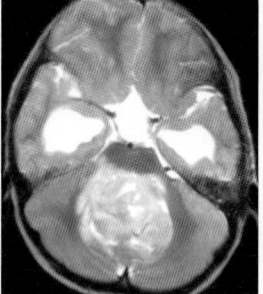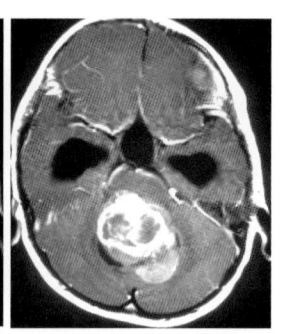

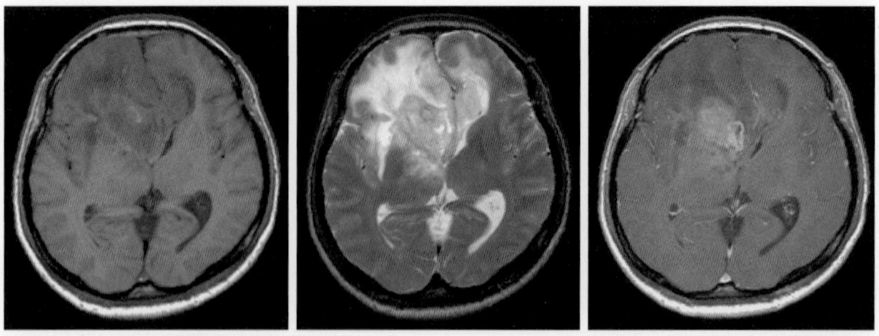

a：T1強調　　　b：Gd造影T1強調　　　c：T2強調

図9　上衣腫(4歳, 女児)

上衣腫(図9)

T1強調で低〜等信号, T2強調で高信号. 造影効果は強いが均一ではないことが多い.

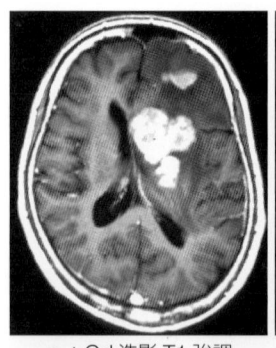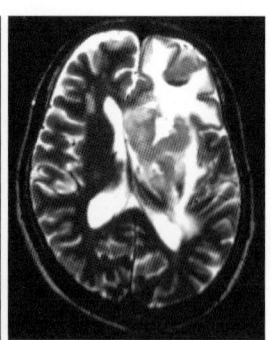

a：T1強調　　　b：T2強調　　　c：Gd造影T1強調

図10　退形成性上衣腫(4歳, 男児)

退形成性上衣腫(図10)

anaplastic type はさらに増強効果は強い. 境界は比較的明瞭で, くも膜下腔(subarachnoid space)の有無は髄芽腫との鑑別に有用なことがある.

類似疾患
悪性リンパ腫(図11)

均一な増強効果で, T2強調で等信号で peritumoral edma は強い. DWIは他の悪性腫瘍より高信号を示しADC値は低い.

髄膜腫のように均一に造影される脳実質内腫瘍である. 多発することもポイント.

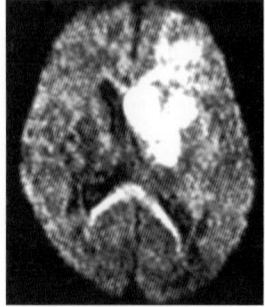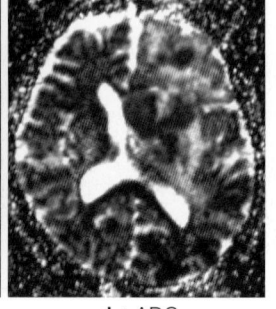

a：Gd造影T1強調　　　b：T2強調

c：DWI　　　d：ADC

図11　悪性リンパ腫(57歳, 女性)

多発性硬化症(MS)(図12)

脳腫瘍のように見える脱髄病変に多発性硬化症があるので注意を要する．腫瘍よりmass effectや浮腫が弱く，ring enhancementのリングが切れる(open ring sign)ことが多い[1]といわれている．

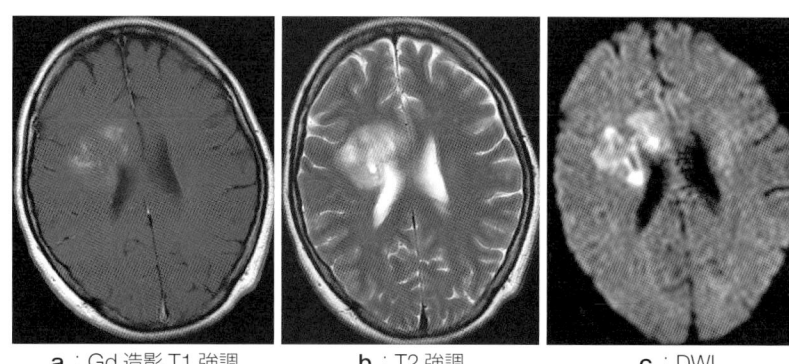

a：Gd造影T1強調　　b：T2強調　　c：DWI

図12　多発性硬化症
（写真提供：京都国立宇多野病院脳神経外科　森村達夫）

鑑別を要するring enhancement mass

転移性脳腫瘍(図13)

膠芽腫よりも辺縁整のring enhancementと周辺の浮腫が強い．

80%以上は大脳半球の皮髄境界域に発生する．

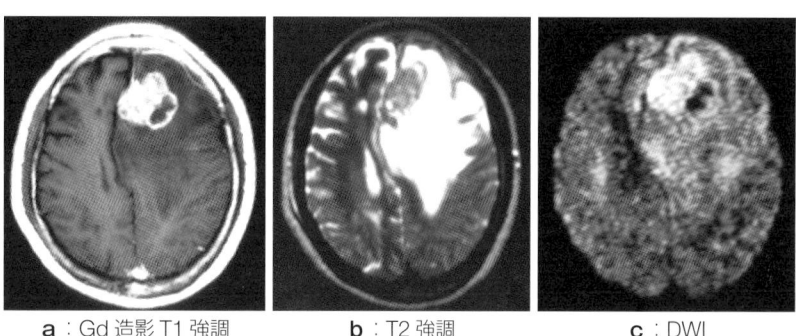

a：Gd造影T1強調　　b：T2強調　　c：DWI

図13　転移性脳腫瘍(68歳，女性)

脳膿瘍(図14)

中心部の膿はT1強調で白質に比し低信号域を呈し，CSFに比べ高信号域を呈し，T2強調で高信号域を示す．Gd-DTPAにて被膜は強く増強される．脳膿瘍はDWIにて著明な高信号域を呈する．

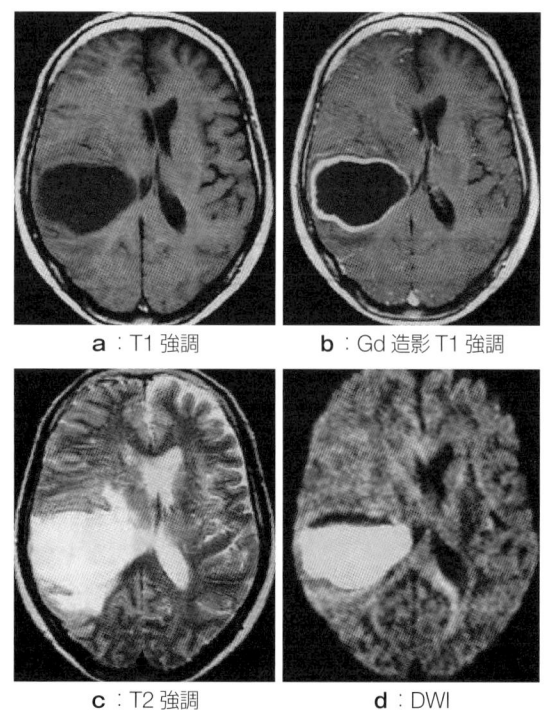

a：T1強調　　b：Gd造影T1強調

c：T2強調　　d：DWI

図14　脳膿瘍(48歳，女性)

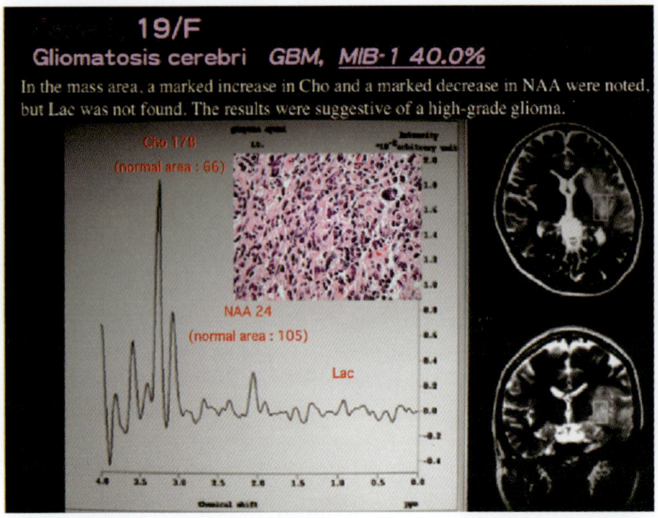

新しい撮像法

MRS (magnetic resonance spectroscopy)（図15）

高悪性度グリオーマではCho上昇を示し，viable tumorの存在はChoの上昇である程度予測できる．NAAが低下するほどグリオーマの悪性度が高くなる傾向がみられ，一般的に高悪性度グリオーマはCho上昇を示すが，膠芽腫はCho低下を示す領域が存在する[2]．また，3.0 TのMRS（図16）は，カラーマップ表示されることで，視覚的にストレートに各々のCho，NAAなどの成分の情報がインプットされ，最新の補助診断であり将来性も高い．Choの集積の周辺のグラデーションが淡くなっていく所見がみられていくと治療が効果的であり，低悪性度グリオーマほどその傾向がはっきりしている．

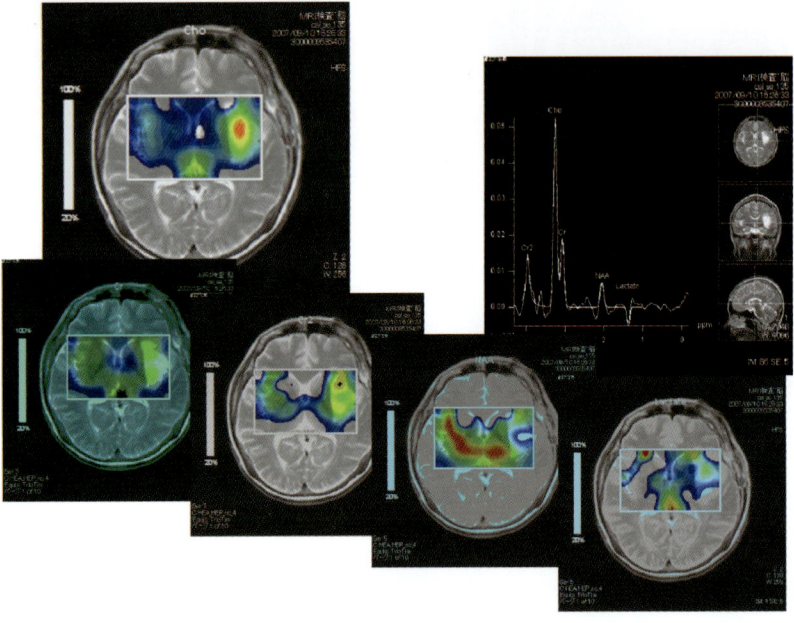

図15 MRS

図16 MRS(3.0 T)

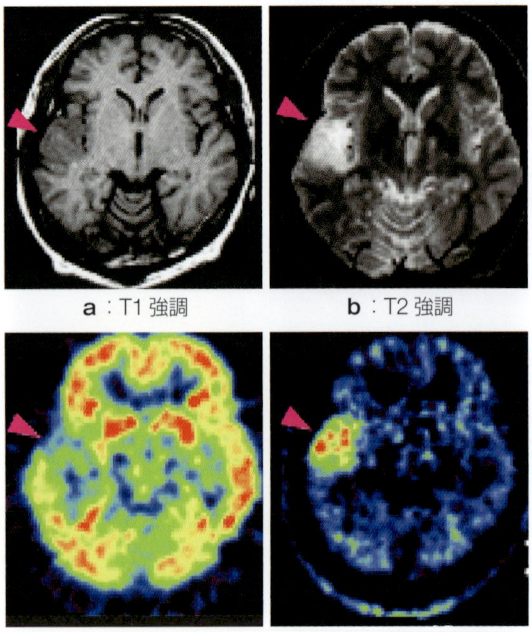

PET (positron emission tomography)（図17）

グリオーマは正常脳組織を取り込み浸潤性に広がるため，病理学的に正常脳組織との境界が不明瞭である．PETはこのような脳腫瘍の診断・治療効果の判定に威力を発揮する．FDGによる脳ブドウ糖代謝の測定は，脳腫瘍の悪性度判定に有用である．

メチオニンによる脳アミノ酸輸送の測定は，腫瘍の存在診断・範囲診断に有用である．とりわけ低悪性度グリオーマにおいて診断的価値の高い情報を与えてくれる．

a：T1強調　　b：T2強調
c：FDG-PET　　d：メチオニンPET　　図17 PET

トラクトグラフィー(tractography)
(図18)

神経線維を描出し，特に錐体路(pyramidal tract)は術前，術中に有用である．しかし，浸潤性脳腫瘍での描出率は悪い．

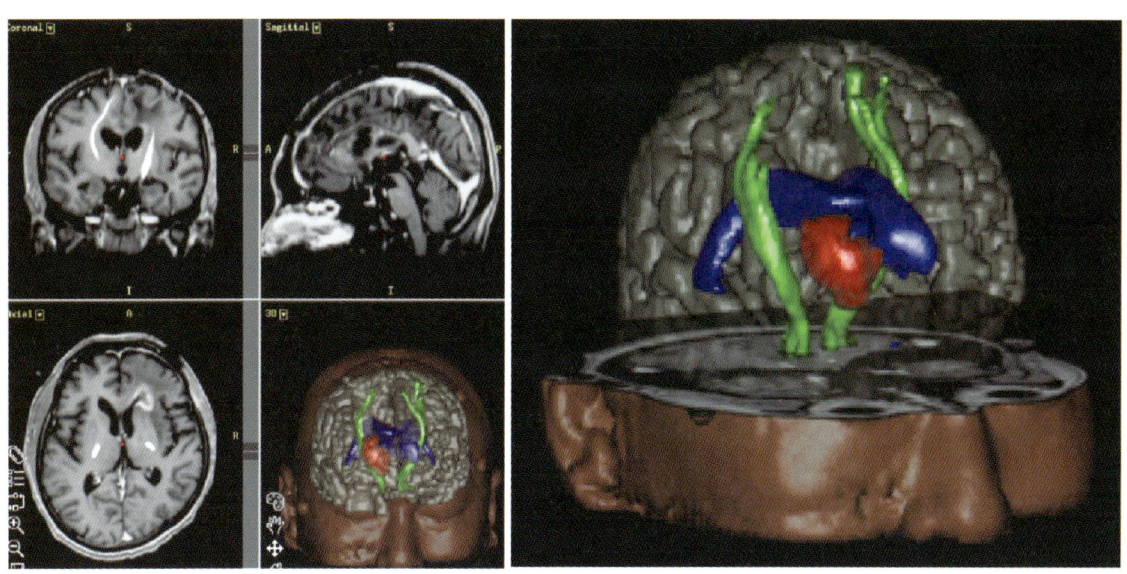

図18 トラクトグラフィー(40歳，男性，再発右前頭葉退形成性星細胞腫)

その他の腫瘤性病変

通常のMRIでは腫瘍と髄液腔の区別がつかないものが，DWIにて髄液腔や脳実質との境界が明瞭に描出される．類表皮嚢胞は，内容液が高粘稠度のため拡散が遅く，DWIでは著明な高信号を呈し，くも膜嚢胞との鑑別が容易である．脳膿瘍はDWIで著明な高信号を呈し，同じリング状に増強される脳腫瘍の中心性壊死や嚢胞との鑑別に有用である．また，脳梗塞・脳浮腫・脳腫瘍・多発性硬化症などの脱髄変性等の脳神経疾患の鑑別や早期診断や病態解析などにDWIは用いられ，他の部位の疾患にも広く適応できる．膠芽腫や転移性脳腫瘍や悪性リンパ腫は，充実成分が高信号を示し，術後残存腫瘍や再発時にも同様の所見がみられる．高悪性度グリオーマほどADC値は低い傾向があるが，放射線治療などが有用であれば増加し，再発時には低下する傾向があり，DWIで高信号を示しADC値が低下すれば再発病変を早期に発見できる[3~5]．しかし，病理組織学的heterogeneityから，MRS，Tl-SPECTなどの補助診断は不可欠である．

● 参考文献

1) Smirniotopoulos JG, Murphy FM, Rushing EF, et al：Patterns of contrast enhancement in the brain and meninges. Radiographics 27：546-547, 2007
2) Izumiyama H, Abe T, Tanioka D, et al：Clinicopathological examination of glioma by proton magnetic resonance spectroscopy background. Brain Tumor Pathol 21：39-46, 2004
3) Moritani T, Smoker WR, Sato Y, et al：Diffusion-weighted imaging of acute excitotoxic brain injury. AJNR Am J Neuroradiol 26：216-228, 2005
4) Sugahara T, Korogi Y, Kochi M, et al：Usefulness of diffusion-weighted MRI with echo-planar technique in evaluation of cellularity in gliomas. J Magn Reson Imaging 9：53-60, 1999
5) Tien RD, Felsberg GJ, Friedman H, et al：MR imaging of high-grade cerebral gliomas：value of diffusion-weighted echoplanar pulse sequences. AJR 162：671-677, 1994

(泉山　仁・河本圭司)

A-Ⅲ　画像診断

2. 画像鑑別診断

② 悪性脳腫瘍における再発，放射線壊死，pseudoprogressionの鑑別と治療

　悪性脳腫瘍，ことに膠芽腫の治療中に，MRI上での造影域の増大はしばしば経験する．多くの場合腫瘍の再発・進展であるが，最近の高線量放射線治療やテモゾロミド（テモダール®）などの強力な化学療法剤の発達に伴い，放射線壊死やpseudoprogression（PsPD）といった病態であることも経験するようになった．腫瘍再発と放射線壊死やPsPDではその治療法が全く異なり，時機を失することなく，的確な診断を下し，それぞれの病態に応じた適切な治療を行う必要がある．しかしながら，実際にはその病態の診断が困難であり，誤った判断により，適切な治療を行わずに患者の状態を悪くしたことは多くの脳外科医が経験しているものと思われる．本項では，筆者がこれら病態の鑑別に用いている，BPA-PETを紹介し，その鑑別の実際と代表的症例（治療例）を紹介する．

BPA-PET

　FDGをトレーサーとしたPETは癌診断の決め手として極めて有用である．しかしながら，脳ではグルコース代謝が亢進しており，バックグラウンドが高く，FDG-PETによる腫瘍の局在評価や病態解析には限界がある．図1に右側頭葉内の数mm径の悪性黒色腫の転移病巣の造影CT，FDG-PET，BPA-PETを示す．この病変に対して，FDG-PETでは脳全体のバックグラウンドが高く，このような病変の描出には残念ながらFDG-PETは無力である．一方フッ素ラベルのBPA（^{18}F-labelled boronophenylalanine）の正常脳内への集積は極めて低く，数mm径の腫瘍でも十分に描出される．加えて，肺や肝臓の病変の描出にも優れている．正常肝での蓄積は^{11}C-labelのメチオニンに比べても低いが，腎・尿路系より排泄されるため，この部分の描出には不向きである．

　もともとBPA-PETはホウ素中性子捕捉療法（boron neutron capture therapy：BNCT）を行う際の適応決定，線量評価のツールとして開発されてきた経緯がある[1]．BNCTは細胞選択的高線量粒子線治療であるが，本項の主題よりそれるので，その詳細は割愛するが，BNCTの成否はホウ素化合物の腫瘍へ

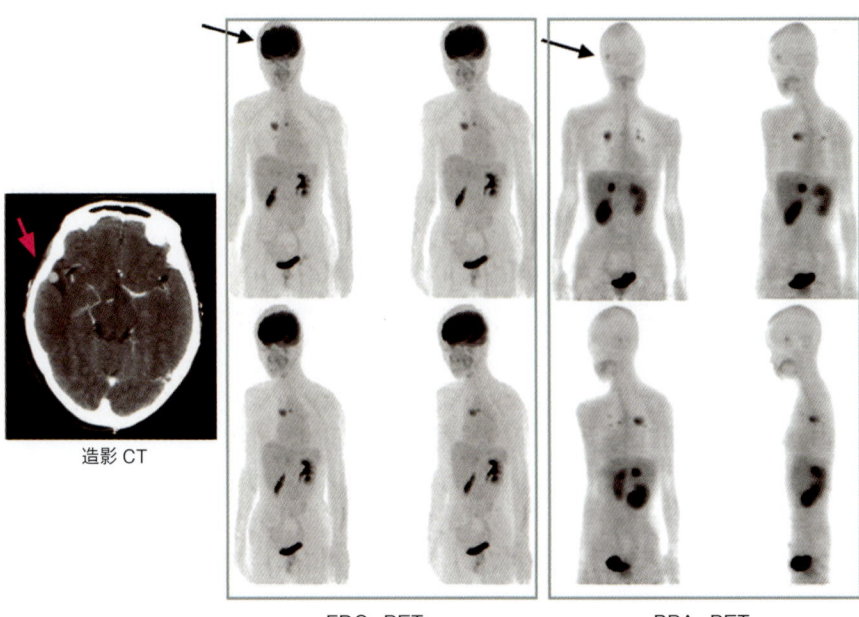

図1　BPA-PETとFDG-PETの比較（肺・肝からの悪性黒色腫の脳転移病巣を例に）

の選択的集積が決定する．BPA は必須アミノ酸であるフェニルアラニンをホウ素で修飾した BNCT 治療用化合物である．よって蛋白代謝の亢進した腫瘍組織では能動的に蓄積される．この治療用化合物をフッ素ラベルした ^{18}F–BPA をトレーサーとして利用するものが BPA–PET である．この PET で BPA の集積が確認できれば，その腫瘍の X 線に対する感受性を問わず，BNCT は必ず効果を発揮し，その適応決定および線量評価に本 PET は有用である．

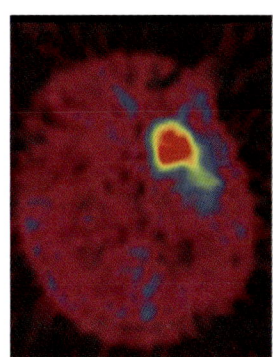

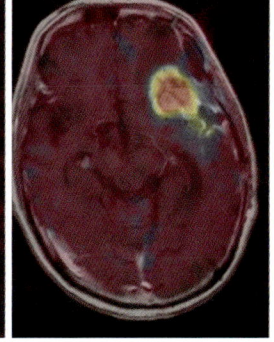

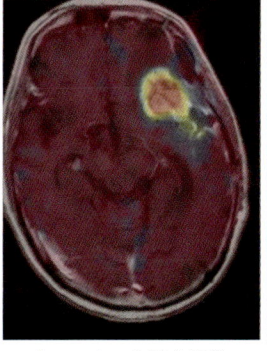

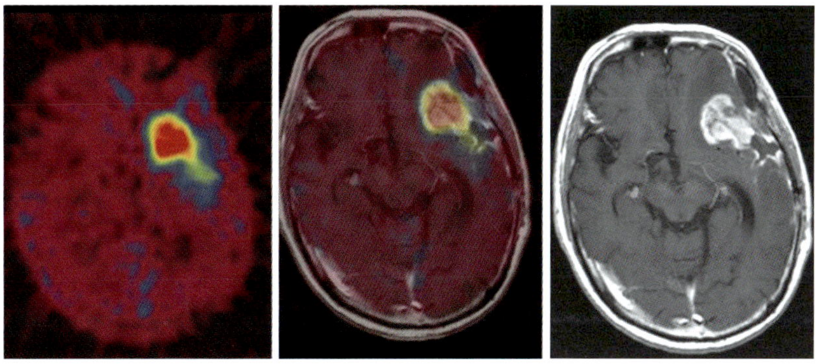

悪性脳腫瘍に対する BPA–PET の実際

図 2 に膠芽腫に対する BPA–PET および造影 MRI を示す．^{18}F–BPA は造影を受ける腫瘍のみならず，周辺脳へ浸潤した部分にも集積を示し，この部分の腫瘍への BNCT の有効性をも担保する．腫瘍と正常脳におけるトレーサーの集積比（L/N 比）はこの症例では 7.8 という高値を示している．つまり同部位に腫瘍と正常細胞が混在していれば，同じ中性子束の照射により腫瘍は正常細胞の 7.8 倍の破壊を受けることが，あらかじめ行う本 PET により確認できる．これは PET が単なるがん探しのツールでないよい適応例であると思われる．本項でのメイントピックスである腫瘍再発，放射線壊死，PsPD の鑑別はすべてこの PET の L/N 比を用いて検討を行っている．これが可能となるのは正常脳での集積が低く，腫瘍とのコントラストが鮮明なアミノ酸トレーサーによりはじめて可能となるものであり，ことに BPA はメチオニンと比較しても，腫瘍と正常脳とのコントラストが高く，わずかな取り込みの差も鋭敏に検出しうる特徴を有する．前述のごとく，本 PET はもともと BNCT 用に開発してきたものであるが，悪性グリオーマの治療前には日常的に施行しており，その後の治療による病態の解析に利用している．

腫瘍再発と放射線壊死の鑑別

図 3 に BPA–PET を腫瘍再発と放射線壊死の鑑別に初めて用いた症例を示す．他院で部分的摘出を受けた膠芽腫に対して，当院で開頭術を行い，BNCT と 30 Gy の X 線追加照射で治療した．その後 14 か月は CR で経過したが，その後造影域の再燃と軽度麻痺の

図 2　膠芽腫における BPA–PET の 1 例
a：BPA–PET　　b：a と c の融合画像　　c：造影 MRI

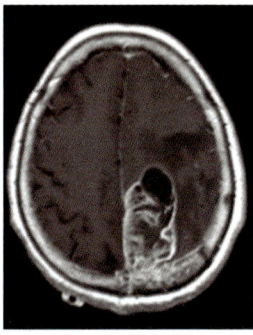

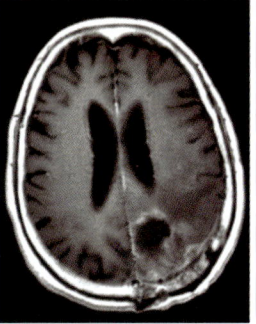

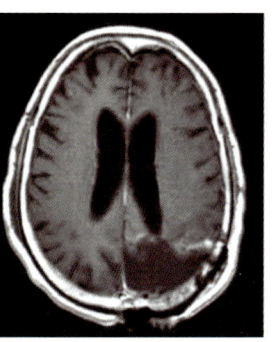

図 3　治療経過における BPA–PET の変化
BPA–PET により放射線壊死が診断できた最初の症例である．
a：2 回目手術時造影 MRI　b：3 回目手術時造影 MRI　c：BNCT 4 年後
d：初回 BPA–PET（LN 比 3.5）　e：2 回目 BPA–PET（LN 比 1.9）

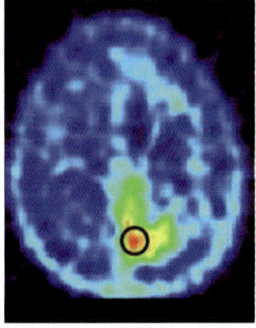

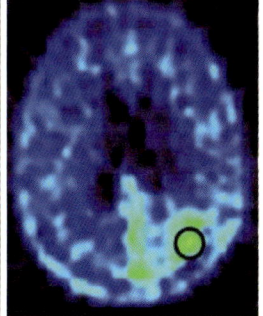

出現を認めた．腫瘍再発を疑い，再手術を考慮したが，念のため再度 BPA–PET を施行したところ，造影域の L/N 比は治療前に比べ，顕著に低下していた．造影域を全摘出し，組織をくまなく検索したが，明らかな腫瘍細胞は認めず，放射線壊死と診断した．その後，化学療法なしで，5 年間再発は認めていない．このように，造影 MRI や臨床症状から腫瘍再発と放射線壊死は鑑別不可能であるが，本 PET で両者の鑑別が可能であると考え，初発膠芽腫，再発膠芽腫，壊死巣除去を行った症例での PET 上での L/N 比を図 4 に示す[2]．これによると，膠芽腫では初発・再発を問わず L/N 比は高く，L/N 比が 2.5

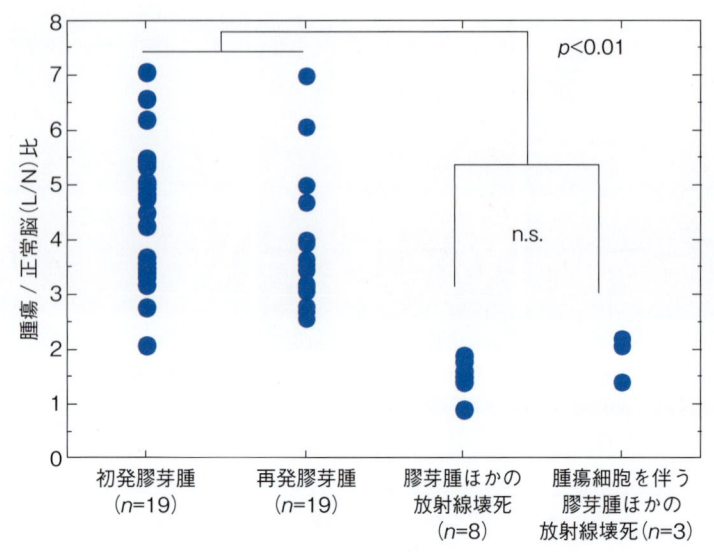

図4 膠芽腫と放射線壊死でのL/N比の差異

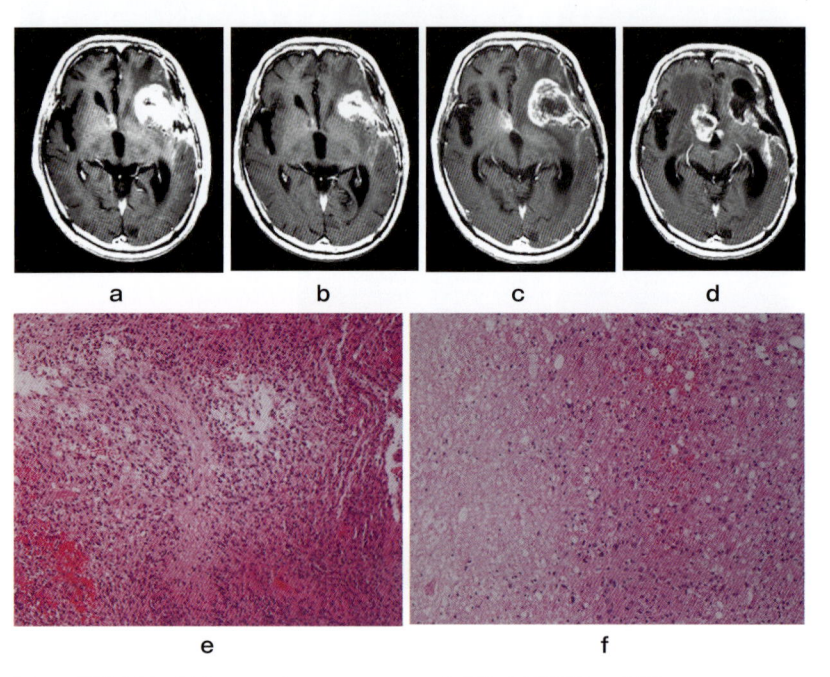

図5 BNCTによるpseudoprogressionを示した膠芽腫の1例, 経時的造影MRI(a〜d)と組織所見(e, f)
a：BNCT前, b：BNCT 2週後, c：BNCT 2か月後, d：BNCT 6か月後.
e：初回手術時組織, f：BNCT 3か月後の生検時組織.

の進展を認めた時点で, 的確に両者の鑑別が必要となる. PET上で壊死と診断することは, 必ずしも腫瘍細胞の混在を否定するものではないが, 壊死の適切な治療の根拠となり, 決して再発と間違って, 放射線の追加照射などは行ってはならないことを示している. 逆にPET上腫瘍再発, 進展が疑われれば, 速やかに腫瘍に対する治療を行う根拠となり, いたずらに治療を遅らせてはならない. 全体としての病態の把握には組織診断よりこのPETを優先すべきと考えている.

pseudoprogressionとは

テモゾロミド(TMZ)の開発・発売以来, 世界的にもX線による放射線治療とTMZの併用治療が悪性グリオーマの標準治療として行われている. Brandsmaらの総説によれば[3], このレジメンで治療した悪性グリオーマのうち, 治療開始後3か月の間に40%の症例で画像上の増悪を認めたが, このうちの半数は組織学的には壊死が主体であり, 新たな治療を行わなくても, その病変は不変もしくは縮小をきたすことが多く, pseudoprogression(PsPD)という概念が紹介されている.

一方, われわれは悪性脳腫瘍の治療として先に紹介した腫瘍特異的粒子線治療であるBNCTを第一選択として治療に用いてきた[1]. 本治療法による腫瘍縮小効果は著しいが, そのうちの多くの症例において, 治療数日〜数週後の画像では著明な縮小効果を確認したが, その後数か月の経過では造影域ならびに浮腫の再増大をきたし, 腫瘍再発・進展を疑った. 初期の何例かには組織診断確定のための開頭術を追加したが, そのほとんどは壊死で占められていた. その代表例を図5に示す. 造影を受ける腫瘍は2週間という短期間に顕著な縮小を示している. この症例はこの治療1か月後に急速な造影域の増大をきたし, 再発を疑い生検術を行ったが, 組織学的には腫瘍は存在せず, 壊死巣のみを認め, PsPDと考えられた. この症例は局所制御は良好であったが, 髄腔内播種により死亡した.

PsPDと腫瘍進展の鑑別は, 放射線壊死と同様に造影MRIのみでは不可能であり, 一般的には経過観察が行われる. われわれは両者の鑑別にも上述のBPA-PETを用いており, PsPDと腫瘍進展の鑑別が必要なときに

以上なら再発もしくは腫瘍進展, L/N比が2.0以下ならまず放射線壊死と診断してもよいことがわかる. もちろん壊死巣に若干の腫瘍細胞が混在するといくぶんL/N比は高くなる傾向はうかがえる. ここで注意したいことは, これら壊死を示した症例はすべて症候性放射線壊死であり, 壊死巣除去により, 多くの症例が壊死巣周囲の脳浮腫の軽減とそれに伴う症状の改善, またステロイドホルモンの減量が可能であった. 後述のように壊死と診断できれば有効な内科的治療も確立されつつある現在, MRI上で造影域の拡大・脳浮腫

再度BPA-PETを行い，治療前のBPA-PET時よりL/N比が低下していればPsPDと判断し，経過観察を行い，全例造影域は縮小しており，本PETがPsPDの鑑別にも有用なツールであることを報告している[4]．またPsPDは強力な治療でよく観察され[3]，予後良好なサインとも理解されており，BNCT後にPsPDの頻度が高いことは本治療の有効性を示すものと考えられる．

放射線壊死の治療

　放射線壊死と腫瘍進展の鑑別を適切に行い，腫瘍進展と判断されれば，腫瘍切除，化学療法の変更，追加照射の考慮などにてその治療を迅速に行うことにより，患者の予後が改善することは想像に難くない．一方PETにより壊死と判断されれば，症状さえなければステロイドホルモンや抗凝固療法のみで経過観察することが一般的である．しかしながら，これら保存的療法を行っても，放射線壊死が重症であれば，さらなる浮腫の進展を制御しえず，症状が発現することも多い．特に再照射例や，高線量放射線治療を選択すると症候性の放射線壊死はよく経験する病態であり，このような症例には壊死巣除去により急速な脳浮腫の消退もよく経験する．一方でeloquent areaの病変にこそ放射線治療が用いられることが多く，壊死巣除去を躊躇することも多い．そのような病態には抗VEGF（vascular endothelial growth factor）抗体であるベバシズマブ（アバスチン®）が有効であるという報告がなされた[5]．

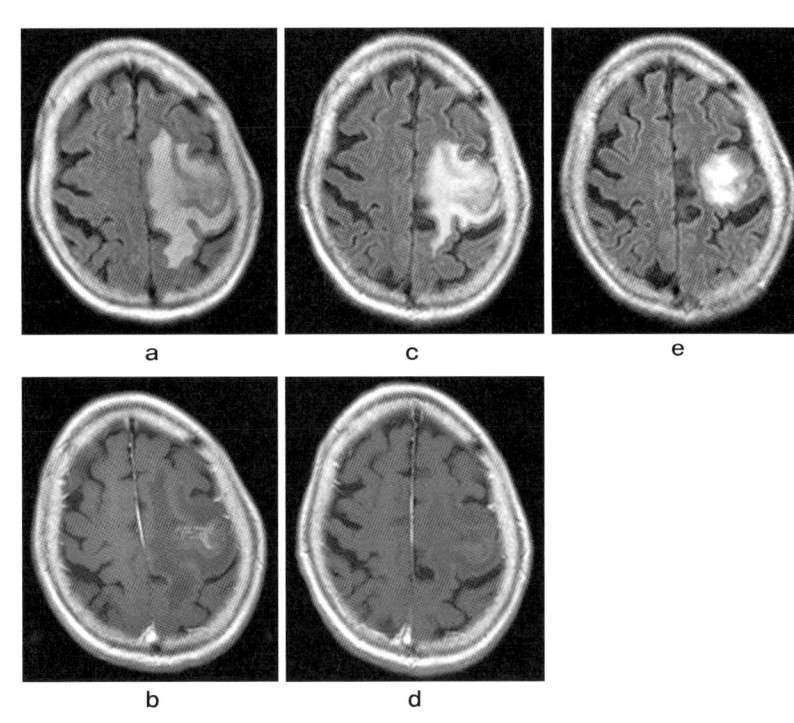

図6　ベバシズマブによる放射線壊死の治療例
a：治療前FLAIR，b：治療前造影T1強調，c：ベバシズマブ1回投与後FLAIR，
d：ベバシズマブ1回投与後造影T1強調，e：ベバシズマブ6回投与後FLAIR

　図6に自験例を示す．この症例は左運動野の転移性脳腫瘍（原発巣肺癌）に対して定位的放射線治療を2度受けたところ，その数か月後に急速な浮腫の進行，片麻痺の増悪をきたし，腫瘍再発を疑われて紹介を受けた．PETにて放射線壊死と診断し，1か月のステロイド，抗凝固療法を行ったが，軽快しないため，ベバシズマブを使用したところ，急速な浮腫の縮小とそれに伴う症状の改善を認め，本剤使用1か月後には歩行可能となった[6]．おそらく本治療は急速に普及するものと考えている．

●参考文献

1) Miyatake S-I, Kawabata S, Kajimoto Y, et al：Modified boron neutron capture therapy for malignant gliomas performed using epithermal neutron and two boron compounds with different accumulation mechanisms：an efficacy study based on findings on neuroimages. J Neurosurg 103：1000-1009, 2005
2) Miyashita M, Miyatake S-I, Kawabata S, et al：Fluoride-labeled Boronophenylalanine-PET Imaging for the Study of Radiation Effects in Patients with Malignant Gliomas J Neuro-Oncol 89：239-246, 2008
3) Brandsma D, Stalpers L, Taal W, et al：Clinical features, mechanisms, and management of pseudoprogression in malignant gliomas. Lancet Oncol 9：453-461, 2008
4) Miyatake S-I, Kawabata S, Nonoguchi N, et al. Pseudoprogression in boron neutron capture therapy for malignant gliomas and meningiomas. Neuro-Oncol 11：430-436, 2009
5) Gonzalez J, Kumar AJ, Conrad CA, et al：Effect of bevacizumab on radiation necrosis of the brain. Int J Radiat Oncol Biol Phys 67：323-326, 2007
6) Furuse M, Kawabata S, Kuroiwa T, et al：Repeated treatments with bevacizumab for recurrent radiation necrosis in patients with malignant brain tumors：a report of 2 cases. J Neuro-Oncol, in press

〈宮武伸一〉

Column　日本における穿頭・開頭術の歴史

　日本における近代医学は，西洋医学を受容することにより発展した．

　外科の分野では，"近代外科の父" A. パレ（1510〜1590）の著した『外科全集』の蘭訳本が1600年代半ばに日本に伝えられ，楢林鎮山（1648〜1711）の『紅夷外科宗伝』（1706年），西玄哲（1681〜1760）の『全瘍跌撲療治之書』（1735年），伊良子光顕（1737〜1799）の『外科訓蒙図彙』（1767年）などに取り入れられた．それらには穿頭器（テルハアス）と三脚テンブラ（デヤマンタ），骨鉗子やエレバトリウムなどの画が描かれている（図1）．

　長崎の通詞であった吉雄耕牛（1724〜1800）は，蘭書を解読し，外科医術をはじめとする蘭学を修め，それを教えた．門人に前野良沢，杉田玄白らがいた．吉雄塾の教科書に手術器具が記載されている．脳神経外科用として，①三方切，四方切，要用道具（頭部骨折用），②頭脳骨折クホメ，クダケタル療法（陥没骨折用），③ホンタネル（泉門穿刺用），④テレハーン（骨瘤テ難治之時用ウ）などが書かれている．また，L. ハイステルの外科書の翻訳である大槻玄沢の『瘍医新書』（1825年）でも，穿頭術と穿頭器具の記述をみることができる．

　明治になり，ドイツの陸軍軍医であるL. ミュルレルにより日本に初めて穿頭器が持ち込まれた．日本における最初の開頭術は，西南戦争の際，石黒忠悳と佐藤　進によって行われたとされる．その後1905年に，三宅　速により日本初の髄膜腫の摘出手術が行われた．

　1940年に名古屋大学教授・齋藤　眞（初代脳神経外科学会会長）が髄膜腫の手術を行ったときに使った手術器具が保存されている（図2a）．当時から，たくさんの種類のノミ，ツチがあった．穿頭には手回しドリルが使われていた．また，すでにフランス製の電動式開頭器が使われていたのが，映像に残されている（図2b）．

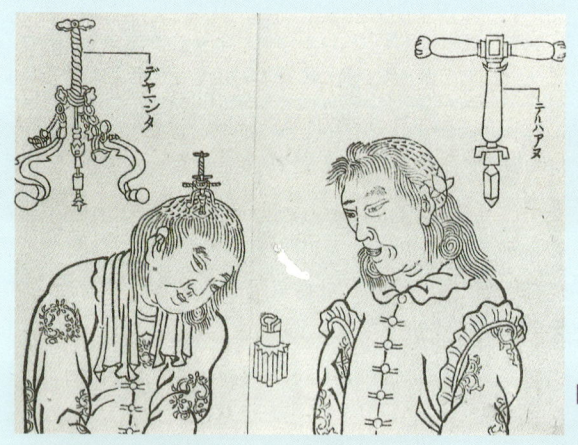

図1　伊良子光顕『外科訓蒙図彙』にみられる穿頭器具

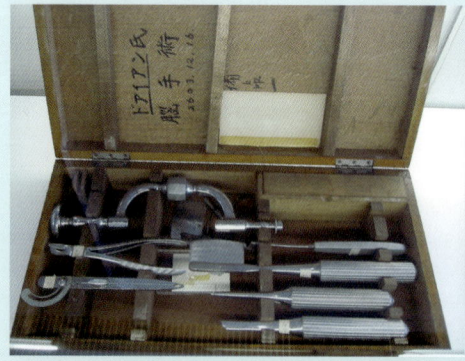

a：齋藤　眞による髄膜腫の手術器具 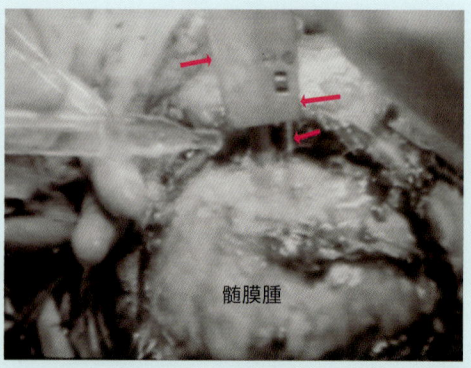　　　　b：エアートーム（矢印）による開頭器

図2　1940年の手術
（2004年，日本脳神経外科学会「齋藤　眞展」にて．名古屋大学・吉田　純名誉教授のご厚意による）

参考文献
1）古和田正悦：開頭術の歴史．にゅーろん社，pp149-169，1996
2）名古屋大学脳神経外科教室：日本脳神経外科の開拓者　齋藤　眞．第63回日本脳神経外科学会総会，2004年12月11日
3）河本圭司：アトラス頭蓋骨学―基礎と臨床．メディカ出版，pp353-354，2005

（河本圭司）

B 術中

- I 術中モニタリング ―― 30
- II 術中迅速病理診断 ―― 34
- III 術中ナビゲーション ―― 38
- IV 脳腫瘍手術における静脈の処理 ―― 42

B-Ⅰ 術中モニタリング

脳腫瘍手術において重篤な機能障害を回避し，手術成績を向上させるためには，神経機能を監視（モニタリング）して機能障害を早期に発見し，非可逆的なダメージを未然に防止することが重要である．これは，いかに熟練した術者であっても技術や経験のみでカバーできるものではなく，各種電気生理学的モニタリングの支援が欠かせない．

本項では主に，一次運動野近傍の脳腫瘍手術で用いられる術中モニタリングについて解説する．

> ● メモ1　術中モニタリングと全身麻酔
>
> 　術中モニタリングは全身麻酔の影響下で行われる．基本的に，シナプスを介する反応（体性感覚誘発電位や筋電図記録による運動誘発電位など）は，全身麻酔下では抑制される傾向がみられる．また，筋電図は筋弛緩薬の影響下では記録困難であるため，筋電図のモニタリングが必要な手術においては，筋弛緩薬の投与を麻酔導入時などの最小限にとどめる必要がある．なお，近年使用されるようになってきたプロポフォールやレミフェンタニルなどの静脈麻酔薬は，モニタリングへの影響が比較的少ない[1]．
> 　術中モニタリングが必要な手術においては，事前に麻酔科医に相談し，モニタリングへの協力を要請しておくことが望ましい．

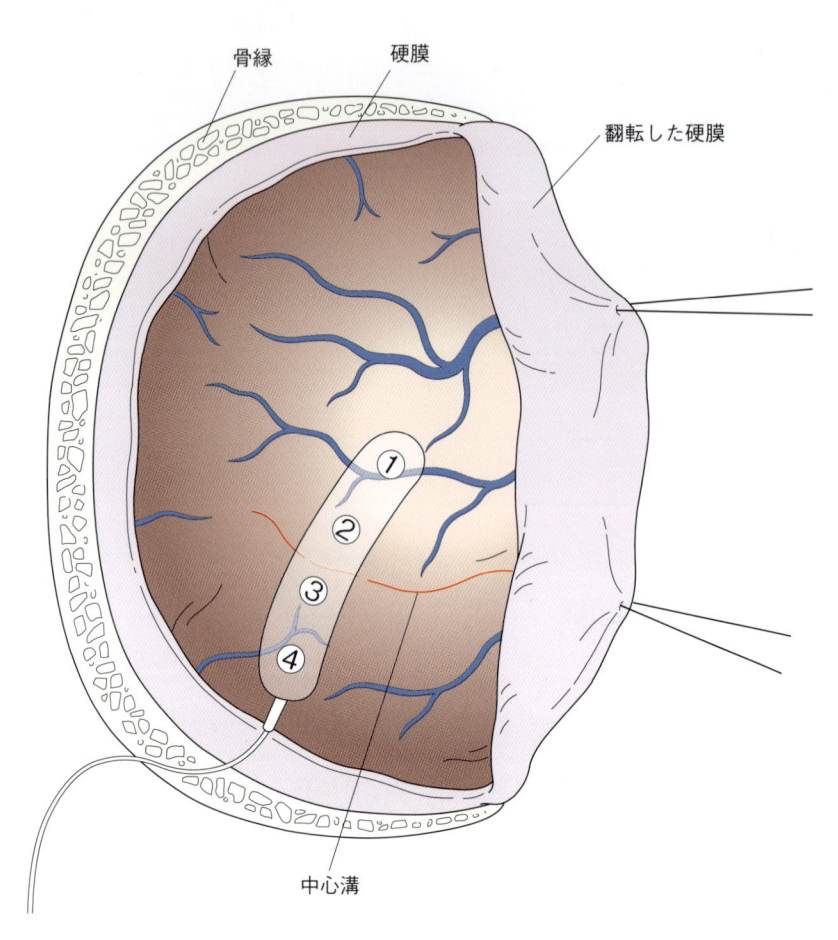

図1　体性感覚誘発電位（SEP）記録電極の設置

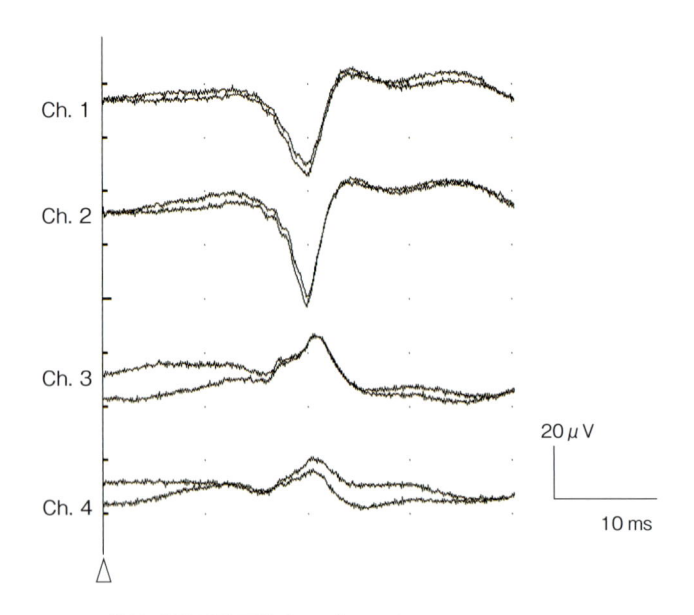

図2　体性感覚誘発電位（SEP）P20/N20 phase reversal

体性感覚誘発電位（SEP）P20/N20 phase reversal による中心溝の同定

開頭・硬膜切開ののちに，脳表に記録電極を設置し（図1），対側の正中神経刺激による体性感覚誘発電位（somatosensory evoked potential：SEP）を記録する．その際，頂点潜時約20 msの成分が中心溝の前方（中心前回）では陽性波（P20），後方（中心後回）では陰性波（N20）として記録され，中心溝を境界として位相が反転する現象（phase reversal）がみられる（図2）．これを利用することで，比較的簡便に中心溝を同定することが可能である．

運動誘発電位(MEP)の概要

運動誘発電位(motor evoked potential：MEP)とは，脳を電気刺激することにより脊髄・末梢神経あるいは末梢筋などに生じる電位変化の総称である．一口にMEPと言っても，刺激を加える部位(皮質直接刺激および経頭蓋高電圧刺激)，また記録する対象(脊髄を下行する電位または末梢筋の誘発筋電図)によってバリエーションが存在する(図3)．脳腫瘍手術の際には，皮質刺激-末梢筋MEPと，皮質刺激-脊髄MEP(corticospinal MEP)が多用されるため，次項以降ではこれらについて解説する．

> ● メモ2　経頭蓋刺激運動誘発電位について
>
> 経頭蓋高電圧刺激により誘発筋電図を記録する手法(経頭蓋MEP)を，開頭手術に応用することの是非については議論がある．経頭蓋MEPは簡便な手法であるが，実際に刺激されている部位が不明確で，テント上での皮質脊髄路損傷を見落とす可能性が指摘されている．運動障害を生じるリスクが特に大きい一次運動野近傍手術において，安易に使用することは推奨できない．

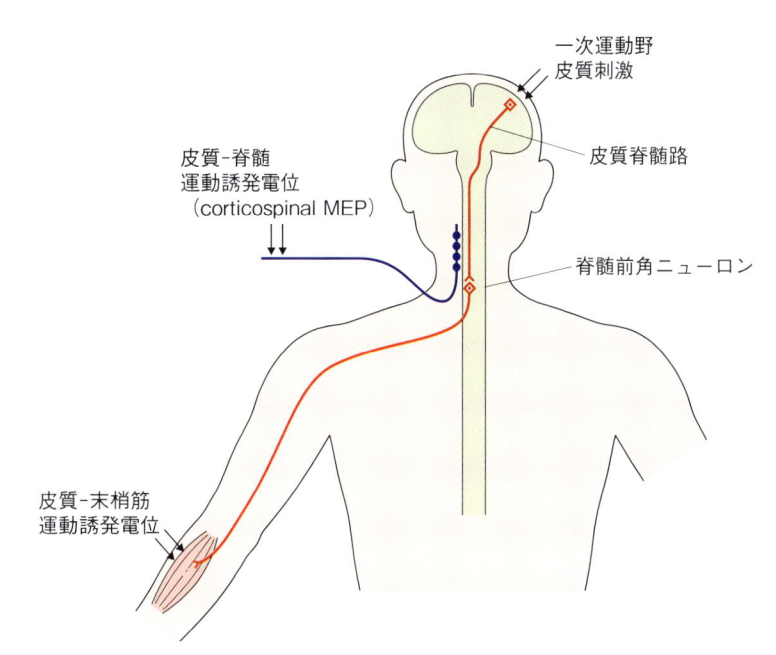

図3　運動誘発電位(MEP)の概要

皮質刺激-末梢筋運動誘発電位

現在の運動機能モニタリングにおいて，主流となっている手法である．開頭後に一次運動野に刺激電極(4連ストリップ型)を設置し(図4)，運動野の刺激によって顔面や四肢などの末梢筋に誘発される筋電図を記録する(図5)．刺激の際には，刺激強度10〜30 mAで，刺激間隔(interstimulus interval：ISI) 2 msの5〜7連発ショートトレイン刺激を使用することが多い．誘発筋電図のため加算は不要であり，1回の刺激で十分な反応が得られる．

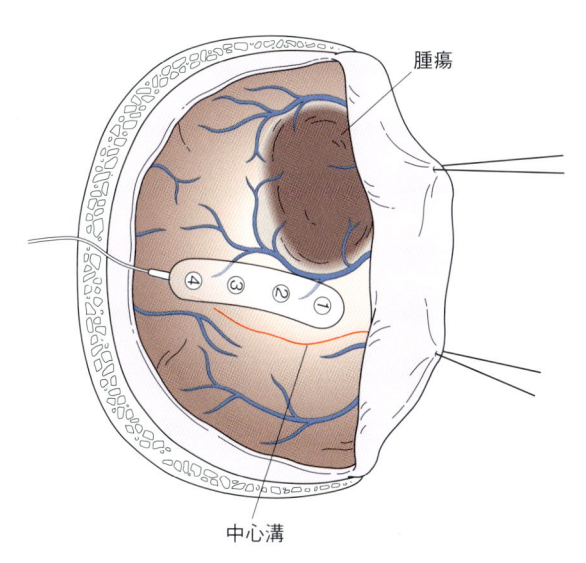

図4　運動誘発電位(MEP)刺激電極の設置

【長所】
- 手術部位以外の侵襲的処置が必要なく，簡便である．
- 顔面・上肢・下肢などの身体部位別のモニタリングが可能である．

【短所】
- 麻酔深度や筋弛緩薬の影響を受けやすい．
- わずかな手術侵襲でも著明に振幅が低下す

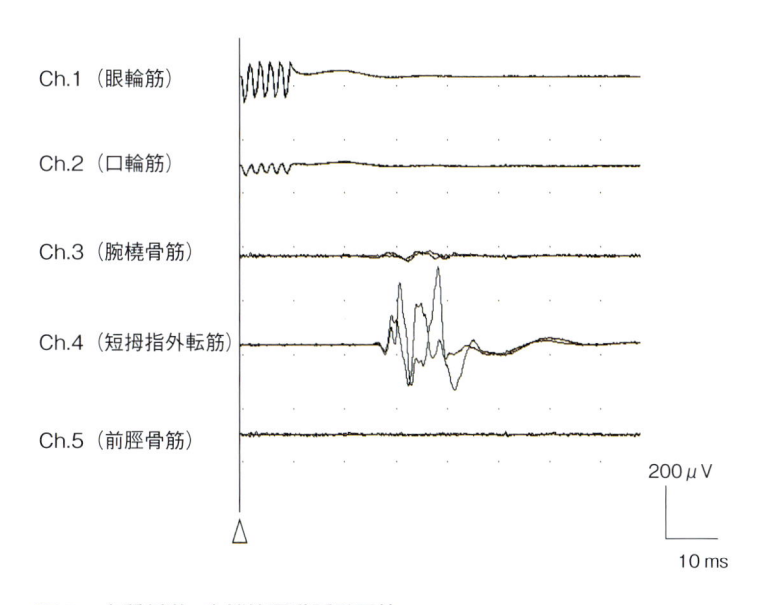

図5　皮質刺激-末梢筋運動誘発電位
一次運動野の上肢領域の刺激により，短拇指外転筋に筋電図が誘発されている．

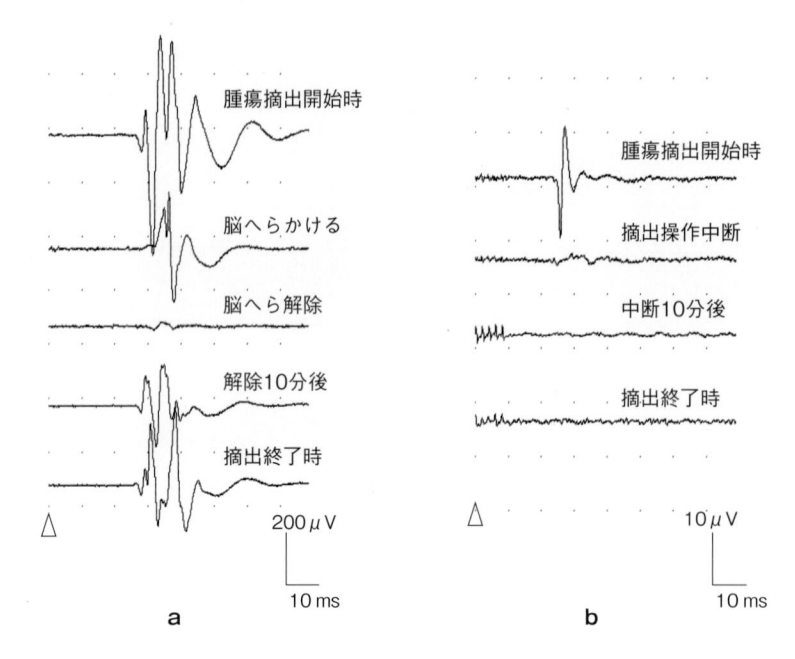

図6 皮質刺激-末梢筋運動誘発電位の術中変化
a：一次運動野付近に脳へらをかけた際，一過性に振幅低下したが，手術操作中断により回復したケース．
b：摘出操作中断後も振幅が回復せず，術後に永続する運動機能障害が残存したケース．

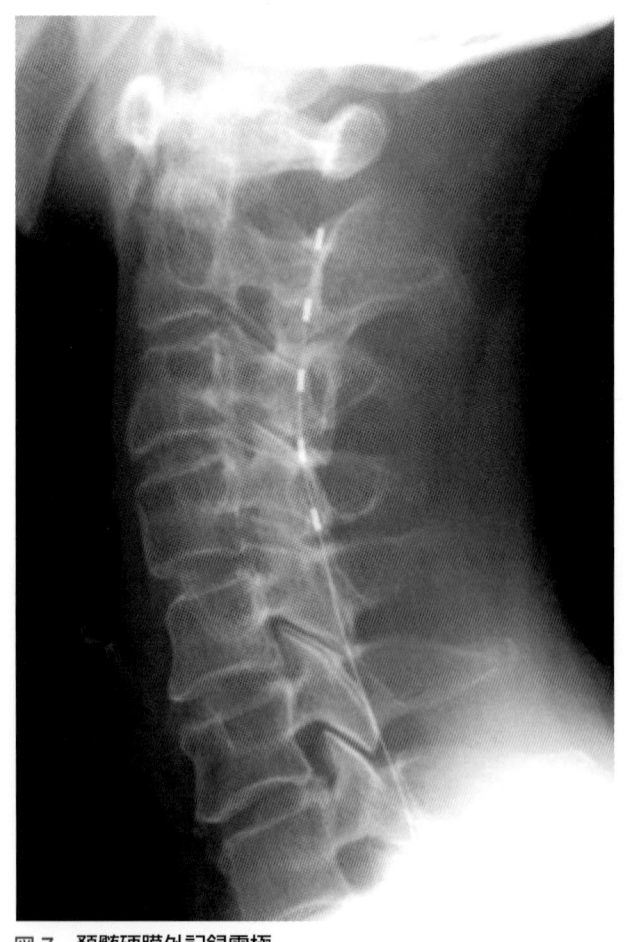

図7 頸髄硬膜外記録電極

ることが多く，完全に消失することもある（後述）．可逆的なダメージであれば一過性で回復するが，再三にわたって手術操作の中断を強いられるケースもあり，術者にとってはストレスとなる．

● **メモ3 末梢筋運動誘発電位モニタリングの評価**

末梢筋MEPは，サブクリニカルな障害であっても鋭敏に反映する性質を持つ（偽陽性を生じやすい）．そのため，重篤な運動機能障害を生じる前に，軽度の障害の時点で早期に発見することに適したモニタリング法である．言い換えると，たとえわずかであっても末梢筋MEPが出現しているならば，運動機能はある程度温存されていると考えられる．末梢筋MEPの変化がみられた場合には，その時点で手術操作を一時中断し，回復した段階で慎重に操作を再開することが望ましい（図6）．

Kombosら[2)]は，末梢筋MEPモニタリングで術者に警告を与える基準として，潜時の15％以上の延長や，振幅の80％以上の低下が認められた場合には注意が必要であり，また非可逆的な潜時の延長・波形の完全消失がみられた場合には，術後に機能障害が出現する危険が大きいと報告している．

皮質刺激-脊髄運動誘発電位

皮質刺激-脊髄運動誘発電位(corticospinal MEP)は，皮質刺激により脊髄に生じる下行性電位を記録する手法である．手術前日に，頸髄硬膜外に記録電極を留置しておく必要がある（図7）．局所麻酔下で下位頸椎の棘突起間を穿刺し，抵抗消失法にて硬膜外腔を確認後，先端が第2頸椎(C2)付近に達するまでX線透視下で記録電極を進める．

開頭後，一次運動野に刺激電極を設置することは末梢筋MEPと同様である（図4）．ただし刺激条件は異なっており，強度5〜30 mA，頻度3〜5 Hzの単発刺激で，10〜30回程度の加算を行う．

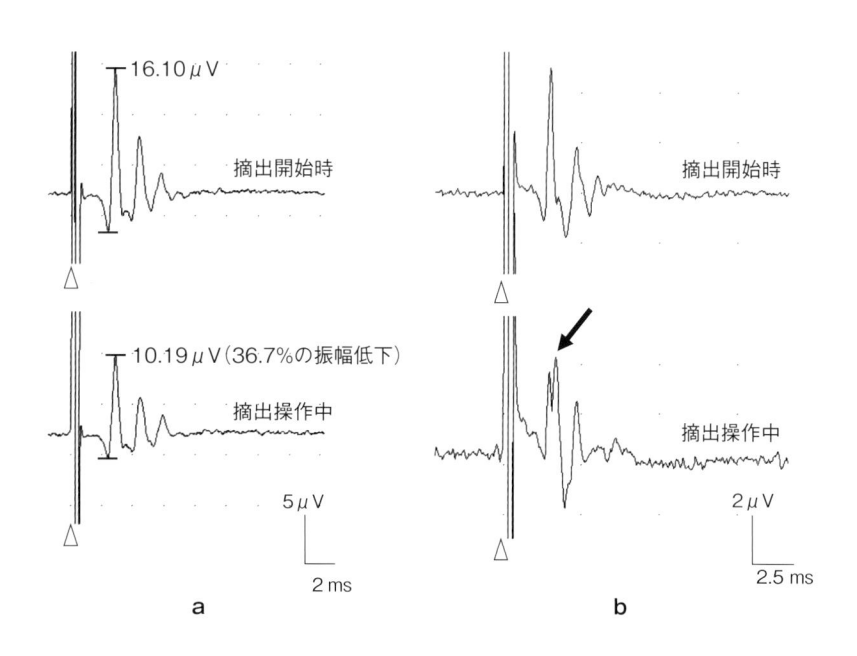

corticospinal MEP の波形は，典型的な例では頂点潜時2.5～3.5 ms の大きな陰性波（direct wave：D-wave）がみられ，その後2～3個のやや小さい陰性波（indirect wave：I-wave）が続く（図8）．D-wave は，一次運動野の錐体路細胞が直接刺激された結果，皮質脊髄路に生じた下行性活動電位であり，シナプスを介さない反応である．また，I-wave は大脳皮質内の介在ニューロンが刺激され，シナプスを介して間接的に皮質脊髄路の活動電位を生じたものである．

【長所】
- 通常の麻酔深度ではほとんど影響を受けないため，安定した記録が可能である．
- 手術侵襲による振幅低下と術後の運動機能障害との間に相関関係があり，定量的な予後予測が可能である[3]．

【短所】
- 記録電極挿入にリスクを伴う侵襲的処置を要する．
- 顔面の反応は検出できない．身体部位別のモニタリングには不向きである．

● メモ4　corticospinal MEP モニタリングの評価

corticospinal MEP（D-wave）の振幅低下や，波形が多相性（多峰性）となり持続時間（duration）が延長する時間的分散（temporal dispersion）などの変化に注意する必要がある（図9）．術前に明らかな運動麻痺を認めない症例では，腫瘍摘出前と比較してD-wave の振幅低下が30％以内であれば，運動機能障害は生じないか，または一過性で完全に回復する程度にとどまる[3]．一方，振幅低下が30％以上に及ぶと，術後に永続する運動機能障害が出現する危険が出てくるため，30％低下した時点で術者に警告を与えるようにする．

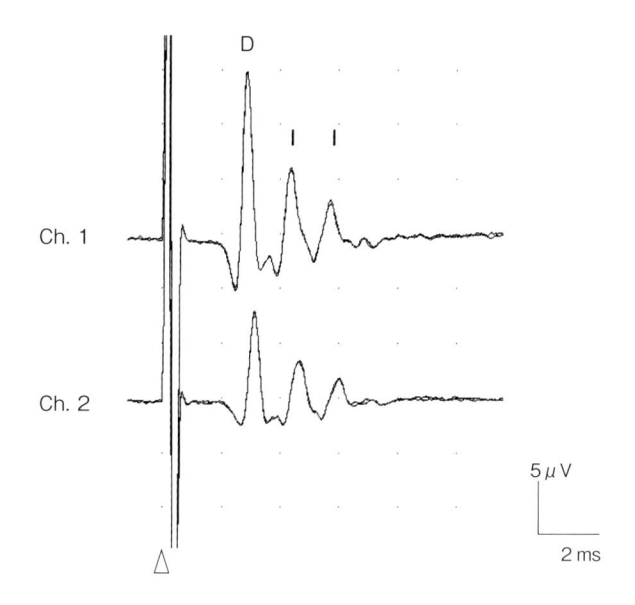

図8　皮質刺激-脊髄運動誘発電位（corticospinal MEP）

図9　corticospinal MEP の術中変化
a：D-wave の振幅低下．
b：D-wave の temporal dispersion.

● 参考文献

1）Scheufler KM, Zentner J：Total intravenous anesthesia for intraoperative monitoring of the motor pathways：an integral view combining clinical and experimental data. J Neurosurg 96：571-579, 2002
2）Kombos T, Suess O, Ciklatekerlio O, et al：Monitoring of intraoperative motor evoked potentials to increase the safety of surgery in and around the motor cortex. J Neurosurg 95：608-614, 2001
3）Yamamoto T, Katayama Y, Nagaoka T, et al：Intraoperative monitoring of the corticospinal motor evoked potential（D-wave）：clinical index for postoperative motor function and functional recovery. Neurol Med Chir（Tokyo）44：170-180, 2004

（片山容一・永岡右章）

B-II 術中迅速病理診断

術中における迅速診断を行えるのは限られた施設ではあるが，脳腫瘍の外科には大切な手法である．ここでは，病理診断のテキスト[1]とは別に，術中病理診断における具体的な方法，問題点，よく遭遇する腫瘍，鑑別を要する主要な腫瘍について述べる．

意義
- 腫瘍診断が術中にリアルタイムに得られる．
- 悪性度診断が可能である．
- 術中に腫瘍摘出範囲を決定できる情報が得られる．
- そのため，予後に大きな影響を与える．

標本の作製と診断
- 小さな切片を湿った綿などに包み，スピッツ，あるいはシャーレで標本を標本作製室（多くは病院病理部）に迅速に運ぶ．
- 凍結標本を作製し，薄切，HE染色する．時には，免疫染色も行う．
- 病理医（あるいは脳神経外科医）が診断し，手術室に連絡する．施設によってはリモートモニターで手術室に病理画像が転送される．

摘出標本の取り扱い
- 標本はできるだけ早く固定する（手術室内で行うのが望ましい）．ホルマリンに入れ永久標本用，グルタールに入れ電顕用に分別する．
- また，標本が十分あれば，無菌的な培養用か，研究用として凍結標本に保存する．
- 標本は部位別に分けることも大切である．

病理診断の第一歩
- 術前の情報：術前に病理部に依頼する迅速診断依頼書から，患者の年齢，性別，症状，発生部位から腫瘍名を想定する．
- 術中の情報：標本の採取部位，腫瘍の性状について情報を得る．

標本の見方
- 細胞数，細胞の大きさ，細胞の形・異型性，核の形，パターン，分裂，壊死などについて記載する．

表1　脳腫瘍の鑑別診断

類円形小型細胞からなる腫瘍（造血器腫瘍，胎児性腫瘍を除く）
大型細胞からなる腫瘍
明細胞からなる腫瘍
腺様，乳頭様構造を示す腫瘍
線維性構造を示す腫瘍
脊索様細胞からなる腫瘍
ロゼット形成を示す腫瘍
血管性腫瘍
悪性の髄膜腫
ニューロンとグリアの混合腫瘍
胎児性腫瘍

- 細胞突起があるかどうかをみる．あればグリア系腫瘍，ニューロン系腫瘍を考える．なければ，造血器系腫瘍を考える．
- 悪性度を考える．

確定診断に向けて
- 迅速標本だけでは確定診断は難しいことがあり，永久標本からHE染色，特殊染色，電顕，分子生物学的，遺伝子学的に診断する．

術中病理診断の有効例
- 胚細胞腫，リンパ腫：迅速切片で診断できれば，全摘出せず，化学療法や放射線療法による治療効果が期待できる．
- 悪性グリオーマ：膠芽腫では，術中ナビゲーションを用いても腫瘍の境界を知るのは困難である．腫瘍の辺縁の決定には術者が数回切片を採取して，細胞病理からの摘出範囲を決定することが大切である．

診断困難な例と問題点
- リンパ腫，脳炎，多発性硬化症は，迅速標本から診断するのは難しいことが多い．
- 悪性度診断：1つの切片から悪性度を評価することは困難であり，部位別標本や，大きな切片が必要となる．標本中，最も悪性度の高いところで判定する．
- 浸潤度：膠芽腫では，どこまでが浸潤細胞であるか診断することは難しい．
- 迅速診断に供される切片は，極めて小さい

ことから，確定診断は難しい．できるだけ，大きな標本の提供が望ましい．

迅速標本の診断に必要な鑑別病理組織像

鑑別診断には，細胞の大小，組織のパターンなどを念頭におくと便利である（表1）．以下，グリオーマと髄膜腫についての病理組織像をシェーマで示した[2]．

A．星細胞腫（astrocytoma）

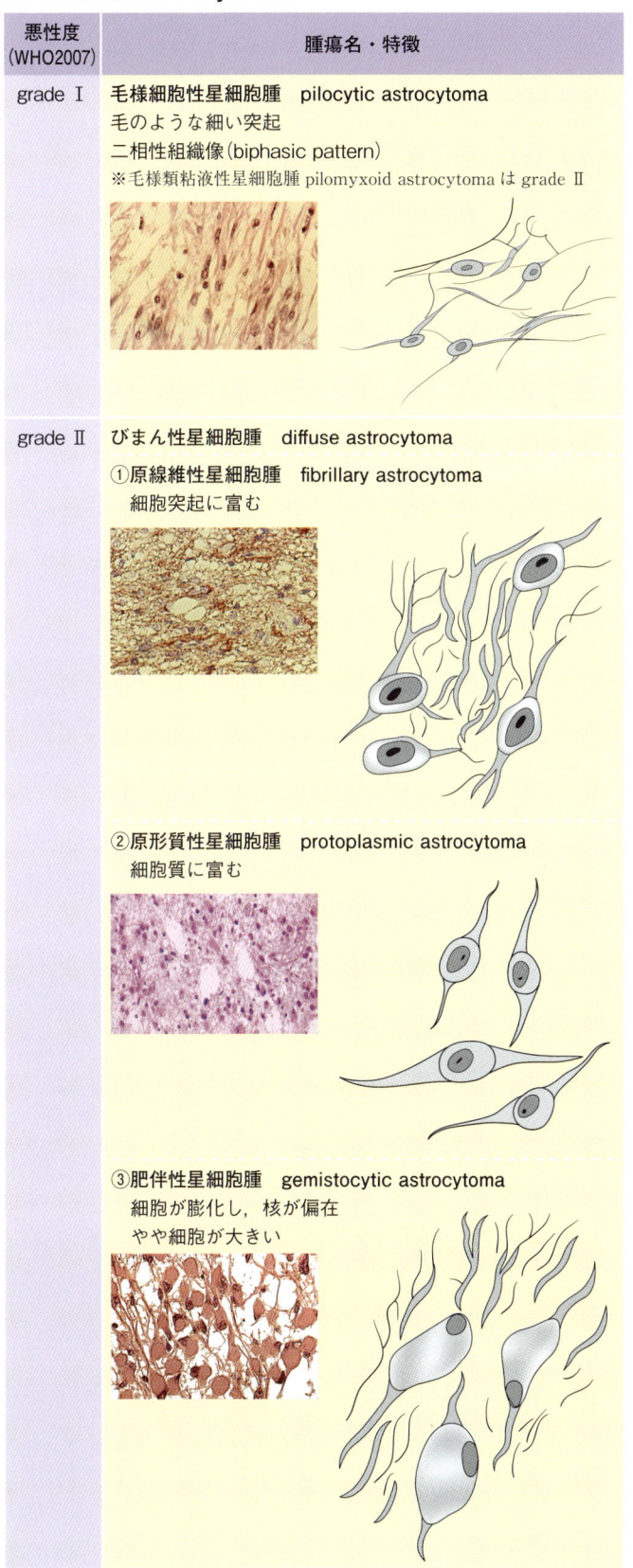

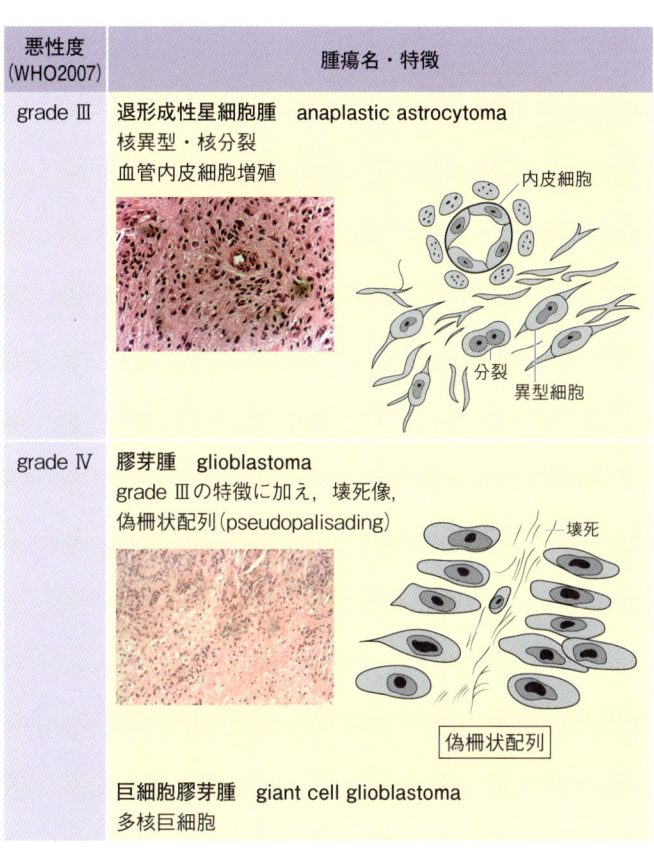

悪性度(WHO2007)	腫瘍名・特徴
grade I	毛様細胞性星細胞腫　pilocytic astrocytoma 毛のような細い突起 二相性組織像（biphasic pattern） ※毛様類粘液性星細胞腫 pilomyxoid astrocytoma は grade II
grade II	びまん性星細胞腫　diffuse astrocytoma ①原線維性星細胞腫　fibrillary astrocytoma 細胞突起に富む
	②原形質性星細胞腫　protoplasmic astrocytoma 細胞質に富む
	③肥伴性星細胞腫　gemistocytic astrocytoma 細胞が膨化し，核が偏在 やや細胞が大きい
grade III	退形成性星細胞腫　anaplastic astrocytoma 核異型・核分裂 血管内皮細胞増殖
grade IV	膠芽腫　glioblastoma grade III の特徴に加え，壊死像，偽柵状配列（pseudopalisading） 巨細胞膠芽腫　giant cell glioblastoma 多核巨細胞

B．乏突起膠腫（oligodendroglioma）

悪性度(WHO2007)	腫瘍名・特徴
grade II	乏突起膠腫　oligodendroglioma 核周囲が抜ける（perinuclear halo） 蜂巣パターン（honeycomb structure） 石灰化
grade III	退形成性乏突起膠腫　anaplastic oligodendroglioma 核異型を示す乏突起膠腫

C. 上衣腫（ependymoma）

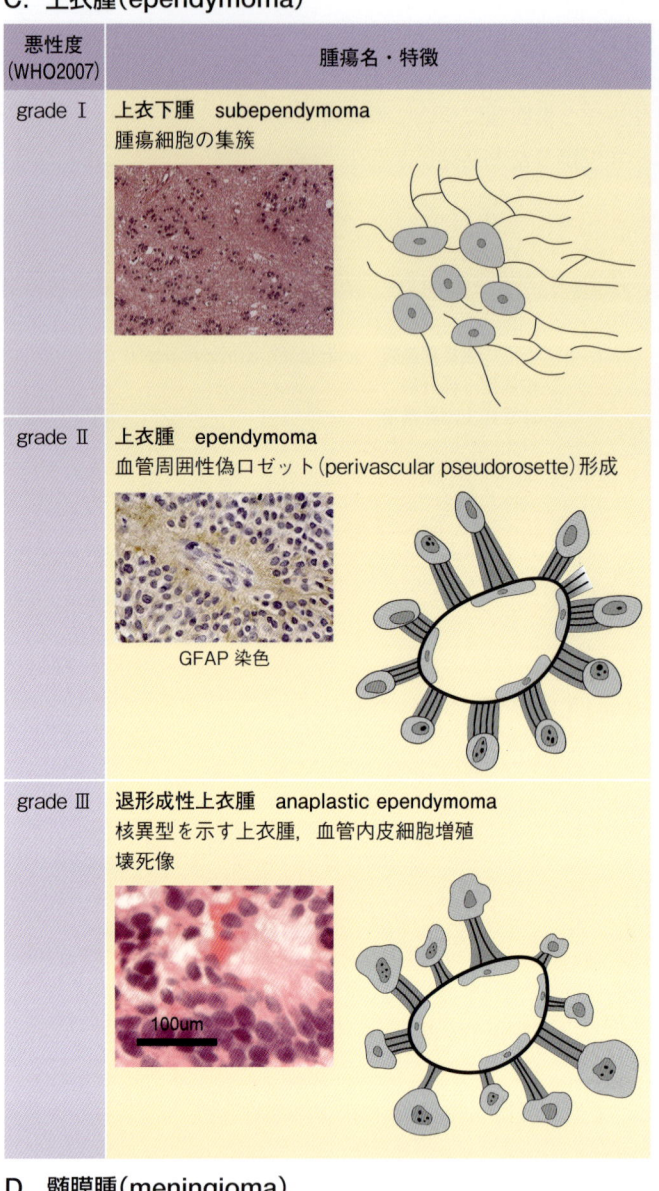

悪性度 (WHO2007)	腫瘍名・特徴
grade Ⅰ	**上衣下腫** subependymoma 腫瘍細胞の集簇
grade Ⅱ	**上衣腫** ependymoma 血管周囲性偽ロゼット（perivascular pseudorosette）形成 GFAP染色
grade Ⅲ	**退形成性上衣腫** anaplastic ependymoma 核異型を示す上衣腫，血管内皮細胞増殖 壊死像 100um

D. 髄膜腫（meningioma）

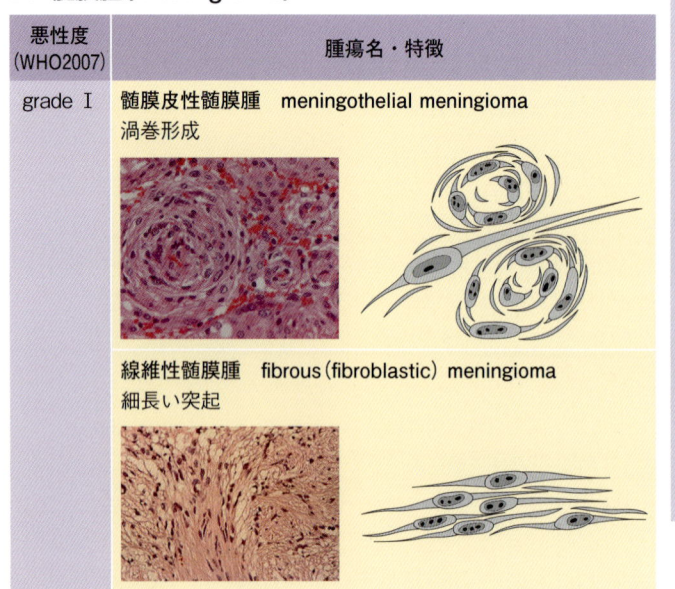

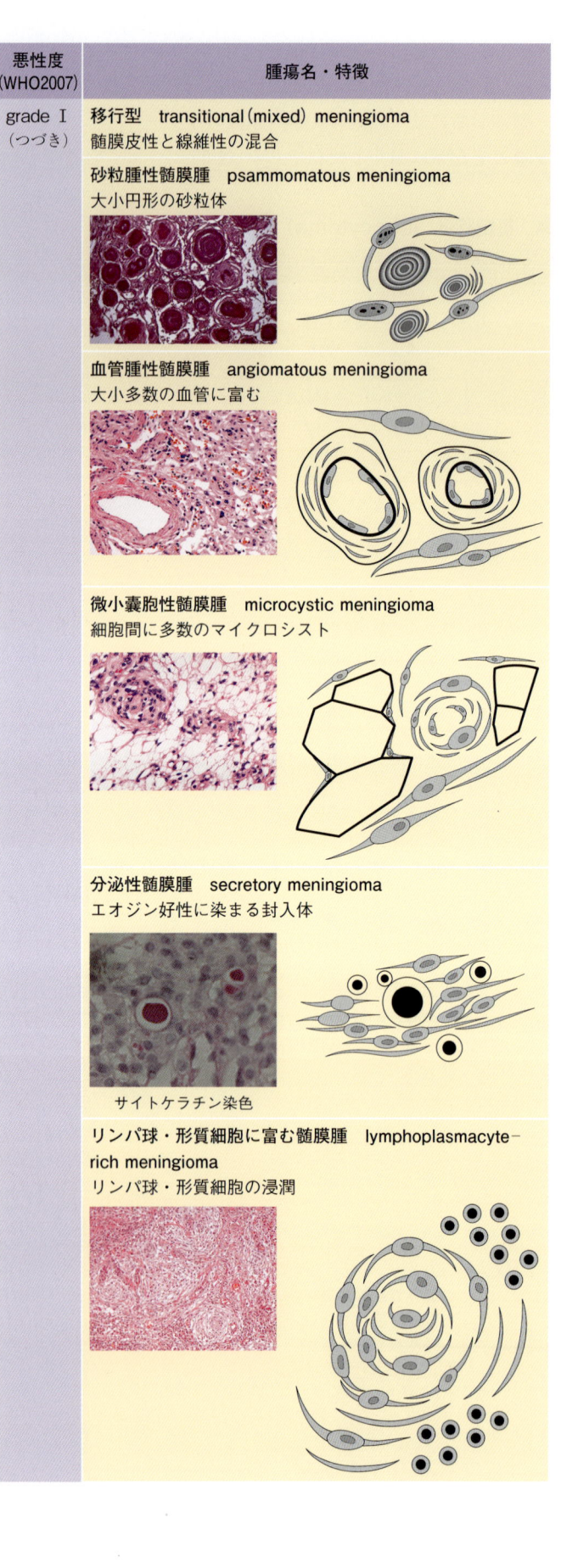

悪性度 (WHO2007)	腫瘍名・特徴
grade Ⅰ	**髄膜皮性髄膜腫** meningothelial meningioma 渦巻形成
	線維性髄膜腫 fibrous (fibroblastic) meningioma 細長い突起

悪性度 (WHO2007)	腫瘍名・特徴
grade Ⅰ （つづき）	**移行型** transitional (mixed) meningioma 髄膜皮性と線維性の混合
	砂粒腫性髄膜腫 psammomatous meningioma 大小円形の砂粒体
	血管腫性髄膜腫 angiomatous meningioma 大小多数の血管に富む
	微小嚢胞性髄膜腫 microcystic meningioma 細胞間に多数のマイクロシスト
	分泌性髄膜腫 secretory meningioma エオジン好性に染まる封入体 サイトケラチン染色
	リンパ球・形質細胞に富む髄膜腫 lymphoplasmacyte-rich meningioma リンパ球・形質細胞の浸潤

悪性度(WHO2007)	腫瘍名・特徴	悪性度(WHO2007)	腫瘍名・特徴
grade I (つづき)	**化生性髄膜腫　metaplastic meningioma** 黄色腫性：泡沫状の細胞質 脂肪性：細胞に脂肪滴 粘液性：間質に粘液 粘液性／黄色腫性／脂肪性	grade II (つづき)	**異型性髄膜腫　atypical meningioma** 渦巻形成なし，細胞増多，10視野に4個以上の核分裂像
grade II	**脊索腫様髄膜腫　chordoid meningioma** 索状配列 **明細胞髄膜腫　clear cell meningioma** 細胞質が明るく抜けている 肥厚した毛細血管壁	grade III	**乳頭状髄膜腫　papillary meningioma** 乳頭状パターン，核異型，核分裂 **ラブドイド髄膜腫　rhabdoid meningioma** やや大きい好酸性胞体をもつ **退形成性髄膜腫　anaplastic meningioma** 細胞増多，壊死像あり，10視野に20個以上の核分裂像 壊死

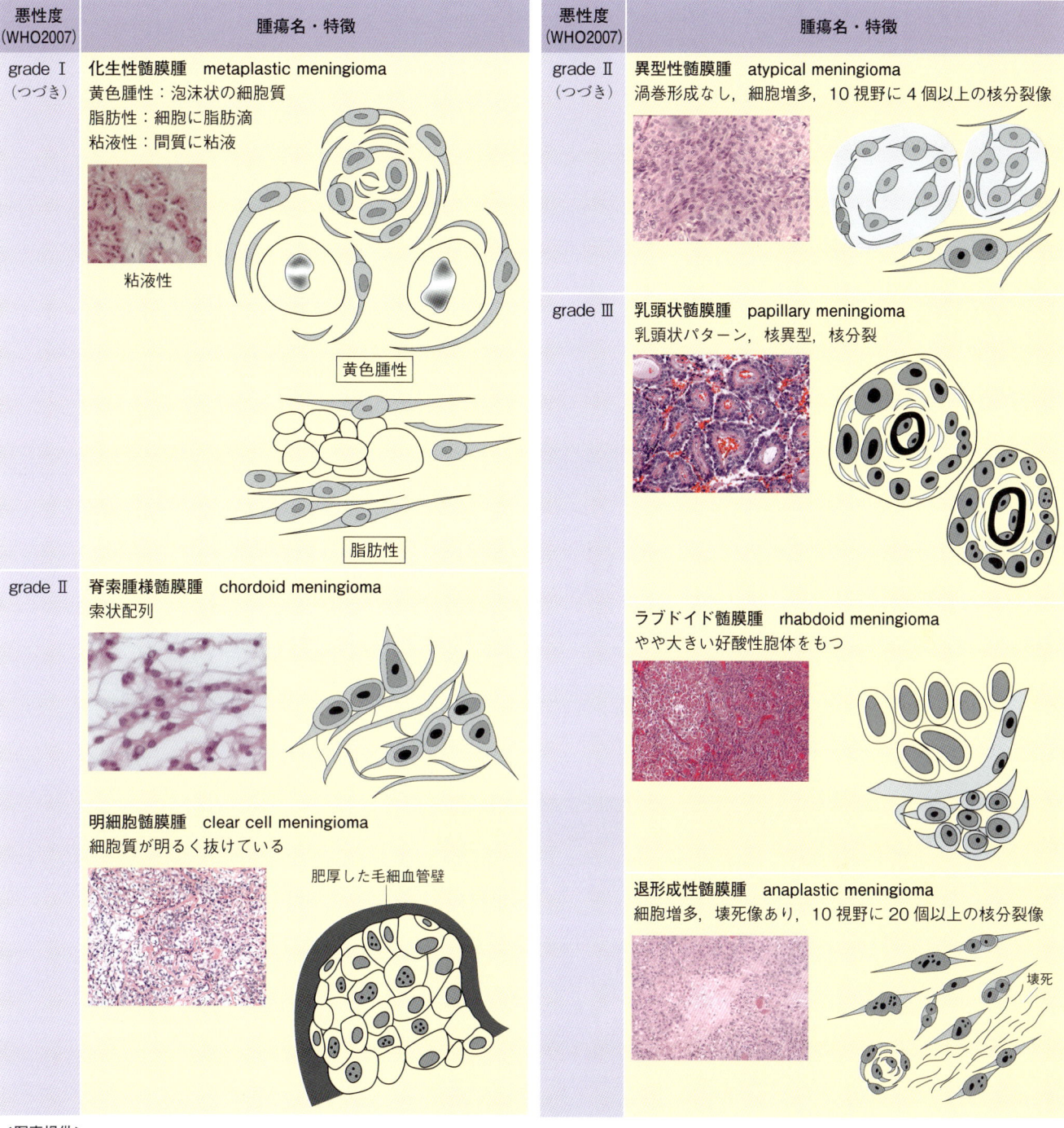

＜写真提供＞

（血管腫性髄膜腫）久保田紀彦：Angiomatous meningioma．日本脳腫瘍病理学会（編）：脳腫瘍臨床病理カラーアトラス，第3版．医学書院，p109，2009

（微小嚢胞性髄膜腫）角田　茂：Microcystic meningioma．日本脳腫瘍病理学会（編）：脳腫瘍臨床病理カラーアトラス，第3版．医学書院，p110，2009

（リンパ球・形質細胞に富む髄膜腫）安倍雅人，黒田　誠：Lymphoplasmacyte-rich meningioma．日本脳腫瘍病理学会（編）：脳腫瘍臨床病理カラーアトラス，第3版．医学書院，p112，2009

（明細胞髄膜腫）鈴木博義：Atypical, chordoid, clear cell meningioma．日本脳腫瘍病理学会（編）：脳腫瘍臨床病理カラーアトラス，第3版．医学書院，pp114-116，2009

（乳頭状髄膜腫，ラブドイド髄膜腫）中里洋一：Anaplastic, papillary, rhabdoid meningioma．日本脳腫瘍病理学会（編）：脳腫瘍臨床病理カラーアトラス，第3版．医学書院，pp117-119，2009

● 参考文献

1）日本脳腫瘍病理学会（編）：脳腫瘍臨床病理カラーアトラス，第3版．医学書院，2009
2）河本圭司：図と表で理解する脳腫瘍病理の鑑別診断 IV．悪性度分類．脳外速報 17：584-587，2007

（河本圭司）

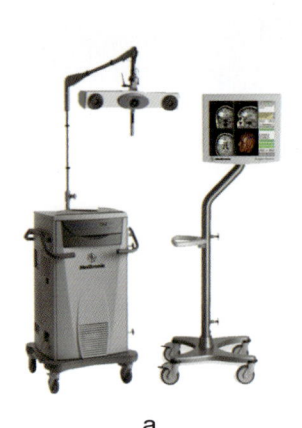

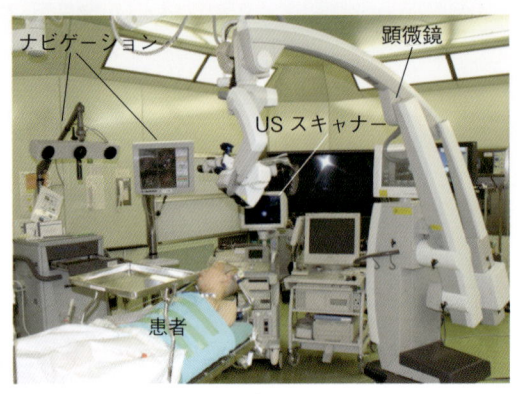

B-Ⅲ 術中ナビゲーション

手術ナビゲーションシステムは，その取り扱いが簡便になり，精度の向上と新しい機能の付加により，現在多くの施設で活用されるようになってきている．脳神経外科手術全般に使用可能であるが，とりわけ脳腫瘍の手術には必須の手術支援機器である．しかし，通常のナビゲーション手術は，術前画像を画像情報データとして取り込んで得られたイメージを基にした，いわゆる非リアルタイムの手術支援システムである．したがって，皮切・開頭部位や硬膜切開前の病変の位置同定には正確な情報を与えてくれるが，手術進行とともに，特に脳内病変では，髄液の描出や病変の摘出に伴い，脳が偏位する現象，すなわちブレインシフトが起こり，その変化が大きい場合，もはやナビゲーションは無効となってしまう．本項では，脳腫瘍の手術でナビゲーションがどのように活用できるかについて述べる．

ナビゲーションシステム

ナビゲーションシステムには，機械式，光学式，磁気式などいくつかの方法があるが，現在では光学式のナビゲーションシステムが汎用されており，当施設では Medtronics 社製の StealthStation TRIA™ を使用している（図1a）．光学式ナビゲーションは，アームレスで，使い勝手がよく，その精度も高いが，光線が遮断されると使用できないため，顕微鏡，術者，助手などとナビゲーションとの位置関係には注意を要する．当施設でのナビゲーションの設置を写真に示す（図1b）．

また，最近のナビゲーションシステムでは，複数の画像を取り込み，融合することが可能となっている．そのため，ナビゲーションに取り込む画像としては，一般的には造影T1強調像が用いられているが，症例によってはMRIのT2強調像やCT，PET画像なども必要となる．最近では，functional MRI や diffusion tensor imaging による機能情報もナビゲーションに統合可能となっており，機能温存を企図する場合には，このような情報のナビゲーションへの統合が望まれる．さらに，多くのナビゲーションシステムでは3次元画像作成ソフトも導入されていることが多く，術前シミュレーションとしても有用である（図2）．

図1　ナビゲーションシステムと設置
a：当院で使用しているナビゲーション（StealthStation TRIA™）．
b：当院手術室でのナビゲーション設置写真（患者は左前頭葉腫瘍）．

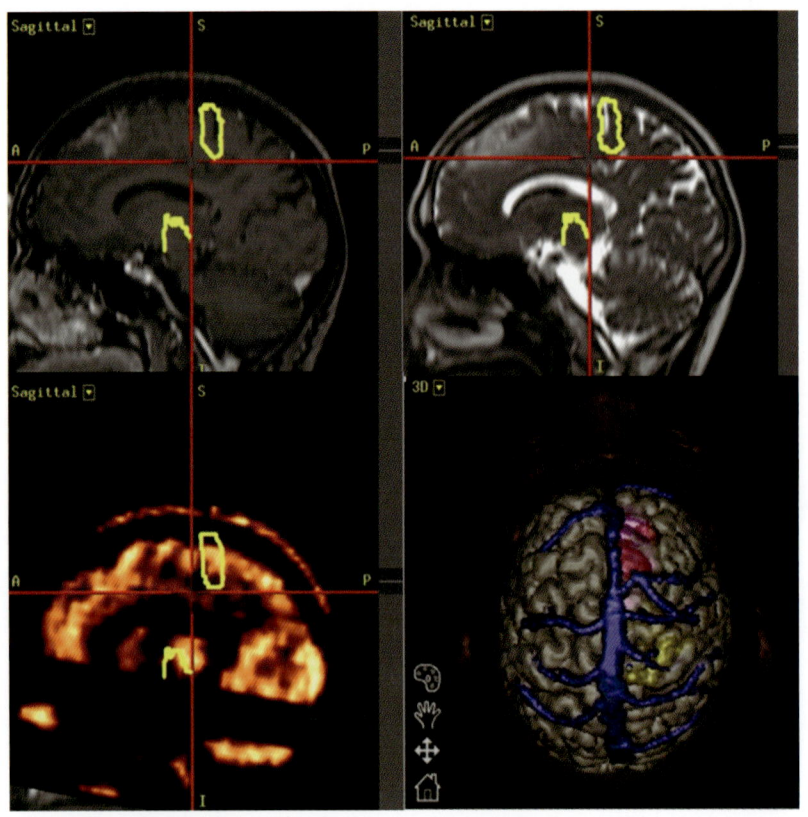

図2　複数の画像を融合させたナビゲーションの1例
右前頭葉退形成星細胞腫症例でのナビゲーション．本例では，ナビゲーションの画像に，造影T1強調像（**左上**），T2強調像（**右上**），メチオニンPET（**左下**）に加えて，DTIより描出した錐体路（黄で表示）を融合させた．**右下**：脳表，脳表静脈（青），腫瘍（赤）および錐体路（黄）を表示した3次元画像．

一方，ナビゲーションの最大の問題点であるブレインシフトに対処するには，現時点では何らかの術中画像診断機器が必要である．術中画像がアップデートできる術中CTやMRIが最も優れているが，費用・特殊な手術室・機器が必要となり，限られた施設でしか使用されていない．その点，超音波診断装置は以前より単独で使用されており，ナビゲーション・データのアップデートはできないものの，簡便性，経済性やリアルタイム性に優れている．最近ではいくつかのナビゲーションシステムで超音波画像とのリンクが可能になっており，ナビゲーションと超音波診断装置があれば，どの施設でも導入可能である．このシステムでは，超音波画像と同じ断面の術前画像が表示でき，さらに各断面におけるブレインシフトの計測も可能で（図3），以前よりわれわれの施設では，脳腫瘍摘出に使用している[1〜3]．

ナビゲーションの術中使用

ナビゲーションを術中に使用する一般的な要点について，手術の手順に沿って述べる．

皮膚切開前

ナビゲーションのレジストレーションの終了後，ナビゲーションの精度を確認するとともに，腫瘍の位置や腫瘍周囲・到達路近傍の血管（脳表静脈など）の位置を皮膚上にマーキングし，適切な皮膚切開の部位や範囲を決定する．図4には，ナビゲーションを用いた大脳鎌髄膜腫症例でのマーキングの例を示す．

皮膚切開後

皮膚切開後には，頭蓋骨上での腫瘍切除に必要な開頭部位や範囲の決定に，ナビゲーションを使用する．特に，上矢状静脈洞・横静脈洞などの静脈洞や前頭洞などの副鼻腔近傍の開頭が必要な場合には，ナビゲーションで位置や範囲を確認後，開頭を行うと，安全に開頭が行える．

開頭後

開頭後には，ナビゲーションにより硬膜上から腫瘍の位置やその範囲，および脳表静脈などの血管の走行などが確認でき，適切な硬膜切開が可能となる．例えば，上矢状静脈洞近傍の硬膜切開では，脳表静脈が上矢状静脈洞に流入する部位の同定も可能であり，切開前にその位置を確認しておけば，正中への硬膜切開の際の不用意な静脈損傷を避けることができる．

しかし，開頭後には，すでにブレインシフトが多少とも生じていることに注意を要す

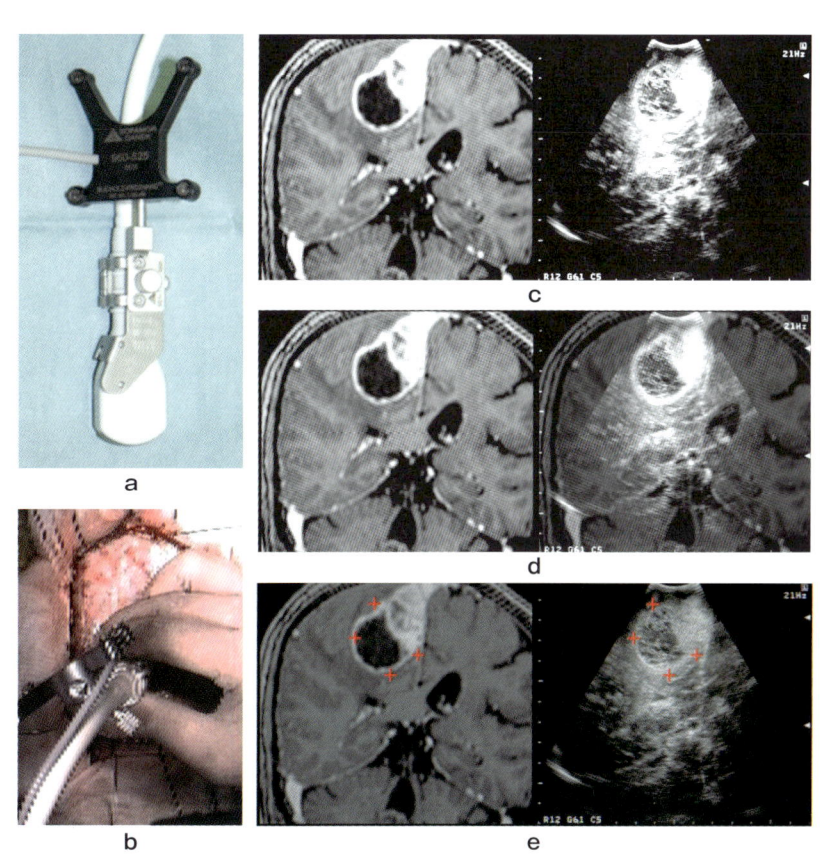

図3　超音波診断装置をリンクさせたナビゲーションシステム
a：超音波リンク（SonoNav®）用のレファレンスを装着した超音波プローベ．b〜e：右前頭葉膠芽腫症例での術中写真とその時のナビゲーション画面（c：超音波画像と同一断面のMRI画像，d：両画像の融合像，e：両画像の同一部位をXで表示し，シフトの計測も可能）．

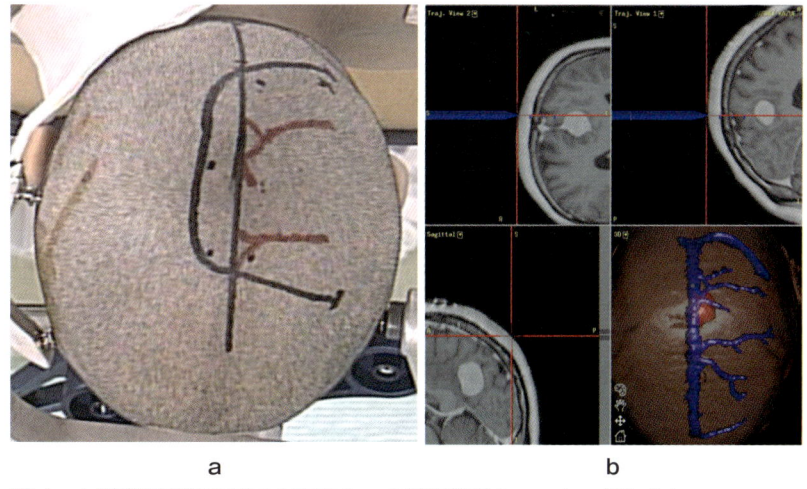

図4　大脳鎌髄膜腫症例での頭皮上への脳表静脈のマーキング（a）とナビゲーション画面（b）

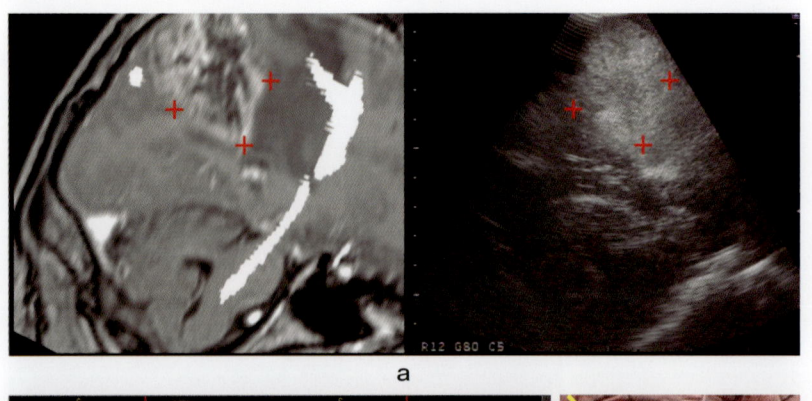

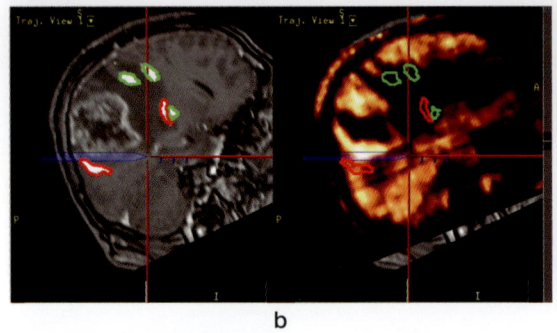

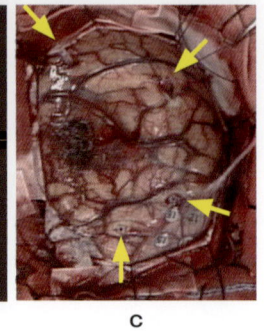

図5　左頭頂葉膠芽腫の fence-post operation
硬膜切開後，超音波画像にてシフトが少ないことを確認した(**a**)のち，ナビゲーション下(**b**)腫瘍のマージンに，弓状束(赤)，錐体路(緑)に注意しながら，カテーテルを挿入・留置(**c**，矢印：留置した4本のカテーテル)．その後，カテーテルに沿って腫瘍を全摘出した．

る．術中画像を併用できない場合には，ブレインシフトの少ないこの時点で，腫瘍の位置や切除範囲などの決定を行う．後述するような fence-post 法を用いる際にも，この時点で，硬膜に小切開を加えて，ナビゲーション下にカテーテルを挿入・留置することも必要となることがある．

硬膜切開後～腫瘍摘出

硬膜切開後には，脳表からナビゲーションを用いて，腫瘍の位置・範囲ばかりでなく，その切除範囲の決定や腫瘍へアプローチする位置や方向なども確認可能となる．しかし，開頭後に生じたブレインシフトは，硬膜切開後，髄液の流出などによりさらに大きくなっており，硬膜切開後にナビゲーションを使用する場合には，超音波診断装置や CT，MRI などの術中画像を併用して，ブレインシフトに対処することが望まれる．術中画像を併用しない場合には，髄膜腫のようなブレインシフトを生じにくい症例を除き，ナビゲーションの信頼性は低くなる．以下に個々の腫瘍摘出におけるナビゲーションの活用法を示す．

- **グリオーマでの活用法**

グリオーマのように，摘出範囲が腫瘍だけでなく，腫瘍周囲の浸潤部位も含めて切除する症例では，切除範囲の各断面に，カテーテルなどをナビゲーション下に挿入・留置する fence-post 法を用いると，切除は容易となる．fence-post 法を行う際には，われわれは PCI(passive catheter introducer)プローベに脳室ドレナージ用カテーテルを装着し，脳内に挿入している．fence-post 法を用いて摘出した症例を図5に示す．われわれは，切除範囲を造影される腫瘍では造影範囲を，造影されない腫瘍では MRI の T1 強調像での低信号域を摘出範囲としているが，十分なマージンを取って摘出できる場合には，T2 強調像の高信号域やメチオニン PET の高集積部位も摘出範囲の指標として，fence-post 法を活用している．

また，グリオーマの摘出の際には，運動野や言語野などの eloquent area 近傍であることも少なくない．その場合，eloquent area 近傍にカテーテルを留置することは，機能温存の面から危険である．そのような場合には，eloquent area 以外の部位にカテーテルを留置し，いったん安全な範囲で腫瘍を部分摘出したのち，運動誘発電位や覚醒下手術などの機能モニタリング下に摘出を追加することとしている．

- **深部脳腫瘍での活用法**

脳室近傍を含む脳内深部に存在する腫瘍の場合には，ナビゲーションを用いることで，皮質切開の位置やアプローチする方向を脳表より確認できる．浅い場合には，ナビゲーション・プローベを用いた確認のみで容易に到達できる．しかし，深い場合には，図6に示すように，fence-post 法と同様に，皮質切開部位より，腫瘍に向けて，1～数本のカテーテルを留置しておくと，容易に腫瘍に到達できる．

- **頭蓋底腫瘍での活用法**

頭蓋底に発生する髄膜腫などの頭蓋底腫瘍は，その発生母地から，術中に生じるブレインシフトが少なく，術前～術後と手術全般を通して，信頼できるナビゲーションとなりうる疾患である．

通常，頭蓋底の操作の際には，解剖学的な指標が多く，その解剖を熟知していれば，ナビゲーションは必要ない．しかし，まだ十分に頭蓋底手術に慣れていない場合や腫瘍によ

り正常解剖が破壊されている場合，再手術例の場合などでは，ナビゲーションは手術時の位置情報を得る有用なツールとなる．その際，造影も含めたCTのデータやCTとMRIの統合されたデータを用いて，頭蓋底の骨条件の詳細な解剖とともに，血管情報も同時に表示することにより，ナビゲーションの有用性が高まる．

頭蓋底腫瘍の摘出では，通常，内減圧ののち，腫瘍と周囲との剝離を行う操作の繰り返しとなる．手術をスムースに行うには，内減圧をいかに手早く行うかにかかっているが，減圧の範囲や腫瘍に接する重要な神経・血管などの位置を確認するのに，ナビゲーションは有用である．

- **小開頭による生検術での活用法**

悪性リンパ腫などのように開頭生検術を行う場合にも，正確な病変採取を行うために，ナビゲーションは有用である．深部脳腫瘍の場合と同様に，脳表より腫瘍に向かってカテーテルを挿入・留置すれば，正確に目標とした病変に到達が可能である．

腫瘍摘出後

摘出中〜摘出後には，ナビゲーションを用いて，摘出範囲の確認が可能となるが，この時点ではブレインシフトがかなり大きく，その信頼性は極めて低い．術中画像による評価を行ったほうが正確に判断可能である．超音波画像にて，全摘出を確認した症例を図7に示す．

脳腫瘍手術におけるナビゲーション活用法について述べた．ナビゲーションは手術の位置情報を得られる有用なツールではあるが，術前画像情報を基にしたシステムであり，術中画像でアップデートしない限り，必ずシフトは生じていることを銘記し，使用することが必要である．

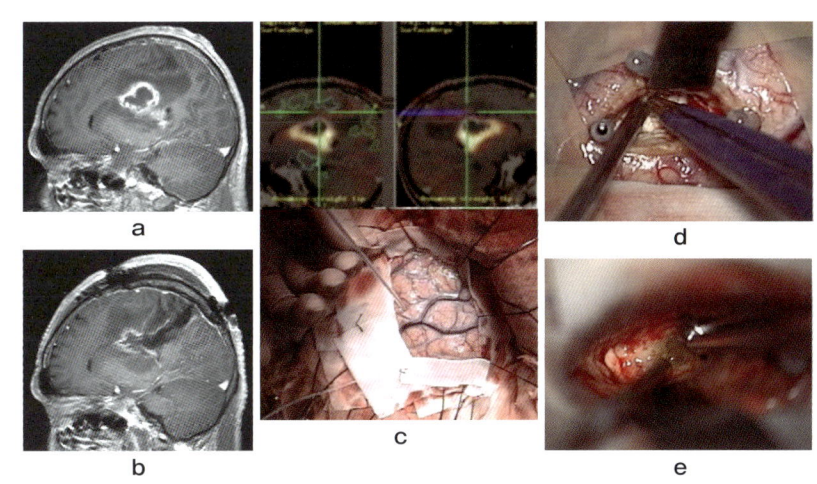

図6 左頭頂葉深部〜脳梁の膠芽腫症例
術前・後のMRI画像(**a, b**)．脳表より腫瘍の前縁，後縁，外側縁にそれぞれ1本ずつのカテーテルをナビゲーション下(造影MRIとメチオニンPETの融合画像)に挿入し(**c**)，カテーテルを指標に腫瘍にアプローチした(**d**)．深部で腫瘍に到達し(**e**)，腫瘍を亜全摘出した．

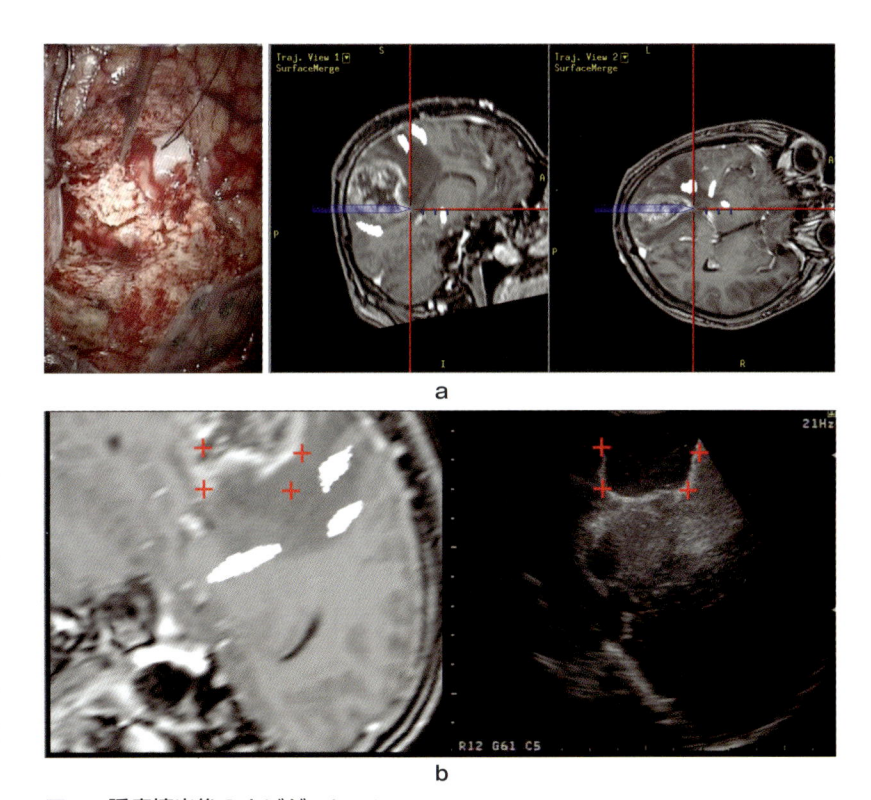

図7 腫瘍摘出後のナビゲーション
図5と同じ症例(左頭頂葉膠芽腫)の腫瘍摘出後のナビゲーション．通常のナビゲーション(**a**)では，ブレインシフトのために腫瘍が残存しているように示されているが，超音波画像(**b**)では腫瘍は全摘出されている．

参考文献

1) 大西丘倫，大上史朗：ナビゲーション手術の進歩：リアルタイム・ナビゲーション．菊池晴彦(監)：脳腫瘍の最新医療．先端医療技術研究所，pp189-194, 2004
2) 大上史朗，高野昌平，原田広信，他：Multimodal画像を用いた神経膠腫摘出術の有用性．CI研究 31：13-20, 2009
3) Ohue S, Kumon Y, Nagato S, et al：Evaluation of intraoperative brain shift using an ultrasound-linked navigation system for brain tumor surgery. Neurol Med Chir (Tokyo) 50：291-300, 2010

（大西丘倫・大上史朗）

B-IV 脳腫瘍手術における静脈の処理

表1　脳腫瘍手術における静脈の処理

① 正常側静脈の温存
② 損傷の回避
　・脳表静脈：可動性の確保
　・髄外腫瘍表面：くも膜とともに剥離
③ 損傷時の対処
　・止血：圧迫止血
　・修復：直接縫合
　・再建：静脈同士の端–端吻合
　　　　　静脈によるパッチ・グラフト
　　　　　架橋静脈の transposition
　　　　　静脈洞の伏在静脈による interposition graft

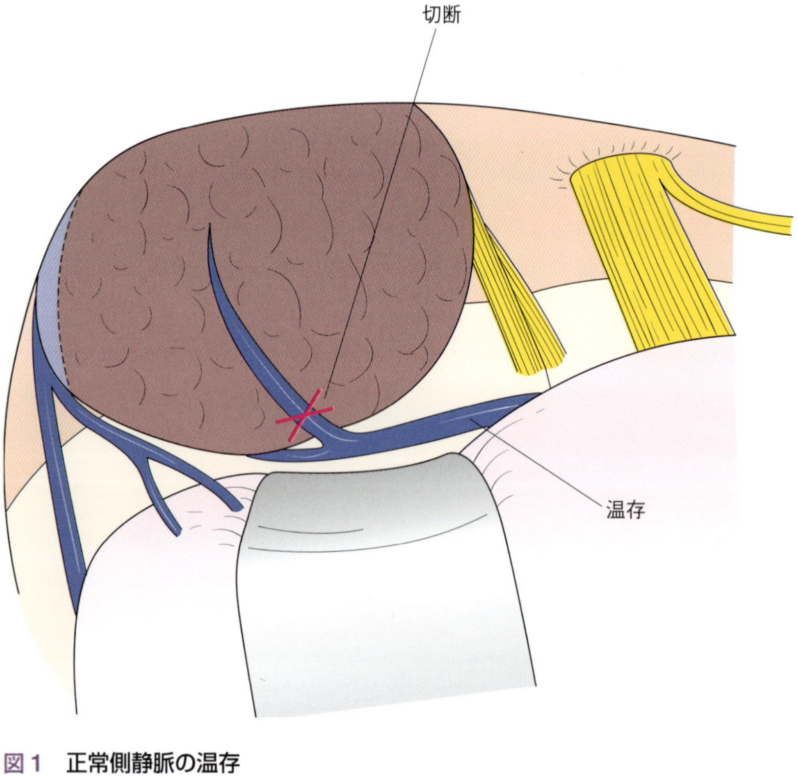

静脈灌流障害は，可逆性の場合もあれば，不可逆的な静脈性梗塞から出血性梗塞へ移行する場合がある[1]．画像の発達した現在，静脈自体の形態・動態評価，ならびに病変部との解剖学的位置関係を把握することが容易となってきた．しかし，障害の程度と範囲は，静脈の流量や側副血行路の発達程度，圧迫などの侵襲により変化するため，合併症発生の予測は不可能である．本項では，脳腫瘍の外科における静脈の処理について，①静脈の温存，②損傷回避の工夫，③損傷時の対処に分けて解説する（表1）．

正常側静脈の温存

基本は全静脈の温存であるが，実際の手術では必ずしも可能であるとは限らず，静脈の本幹を温存するため，部分的に分枝を凝固切断するほうが安全なこともある．後頭蓋窩の髄外腫瘍では，腫瘍により圧排されて細くなっている静脈が，腫瘍摘出後に太い静脈へ戻ることがあるので，腫瘍側と正常側を見極め，腫瘍側のみを切断し，正常側を灌流している静脈を確実に残す（図1）．特に vein of the cerebellopontine fissure は灌流域が広く，損傷により重篤な合併症が発生する危険があるため，温存しなければならない[2]．

グリオーマなどで，脳表静脈が red vein となっている場合は，この静脈を摘出操作の途中まで温存しておく．腫瘍の摘出が進むと red vein は通常の静脈の色へ変わるので，腫瘍の摘出度に影響しない場合は，このまま残して手術を終える．摘出度を上げるため切断しなければならない場合には，最後に切断する．この際にも，周囲の正常脳を灌流している静脈はきちんと温存する．

静脈損傷の回避

静脈を温存するためには，損傷回避の工夫が必要である．脳表静脈と，髄外腫瘍摘出に際しての腫瘍表面に存在する静脈では，その温存方法が異なる．共通していることは，くも膜を意識して静脈剥離を進めることである．

図1　正常側静脈の温存
腫瘍からの静脈のみ切断し，正常側を灌流する静脈は温存する．

脳表静脈

静脈周囲のくも膜を丁寧に切開・剥離して静脈自体の可動性を高めることが重要である．特に，上矢状静脈洞へ流入する後2/3の架橋静脈は，入口部では厚いくも膜に覆われながら斜め前方へ走行しているため，このくも膜を剥離することにより可動性が増す（図2）．また，上矢状静脈洞に近い部分では，架橋静脈が硬膜に入ってから静脈洞に流入し，硬膜自体が静脈洞化していることがある．このような場合には，硬膜ごと静脈洞直前まで切開を進めることで，可動性を持たせる．可動性を持たせたのち，術中操作で静脈に牽引力が加わる場合には，静脈の静脈洞入口部はフィブリンを浸したサージセル®で覆い，引き抜け損傷を防止しておいたほうが安全である．

髄外腫瘍の表面を走行している静脈

傍鞍部髄膜腫，後頭蓋窩の神経鞘腫や髄膜腫などの良性髄外腫瘍は，基本的にくも膜外に存在しているため，腫瘍表面には薄いくも膜が存在している．一見，腫瘍の表面を走行していると思われる細い血管も，実はくも膜内の正常構造物，具体的には脳幹や神経を灌流している血管であることが多く，これを鑷子または剥離子で剥離することにより，これらの動静脈を脳幹や神経側へ残すことが重要である（図3）．傍鞍部髄膜腫の場合は，この操作により視神経への血流を温存する．また，後頭蓋窩の髄外腫瘍では，脳幹機能温存のために非常に有用である．

損傷時の対処

基本は圧迫止血，修復，再建であり，脳表静脈と静脈洞に分けて考える必要がある．実際，ドリルや骨除去鉗子による損傷が多いのは，静脈洞である．出血に対する処置とは異なるが，静脈洞がむき出しになった場合は，術中の乾燥防止のために，表面をサージセル®で覆い，フィブリン糊をかけておくとよい．

脳表静脈

・止血

術中，静脈からの出血に対しては，サージセル®を用いた圧迫止血を試みる．この際，コットンタイプのものは止血後に塊を形成することがあるので，われわれの施設ではガーゼタイプのサージセル®を面状に使用している．

・修復

損傷部位が大きい場合には，10-0ナイロン糸による縫合修復を試みる．

・再建

腫瘍摘出に際し，静脈を切断した場合には，静脈同士の端-端吻合，静脈グラフトや硬膜をつけた静脈パッチによる再建が有用との報告が散見される[3,4]．また，大脳鎌髄膜腫の摘出に際して，架橋静脈のtranspositionが有用との学会発表もみられる．

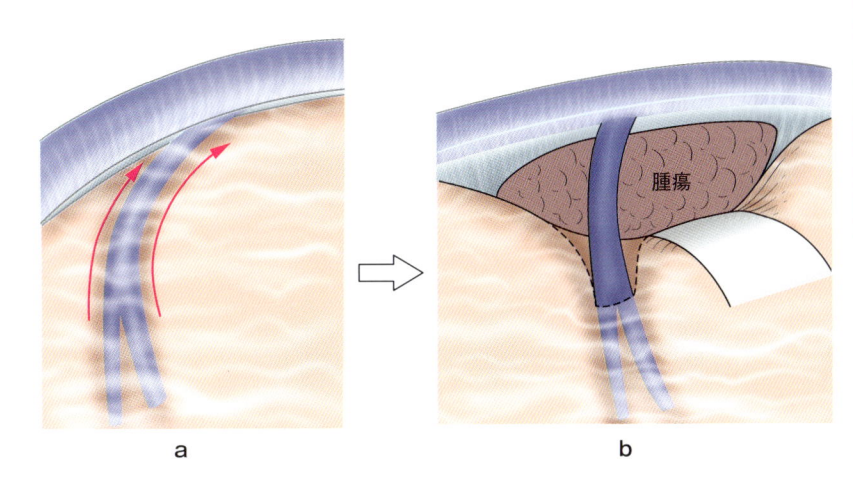

図2 脳表静脈の可動性確保
架橋静脈周囲のくも膜を切開して，可動性を持たせる．

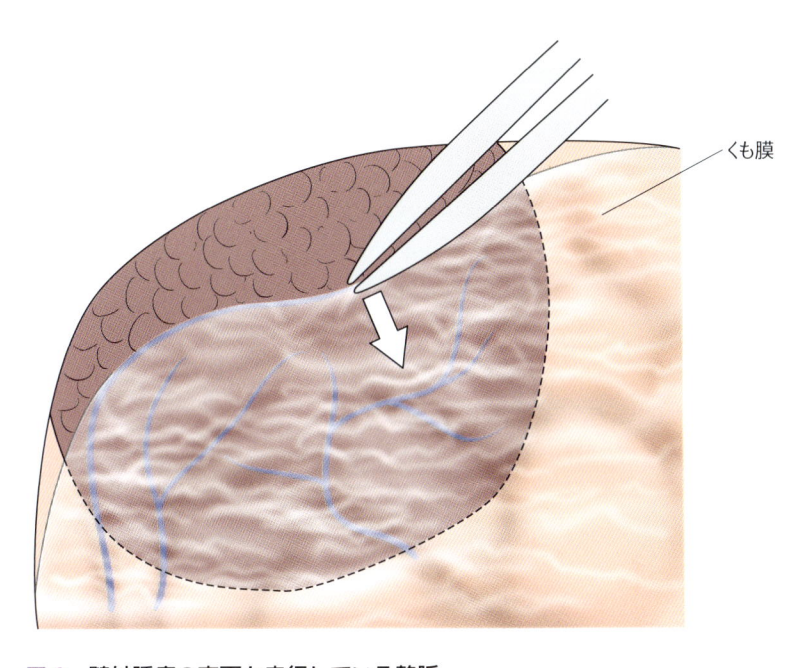

図3 髄外腫瘍の表面を走行している静脈
良性髄外腫瘍はくも膜外に存在しているので，細い静脈などはくも膜ごと剥離して，正常側へ残す．

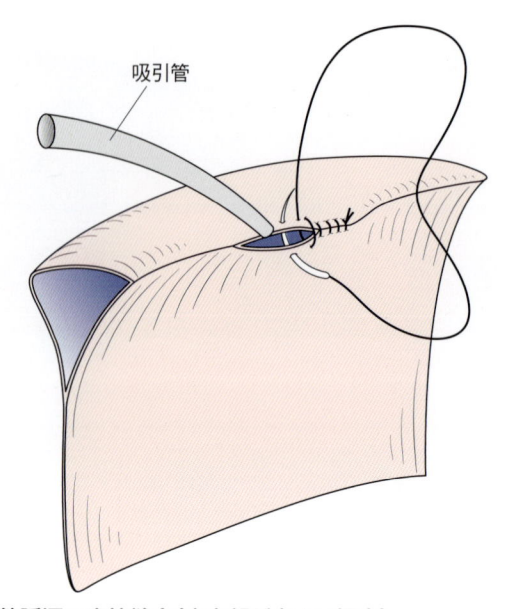

図4　静脈洞の直接縫合（出血部が小さい場合）
吸引管で出血をコントロールしながら，針と糸の段差のない縫合糸で直接縫合する．

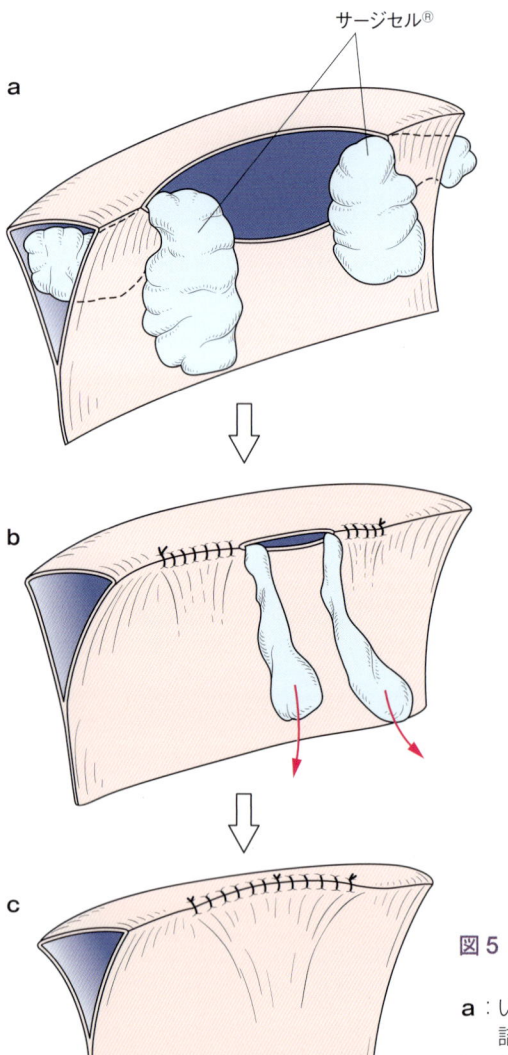

図5　静脈洞の直接縫合（出血部が大きい場合）
a：いったん，サージセル®を両端に詰めて出血を押さえる．
b：縫合しながら，サージセル®は引き抜いてくる．
c：最終的にサージセル®を静脈洞内へ残さない．

静脈洞

・止血

　損傷部が小さい場合には，フィブリン糊を浸したガーゼタイプのサージセル®を面状にかぶせて圧迫止血する．静脈洞損傷による出血は大量であるため，意図せず損傷した場合には落ち着いて対処することが重要である．避けなければならないのは，出血点を確認しないまま，むやみにサージセル®などを詰めることである．このような操作はサージセル®の静脈洞内への迷入や静脈洞の閉塞のみならず，出血部位を拡大させることになりかねない．重要なのは出血点を圧迫することにより出血はみられなくなることと，出血している限り空気塞栓は起こらないということを理解して，冷静に対処することである．具体的には，頭部挙上により空気が吸い込まれない程度に静脈圧をコントロールして，出血点をきちんと確認する．また，出血点が十分露出されていない場合には，出血部に大きめのサージセル®を当てておき，周囲の正常部分を十分露出後に，きちんと出血点を確認する．

・修復

　サージセル®による圧迫止血が困難な場合や，止血塊による視野の妨げが懸念される場合には，ゴアテックス®縫合糸や針付きナイロン糸など，針と糸の段差のない縫合糸で直接縫合による修復を試みる．出血部が小さい場合には，吸引管で出血をコントロールしながら縫合をしていく（図4）．出血部が大きい場合には，大きめのシート状サージセル®を静脈洞内へ挿入して，いったん出血を完全に抑えてから，静脈洞の壁を縫合していく（図5）[5]．縫合を進めるとともにサージセル®を徐々に抜去していき，順次，糸がサージセル®にかかっていないことを確認する．最終的に縫合が終了するときには，サージセル®を完全に引き抜き，静脈洞内に残さないことが重要である．コットンタイプのサージセル®は断片化しやすく，いったん静脈洞内に挿入すると，完全な摘除が困難であるため勧められない．

　修復後は，S状静脈洞など壁が薄い静脈洞の場合には，ふくらみや呼吸性の拍動で開存を確認することができる．上矢状静脈洞など静脈洞の壁が厚い場合には，超音波検査など

で開存と流れを確認するのも有用である．

- **再建**

　直接縫合が困難なほど静脈洞損傷が大きい場合や，腫瘍を静脈洞壁ごと意図的に摘出した場合には再建が必要となる．傍矢状髄膜腫摘出などで片側の壁が欠損した場合には，伏在静脈を用いた静脈パッチが有用である（図6）[5]．静脈洞全体を摘出した場合には，伏在静脈によるinterposition graftで静脈洞を再建するという報告もある[6]．

　脳腫瘍の手術において静脈性合併症を予防するためには，静脈に可動性を持たせて損傷を回避することと，損傷時には圧迫止血，修復，再建を施行し，静脈の温存に努めることが重要である．

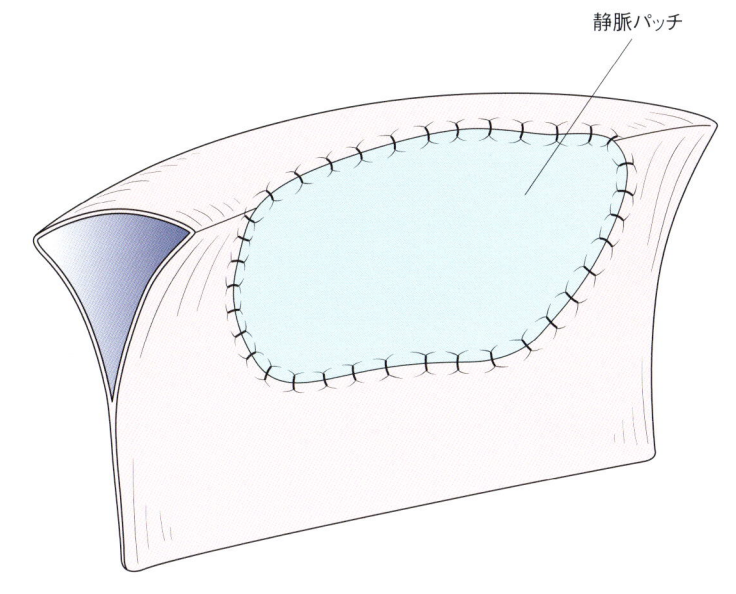

図6　静脈洞の再建（静脈パッチ）
伏在静脈を用いてパッチする．

参考文献

1) Inamasu J, Shiobara R, Kawase T, et al：Haemorrhagic venous infarction following the posterior petrosal approach for acoustic neurinoma surgery：a report of two cases. Eur Arch Otorhinolaryngol 259：162-165, 2002
2) Matsushima T, Rhoton AL, Jr, de Oliveira E, et al：Microsurgical anatomy of the veins of the posterior fossa. J Neurosurg 59：63-105, 1983
3) Guclu B, Sindou M：Reconstruction of vein of Labbe in temporo-occipital meningioma invading transverse sinus：technical report. Acta Neurochir (Wien), 152：941-945, 2010
4) Morita A, Sekhar LN：Reconstruction of the vein of Labbe by using a short saphenous vein bypass graft. Technical note. J Neurosurg 89：671-675, 1998
5) Sindou MP, Alvernia JE：Results of attempted radical tumor removal and venous repair in 100 consecutive meningiomas involving the major dural sinuses. J Neurosurg 105：514-525, 2006
6) Steiger HJ, Reulen HJ, Huber P, et al：Radical resection of superior sagittal sinus meningioma with venous interposition graft and reimplantation of the rolandic veins. Case report. Acta Neurochir (Wien) 100：108-111, 1989

〈鰐渕昌彦・宝金清博〉

Column　ダンディの脳腫瘍用指剥離

　19世紀末から20世紀初めにかけて，頭蓋内手術が行われた．初期の頃の脳腫瘍の手術方法は，表在性病変へのアプローチから始まった．皮質下腫瘍に対して，流入血管を結紮して，攝子やブレードで脳創を分け，素早く出血を吸引し，腫瘍を露出した．摘出方法は，メスや鋏，ヴォルクマンのスプーン，あるいは指を，脳と腫瘍の境界に入れ込み腫瘍を摘出した．ダンディの用指剥離は，髄膜腫の手術に用いられたと思われる（図1）．クラウゼは，グリオーマの摘出のためにガラス製の広口吸引嘴管を用いた．

　初期の頃は，早急に腫瘍を摘出するのが一般的であったが，クッシングは1908年に"平滑で十分に鈍なメスで腫瘍を注意深く剥離する．出血するときは，間隙に綿片をおき，別の部分を操作する．このようにして徐々に剥離を進める．指を入れて，急いで腫瘍を取り出すのは最悪である"と述べている．

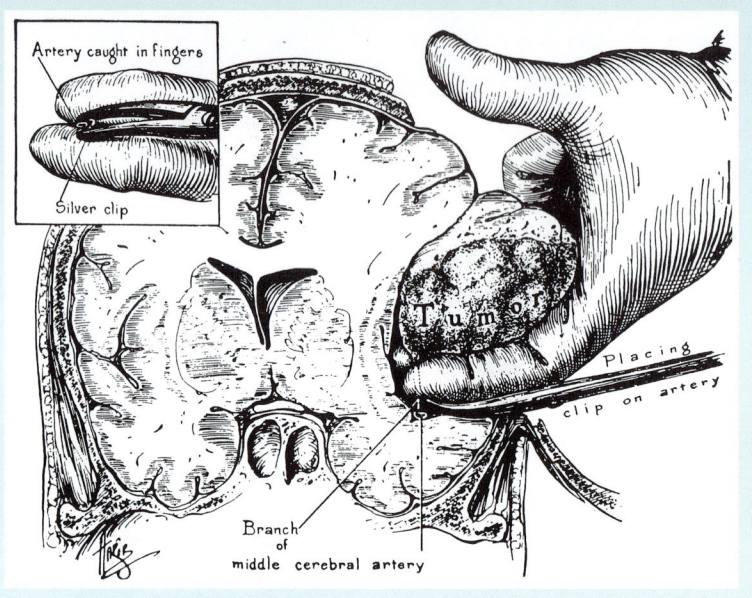

図1　ダンディの脳腫瘍用指剥離

参考文献
1）古和田正悦：開頭術の歴史．にゅーろん社，pp103-106，1996

（河本圭司）

C

脳腫瘍の手術

- I 体位 ——— 48
- II 開頭 ——— 52
- III アプローチ ——— 64
- IV 顕微鏡・手術器具とその使い方 ——— 88
- V 新手術法 ——— 98
- VI 各種脳腫瘍の手術 ——— 114
- VII 閉頭 ——— 230

C-I 体位

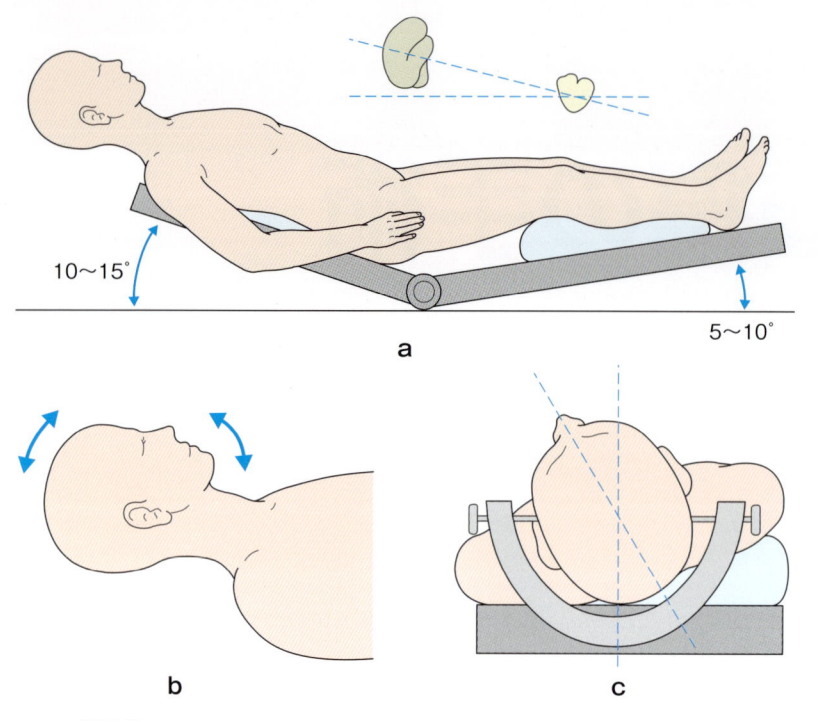

脳腫瘍手術における体位の重要性

脳神経外科手術における体位の設定（ポジショニング）は，手術の一部と位置づけられ極めて重要である．

最適な体位とは，頭蓋や脊椎の位置が術者にとって手術しやすい位置で，かつ体位が患者に無理なく設定されているものである．

基本的な体位およびその変法の代表的なものについて，それぞれ，適応病変，起こりやすい合併症，注意点などについて述べる．

各種体位

仰臥位（図1）

日常最も頻用される体位である．肩枕の使用により頭部を床面に対してほぼ真横にまで回旋させることができる．

- 適応病変

 前・中頭蓋底腫瘍，前頭葉・側頭葉腫瘍，下垂体病変，経蝶形骨洞手術，など．

- 合併症

 肩枕の対側の肩甲骨周囲の褥瘡，頸部痛，尺骨神経麻痺，など．

腹臥位

まっすぐに体を設置できる点では側臥位より無理はないが，胸腹部圧迫により換気や静脈灌流が阻害されうることに注意する（図2）．

- 適応病変

 頭頂葉，後頭葉，脳梁後半部，松果体部，後頭蓋窩腫瘍，など．

- 合併症

 前胸部，腸骨稜部などの褥瘡，胸部圧迫による換気障害，気管チューブの自然抜落，など．

- 注意点

 テーブルの上半身側を高くするため，体重で上半身がずり下がらないよう，膝下に緩衝材を当てる．

図1 仰臥位
基本パターン（a）．頸部の屈曲伸展（b）および頭部回旋（c）は病変部位により適宜決める．

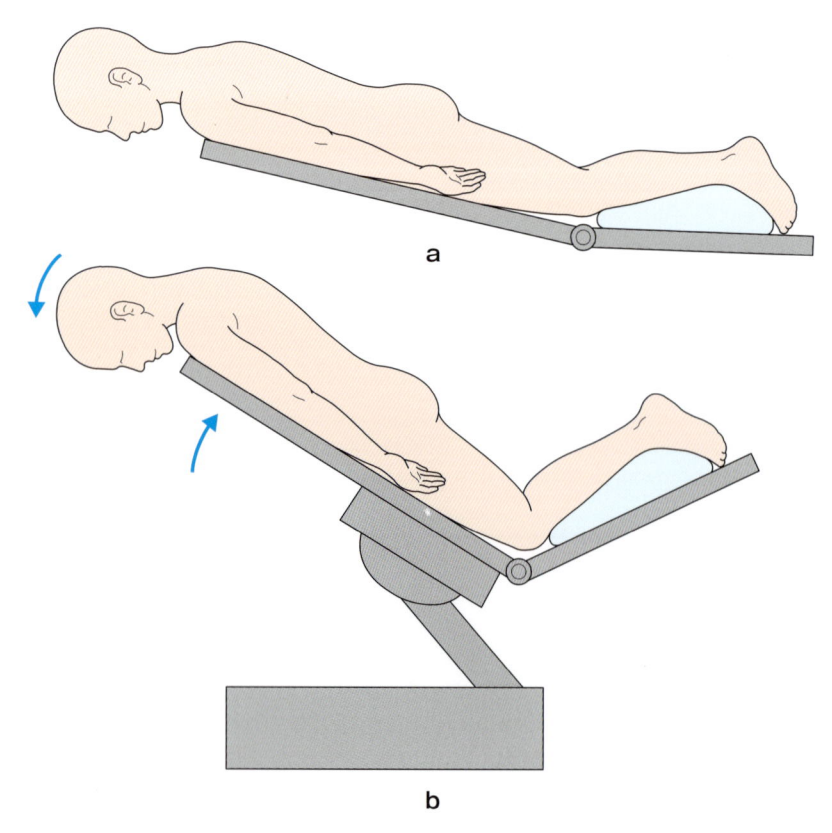

図2 腹臥位
基本パターン（a）．後頭蓋窩へのアプローチで頸部を前屈させる場合（b）．

腹臥位変法[1]
①基本的体位に関連した変法
　腹側臥位*，半腹臥位．
②頸部の屈曲や回旋を加えた変法（図3）
　パークベンチ・ポジション*（図6a），スリークォーター・ポジション*（図6b），シーライオン・ポジション．

③術者と患者の位置関係に関連した変法
　半腹側臥位*（図4a），コンコルド・ポジション（図4b）[2]，斜腹臥位．
　様々な変法があるが，病変部位そして術式または個々の患者の身体的特徴などを総合的に判断してどのような変法を採用するか決める．
　*で示した体位は，腹臥位との移行型でもある．

図3　腹臥位各種変法における患者頭位と手術到達経路との関係
a：通常の腹臥位におけるテント下病変への到達路．
b：コンコルド・ポジションや斜腹臥位での到達路．
c：通常の腹臥位におけるテント上病変への到達路．
d：シーライオン・ポジションや半腹側臥位における松果体部への到達路．

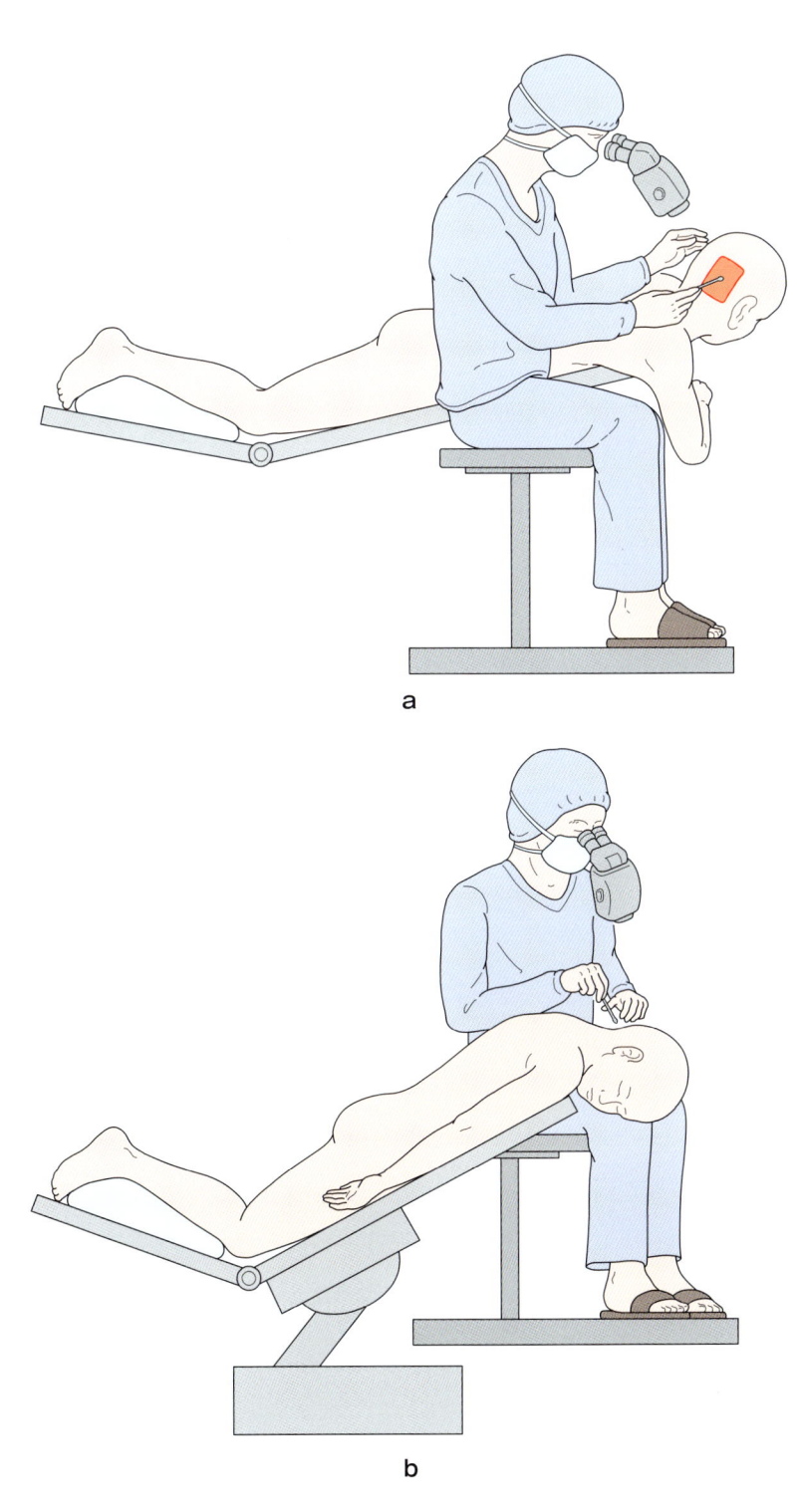

図4　半腹側臥位（a），コンコルド・ポジション（b）

側臥位

ほかの体位に比べ，複雑で合併症も多く，正確な体位設定が必要である（図5）[3]．

- 適応病変

  中頭蓋窩腫瘍，錐体骨周囲，小脳橋角部腫瘍，など．

- 合併症

  頚部痛，褥瘡，上腕神経叢損傷，腓骨神経麻痺，など．

座位（図7）[4]

- 適応病変

  松果体部腫瘍，小脳橋角部腫瘍，など．

- 合併症

  空気塞栓，坐骨神経障害，仙骨部褥瘡，など．

  空気塞栓への対応として中心静脈カテーテルを留置し，経食道エコーでモニターする．

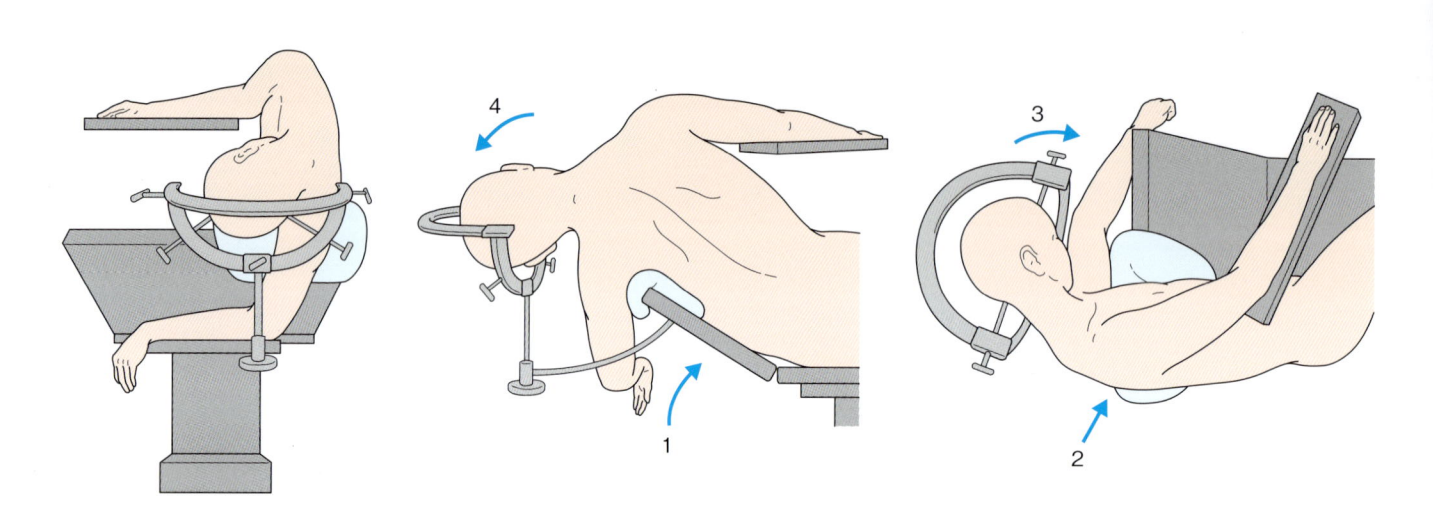

図5 側臥位の基本パターン
1：挙上30°，2：患者をテーブルの端へ，3：頚部屈曲，4：頚部の側方伸展．
（Sugita K：Microneurosurgical Atlas. Springer-Verlag, Berlin, p237, 1985 より転載）

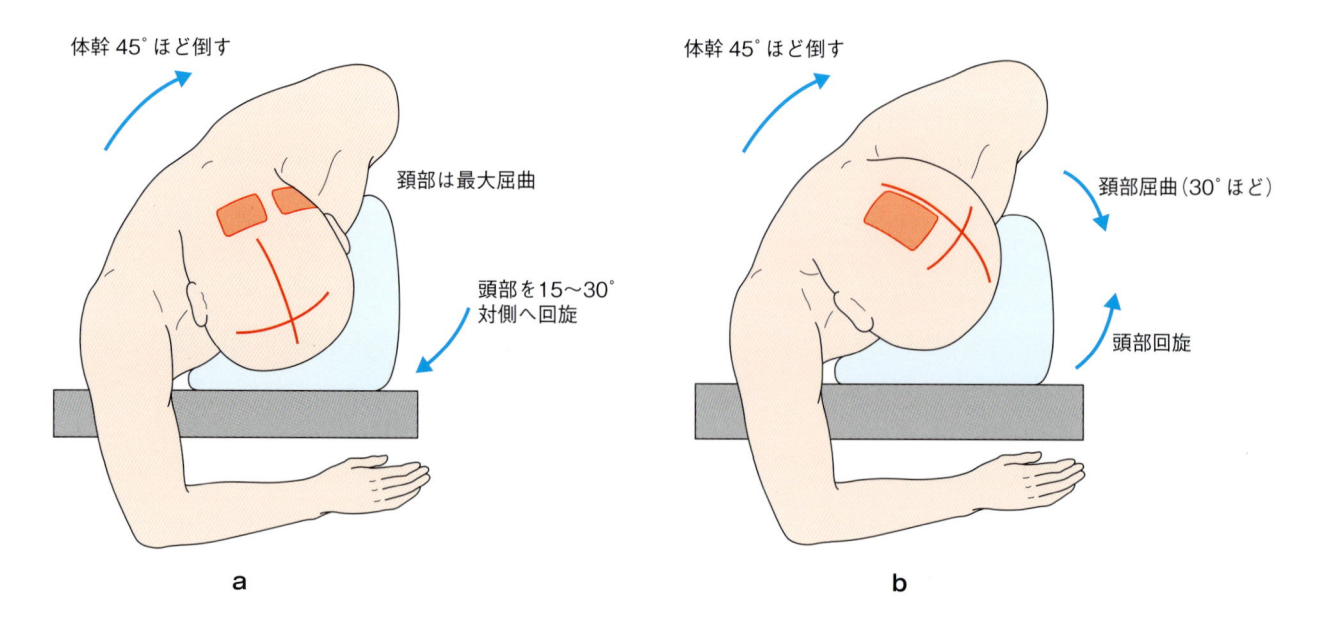

図6 側臥位の変法
　　a：パークベンチ・ポジション．
　　b：スリークォーター・ポジション．

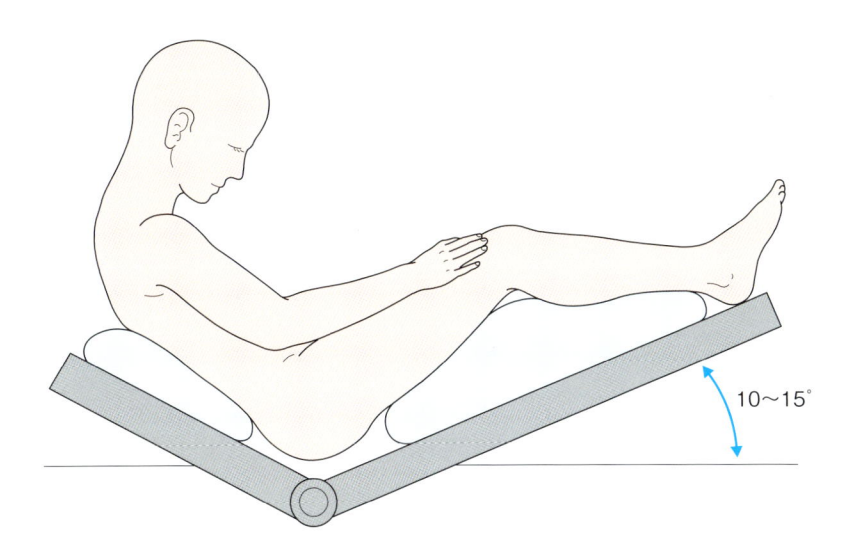

図7 座位の基本パターン

● 参考文献

1) 田中雄一郎, 本郷一博：腹臥位のポジショニングとその変法. 山浦 晶（編）：脳神経外科学体系 3. 中山書店, pp30-34, 2005
2) Kobayashi S, Sugita K, Tanaka Y, et al：Infratentorial approach to the pineal region in the prone position：Concorde position. Technical note. J Neurosurg 58：141-143, 1983
3) Sugita K：Microneurosurgical Atlas. Springer-Verlag, Berlin, pp237-257, 1985
4) 山下純宏：座位のポジショニングとその変法. 山浦 晶（編）：脳神経外科学体系 3. 中山書店, pp40-47, 2005

（本郷一博）

Column　後頭蓋窩の基本構造の「たとえ」

　後頭蓋窩の基本構造を考えるとき，"木の幹にとまる，羽を広げたチョウ"を想像すればわかりやすい．

　昆虫の基本構造は，正中線上にある頭部・胸部・腹部と，胸部から出る4枚の羽（翅），左右の前肢・中肢・後肢の計6本の肢である．小脳の正中構造は，"中部"と書かないで"虫部"（昆虫の正中構造）と表現する．左右の小脳半球には大水平裂があり，上下に分かれると計4区画に分かれる．これは昆虫の左右4枚の羽にあたる．前肢・中肢・後肢はそれぞれ，上・中・下の小脳脚にあたる．上小脳脚は主に大脳と，中小脳脚は主に橋と，下小脳脚は主に脊髄と連絡する．小脳虫部の障害が躯幹失調を，小脳半球の障害が四肢の失調をきたす．

　昔の解剖学者の，誠に的を射た想像力豊かな命名に感服する．

（栗栖　薫）

1 前頭，前頭側頭，側頭，後頭，頭頂開頭術

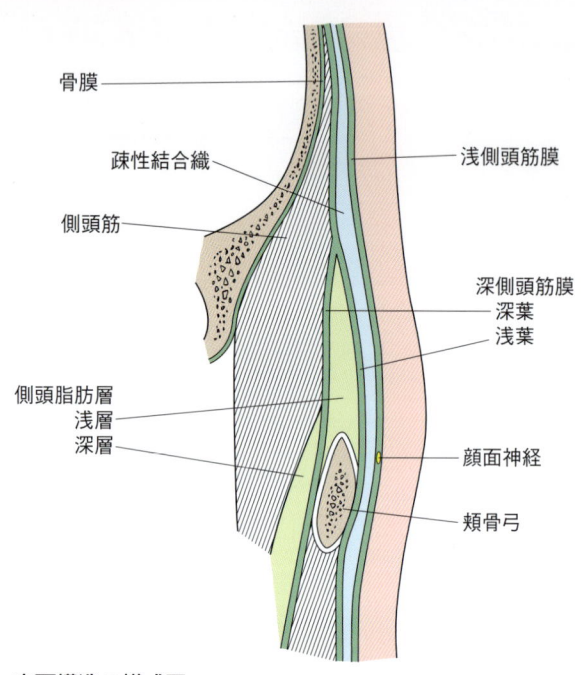

図1　皮下構造の模式図
(Stuzin JM, et al：Anatomy of the frontal branch of the facial nerve：the significance of the temporal fat pad. Plast Reconstr Surg 83：265-271, 1989 より改変)

開頭に必要な解剖学的知識

　開頭を適切，かつ安全に行うためには，正確な解剖学的知識，特に，膜構造の理解が必要である．図1に側頭筋近傍の皮下構造の模式図を示した[1]．深側頭筋膜の浅葉は，前頭筋，耳介上筋などの頭蓋表筋や眼輪筋などの顔面の表情筋の腱膜である帽状腱膜に移行し（図2），表情筋の支配神経である顔面神経はこの層を走行する．顔面神経側頭枝に支配される，眼輪筋，前頭筋の機能温存は，整容上，極めて重要である．

　図3に顔面神経の走行を示す．前頭側頭開頭などの際に，耳介前方に皮膚切開をおく必要がある際には，顔面神経の側頭枝の損傷の危険性がある．顔面神経側頭枝は，外耳道の前方2cmのあたりを上行することから，その前方で皮膚切開を行うと顔面神経側頭枝を損傷する．

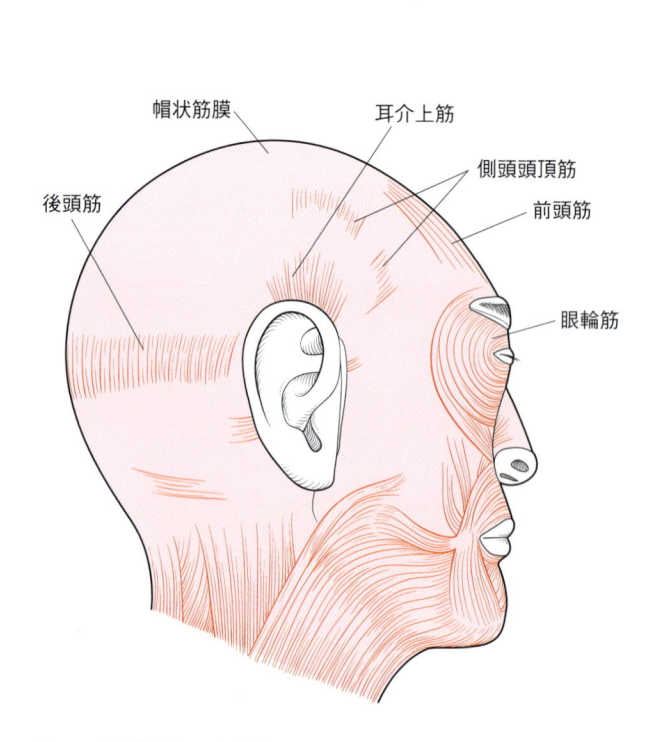

図2　頭蓋表筋，表情筋

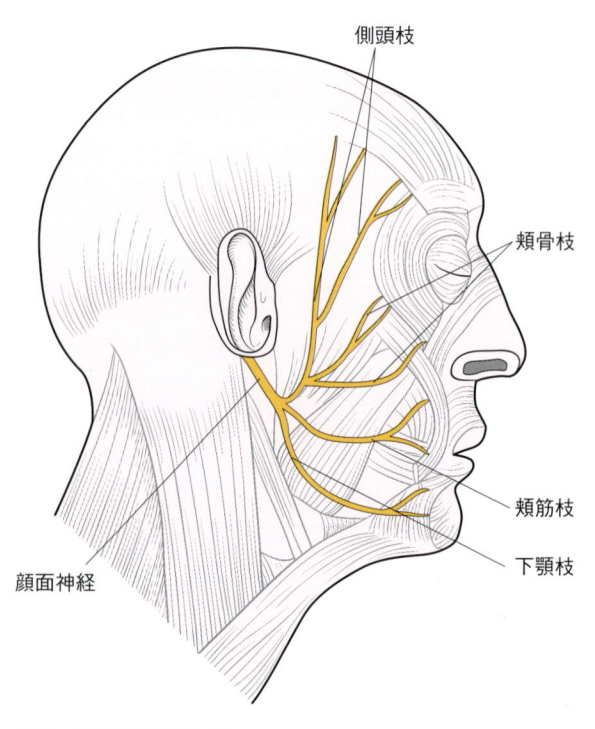

図3　顔面神経の走行

前頭開頭，前頭側頭開頭，側頭開頭において，側頭筋の処理は重要である．側頭筋は下顎骨の筋突起に付着しており，栄養血管は，前後の深側頭動脈と，浅側頭動脈から分岐する中側頭動脈である（図4）．中側頭動脈は，通常，皮膚切開時，皮弁を翻転する際に切断されるため，深側頭動脈の温存が必須である．側頭筋を骨から剝離する際に，骨膜下に剝離すれば，側頭筋からの出血はほとんどなく，下方から，側頭筋の内部を走行する深側頭動脈を損傷することはない．側頭筋の栄養動脈が遮断されると，術後，側頭筋の拘縮により，開口障害をきたす．万が一，側頭筋の栄養血管がほとんど遮断されるようなことがあった場合，閉創時に側頭筋を頭蓋骨に固定しなければ，開口障害を予防できる．万が一，側頭筋の拘縮による開口障害が起きた場合には，口腔内より下顎骨の筋突起を切断することにより，改善可能である．

　頭蓋骨円蓋部は，前頭骨，頭頂骨，後頭骨，側頭骨，蝶形骨大翼から構成され，骨縫合，頭頂隆起，側頭窩などが，開頭時のランドマークとなる（図5）．開頭に際しては，バーホールの位置を適切に決める必要がある．原則は，安全であることと十分な術野が得られることである．

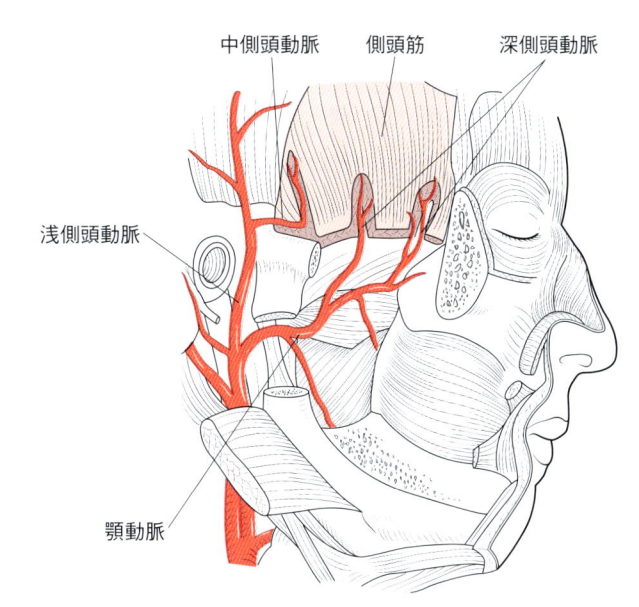

図4　側頭筋の血行支配

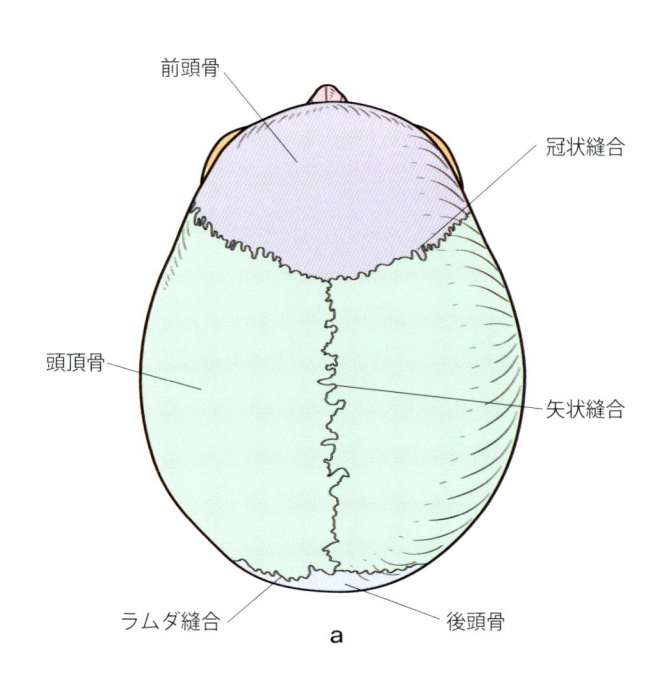

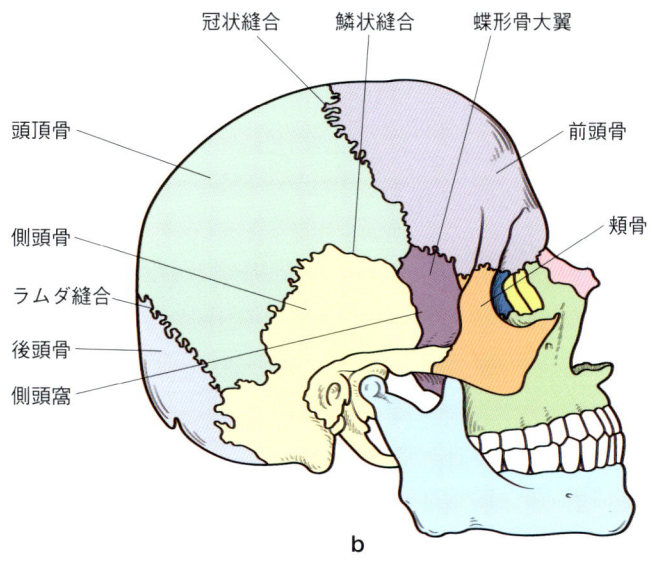

図5　頭蓋円蓋部を構成する骨（a：上面，b：側面）

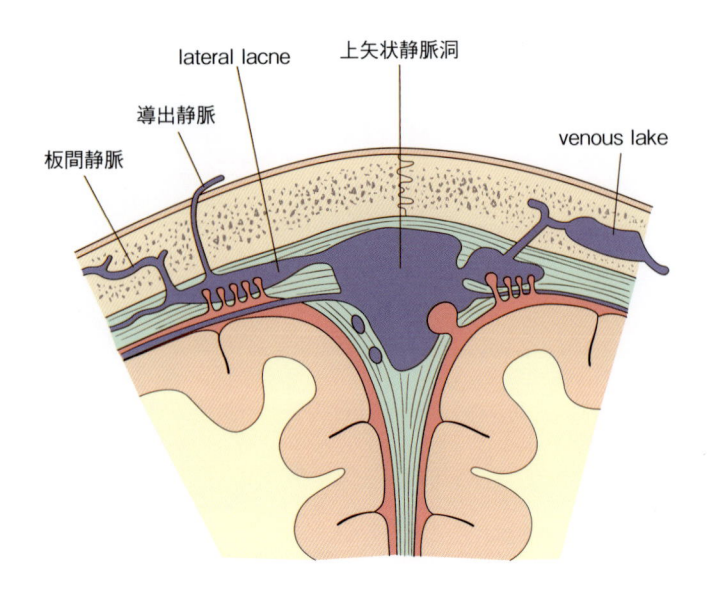

図6　頭蓋骨と上矢状洞近傍の静脈系（冠状断）
（宜保浩彦，他：臨床のための脳局所解剖学．中外医学社，p113，2000より改変）

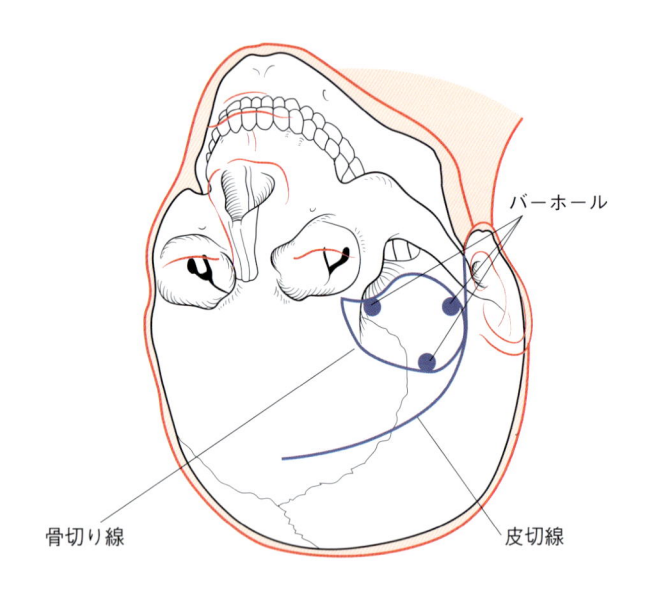

図7　前頭側頭開頭の皮切線，バーホールと骨切り線

頭蓋骨は，硬膜に裏打ちされているが，静脈洞に接していたり，導出静脈があったり，また，頭蓋骨の中には，板間静脈があり，時にvenous lakeと呼ばれる広い静脈腔が存在する（図6）[2]．また，骨縫合の部位では，硬膜は骨と強く癒着している．硬膜は2層からなっており，内層は固有硬膜であるが，外層は骨膜成分であるからである．したがって，骨縫合をわたった開頭を行う場合は，縫合線の直上あるいは近傍にバーホールを穿ち，縫合線直下の骨と硬膜の癒着が，剥離子で容易に剥離できるように心がけることが重要である．

開頭時に硬膜が損傷されなくても，多量の静脈性出血が起こることがある．出血源は，板間静脈と導出静脈である．板間静脈からの出血は，たとえvenous lakeからの多量出血であっても，骨ろうを塗りこむことで容易に止血できる．導出静脈からの出血は，開頭野内であれば，硬膜面からのみの出血であるため，導出静脈が多少でも残っていれば，凝固で容易に止血される．導出静脈が引きちぎれて，硬膜表面に穴が開いているような場合には，止血綿を置いて圧迫止血する．それでも止血困難な場合は，フィブリン糊を用いて，止血綿を固定する．時に，開頭縁の外の硬膜外からの静脈性出血を見ることがある．通常は，止血綿を挟み込み，硬膜をテンティングすることにより止血可能であるが，止血困難な場合は，導出静脈の破綻による骨の内面からの出血のことが多い．その場合は，ブラインド操作にはなるが，剥離子などにつけた骨ろうを塗りこんで止血する．

前頭側頭開頭

前頭側頭開頭は，脳神経外科手術の基本中の基本といっても過言ではない．技術的にはやさしいが，正確な知識がないと様々な合併症を起こす危険が潜在している．顔面神経の側頭枝の麻痺，側頭筋の萎縮，眼球圧迫による眼窩先端部症候群である．皮切線のデザインは，病変の部位，手術の目的，患者の毛髪線の位置などにより，個々に検討する必要があるが，耳介前部の皮切線は，顔面神経損傷を避けるため，外耳道前方2cm以内とすることが大原則である（図7）．通常は，皮弁と側頭筋を一塊としたone layer flapとして，骨から剥離する．側頭筋を眼窩外側縁，頬骨弓後半部から剥離することにより，前頭側頭部の術野は，かなり広く得られる．眼窩外側縁，頬骨弓から，側頭筋，皮弁を剥離する際に重要なことは，必ず，骨膜下に剥離することである．骨膜上に剥離すると顔面神経や表情筋を損傷する危険性が増すからである．また，顔面神経が走行しているあたりの皮弁からの出血は，安易に凝固止血しないことも重要である．圧迫止血を試みて，止血困難な場合には，止血点を確認，ピンポイントで凝固止血する．

開頭に際して，剥離した皮弁をフックで牽引する必要がある．眼窩上縁と外側縁の移行部にフックをかけて牽引すると術野の展開は

非常に効率的であるが（図8a），フックにより，顔面神経の側頭枝を圧迫することになり，術後の上部顔面神経麻痺の原因となることがある．さらに，この部位を強く牽引することにより，眼球の圧迫が起こり，いわゆる眼窩先端部症候群，失明，眼球運動障害をきたすことがある．したがって，眼窩上縁外側遠位後部の皮膚に直接フックをかけて牽引することは，禁忌である．図8bに示すように，正中に近い部位の皮膚と，側頭筋の裏にフックをかけるべきである．ただし，側頭筋にフックをかけることにより，深側頭動脈を損傷する可能性があることから，フックを何度もかけなおすという操作は極力避け，適切な部位を確認して，一度でフックをかけるように心がける．

通常の前頭側頭開頭は図7，8のように，3か所のバーホールで十分である．バーホールの位置は，前述の骨縫合との位置関係に加え，前頭部の場合には，筋肉のない額など無毛部に出ないようにすることが，整容上には重要である．バーホールを穿つ順序は，前頭側頭開頭の場合は特に問題はないが，直下に静脈洞があったり，強い癒着が予想されるなど，多少なりとも危険を伴うと思われるものを後回しにし，安全な場所から行う．骨切り線に関しても同様の注意が必要である．

両側前頭開頭

両側前頭開頭の場合には，前述の注意事項に加えて，静脈洞の処理，前頭洞の処理が問題となる．通常は，皮切は冠状切開で，前頭洞の処理に備えて，眉間部眼窩上縁を基部とした骨膜弁を作成しておく．皮弁は側頭筋とは帽状腱膜下に剥離，側頭筋は骨につけたままとしたほうが，側頭筋の機能温存上好ましい．バーホールの位置にはいろいろな考え方があるが，筆者は通常，図9のように，3か所に穿つ．上矢状静脈洞の損傷予防のためには，その直上にバーホールを穿つのも一法であるが，硬膜の剥離とバーホールの数とを考慮した結果である．上矢状静脈洞の左右のバーホールは，毛髪線内とし，右側は側頭筋を少し剥離し，側頭筋の下に穿つ．整容面の考慮からである．

前頭洞が開放されると，術後の髄液漏や，長期的には，粘液囊胞の発生といった合併症

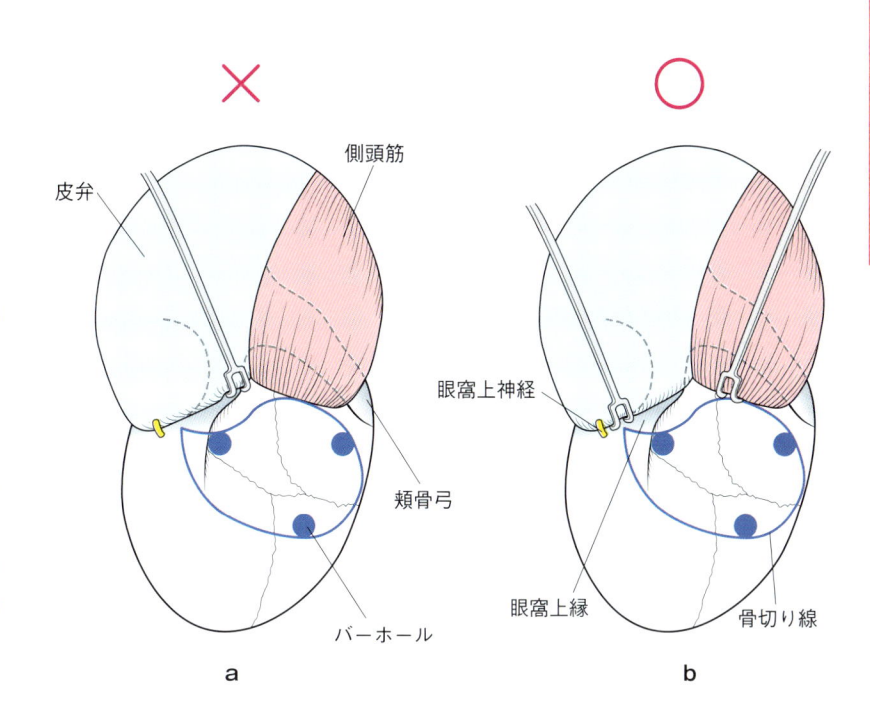

図8 前頭側頭開頭における皮弁の牽引法（a：誤，b：正）

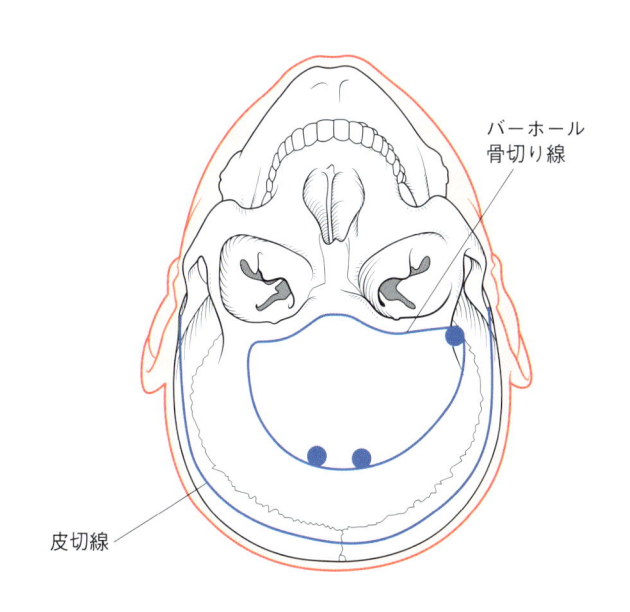

図9 両側前頭開頭における皮切線，バーホール，骨切り線

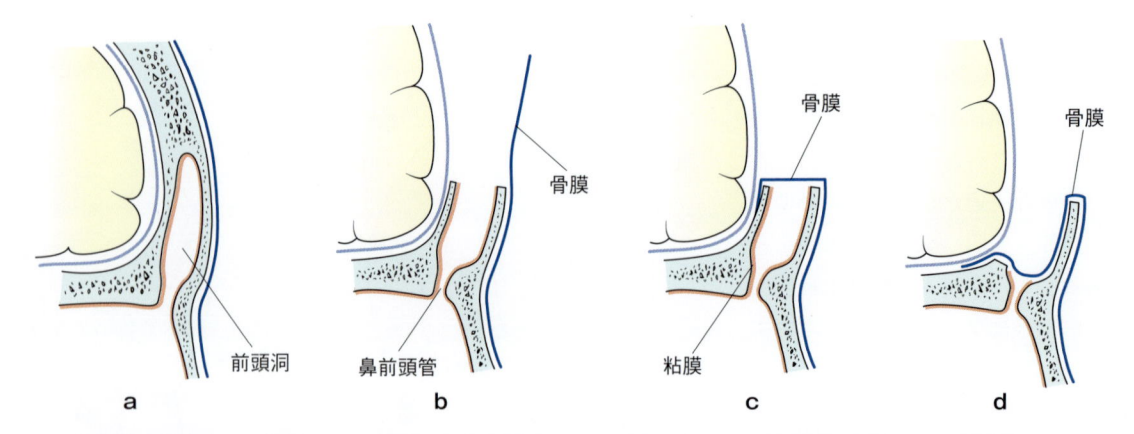

図10 前頭洞の処理（a：開頭前，b：開放された前頭洞，c：機能を温存した前頭洞の閉鎖，d：前頭洞のcranialization）

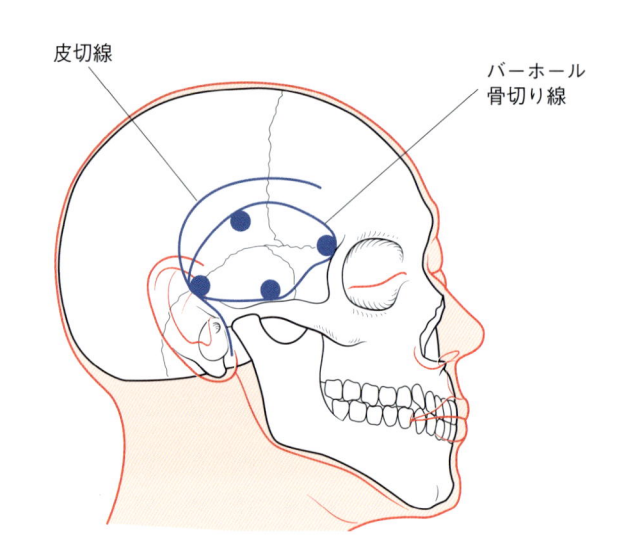

図11 側頭開頭における皮切線，バーホール，骨切り線

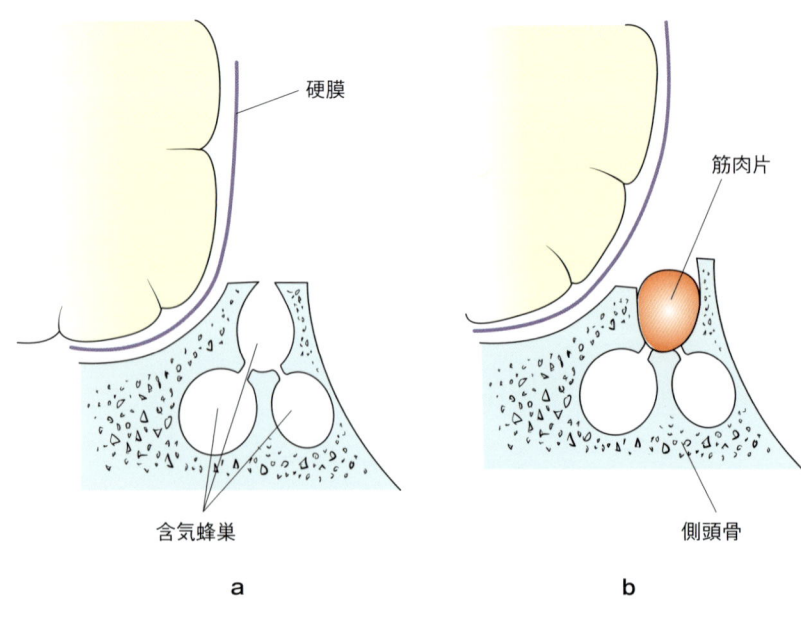

図12 開放された含気蜂巣（a）とその閉鎖法（b）

をきたす可能性が生じる．それらを予防するためには，開放された前頭洞の処置が必要である．前頭洞の処置には2通りの考え方がある．ひとつは前頭洞の機能温存である．前頭洞内の粘膜を温存，鼻前頭管を閉鎖させないようにして，開放された部分を，開頭時に作成した骨膜弁（図10a，b）で覆い，前頭洞の形成を行うというものである（図10c）．本来の形を保つという意味では理想的ではあるが，硬膜閉鎖，前頭洞の閉鎖が十分でないと，髄液漏をきたす危険性は高いと思われる．もうひとつの方法は，開放された前頭洞の後壁および前頭洞粘膜をすべて除去し，鼻前頭管を筋肉片などで閉鎖，その上を骨膜弁で覆う方法で（図10d），前頭洞のcranializationと呼ばれ，前頭洞機能を廃絶させて，頭蓋内腔の一部としてしまう方法である．本来の構造は保たれないが，髄液漏，粘液囊胞の予防という点では確実な方法である．

側頭開頭，ほか

図11に側頭開頭の1例を示した．皮弁は側頭筋とともに骨膜下に剝離，前方へ翻転する．髄膜腫などで硬膜形成が必要な場合には，側頭筋膜，骨膜の有茎弁を作成することもある．中頭蓋底近くまで開頭する場合，側頭骨の含気蜂巣が発達している場合があり，術後の髄液漏の原因となることがある．最も危険なのは，発達した含気蜂巣が一部のみ開放されて，これに気付かず，予防処置をとらないことである．開頭縁を注意深く観察し，含気蜂巣が開放されている場合は，広く開放して，筋肉片などを充塡，フィブリン糊で固定することが，極めて有効な方法である（図12）．

そのほか，頭頂開頭，片側後頭開頭，両側後頭開頭の皮切線，バーホール，骨切り線を例として示した（図13〜15）．側頭筋のない部位では，皮弁は骨膜下に剥離する．やはり硬膜形成が必要な場合には，有茎骨膜弁を作成する．骨膜弁を作成する場合には，帽状腱膜と骨膜の間にある疎性結合織（soft areolar tissue）を骨膜側に残すようにし，骨膜弁の血流の温存に努める．頭頂部や後頭部で，上矢状静脈洞，静脈洞交会を露出する開頭が必要な場合には，やや発達した導出静脈が存在することが多いことから，静脈洞壁と頭蓋骨を十分，かつ，確実に剥離できるようにバーホールの数，位置を決めることが肝要である．大脳半球間裂からのアプローチの場合，一側からのアプローチであっても，多少対側まで開頭しておいたほうが，脳の圧迫が軽減でき，手術がより安全となるため，上矢状静脈洞の露出は必要な場合はためらわず行ったほうがよい．

硬膜切開

硬膜切開のデザインを決める要素は，①術野の確保，②不必要な脳の露出を避ける，③架橋静脈の温存，④頭蓋外からのoozingによる出血の垂れ込み防止，などである．硬膜は通常，くも膜とは癒着はないが，架橋静脈以外にも，脳表の動静脈が，くも膜を貫通して，硬膜流入していることがあるということも知っておくべきである．

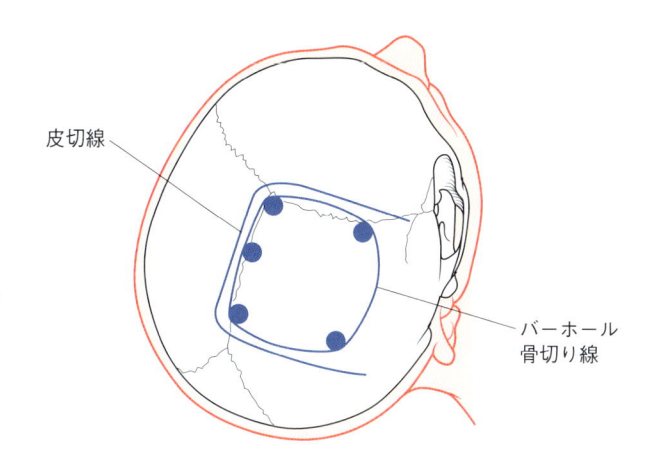

図13 頭頂開頭における皮切線，バーホール，骨切り線

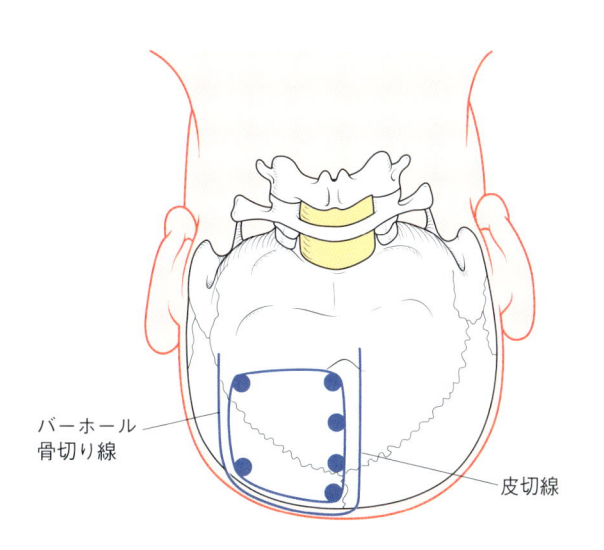

図14 片側後頭開頭における皮切線，バーホール，骨切り線

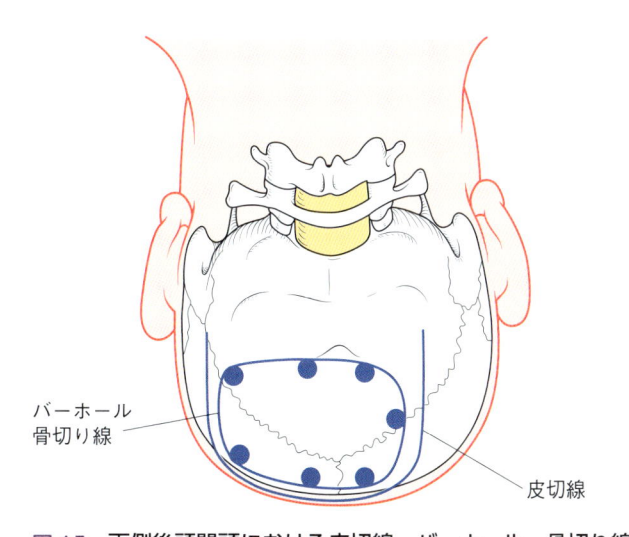

図15 両側後頭開頭における皮切線，バーホール，骨切り線

● 参考文献

1）Stuzin JM, Wagstrom L, Kawamoto HK, et al：Anatomy of the frontal branch of the facial nerve：the significance of the temporal fat pad. Plast Reconstr Surg 83：265-271, 1989
2）宜保浩彦，外間政信，大沢道彦，他：臨床のための脳局所解剖学．中外医学社，p113, 2000

（吉田一成）

C-Ⅱ 開頭

2 頭蓋底手術の開頭（前頭蓋底，中頭蓋底）

手術到達法と到達範囲（図1）

　前頭蓋底および中頭蓋底腫瘍に対する手術到達法には，pterional approach を中心に，前頭蓋底正中部近傍腫瘍および第三脳室内へ伸展した頭蓋咽頭腫などに応用可能な両側前頭蓋底アプローチあるいは中頭蓋底後半部からテント切痕の腫瘍摘出に用いられる側頭下アプローチが基本となる．
　pterional approach は視神経管開放や前床突起削除を加える，あるいは頬骨弓を切断する頬骨アプローチ，頬骨弓に加え眼窩外側壁を切除する眼窩頬骨アプローチに拡大することで，より広範な術野展開が可能となる．一方，側頭下アプローチは，中頭蓋窩経由で錐体骨を削除して，海綿静脈洞後半部，錐体斜台部から小脳橋角部腫瘍の摘出も可能となる経錐体アプローチへ拡大できる[1,2]．

両側前頭蓋底アプローチ

皮膚切開

　毛髪線の1〜2 cm後方を通り，両側側頭線に至る冠状皮膚切開とする（図2のa）．すでに放射線を照射している，または，術後の放射線照射を予定している場合，浅側頭動脈の血流を維持する皮弁とする（図2のb）．

皮弁の翻転（図3）

　広範囲の前頭蓋底再建を行う場合，前頭筋と骨膜の間にある網状組織を骨膜側に残し，骨膜上で皮弁を翻転したのちに骨膜を採取する．眼窩上縁が露出されると，眼窩上孔あるいは眼窩上切痕を貫通する眼窩上神経が確認される．眼窩上孔の下縁をノミで開放したのち，眼窩上神経を皮弁に付けた状態で温存するとさらに下方へ術野が展開される．

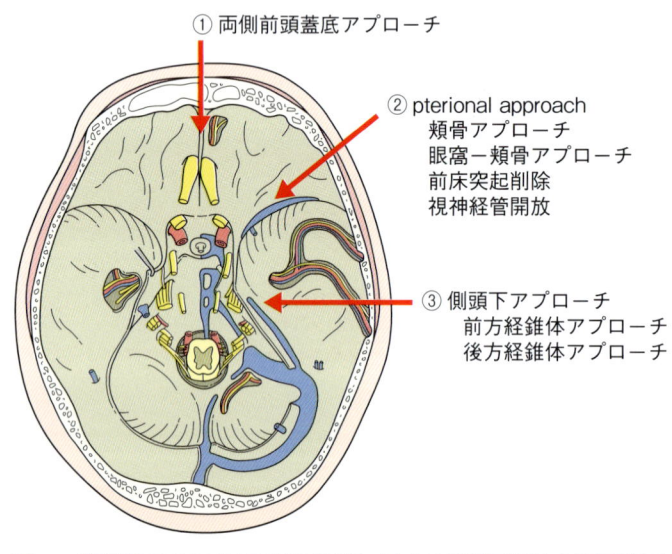

図1　前頭蓋底および中頭蓋底腫瘍に対する手術到達法と到達範囲

① 両側前頭蓋底アプローチ
② pterional approach
　頬骨アプローチ
　眼窩－頬骨アプローチ
　前床突起削除
　視神経管開放
③ 側頭下アプローチ
　前方経錐体アプローチ
　後方経錐体アプローチ

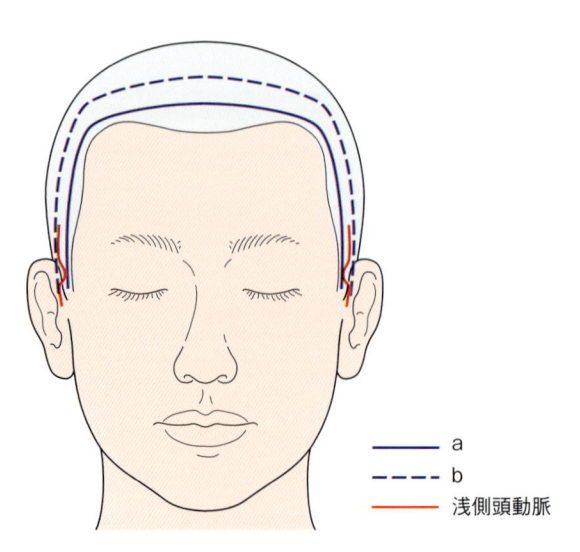

図2　両側前頭蓋底アプローチの皮膚切開

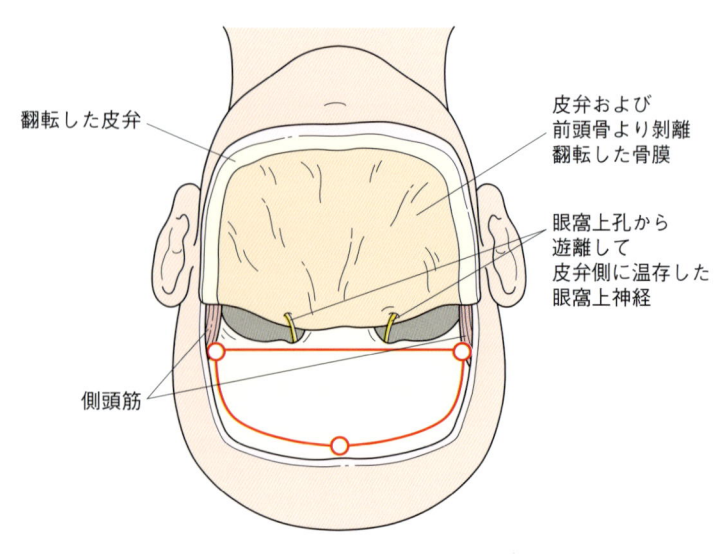

a
b
浅側頭動脈

図3　両側前頭蓋底アプローチの皮弁および骨膜弁

翻転した皮弁
皮弁および前頭骨より剥離翻転した骨膜
眼窩上孔から遊離して皮弁側に温存した眼窩上神経
側頭筋

開頭

バーホールは可能な限り毛髪線内に設ける．外側は，側頭筋を剝離して側頭線の下に左右1か所ずつ，正中は上矢状静脈洞直上に1か所穿つ（図3）．硬膜剝離後にクラニオトームで骨を切り，骨弁を一塊に除去する．

開放された前頭洞の処置

開放された前頭洞は，基本的には，前頭洞内の粘膜を完全に剝離してバイポーラで焼却し，鼻前頭管まで押し込んだのちに前頭洞内板をロンジュールで削除して腔をつぶし（cranialization，図4），閉頭時に硬膜を水密性に縫合するとともに開頭時に準備した有茎骨膜で開放部を覆って髄液漏を予防する．

- **メモ1**

  重要なことは，前頭洞粘膜が残っている状態で，粘膜内に異物を詰めないことである．この操作を行うと，前頭洞粘膜からの分泌液を鼻腔へドレナージする鼻前頭管が閉鎖してしまうため，のちのち感染や粘液嚢胞の原因になる．

- **メモ2**

  前頭洞粘膜内面は不潔である．開放部はイソジン®で消毒し，この部位の操作に用いる道具は別個にするとともにその後の清潔操作には決して用いない．

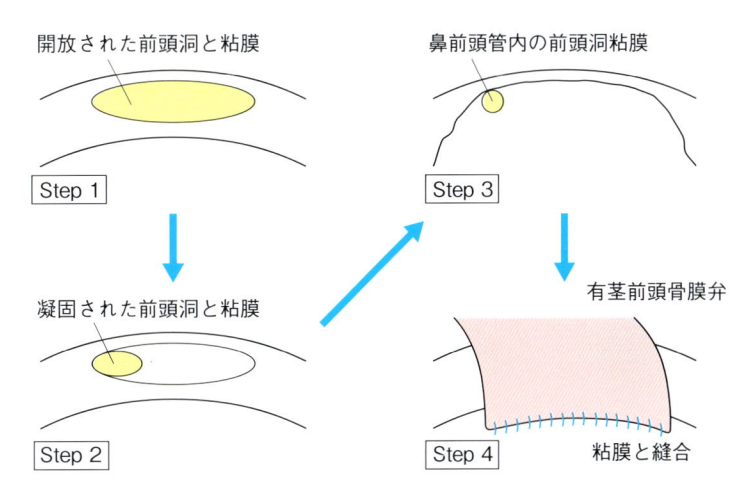

図4　開放された前頭洞の cranialization
step1：前頭洞の粘膜を完全に剝離する．
step2：剝離した粘膜を凝固して鼻前頭管に押し入れる．
step3：前頭洞の内板を完全に除去する．
step4：前頭骨膜弁を戻し前頭蓋底の硬膜と縫合する．

頰骨アプローチ，眼窩頰骨アプローチ

皮膚切開

通常の pterional approach に準じた円弧状か，クエスチョンマーク型の皮膚切開を行うが，下端は頰骨弓の下縁までとする．顔面神経を温存しようとするあまり皮膚切開が耳介に近すぎると耳介軟骨を切るので注意する．

皮弁の翻転

疎な結合組織は皮弁側に残すように心がけ，帽状腱膜の層で皮弁を翻転する．側頭筋膜浅葉は前頭骨膜と連続しているので，側頭線上で切離するのが一般的（図5のa）であるが，蝶形骨縁髄膜腫で付着部硬膜を切除する場合には，この連続性を保ったまま筋膜-骨膜弁（図5のb）とすると硬膜形成に有用である．眼窩上外側縁と頰骨弓側頭突起基部を結ぶ線よりもさらに頭蓋底側では，顔面神経が帽状腱膜の層内を走行するので，このままの層で皮弁を翻転し続けると顔面神経損傷が生じる危険性が高くなる．薄い側頭筋膜浅葉から黄色の脂肪層が透見できるので，側頭筋膜浅葉を切開して脂肪層を剝離するinterfascial dissection（図6）を行うと，顔面神経を温存しながら安全な皮弁翻転が可能である．皮弁の翻転を眼窩上縁に向かって続け，眼窩上神経を確認後，ノミで眼窩上孔下縁を開放し，眼窩上神経を皮弁に付けた状態で皮弁をさらに翻転し，頰骨弓を前方および後方から骨膜下に剝離してその全貌を露出する．この操作に伴い顔面神経頰骨枝が露出されるが，この神経は切断しても臨床的に大きな問題となることはない．側頭筋は，前頭骨膜と離断した場合には，側頭線より約1cm後方で，閉頭時に側頭筋を縫合するときに使用する muscle cuff（図5）を残して側頭線に沿って切開し，骨膜下に頭蓋骨から剝離して頰骨弓切断後に下方へ翻転牽引する．

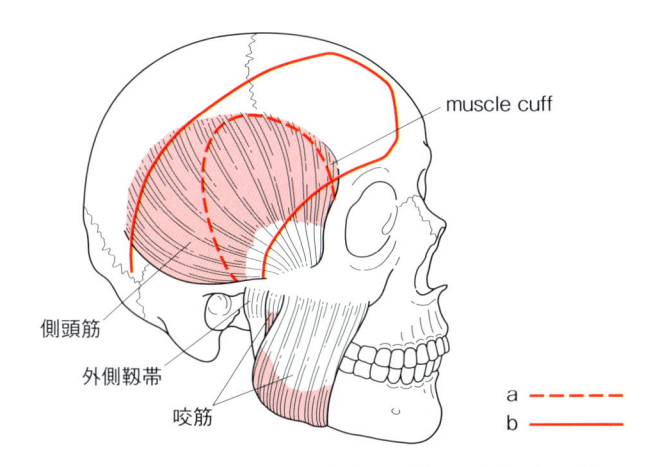

図5　通常の側頭筋切開線と筋膜-骨膜弁作成時の切開線

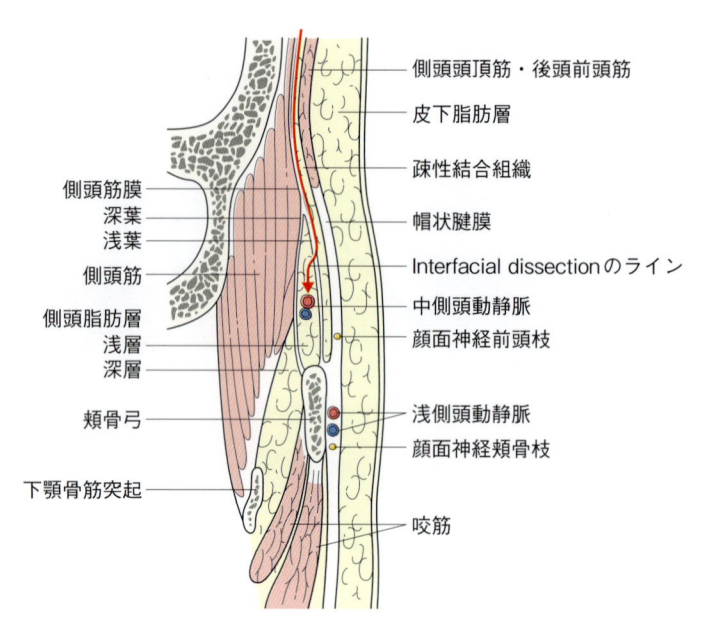

図6　interfacial dissection のための左頬骨弓近傍の解剖（冠状断）
〔峯浦一喜，他：Pterional approach の手術手技．山浦　晶（編）：基本手術手技 解剖 麻酔．脳神経外科学大系 3 巻，中山書店，pp64-88，2005 より改変，図7上段も〕

> ● メモ3
> 脂肪層内では最初に側頭静脈を探す．顔面神経はこの静脈よりも浅い層を走行する．皮弁翻転時には，眼球への圧迫および皮弁側に温存した顔面神経の損傷を避けるため，皮膚フックの位置や角度に注意する．

開頭

　開頭は通常の方法と同様である．頬骨アプローチの場合，頬骨弓の切離に先立ち頬骨片側にミニプレートを付けておく．頬骨弓側頭突起基部では顎関節に入らないように注意し，側頭骨付着部に沿って斜めに，頬骨側では垂直方向に切断する．

　眼窩頬骨アプローチの場合，前頭側頭開頭を行ったのち，別個に頬骨弓と眼窩外側縁を一塊として切除する（図7）．前頭側頭開頭は，中頭蓋底側を可能な限り下方に広げ，蝶形骨小翼を削除し，上眼窩裂を開放しておく．眼窩骨膜を眼窩上壁および外側壁から剥離したのち，翻転していた側頭筋を戻し，まず頬骨弓側頭突起基部を切離する（図7のa）．次に側頭筋を再度翻転し，眼窩骨膜や前頭蓋底硬膜を脳へらで保護しながら眼窩上縁の骨を切る（図7のb）．内側は眼窩上孔の外側とするのが一般的であるが，症例に応じてさらに内側に延長する．次に下眼窩裂を目標に眼窩外側を頬骨から切離する（図7のc）．最後に上眼窩裂から下眼窩裂をつなげるように眼窩

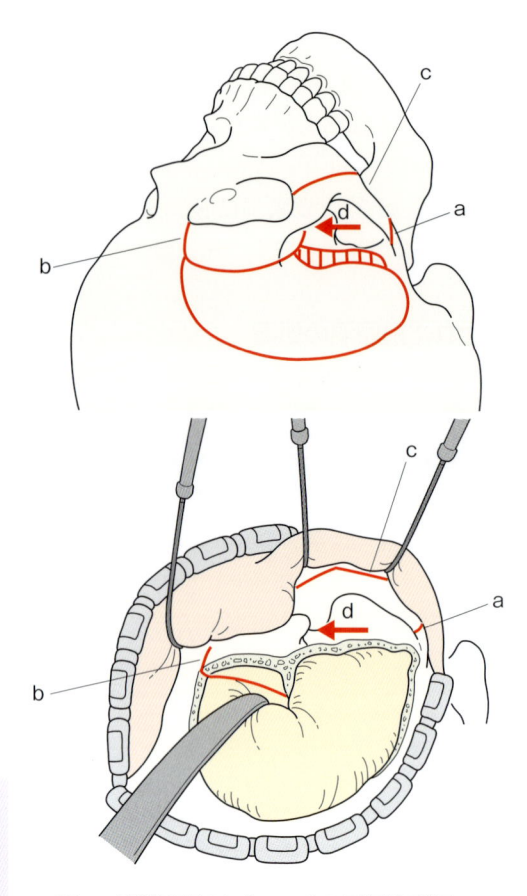

図7　眼窩頬骨アプローチの骨切除手順
a：頬骨弓側頭突起基部を切離．b：眼窩上縁の骨を切る．c：眼窩外側を頬骨から切離．d：眼窩外側壁を切離．
〔下段は，斉藤延人：Orbitozygomatic approach．大畑建治（編）：低侵襲時代の頭蓋底手術─過度な露出を避けるために．NS NOW 7，メジカルビュー社，pp59-70，2009 より改変〕

側壁を切離（図7のd）すれば眼窩頬骨骨片が除去できる．

> ● メモ4
> 大部分のステップは骨鋸かドリルを用いるが，眼窩外側壁切離はノミを用いると容易に操作できる．

視神経管開放と前床突起削除
開頭

　皮弁の翻転までは通常の pterional approach に準ずる．蝶形骨小翼を削除し，上眼窩裂を開放する．次いで前頭蓋底の硬膜を剥離する．この時点で前床突起はその外側壁が meningo-orbital band に覆われていて，十分に奥まで観察することができない（図8のa）．meningo-orbital band を数 mm 切開し，側頭葉硬膜を固有硬膜とともに後方へ牽引すると前床突起外側壁が露出され，先端部方向

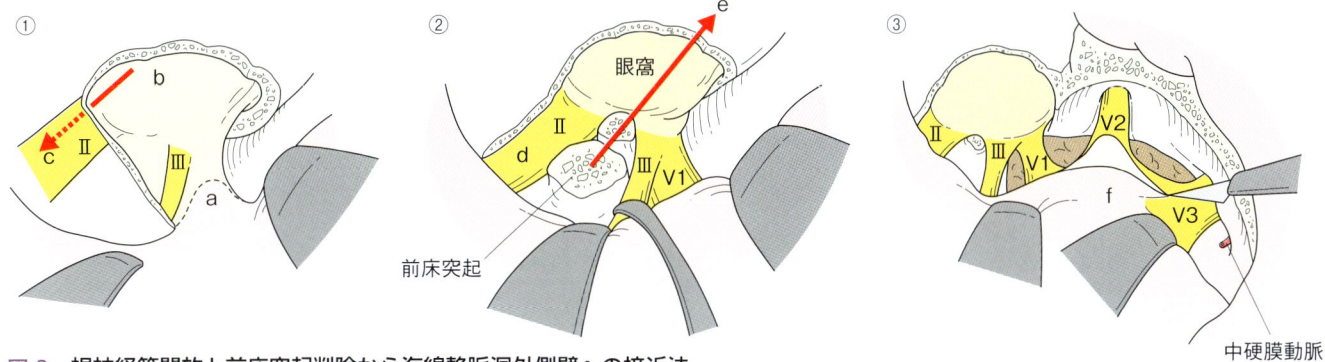

図8 視神経管開放と前床突起削除から海綿静脈洞外側壁への接近法

への観察が容易になる．上眼窩裂の外側から内側に向かってドリルで骨を削除しながら眼窩先端部を開放する（図8のb）．視神経管硬膜を観察し，ここに剝離子を挿入して方向を確認したのち（図8のc），視神経管上壁を開放する．ここの骨は薄いので硬膜損傷には特に注意し，薄い骨を残してこれを除去するつもりで操作する．ドリルによる視神経の熱損傷にも注意し，十分な流水で洗浄しながら視神経の走行に平行にドリルを進める．あまり内側にドリルを進めると篩骨洞が開放されるので注意する．視神経管が開放された時点（図8のd）で，前床突起は視神経管外側壁とoptic strutによって固定されているだけの状態となるので，前床突起の薄い骨皮質を残して内部をくり抜くようにドリルを進め，周囲の硬膜から剝離を進めていくと，最終的にはoptic strutで骨折をさせることで前床突起が遊離される（図8のe）．海綿静脈洞からの出血は，サージセル®を詰めて圧迫すれば容易に止血できる．

● メモ5

前床突起の先端部は内頸動脈が薄い結合組織を介して存在しており，また硬膜との癒着が強い．無理に前床突起を剝離せずに薄い骨皮質を剝がす心がけで操作する．

海綿静脈洞外壁へのアプローチ

● メモ6

海綿静脈洞の壁は2層構造をしており，浅層は骨側硬膜であり，深層は脳側硬膜である．深層が真の海綿静脈洞の壁であり，浅層と深層の間隙（interdural space）には三叉神経，動眼神経，滑車神経，三叉神経節が存在する．したがって，硬膜外から中頭蓋窩底へ進入したのち，浅層のみを切開して硬膜間腔（interdural space）を展開すると，脳表を一切露出せずに，動眼神経から三叉神経を露出し，海綿静脈洞腫瘍へアプローチできる．

開頭後の硬膜外操作

硬膜外から前床突起を削除したのち，さらに中頭蓋窩底硬膜を骨から剝離し，正円孔，卵円孔，棘孔を確認する．卵円孔は棘孔のすぐ前内方に存在するため，棘孔で中硬膜動脈を凝固切断してさらに硬膜を牽引するとより確認しやすくなる．

次いで，前床突起露出の際に開放された上眼窩裂の硬膜を後方へ牽引して切開すると，三叉神経第1枝が確認される．このinterdural spaceの層で剝離を続けながら，切開線を正円孔，卵円孔に向かって延長し剝離子などで側頭葉を脳側硬膜ごと上方へ挙上すると，三叉神経第2〜3枝，三叉神経節が露出される（図8のf）．棘孔の後方では，大錐体神経孔を出た大錐体神経がinterdural spaceを走行している．同様に硬膜外から骨性硬膜のみを切開して大錐体神経を中頭蓋窩底に残すことで，錐体骨縁上面にまで到達できる．一方，上眼窩裂の硬膜の剝離を内側へ進めると，滑車神経，動眼神経が露出され，以上のステップで海綿静脈洞近傍の重要なトライアングルが露出される（図9）．

● メモ7

図9に示した9つのトライアングルのうち，海綿静脈洞に進入するルートは①〜⑥である．⑦は内頸動脈のC5を露出するスペース，⑧は次に述べる前方経錐体アプローチの際に削除するスペースであり，⑨と⑧を開放することで三叉神経の可動性が上がり後頭蓋窩への進入が可能となる[3]．

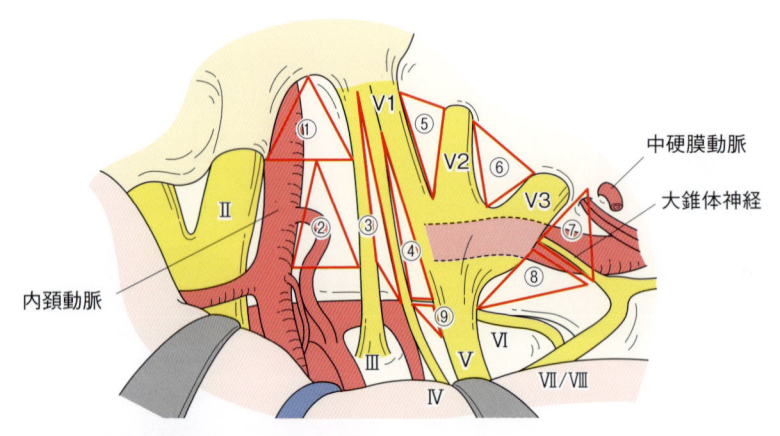

図9　海綿静脈洞のトライアングル

① anteromedial triangle(Dolenc), ② medial triangle(Hakuba), ③ paramedial triangle, ④ superolateral triangle(Parkinson), ⑤ anterolateral triangle(Mullan), ⑥ lateral triangle, ⑦ posterolateral triangle(Glasscock), ⑧ posteromedial triangle(Kawase), ⑨ inferolateral triangle.

(Fukushima T：Manual of Skull Base Dissection. 2nd ed, AF-Neurovideo Inc, Raleigh, 2004 より改変)

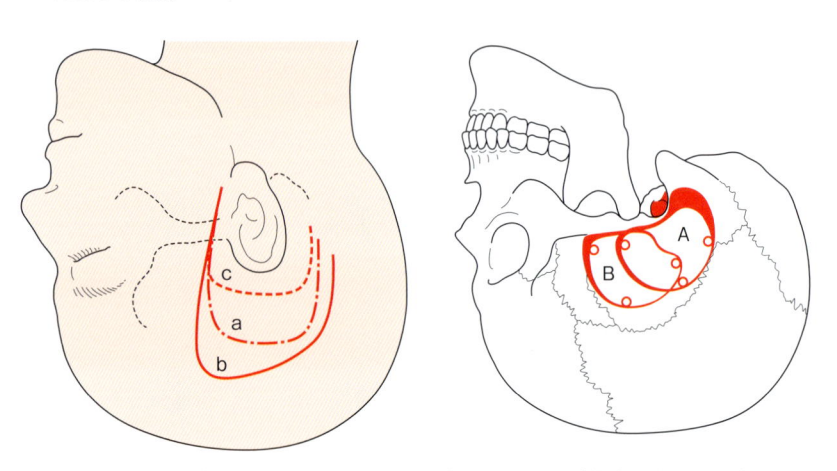

図10　側頭下アプローチ，前方経錐体アプローチおよび後方経錐体アプローチの皮切および開頭範囲の違い

a：後方経錐体アプローチ(開頭範囲はA)，b：前方経錐体アプローチ(開頭範囲はB)，c：側頭下アプローチ(開頭範囲はB).

〔図10～12は，松島俊夫(編)：脳動脈瘤，頭蓋底手術のために．顕微鏡下手術のための脳神経外科解剖Ⅵ，サイメッド・パブリケーションズ，1994より改変〕

央部の3か所に穿つ．開頭はこの3か所をつなぐ形で行うが(図10のB)，含気蜂巣が発達していると開放される可能性があり，その場合閉頭時の髄液漏予防対策が必要となる．

前方経錐体アプローチ

皮膚切開と皮弁の翻転

耳介を囲むようにレの字型の皮膚切開を設ける．特に閉頭時に用いる側頭筋膜弁を得るために，頭頂部へ長く皮膚切開を延長して側頭線を越えることが特徴である(図10のb)．皮弁は側頭筋膜状で剥離し翻転するが疎な結合組織は筋膜側に残す意識で行う．次いで，側頭筋膜を側頭筋より剥離して外耳道側へ有茎で翻転し，一方側頭筋は頭蓋骨より骨膜下に剥離して前方へ牽引する．

開頭

側頭開頭は側頭下アプローチと同様である(図10のB)．次いで，錐体骨先端部の露出を行う．硬膜外から側頭葉硬膜を剥離していくと弓状隆起が確認される．そこからさらに前方へ硬膜剥離を延長していくと，棘孔で中硬膜動脈および硬膜が牽引されている様子が観察されるので，中硬膜動脈を凝固切断するとさらに硬膜の挙上が可能となり，その前方に卵円孔および三叉神経第三枝が観察され，一方後方には大錐体神経がinterdural spaceを走行しているために硬膜が錐体骨側に癒着している様子が観察される．そこで，海綿静脈洞外壁へのアプローチで記載したように骨側の硬膜だけを切開してinterdural spaceに入ると大錐体神経を観察することができるので，これを骨側硬膜とともに側頭骨側に癒着させたまま温存し，さらに錐体骨先端部を骨膜から剥離して露出すると三叉神経圧痕部が観察される．以上の操作で，三叉神経第三枝，弓状隆起，大錐体神経に囲まれた，posteromedial triangleが削除できる(図9の⑧，図11)．大錐体神経直下には内頚動脈が，また弓状隆起内には蝸牛および三半規管が含まれているため，聴力と内頚動脈を温存した安全な錐体骨前半部の削除可能範囲は弓状隆起頂上と大錐体神経を結ぶ線よりも内側となる．顕微鏡の光軸をやや前方から入れて錐体に正対するように観察することで，弓状隆起が視野の妨げとならない術野が得られ

側頭下アプローチ

皮膚切開と皮弁の翻転

通常の側頭下アプローチの場合には，乳様突起の後方より垂直に頭頂側へ向かい，鱗状縫合に沿って前方へ向かい耳介を取り囲むような逆U字型の切開を設ける(図10のc)．側頭筋を骨膜下に剥離し，皮弁と一塊にして翻転する．この時点で外耳道の凹み，頬骨弓，鱗状縫合などを確認する．

開頭

頬骨弓基部の上と乳突上稜を結んだ線が示す中頭蓋窩底の高さを開頭の下縁とする．したがってバーホールは頬骨弓の直上，アステリオン前上方の乳突上稜直上，鱗状縫合の中

る．また間口は狭くとも奥行きが広がるイメージで，削除面に骨の突起が一切残らないようにドリルすることが重要である．

後方経錐体アプローチ
皮膚切開と皮弁の翻転
通常の側頭下アプローチと同様に耳介を囲むようにU字型の皮膚切開を設ける．後方は前方経錐体アプローチよりも乳様突起の後方まで延ばす（図10）．皮弁剝離も通常の側頭下アプローチと同様である．

開頭
聴力温存を考慮しない開頭法を解説する．側頭開頭は外耳孔が中央に位置するようにやや後方に設ける．バーホールの位置は，前方が顎関節の直上，後方はアステリオンの前方，上方は外耳孔からの垂線が鱗状縫合と交わる部位に穿つ．開頭はこの3か所をつないで行うが，後方はS状静脈洞前縁が露出されるので，損傷しないように注意する（図10のA）．次いで，硬膜外から側頭葉硬膜を剝離して弓状隆起を確認する．その後，ドリルを用いてS状静脈洞の前方で乳突蜂巣の削除を開始する．削除を進めていくと大きな空洞として乳突洞が開放される．乳突洞の位置はヘンレ棘の後方であり，外耳道と乳突上稜およびS状静脈洞で形成される三角形の底部に相当する．前方には鼓室があり，その天蓋を削除すると耳小骨が確認される．手前に見えるのがキヌタ骨でその奥にツチ骨がある．顔面神経を損傷しないように，外耳道と耳小骨を結んだ延長上に内耳道の位置を想定しながら内耳道よりも後方で弓状隆起を削除していくと，迷路に近づいた兆候として骨が次第に固くなる．ここで削除をさらに進めると迷路の小孔が確認される．上半規管のすぐ前方に深さ約7mmで内耳道が存在し，外側半規管のすぐ尾側に顔面神経の鼓室部が走行

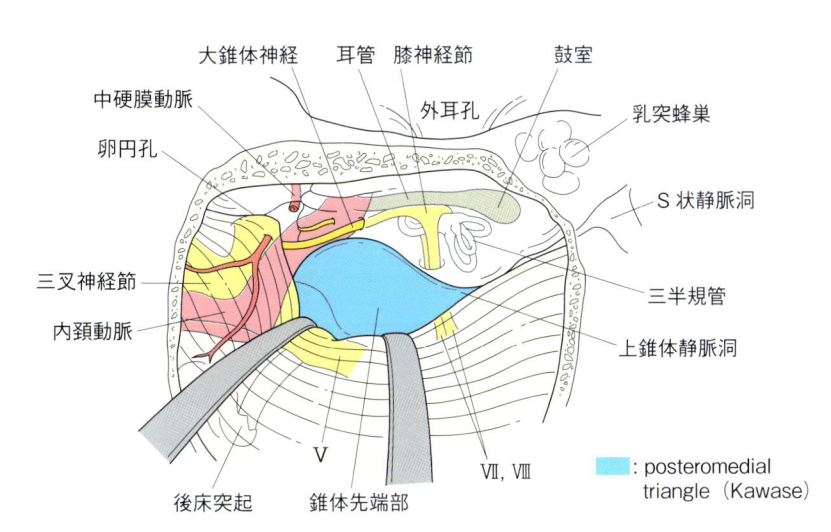

図11　右前方経錐体アプローチの錐体骨切除範囲

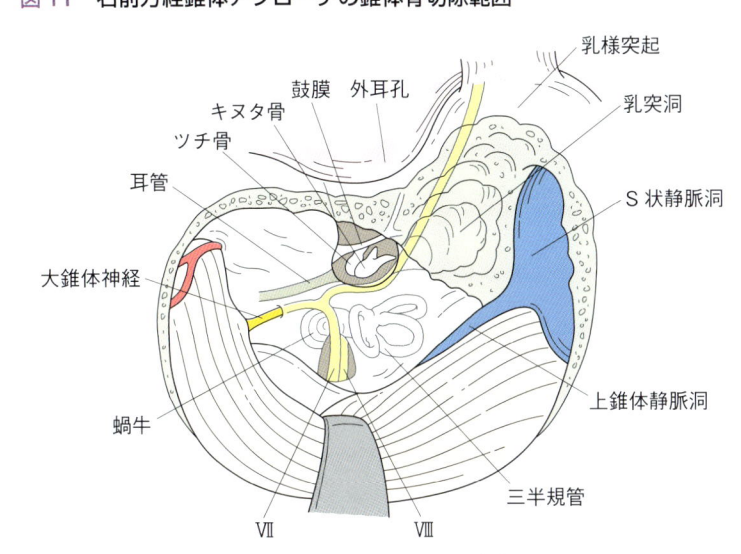

図12　右後方経錐体アプローチの錐体骨切除範囲

している．洗浄により熱損傷を予防しながら，ダイヤモンドバーで内耳道を開放していく．特に，内耳道底の顔面神経は非常に浅い位置を走行しているので，硬膜保護には細心の注意をはらう（図12）．

●メモ8
中耳を開放する理由は，内耳道の位置を同定するためと，閉頭時に髄液漏予防目的で耳管入口部へ脂肪を充填するためである．中耳内壁直下には顔面神経が走行しているので，安易にドリルを内側まで進めてはならない．

●参考文献
1）Kawase T, Shiobara R, Toya S：Anterior transpetroclival meningiomas：Surgical method and results in 10 patients. Neurosurgery 28：869-875, 1991
2）Shiobara R, Ohira T, Kanzaki J, et al：A modified extended middle cranial fossa approach for acoustic nerve tumors. J Neurosurg 68：358-365, 1988
3）西澤　茂：Dolenc approach—復習と応用．新井　一（編）：機能温存のための脳神経外科解剖．顕微鏡下手術のための脳神経外科解剖 XV，サイメッド・パブリケーションズ，pp17-25, 2003

（河瀬　斌・堀口　崇）

C-Ⅲ アプローチ

1 眼窩頬骨アプローチ
orbito-zygomatic approach

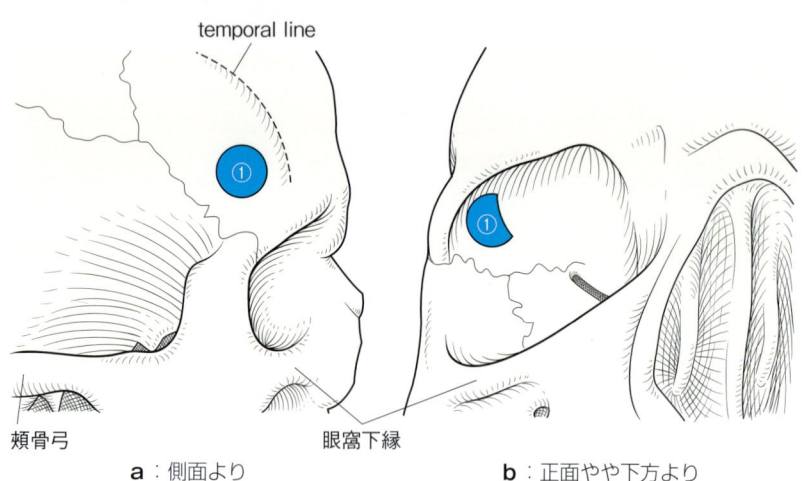

図1 第一のキーホール(key hole 1)
a：側面より
b：正面やや下方より
c：上面より

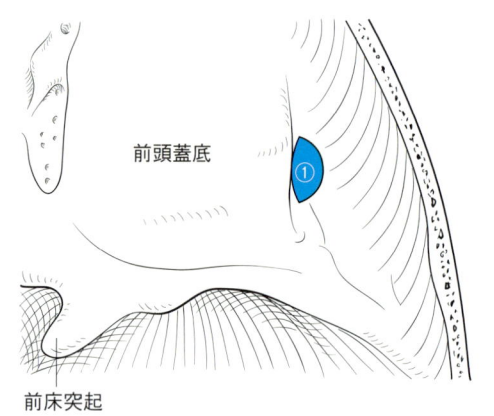

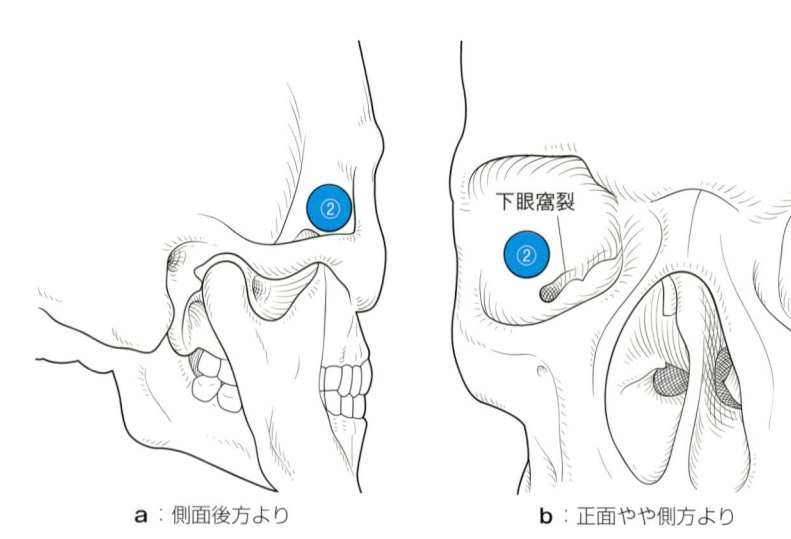

図2 第二のキーホール(key hole 2)
a：側面後方より
b：正面やや側方より

術前解剖の知識

前頭蓋窩，中頭蓋窩，眼窩，前頭洞，下眼窩裂，上眼窩裂，視神経管，前床突起，海綿静脈洞の相互間の位置関係の把握が重要である．眼窩の上壁は前頭蓋底と背中合わせになっている．眼窩の外側壁の後ろ半分は中頭蓋窩の前，内側壁と背中合わせ，前半分は頬骨と蝶形骨で囲まれた頭蓋外腔（命名されていない．通常は側頭筋が占拠している腔）と背中合わせになっている．眼窩の上壁の前内側寄りは前頭洞が嵌入してきていて，2層になっている場合がある．

適応

蝶形骨縁～中頭蓋窩病変，眼窩内病変，傍前床突起病変　海綿静脈洞病変，高位の前交通動脈瘤あるいは脳底動脈瘤まで，非常に幅広い応用が可能である．

3つのキーホールの理解

骨切り術(osteotomy)の最も重要な点は眼窩縁と頬骨弓を一塊として切除するための3つのキーホールを理解することである．キーホールを理解してしまえば，何も考えることなく骨切りを行うことが可能である．第一のキーホール(key hole 1)は，通常のpterional approachの際のキーホールとほぼ同位置であるが，バーホールが前頭蓋窩と同時に眼窩にも貫通するように穿つのがポイントである（図1の①）．第二のキーホール(key hole 2)は，下眼窩裂(IOF)そのものあるいはそれよりもやや頭頂(vertex)寄りに穿つ眼窩に貫通するバーホールである（図2の②）．第三のキーホール(key hole 3)は眼窩上孔のすぐ内側に穿つ前頭蓋窩に貫通するキーホールである（図3の③）．

手術手技

one-piece か two-piece か

one-pieceで行って何ら支障はないが，前

頭洞が大きくて外側や眼窩上壁に張り出している場合は one-piece で行うのは不可能で，慣れない場合も two-piece で行うのが無難である．ここでは両方法について解説する．

**皮膚切開と筋肉の処理
（one-piece, two-piece 共通）**

①皮膚切開は前頭部正中を対側に少し越えたところから，髪際の内側を通って，外耳孔の前方 5 mm のところで頬骨弓を下方に越えて 10 mm のところまでとする．この際，外耳孔より 15 mm 以上前方になると顔面神経が頬骨弓の外側を下後方から上前方に向かって横切るためそれを損傷する危険性がある．

②側頭筋は皮切に沿っていったん皮弁とともに切開し 1 層で骨から剝離する．

③側頭筋膜を皮弁側に付着したまま残しながら側頭筋の筋体のみを側頭筋膜から剝離する．頬骨弓の内側部まで十分に剝離して後方に牽引する．顔面神経前頭枝は側頭筋膜のすぐ外側の皮下を走行しているので②，③の操作により完全に温存される．

④次いで皮弁側に付着している側頭筋膜を頬骨弓の内側部分で頬骨弓に沿って電気メスを用いて骨膜ごと切断する．顔面神経前頭枝は頬骨弓の外側を走行するため，この操作により温存される．その部分をとっかかりとして，骨膜剝離子を用いて側頭筋膜を骨膜ごと剝離して，頬骨弓を全長にわたって露出させる．この際，皮弁側のテンションが強く露出が不十分になることがあるが，たいていは，頬骨弓後端部に付着している側頭筋膜を十分に切離することによりテンションは解除でき頬骨弓の露出が容易にできるようになる．頬骨弓の内側，下縁に付着している筋肉も完全に剝離して，頬骨弓をフリーにする．

⑤眼窩の上壁および外側壁から眼窩骨膜を破らないように丁寧にはがす．多少破れて眼窩周囲脂肪組織が突出してきても修復は不要である．キーホールおよび骨切り線にかかる部分は十分に剝離する必要がある．

one-piece osteotomy

①皮膚切開，筋肉の処理，眼窩骨膜の剝離ができたら上記の 3 つのキーホールを穿つ．

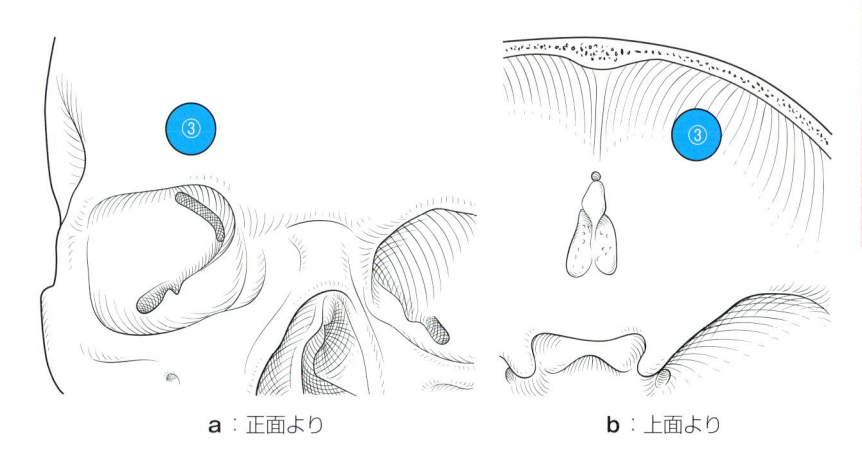

a：正面より　　**b：上面より**

図3　第三のキーホール（key hole 3）

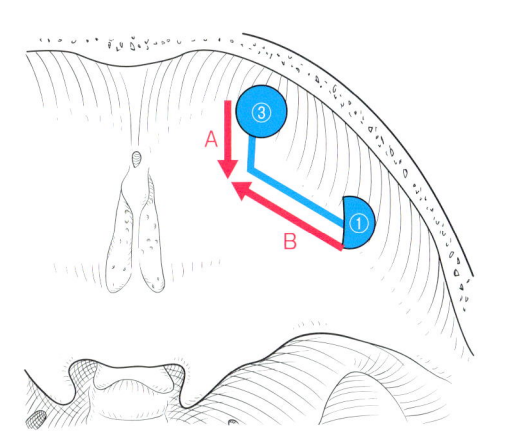

a：上面より

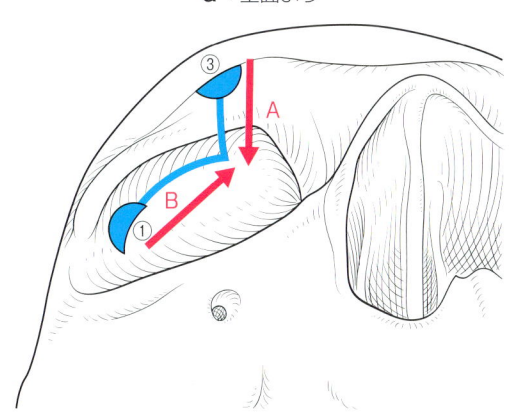

b：正面下方より

図4　one-piece osteotomy の手順 1

②key hole 3 から眼窩に向けてカッティングドリルで切り込みを入れる（図4矢印 A）．カッティングドリルの guiding guard の先端は眼窩へは到達できずあくまでも前頭蓋窩のほうにとどまる．この際，眼窩上神経を温存するように注意する．この神経の出口は孔になっている場合と切痕になっている場合があるが，孔の場合はノミなどで切り込みを入れて神経を丁寧に剝離す

a：正面下方より　　**b：側面後方より**

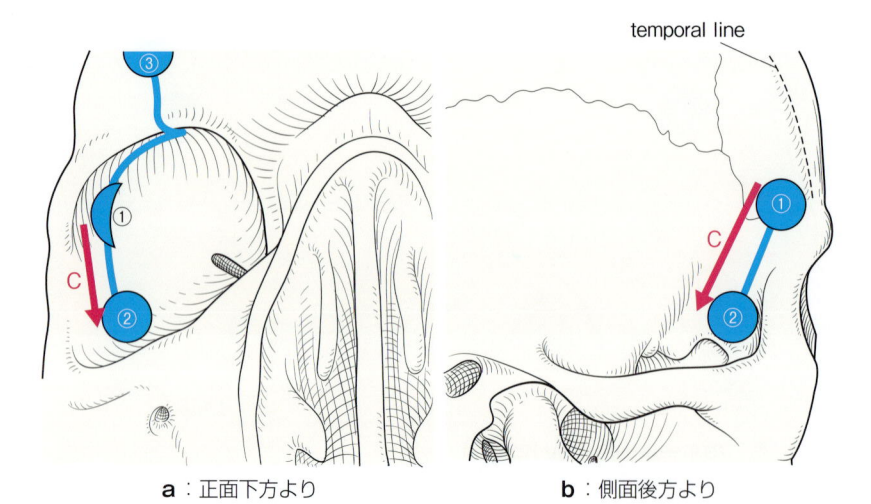

図5 one-piece osteotomy の手順 2

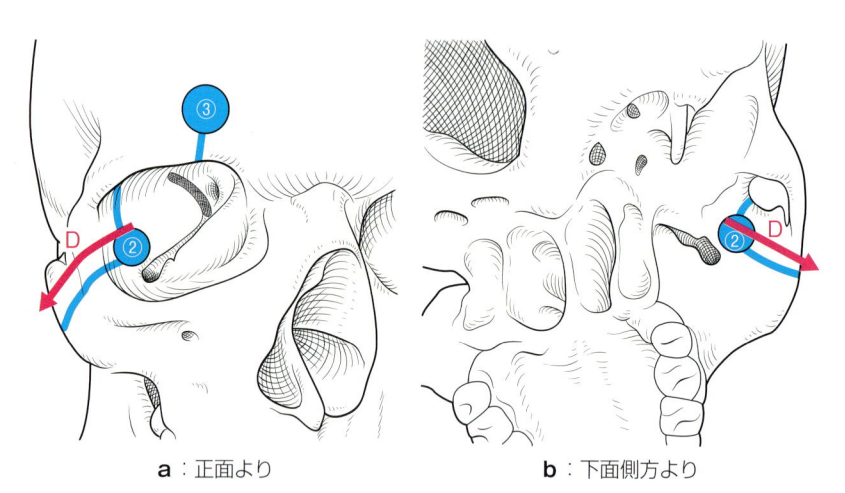

a：正面より　　**b：下面側方より**

図6 one-piece osteotomy の手順 3

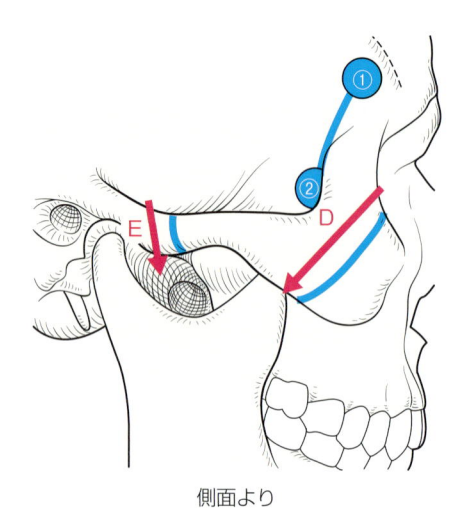

側面より

図7 one-piece osteotomy の手順 4

る．次いで key hole 1 から key hole 3 への骨切り線は前頭蓋底を切るラインである．眼窩のほうからカッティングドリルを挿入し，guiding guard の先端を key hole 1 の眼窩部分から外に出し，前頭蓋底部分に引っかけて前頭蓋底の骨を切っていき，最初に入れた切り込みとつなげる（図4 矢印 B）．この際，眼窩骨膜や眼球周囲脂肪組織を損傷しないように，脳へらなどを用いて十分に保護する必要がある．

③ key hole 1 から key hole 2 への骨切り線はカッティングドリルの guiding guard の先端を key hole 1 の眼窩部分に挿入して key hole 2 まで眼窩側壁を切る（図5 矢印 C）．この際，①と同様に眼窩骨膜あるいは眼球周囲脂肪組織を損傷しないように脳へらなどで十分に保護する．

④頬骨基部の骨切り線は，カッティングドリルを眼窩側から挿入して，guiding guard の先端を key hole 2 から外に出しそのまま図のように頬骨基部を切断する（図6，7 矢印 D）．

⑤最後に頬骨弓をその後端で切る（図7 矢印 E）．

以上で眼窩頬骨骨切り術のコアの部分は完了である．

⑥頭蓋部分は必要に応じて前頭部および側頭部にバーホールを開けて切る（図8の＊と矢印）．

⑦硬膜との癒着，頬骨弓と筋肉との癒着を十分に剝離してから一塊として骨を外す．

⑧眼窩骨膜を十分に剝離しながら眼窩上壁および側壁を rongeur off する．この際，この骨をそのまま使って上壁，側壁の形成をする場合には，なるべく一塊として切り取るようにする（図8bの斜線部分）．

two-piece osteotomy

① key hole 1～3 を上述と同様に穿つ．

②次いで前頭部および側頭部にバーホールを穿ち，必ず key hole 1，3 を通るようにして前頭側頭開頭を行う（図9aの＊と矢印）．cutting line 上に前頭洞を含む場合には，外板と内板を同時に切ろうとしても厚みが厚くなるため途中までしか切れないことが多い．そのような場合は切れるところまで

切って，外板のみも切れるところまで切って，残った内板はノミなどを用いて切る．前頭洞は後で修復しておく必要がある．筆者らは，前頭洞内の粘膜を可能な限り焼灼して皮下脂肪を充填し，フィブリン糊でシールし，さらに pericranial flap で圧迫して覆っている．

③開頭術後なので前頭蓋底を露出できるため眼窩縁および眼窩上壁（前頭蓋底）を切るのは容易である．まず，key hole 3 の部分でカッティングドリルの guiding guard 先端を眼窩内に挿入して眼窩縁を切り前頭蓋底に入ったら，そこから方向を 90°変えて外側の key hole 1 に向かって前頭蓋底を切る（図 9 b 矢印）．guiding guard の先端は眼窩内のままである．次いでそのまま key hole 1 を通過して眼窩側壁を key hole 2 に向けて切る．開頭してあるのでこれが可能になる．この際カッティングドリルで眼窩内容物および前頭部硬膜が損傷しないように脳べらなどで保護しながら行う．

④頬骨基部と頬骨弓後端の切除は one-piece osteotomy の④，⑤と同様に行う．

閉頭

開頭の際にはずした骨片をそのまま戻すが，顔面部では眼窩上壁と頬骨弓後端での固定が必要である．また，前頭頬骨縫合部分は脆弱で折れやすいため，プレートによる補強が必要である．また，術後の眼球陥凹が起こらないように，レジンを用いて眼窩上壁と側壁を形成する．

（淺井昭雄・河本圭司）

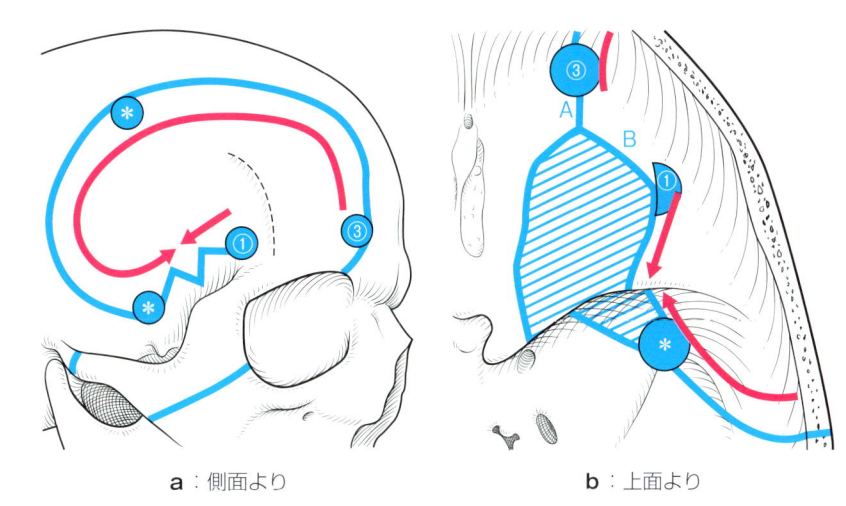

図 8 one-piece osteotomy の手順 5
　a：側面より　　b：上面より

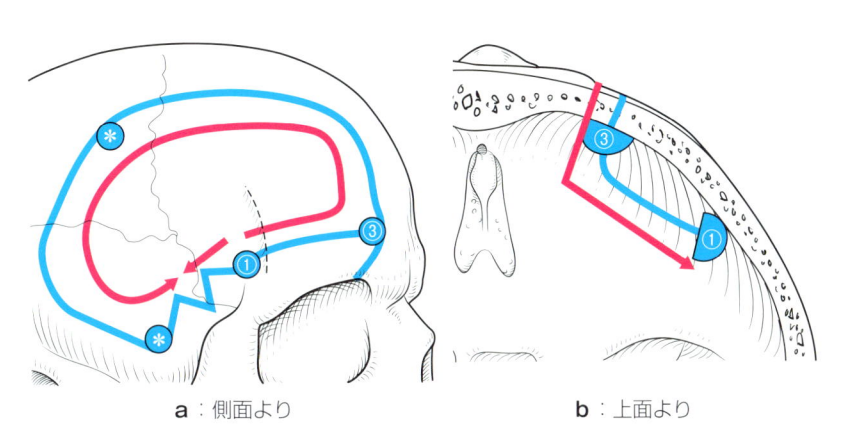

図 9 two-piece osteotomy の手順
　a：側面より　　b：上面より

C-Ⅲ　アプローチ

2　外側後頭下アプローチ
lateral suboccipital approach

　外側後頭下アプローチ（lateral suboccipital approach）は，後頭骨外側部を開け小脳橋角部へ後方から進入するアプローチである．しかし，露出する小脳橋角部が上下に長いためバリエーションが多く，しかも障害物もあり，上手に行わないと見たいところを見られないということも起こる．本項では，①外側後頭下開頭法の基本的手術手技，および②開頭法のバリエーションについて解説する．

外側後頭下アプローチの基本的手術手技

体位，頭位，髄液排除（図1）

　空気塞栓症を考えると，できる限り側臥位がよい．ただし，同じ側臥位でも後述する infratentorial lateral supracerebellar approach と infrafloccular lateral suboccipital approach では頭位が違う[1]．後者の場合，より後下方から観察するため患者肩が障害となるので，頸の前屈を強くする必要がある（図1a，b）．

　硬膜切開後の髄液排除は，頭蓋内操作を始める際の重要操作である．髄液排除を術中も上手に行うと小脳半球の牽引が軽減でき，術後の小脳腫脹・出血を減らすことができる．①硬膜切開直後，大孔部くも膜下腔から髄液排除を行う．②術前に脊髄腔ドレナージを留置し，硬膜切開と同時にドレナージを開放し約20～30 ml の髄液を除去する．手術が長引けばこれを繰り返す．硬膜切開直後，大孔部くも膜下腔から髄液排除を行う．③水頭症のあるものは，必要に応じて側脳室穿刺を後角部から行う．④術中，術野にドレナージチューブを留置し持続吸引するなどの方法がある．それらの中で最も安定しているので筆者らが好んで用いるのは，①か②のやり方である．これを症例ごとに選ぶ．硬膜内へ進入時，すなわち小脳半球を圧迫し始めたり脳へらを挿入し始めた段階でもし髄液が出るようであれば，すぐに頭蓋内深く進入せずに2～3分間出てくる髄液を吸引しながら待ったのちに小脳半球を牽引し脳へらを挿入すると，無理なくうまく小脳橋角部を観察し始めることができる．

皮膚・筋肉切開（図2, 3）

　通常の外側後頭下開頭での皮膚切開は，耳介後部の毛髪線近傍の毛髪線内に線状皮膚切開を入れるが，下部は正中側へ向かうカーブにしておく（図2a）．これは，側臥位で手術

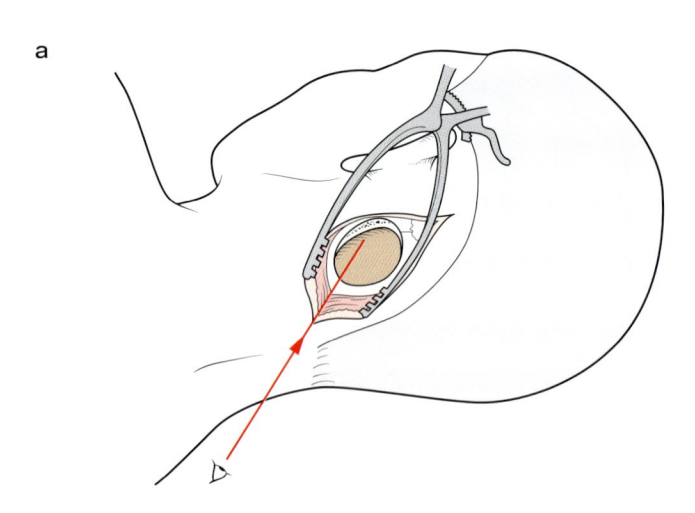

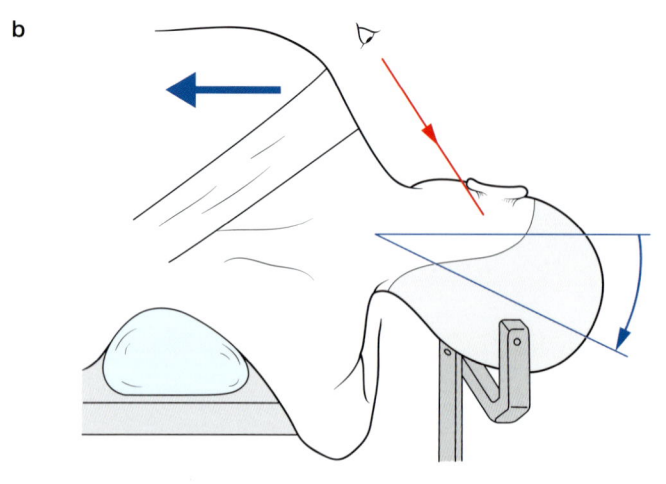

図1　基本的手術手技―体位
（lateral suboccipital infrafloccular approach を例に）
（松島俊夫，他：片側顔面痙攣の手術 そのピットフォールとその克服．脳外誌 10：164-172，2001 より改変）

するとき，皮膚弁の手前が顕微鏡下視線の障害物とならぬようにするためである．

耳介後部の皮膚切開においてレイニーククリップはあまり有用ではない．皮膚層と皮下ならびに筋肉層が分かれにくく，クリップの定着が悪くはずれやすい．それで，筆者らはクリップの代わりにモスキートペアンを用いている．皮下の血管をはさみ圧迫止血し，翻転している．時間も早くて済む．

切開予定線を上部から切開開始し，ヤンゼンの開創拘を用い切開した上部の頭蓋骨を早めに露出する．皮切部を上からのみではなく横から観察し，各層を早めに確認できるからである．筋肉の頭蓋骨からの剝離はラスパトリウムかモノポーラ電気メスで行い，骨膜まで完全に剝離して下方へ向かう（図2b）．

露出した頭蓋骨から静脈性の出血があれば，乳突孔に存在する導出静脈からの出血が多い．これは，孔を骨ろうで詰めれば止血できる．乳突孔はS状静脈洞近くに存在する．

骨の露出を下部へ広げ始めたら，どこまで頭蓋骨（後頭骨，錐体骨）を下降したか考えながら行う．それを知るためには，乳様突起とともに項部筋肉が付着している上項線・下項線に気を配る．下項線を過ぎると筋肉はスムースに剝げるが，頭蓋外椎骨動脈にも近づいたことになる（図3a，b）．

乳突切痕後端近傍には後頭動脈があり，これを切断することになる．同じ高さで後頭神経も切断せざるを得ないことが多い．

頭蓋骨脊椎移行部に近づくと，筋肉切開の際，頭蓋外椎骨動脈を傷つける危険性が高まる．それを防止するため，後頭骨がまだ存在するのかを指で確認するとともに，切開したい筋肉層をペアンで持ち上げ，持ち上げた筋肉のみを切開するようにして，脊椎移行部近傍の後頭骨を露出する（図2b）．

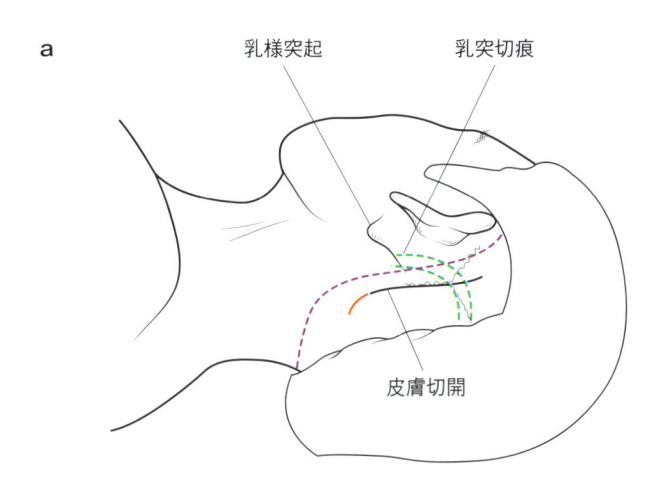

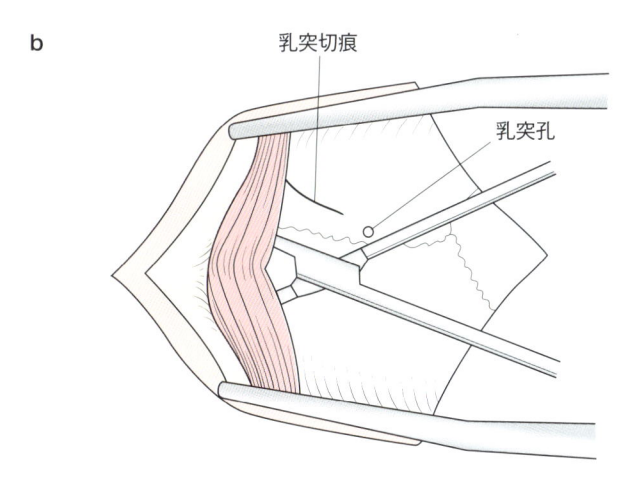

図2 基本的手術手技—皮膚ならびに項部筋層切開

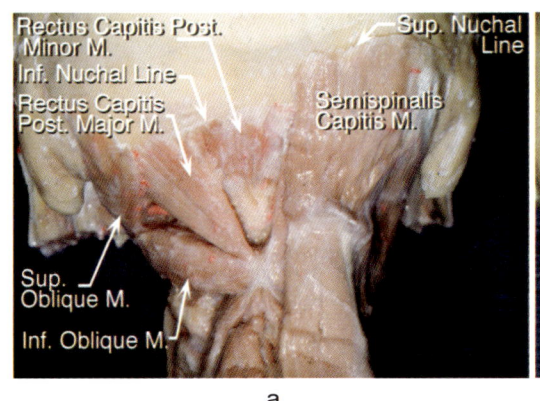

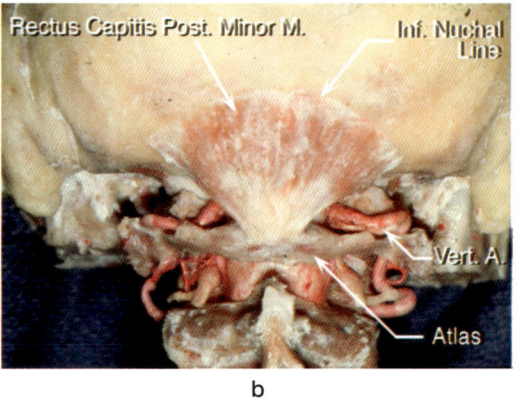

図3 項部筋肉の解剖-付着部と頭蓋外椎骨動脈との関係
Rectus Capitis Post. Minor M.：小後頭直筋
Rectus Capitis Post. Major M.：大後頭直筋
Sup. Nuchal Line：上項線
Inf. Nuchal Line：下項線
Sup. Oblique M.：上頭斜筋
Inf. Oblique M.：下頭斜筋
Semispinalis Capitis M.：頭半棘筋
Vert. A.：椎骨動脈
Atlas：環椎

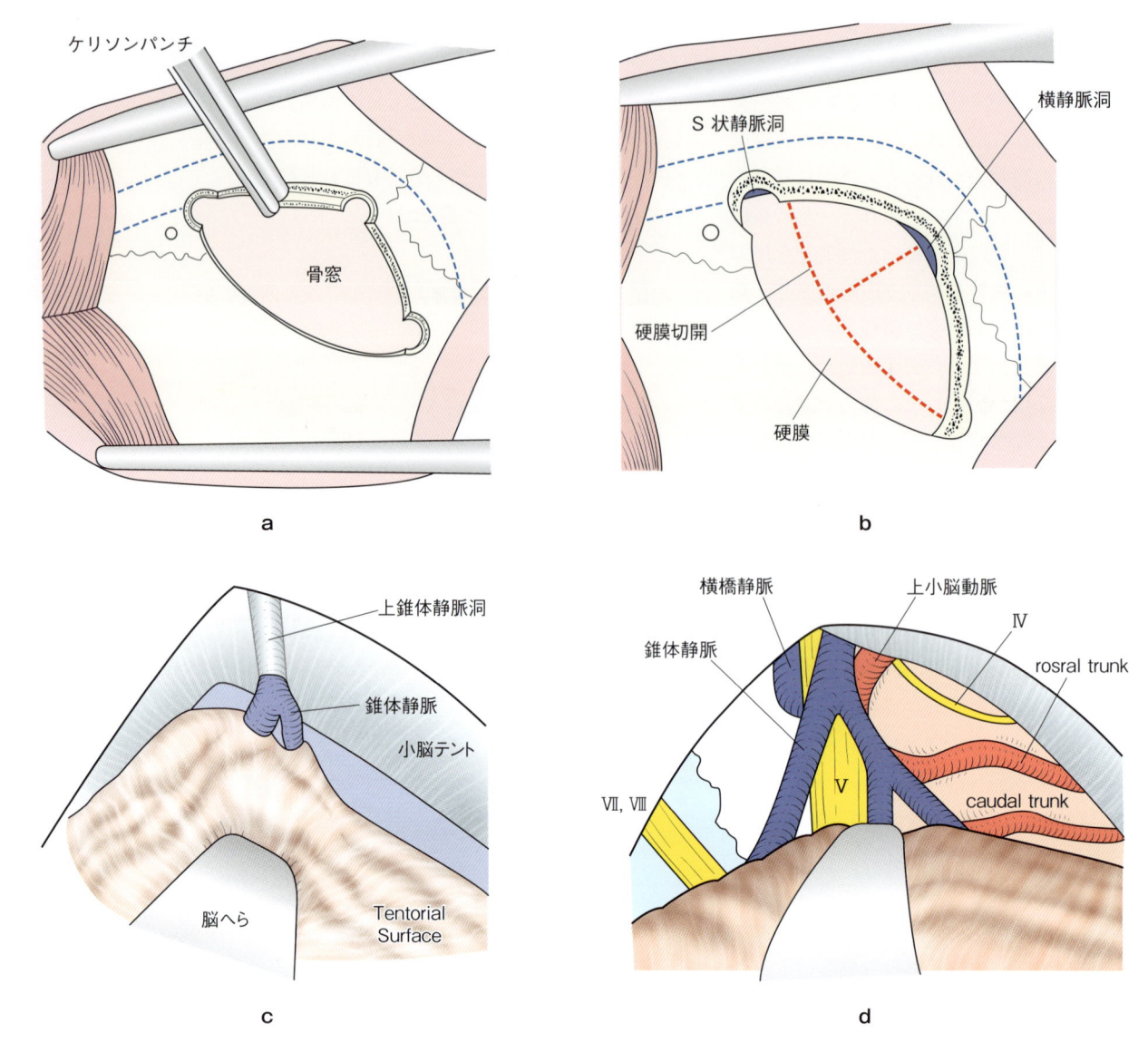

図4 基本的手術手技—骨窓形成と硬膜切開ならびにくも膜剝離（左側 infratentorial lateral supracerebellar approach を例に）
a：骨窓形成，b：硬膜切開，c, d：くも膜の剝離.
〔松島俊夫：三叉神経痛に対する神経血管減圧術, Infratentorial lateral supracerebellar approch による tentorial stitched sling retraction method（小脳テント吊り輪牽引法）．後頭蓋窩の微小外科解剖と手術．サイメッド・パブリケーションズ，pp101-108, 2006 より改変〕

骨窓形成

　小脳半球の牽引を軽減するためには横静脈洞ならびにS状静脈洞ぎりぎりまで骨削除を行う必要がある．骨窓の位置，形は後述する開頭法のバリエーションにより変わってくる．通常の開頭術のように，まず穿頭器で2～3個の穴を開け，それを繋いで開頭術を行う．キーホールとなる穴の位置を間違えないように行う．穿頭器で開けるとき，水を少なめにかけ，閉頭時に使用する骨くずを採取しておく．次に硬膜静脈洞辺縁を露出するように，ぎりぎりまで骨削除を行う．筆者は開頭術でできた骨窓辺縁をまず数mmの厚さになるまでパワードリルで削り，残った骨窓辺縁をケリソンパンチで削除している（図4a）.

硬膜切開

　小脳半球の圧迫を軽減するため静脈洞ぎりぎりまで骨を削除したので，硬膜も静脈洞ぎりぎりまで切開したほうがよい．しかし，時に硬膜を切開するつもりで静脈洞まで切開損傷することがあるので，最後の数mmは顕微鏡を入れてから行うことを勧める．三叉神経痛の場合に用いる infratentorial lateral supracerebellar approach の場合，"T"字型の硬膜切開を入れるが，必ず小脳半球 tentorial surface と petrosal surface のコーナーへ硬膜切開がくるようにする（図4b）.

架橋静脈の処置

　小脳 tentorial surface で手術操作を行う

際，テント下面への架橋静脈に注意をはらわなければならない．まず硬膜内へ脳へらを挿入する際に，小脳テント静脈洞への架橋静脈の有無を確認する．通常，外側部には存在しないが，露出した小脳 suboccipital surface を上行する静脈が存在する場合は用心する．

内耳孔上部より前方では，必ずといってよいほど3～4本の錐体静脈に遭遇し，その処置をしなければならない．錐体静脈周囲くも膜を剥離し錐体静脈を遊離すると，小脳半球をかなり自由に牽引できるようになる（図4c, d）．tentorial surface を下方へ牽引する場合，petrosal surface を上行してくる枝の本幹（vein of cerebellopontine fissure）を残しながら tentorial surface 側のものをまず切断すると，tentorial surface を牽引しやすくなる．

小脳半球 petrosal surface 下部を牽引する際は，頚静脈孔周囲の架橋静脈である舌咽静脈や迷走静脈を損傷，出血させないように心がける．これら静脈は，見つけ次第凝固切断したほうがよい．

架橋静脈ではないが，硬膜に付着した動脈として，内耳孔近傍に内耳動脈や弓下動脈などが存在する．時々，前下小脳動脈から出る弓下動脈が短く，前下小脳動脈自身が内耳孔近傍の硬膜へ埋まっていることもある．顔面・聴神経（Ⅶ，Ⅷ）近傍での petrosal surface の牽引やくも膜剥離の際はこれらの動脈にも気を配り注意しながら行う．

閉頭

止血を十分に行ったのち，ほかの部位同様に閉頭を行う．筆者らは硬膜縫合前に麻酔科医に頼み，止血を確認するため血圧を上昇してもらっている．髄液漏防止のため硬膜縫合はしっかり行う．外側後頭下アプローチの皮切は，よく動かす首にあるので縫合離開しやすい．それで筆者らは，皮下を5-0の白ナイロン糸で縫合している．加えて，抜糸は術後1週間以上経てから行う．

外側後頭下アプローチのバリエーション

外側後頭下アプローチは，進入部位が異なると術野が全く違う．そのため，標的とする病変の部位により開頭部位にバリエーションをつけて用いるほうが得策である．そこで筆

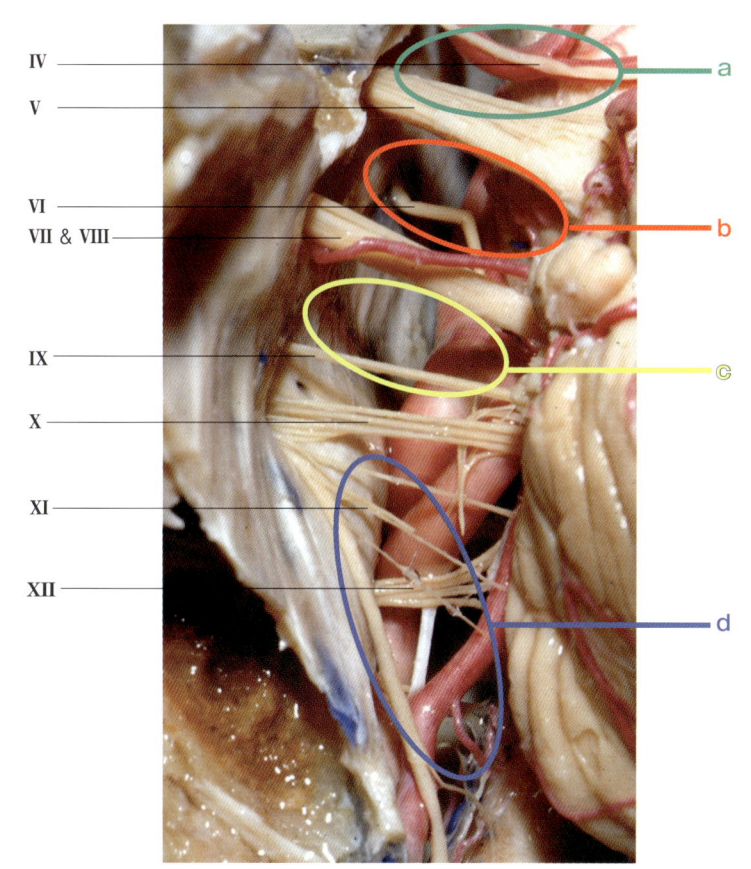

図5 小脳橋角部の脳神経と4小区画
小脳橋角部における脳神経―第4～第12脳神経．
a：上部の脳神経と区画．
b, c：中部の脳神経と区画．
d：下部の脳神経と区画．
（松島俊夫，他：解剖に基づいた外側後頭下開頭法—バリエーションとピットフォール．大畑建治（編）：顕微鏡下手術のための脳神経外科解剖Ⅷ，サイメッド・パブリケーションズ，pp105-116，2000より転載）

者らは，小脳橋角部を上・中・下の3つの脳神経束により4小区画に分け，標的区画に対応して開頭にバリエーションをつけている[1]．各区画へのアプローチに応じて，骨窓部位のみならず体位，脳へらの掛け方なども違ってくる．

4小区画と骨窓形成部位

小脳橋角部は，障害物となる三叉神経（Ⅴ），顔面・聴神経（Ⅶ，Ⅷ），下位脳神経（Ⅸ，Ⅹ，Ⅺ）の3つの脳神経束を基準として，次の4つの小区画へ分けられる（図5）．ⓐ三叉神経より内側，テント切痕まで，ⓑ三叉神経と顔面・聴神経束の間，ⓒ顔面・聴神経束と舌咽神経の間，ⓓ下位脳神経から大孔部である．これらのどの区画で手術を行うかを考え，骨窓を形成し小脳橋角部へ進入しなければならない（図6a）．頭蓋骨表面の指標は，アステリオン，乳突孔，乳突切痕，顆窩，顆管と下項線である（図6b）．

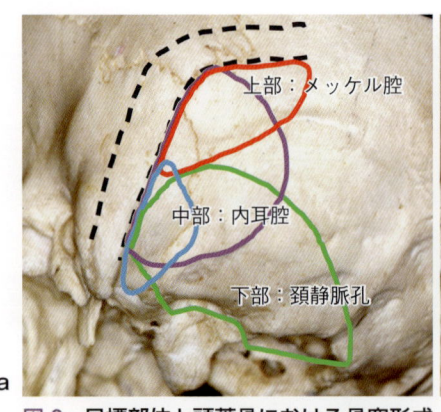

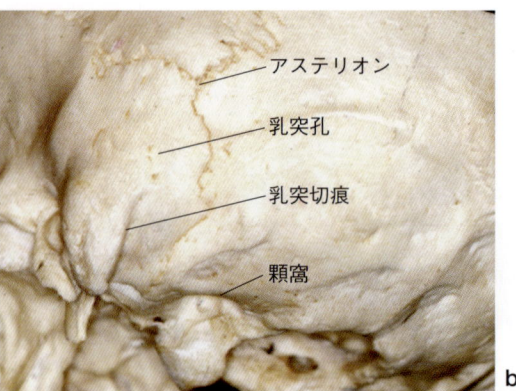

図6 目標部位と頭蓋骨における骨窓形成
 a：目標別骨窓形成の違い―上部，中部，下部．
 b：頭蓋骨表面における解剖学的指標．

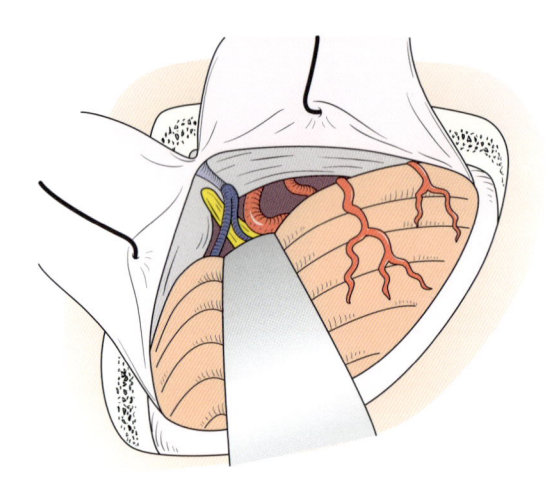

a：infratentorial lateral supracerebellar approach
b：infrafloccular lateral suboccipital approach 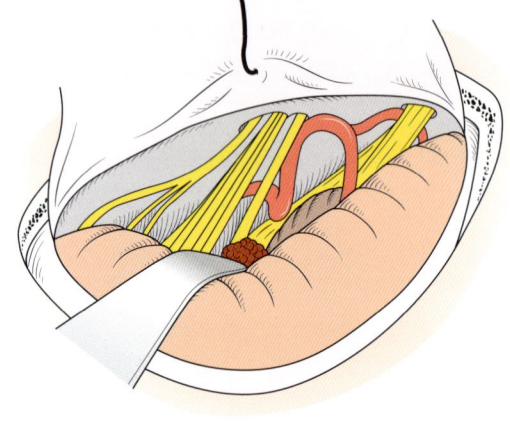
c：transcondylar fossa approach 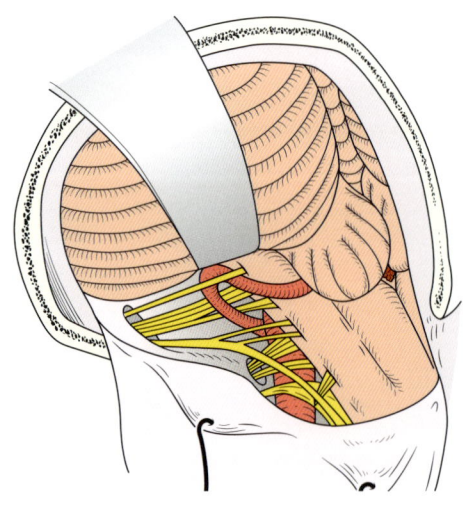
d：conventional lateral suboccipital approach 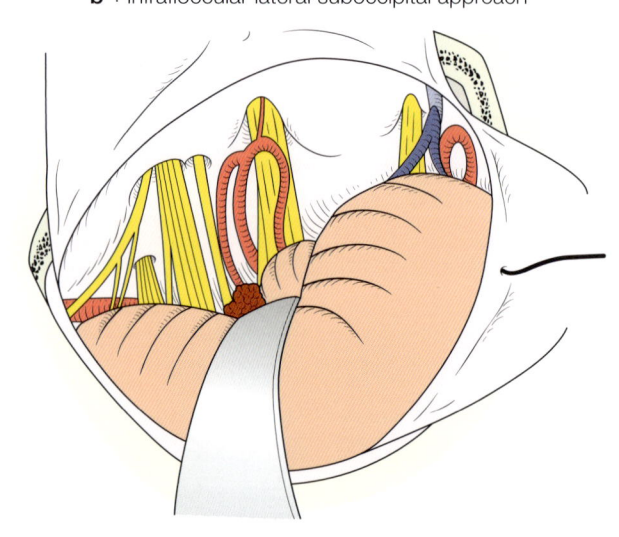

図7 4つのアプローチ（すべて左側）
（松島俊夫：外側後頭下開頭とそのバリエーション．後頭蓋窩の微小外科解剖と手術．サイメッド・パブリケーションズ，pp81-92, 2006 より改変）

4つのアプローチ

　これらの小区画とともに頻繁に手術の対象となる小脳橋角部病変をも考慮し，アプローチを次の4つに分けて用いる（図7）[1]．①三叉神経痛に対する神経血管減圧術時に用いるテント下小脳上面外側到達法（infratentorial lateral supracerebellar approach）[2]，②片側顔面痙攣への神経血管減圧術時に用いる小脳片葉下到達法（infrafloccular lateral suboccipital approach）[1]，③舌咽神経痛への神経血

管減圧術時や椎骨・後下小脳動脈分岐部動脈瘤やなどに用いる大後頭孔外側部からのアプローチである顆窩経由法(transcondylar fossa approach)[3,4]，と④聴神経腫瘍摘出術などのときに用いる小脳橋角部全体を露出するconventional lateral suboccipital approachである．

- infratentorial lateral supracerebellar approach

横静脈洞の下から進入し，小脳半球tentorial surface外側部を圧迫しながら上錐体静脈周囲のくも膜を剝離，処理しながら三叉神経近傍へ到達する．開頭は，横静脈洞とS状静脈洞の移行部を露出する必要がある．そのためアステリオンを目印に開頭を行い，しかも横静脈洞に沿った横長とする．このアプローチは，内耳孔，顔面・聴神経から離れて操作ができるうえにpetrosal surfaceを内側へ牽引しなくてすむ利点を持つ(図7a)．

- infrafloccular lateral suboccipital approach

小脳片葉に隠れた顔面神経やそのexit zoneを小脳片葉の下から見ようとするものであり，舌咽神経の脳幹側にあるルシュカ孔から出た脈絡叢を指標に顔面・聴神経束と舌咽神経の間でも小脳片葉下部から接近する．開頭は，内耳孔より下すなわち頭蓋骨表面では乳突切痕後端より下に骨窓をつくる必要がある．硬膜被弁はS状洞に底辺を持つ三角形につくるので，骨窓も同じ形とする．硬膜切開後に小脳延髄裂外側部のくも膜を開放し，petrosal surface下部が容易に移動するようにする．このアプローチは，聴神経をひどく牽引せずとも，顔面神経exit zoneが観察できる利点を持つ．片側顔面痙攣に対する神経血管減圧術のみならず聴神経腫瘍摘出時に脳幹側の顔面神経を探すときにも用いることができる(図7b)．

- transcondylar fossa approach

舌咽・迷走神経束の下方からアプローチするもので，副神経は下方では神経と神経の間が開いているので，神経間を抜け前方へ操作しやすい．さらに，頭蓋腔へ入った椎骨動脈を早期に確保しその動脈走行に沿った視線がとりやすいので，椎骨・後下小脳動脈分岐部動脈瘤の手術に適している．開頭は，顆窩中心の後頭下開頭を行い頚静脈結節の硬膜外削除を組み合わせる．大孔外側からのアプローチといいながらも小脳延髄裂を剝離し片側小脳半球を持ち上げて進入するので，この場合の後頭下開頭は先述の2つのアプローチに比べ大きく，内側は大孔をも開放する．術後下位脳神経障害の合併症を軽減できる．また，小脳延髄槽を走る舌咽神経の全走行が広い術野で観察しやすいので，舌咽神経痛への神経血管減圧術にも適している(図7c)．

- conventional lateral suboccipital approach

先述のinfratentorial lateral supracerebellar approachとinfrafloccular lateral suboccipital approachを合わせたようなもので，テント切痕部から小脳延髄槽の下位脳神経までいろいろな方向から広く観察できるので，大きな聴神経腫瘍や髄膜腫の摘出に適している．骨窓の大きさは，硬膜を開いたときに腫瘍に圧迫された小脳半球が膨隆する程度を考慮して決める．この場合も，横静脈洞側を露出しinfratentorial lateral supracerebellar approachをわずかでも加えておくと，オリエンテーションもつけやすく，病変の頭側からの観察が容易となる(図7d)．

● 参考文献

1) 松島俊夫：外側後頭下開頭とそのバリエーション．後頭蓋窩の微小外科解剖と手術．サイメッド・パブリケーションズ，pp81-92, 2006
2) Matsushima T, Fukui M, Suzuki S, et al：The microsurgical anatomy of the infratentorial lateral supracerebellar approach to the trigeminal nerve for tic douloureux. Neurosurgery 24：890-895, 1989
3) Matsushima T, Goto Y, Natori Y, et al：Surgical treatment of glossopharyngeal neuralgia as vascular compression syndrome via transcondylar fossa(Supracondylar transjugular tubercle)approach. Acta Neurochir 142：1359-1363, 2000
4) Kawashima M, Matsushima T, Inoue T, et al：Microvascular decompression for glossopharyngeal neuralgia through the transcondylar fossa(supracondylar trans-jugular tubercle)approach. Neurosurgery 66：275-280, 2010

(河島雅到・松島俊夫)

3 錐体骨アプローチ

transpetrosal approach

C-Ⅲ アプローチ

錐体骨アプローチは錐体骨を硬膜外に露出，切除することで非常に浅い術野で脳幹前面や錐体斜台部に到達できる有用な到達法である．

しかし到達そのものを安全に行うには詳細な解剖の知識と手術の工夫を必要とする．

本項では錐体骨アプローチについて，前経錐体到達法，後経錐体到達法，両者をあわせた合併経錐体到達法に分けてその詳細を説明する．

前経錐体到達法

適応

前経錐体到達法で観察可能な範囲は，内耳道より前方の錐体斜台部上部から中部までと脳幹前面となる．この部位の錐体斜台部髄膜腫，三叉神経鞘腫，脳幹前面海綿状血管腫などがよい適応となる．

体位

全身麻酔導入後，術後管理および硬膜外操作を容易にするため，全例でスパイナルドレナージを留置している．続いて患者は仰臥位で患側肩下に枕を挿入し体幹を回旋，さらに頭部も対側に回旋し，患側側頭部が床と水平になるよう頭部を固定する．また術中の側頭葉挙上を容易にし，メッケル腔周囲も観察しやすくするためには，vertex down を追加する必要がある．さらに，手術台の頭側を 30° 挙上し，頭蓋内静脈圧が上昇しないよう十分配慮する．時に頚部回旋に伴って対側頚静脈が圧迫される可能性があるため，この時点で圧迫がないことを確認しておく（図1）．

皮膚切開

皮膚切開は耳介前方から耳介を取り囲む逆U字切開が基本になる（図1）．

皮弁を翻転後，術後の硬膜欠損が大きくなる場合に備えて側頭筋膜後半部とそれに連続する骨膜を有茎で採取しておく．側頭筋は前方に牽引する．

開頭

頬骨弓の起始部と上乳様稜上に穿頭を行ったのち，側頭開頭を行う．このとき側頭骨外側部はできるだけ低い位置まで削除し，中頭蓋底が平坦になるまで外側部の切除を行っている．

われわれは外耳孔直上まで骨を切除するようこころがけている（図1）．

硬膜剥離と錐体骨切除

次に中頭蓋窩硬膜を硬膜外に剥離して，錐体骨先端を露出する必要がある．中頭蓋底硬膜の剥離は正円孔，卵円孔，棘孔までは容易であるが，これより正中側では中頭蓋窩硬膜の骨膜硬膜が神経，動脈に沿って頭蓋底の孔内に伸展しているため，鈍的剥離は困難になる．これらの孔縁で骨膜硬膜のみをメスあるいは鋏で鋭的に切開し，骨膜硬膜と髄膜硬膜の間の硬膜間腔に入り，神経を露出させながら髄膜硬膜を剥離翻転する（図2）．

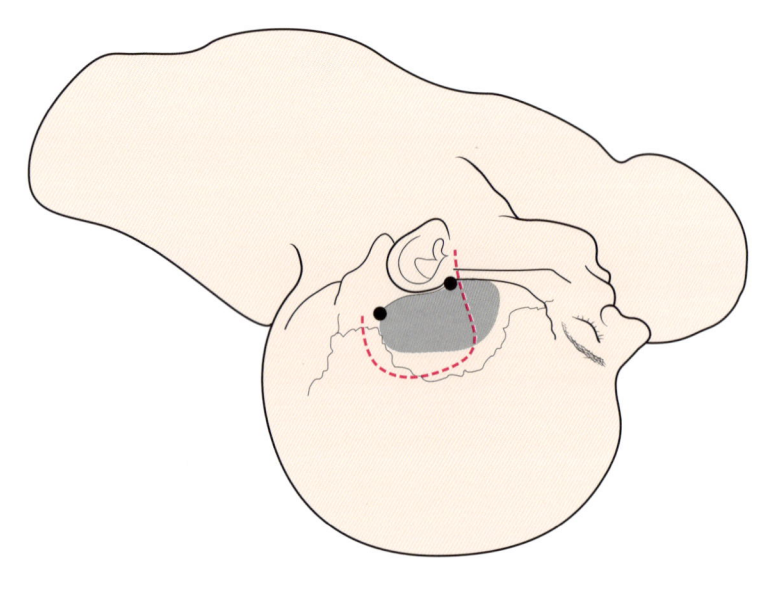

図1 前経錐体到達法の体位，皮膚切開，開頭範囲

● メモ1

- 硬膜剥離，特に大浅錐体神経周囲では，この神経に無理な牽引力が加わらないよう特に鋭的な剥離を心がける．大浅錐体神経は顔面神経管裂孔を出たのち，中頭蓋窩の骨膜硬膜と髄膜硬膜の2葉の硬膜間を走行しているため，鋭的薄剥離で硬膜間に進入することで神経の温存が可能である．
- 硬膜剥離を十分行うほど錐体骨先端の露出が十分できるため骨切除は容易になる．しかし卵円孔周囲には発達した静脈叢があり，時に頭蓋内のシルビウス静脈の主な灌流経路になっている場合がある．その場合には硬膜剥離を制限しこれらの静脈を温存する必要がある．
- 錐体骨先端を十分切除する必要がある場合には，三叉神経節後外側の骨膜を三叉神経圧痕に沿って錐体骨稜方向に切開し，三叉神経外側を脳へらで上方に挙上すると，メッケル腔直下の錐体骨先端まで切除が可能となる．

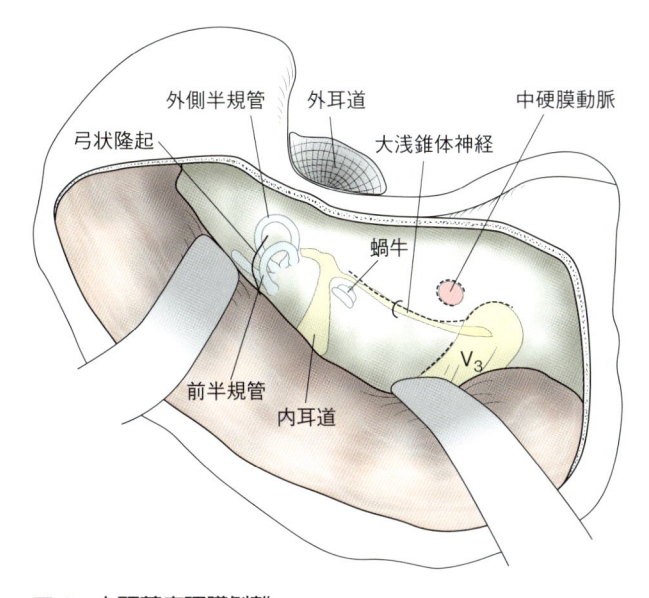

図2 中頭蓋底硬膜剥離
黒破線部分ではメスによる鋭的切開剥離が必要である．

次に錐体骨先端の切除を行うが切除範囲の目安となる構造物は三叉神経外側縁，大浅錐体神経，錐体骨内側縁，弓状隆起である．弓状隆起周辺の骨を薄く切除すると前半規管の骨迷路が一部開放され，前半規管の正確な位置が確認できる（図3）．大浅錐体神経，前半規管，外耳孔の位置から内耳道の位置も推測可能である．内耳道は大浅錐体神経と前半規管がつくる角度を二分する位置に存在するため，このことを念頭に錐体骨切除を進める．実際の錐体骨切除範囲は大浅錐体神経よりも内側，前半規管より前方のいわゆるKawase's triangleあるいはposteromedial triangleと呼ばれる部位となるが，その際顔面神経膝神経節および蝸牛を損傷しないよう注意が必要である．膝神経節は大浅錐体神経の延長線と，外耳道−内耳道を結ぶ直線の交点におおむね一致する．また蝸牛もこの交点の内側前方に位置する．錐体骨切除にあたっては常にこの錐体骨内構造を想像しながら切除することが大切である（図3）．具体的には，錐体骨内側縁側から外側へと均等にダイヤモンドドリルで骨切除を行うと，内耳孔の位置も確認でき必要とされる錐体骨切除が安全に行える．内耳道底側を深く削りこむと顔面神経や蝸牛を損傷する場合がある．また，錐体骨先端の切除を盲目的に行うと，海綿静脈洞硬膜や下錐

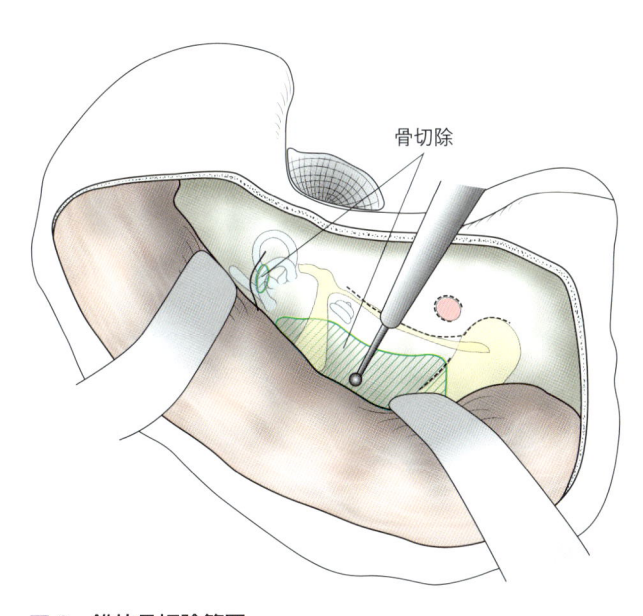

図3 錐体骨切除範囲
大浅錐体神経と前半規管が作る角度を二分する想定線上に内耳道がある．蝸牛と膝神経節を損傷しないよう緑斜線部分の骨を丁寧に切除する．

体静脈洞，さらに外転神経を損傷する危険がある．錐体骨先端の十分な切除が必要な場合には，硬膜外にすべての切除を行うのではなく，いったん硬膜を切開後，後頭蓋窩くも膜下腔で外転神経の走行を確認し，ドレロ管の位置を想定しておくことが大切である（図4）．さらにメッケル腔を開放後三叉神経を上方に移動させると，さらに錐体骨先端の安全な切除が可能になる．錐体骨先端切除は狭い間隙からの操作となるため，時にダイヤモンドドリルに加えSONOPET®のbone curretteによる切除が有用である．

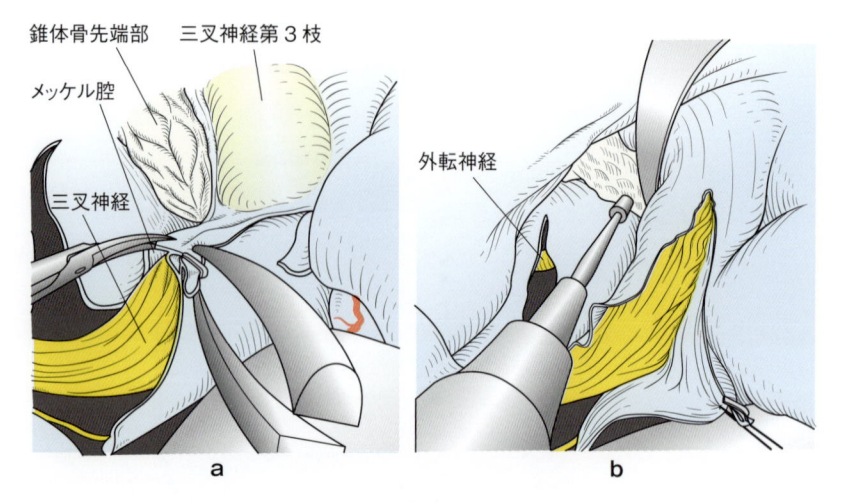

図4 メッケル腔の開放(a)と錐体骨先端の切除(b)
錐体骨先端を十分切除しなければならない場合には，まずメッケル腔を開放し，三叉神経を上方に移動させたのち，その下方の錐体骨を切除する．

〔Hakuba A(ed)：Surgical anatomy of the skull base. Miwa Shoten, Tokyo, p94, p96, 1996 より改変〕

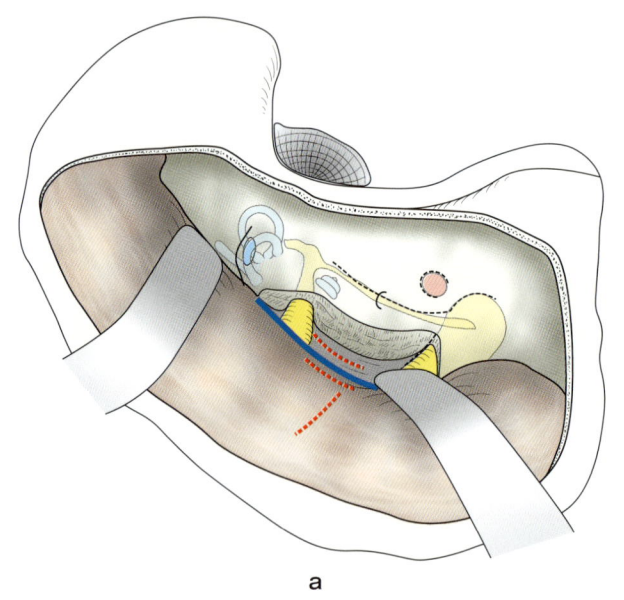

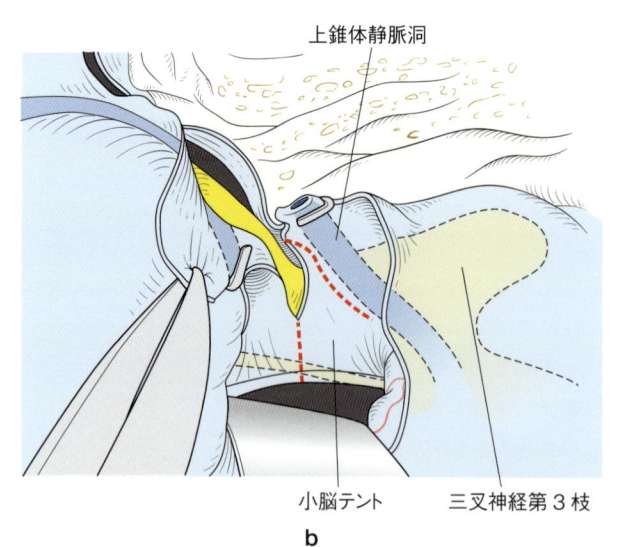

図5 前経錐体到達法の硬膜切開(a)とテント切開(b)
赤破線は硬膜切開範囲を示す．
〔図5b は Hakuba A(ed)：Surgical anatomy of the skull base. Miwa Shoten, Tokyo, p132, 1996 より改変〕

通常錐体骨の切除範囲は，後端は内耳道孔近傍の硬膜が露出されるまで，先端は外転神経がドレロ管に入孔する部位の直前までである．

硬膜切開およびテント切開

錐体骨切除後，硬膜切開に移る．側頭葉側からテント上硬膜を三叉神経圧痕と錐体骨稜との交点を目指して切開，次に上錐体静脈洞の上下にこれと平行に硬膜切開を加えたのち，上錐体静脈洞を結紮切断する（図5a）．続いてテント切開に移行するが，この際まず側頭葉に脳へらをかけゆっくりと挙上し，テント縁内側を観察，ここで迂回槽内を走行する滑車神経を確認後，これが小脳テントに入孔する手前でテントを切開する．こうすることで滑車神経損傷を予防することができる（図5b）．テント切開後，切開したテントに糸をかけ軽く牽引しながら，後頭蓋窩の三叉神経を観察する．三叉神経外側に沿ってメッケル腔下壁を前方に向かって切開しメッケル腔を開放すると，三叉神経の可動性が増し後頭蓋窩の観察がしやすくなる．

後経錐体到達法

適応

後経錐体到達法で観察可能な範囲は，錐体斜台部では下限は頸静脈結節までである．上方はテント上視交叉後方病変の観察も可能である．このため錐体斜台部髄膜腫のほか，頭蓋咽頭腫などテント上病変も適応になる．

体位

患者は患側を上にした semiprone park bench position をとり，患側側頭部が床と水平になるように頭部を固定している．

皮膚切開

耳介前方から耳介を取り囲み後頸部へと至る逆J字の皮膚切開が基本である（図6a）．皮膚を翻転後，耳介側を茎とする側頭筋膜骨膜弁を形成しておく．この筋膜骨膜弁は，硬膜閉鎖時に髄液漏を予防する目的で錐体骨上面を覆うために用いる．

側頭筋は前方に牽引，後頭下筋群は下方に牽引し，側頭，後頭，後頭下骨を露出する．

開頭

図6bのように7か所に穿頭を行い，側頭後頭後頭開頭を行う．次にわれわれは術後の整容的な意味と髄液漏予防の目的で乳様突起外層のみを剥離し下方に翻転する splitting mastoidotomy を行っている．S状静脈洞の発達した症例では乳様突起骨表面からS状静脈洞までの距離が非常に浅くなるため，この操作により静脈洞損傷が起こらぬよう十分注意が必要である．術前CT画像の評価でこの距離が非常に短い場合には，あえて splitting mastoidotomy にこだわる必要はない．

S状静脈洞の露出と錐体骨切除

側頭後頭後頭下開頭後S状静脈洞の露出に移る．すでに露出された横静脈洞側からS状静脈洞側に順次剥離操作を進めると，比較的容易にS状静脈洞の全長を露出できる．静脈洞壁は mastoid emissary vein の周囲のみ骨と強く癒着しているため，この部についてはダイヤモンドドリルで丁寧に剥離を進める．

静脈洞の全長を露出後，S状静脈洞前方の後頭蓋窩硬膜を錐体骨後面から丁寧に剥離すると，硬膜が錐体骨面にめくり込まれるような部位に遭遇する．これが内リンパ管である．これを凝固切断し，内耳孔後縁まで硬膜を剥離する（図7a）．また中頭蓋窩硬膜を錐体骨縁に沿って前方まで十分剥離する．

こうして中頭蓋窩，後頭蓋窩硬膜の十分な剥離が完成した時点で，錐体骨切除にうつる．まず外耳孔直上のヘンレ棘を切除すると乳様洞が開放され，外側半規管を包む骨迷路の洞内への突出が容易に観察できる．これを目安に半規管の大まかな位置を推定する．次に後頭蓋窩側から内リンパ管を目印に錐体骨後面を削ると容易に後半規管が同定できる．続いてその内側の錐体骨を切除する．次に中頭蓋窩側から弓状隆起を目印に錐体骨を削ると，数 mm の削除で前半規管が同定できる．いずれの迷路骨包も乳突蜂巣内に緻密骨として存在しているため，丁寧な削除操作を行うことで見逃すことはない（図7b）．続いて錐体骨稜を上錐体静脈洞に沿って前方に切除を進めながら，内耳道上壁，後壁の開放を行う．さらに錐体骨稜に沿って前方に骨削除を進め三叉神経圧痕近傍まで骨切除を進める．

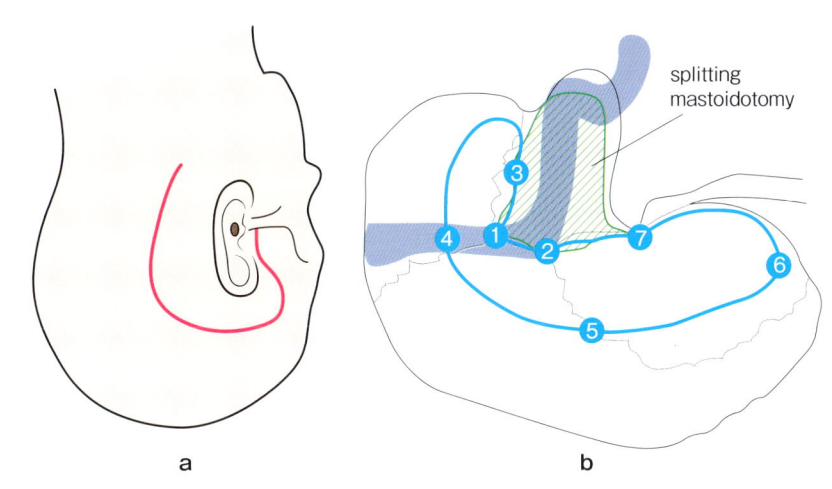

図6 後経錐体到達法の皮膚切開（a）と開頭範囲（b）

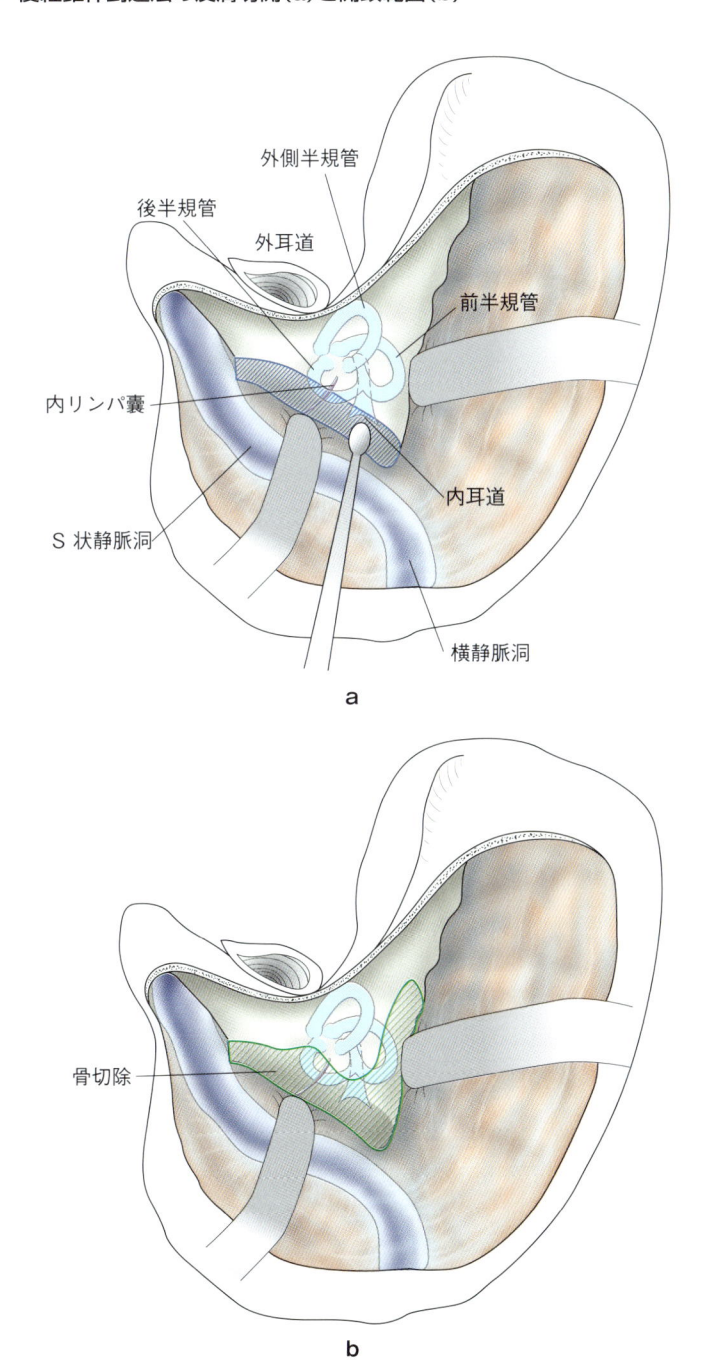

図7 後経錐体到達法の硬膜剥離範囲（a）と骨切除範囲（b）
後頭蓋窩，中頭蓋窩の硬膜を十分剥離後，緑斜線部の範囲の骨切除を行う．

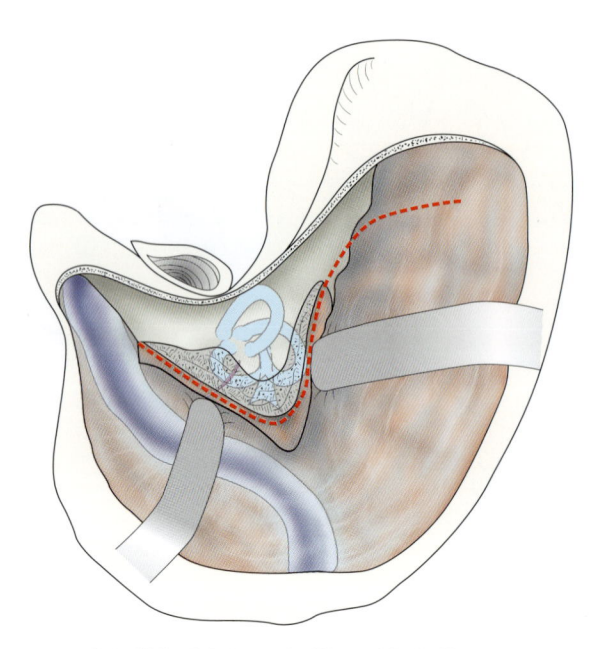

図8　後経錐体到達法での硬膜切開（赤破線）

硬膜切開およびテント切開

　錐体骨切除後，硬膜，テント切開に移る．まず中頭蓋窩側硬膜を側頭開頭前縁に沿って中頭蓋底側に三叉神経第三枝外側縁を目指して切開する．次に後頭蓋窩硬膜をS状静脈洞の前縁と上錐体静脈洞の下縁に沿って切開する．次にそれぞれの切開線を，上錐体静脈洞を結紮切断することでつなげる（図8）．テント切開については前経錐体到達法と同様である（図5b）．

- メモ2　上錐体静脈洞切断のコツ
- 上錐体静脈洞の切断部位は，錐体静脈流入部より前方で行うと，錐体静脈の順行性の流れが温存できる．われわれは上錐体静脈洞切断前にいったん後頭蓋窩硬膜を切開し，後頭蓋窩側で錐体静脈を観察し，その流入点を確認後，静脈洞結紮を行うようにしている（ただしこの操作は深部での静脈洞切断になり操作が難しくなるため，この手術を始めたばかりの術者にとっては，上錐体静脈洞切断をより後方で行ったほうが操作は容易である）．

合併経錐体到達法

　この到達法は先に述べた2つの到達法の組み合わせである．体位，皮膚切開，開頭範囲などは基本的に後経錐体到達法と同様である．腫瘍の伸展範囲に応じて錐体骨先端の切除範囲を拡大追加し腫瘍を摘出することになる．

　大型錐体斜台部髄膜腫に対して適応されることが多い．

閉創

　前および後錐体到達法ともに錐体骨切除に伴って開放された乳突蜂巣はフィブリン糊をつけた腹壁脂肪で覆ったのち，硬膜欠損部にはあらかじめ採取した有茎骨膜筋膜弁を敷き込み閉鎖している．術後は数日間スパイナルドレナージを行い皮下に液体貯留が全くないことを確認後，ドレナージを抜去している．

経錐体到達法を習得するために

　この手術到達法は術前の微小解剖の理解が必須となる．術前に十分側頭骨，脳神経の立体的解剖理解を深めてから手術を行うことで，大きな合併症は予防できる[1,2]．

- 参考文献
1) 大畑建治，馬場元毅，内田耕一：側頭骨．手術の為の脳局所解剖学．中外医学社，東京，pp126-157，2008
2) 後藤剛夫，大畑建治：combined transpetrosal approach．大畑建治（編）：NS NOW 7 低侵襲時代の頭蓋底手術．メジカルビュー社，pp123-131，2009

（後藤剛夫・大畑建治）

Column　第四脳室に主座を占める腫瘍の摘出術における合併症とその対策

　後頭蓋窩の正中線にある腫瘍（髄芽腫，上衣腫，毛様細胞性星細胞腫，血管芽腫など），またはテント下から小脳半球上面にあるような腫瘍（髄膜腫，星細胞腫，血管芽腫など）に対して，われわれの施設ではsemi-Concorde positionを用いた摘出術をこの20年間継続しているが，major morbidity and mortalityは0である．

　この体位では，小脳の腫脹・出血の軽減と術野におけるオリエンテーションのよさ，術者の手術の進展方向と術野の展開の一致など，多くの利点が考えられる．全摘出を目指し，手術台を回転する，あるいは顕微鏡の振り角度を大きく変えて，光源を術野に入れ直視下に明るい術野をとらえて的確に手術操作ができるようになった．

　また，術野の展開のために，小脳を無理に牽引するのではなくて，重力により術野の下方に落ち込むのを脳へらで保持して術野を確保するという方針で行ってきた．

　術後出血や髄液漏などの合併症に関しては従来どおりの工夫を行っているが，比較的大きな髄芽腫のほぼ全摘出術後に小脳性無言症候群を経験している．また，水平線眼振も観察されることが多い．この摘出術では第四脳室内の外側への伸展部分を直視下において丁寧に摘出し，最終的にはルシュカ孔まで確認することになる．このような操作が影響していると認識しているが，これらについては別に報告しているので詳細はそちらを参考にしていただきたい[1]．

　われわれはこの症候群の病態を両側性のcrossed cerebellar diaschisisとしてとらえている．これらは，術後約2〜3か月継続し，その後回復してくる．術後にこのような神経学的な変化をきたす可能性，また，自然経過において回復してくる見込み期間など，術前にきちんと家族に説明する必要がある．

参考文献
1）杉山一彦，栗栖　薫：Medulloblastomaについて②―手術と小脳性無言症候群・放射線治療・化学療法．脳外速報 19：666-677，2009

（栗栖　薫）

C-Ⅲ　アプローチ

4 後頭蓋窩アプローチ（大後頭孔，頚静脈孔）
posterior fossa approach (foramen magnum, jugular foramen)

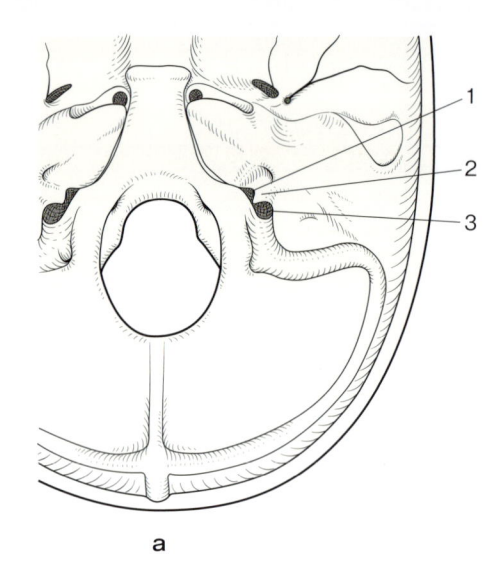

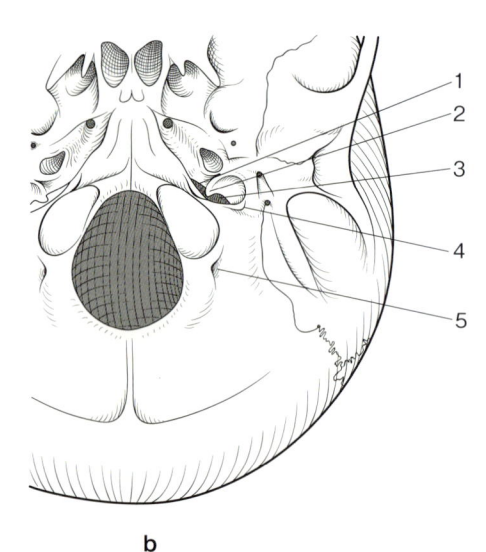

図1 頚静脈孔近傍の解剖（a：上面，b：下面）
1：pars nervosa
2：頚静脈棘
3：pars vascularis
4：頚静脈突起
5：顆管

術前解剖知識

大後頭孔近傍の局所解剖

　大後頭孔は長径約35 mm，短径約30 mmの縦長の，前方が狭い卵形の孔であり，後頭骨の後頭鱗，外側部，底部から構成されている．大後頭孔の前外側部には，環椎外側塊の上関節窩と環椎後頭関節を形成する後頭顆が認められる．後頭顆の上方には，頚静脈孔内側の後頭骨の骨隆起である頚静脈結節が存在しており，後外側からのアプローチの際に視野の妨げとなる．後頭顆の後外側には骨性の陥凹である顆窩が存在し，その中央に後顆導出静脈を通す顆管（後顆管）が開口しており，後頭骨を削除する際の重要な指標となる．

● メモ1

　大後頭孔近傍の静脈灌流について理解しておく．後顆導出静脈はS状静脈洞と椎骨動脈周囲静脈叢を，舌下神経管内静脈叢は辺縁静脈洞と後顆導出静脈，S状静脈洞を連絡している．

頚静脈孔近傍の局所解剖（図1）

　頚静脈孔は側頭骨と後頭骨の骨癒合部に形成された，神経・血管が貫通する頭蓋底の孔である．頚静脈孔外側壁の骨突起が頚静脈棘であり，これに連続した頚静脈靱帯によって，前方のpars nervosaと後方のpars vascularisに境されている．pars nervosaには舌咽神経（Ⅸ）と下錐体静脈洞下端が，pars vascularisには迷走神経（Ⅹ），副神経（Ⅺ），後硬膜動脈，頚静脈球が通っている．

● メモ2

　下位脳神経（Ⅸ，Ⅹ，Ⅺ）は頚静脈球の内側を走行しているので，頚静脈結節を硬膜外から削除する際や腫瘍摘出時に頚静脈球内側壁を操作する際には注意が必要である．頚静脈孔前内側を通って頭蓋外へと出たⅨ，Ⅹ，Ⅺは，その後内頚動脈と頚静脈の間に挟まれて走行する．

手術適応

下位脳神経鞘腫，グロームス腫瘍，大後頭孔部病変，脊索腫，髄膜腫，椎骨動脈瘤．

> **症例（図2）**
> 28歳，女性．左耳閉感で発症．左 trans-jugular approach で摘出術を施行した．病理診断は粘液性軟骨肉腫であった．

手術アプローチ法

腫瘍の主座や伸展方向により，異なる手術アプローチが選択される．頭蓋内を主座とする頚静脈孔部病変や外側型の大後頭孔部病変には通常の lateral suboccipital approach，斜台部など大後頭孔前方や前外側の病変に対しては transcondylar approach，頚静脈孔を中心に頭蓋内外にダンベル型の伸展を示す病変には transjugular approach[1]，lateral approach[2]，extreme lateral approach[3]，頭蓋外を主座とし後下方へ伸展する病変には infralabyrinthine approach，前下方へ伸展する病変には infratemporal fossa approach などが選択される．

- メモ3

transjugular approach では頚静脈孔後壁を削除するのみならず，頚静脈棘および pars nervosa の外側壁部の錐体骨も削除することにより，頚静脈の前側方からも腫瘍摘除ができるという利点がある．

術中機能モニタリング

下位脳神経障害を起こす可能性がある症例では，軟口蓋・咽頭後壁（Ⅸ，Ⅹ），僧帽筋・胸鎖乳突筋（Ⅺ）や舌筋群（Ⅻ）などの下位脳神経の誘発筋電図モニタリングを行う．聴神経障害や顔面神経麻痺を起こす可能性がある症例では，聴性脳幹反応（ABR）モニタリングや顔面神経の誘発筋電図モニタリングを選択する．脳幹への圧迫が著明な巨大な腫瘍の場合には，錐体路障害に対する運動誘発電位（MEP）モニタリングを行う．

体位（図3）

全身麻酔を導入後，まずは仰臥位のまま腹部より皮下脂肪を採取しておく．皮下脂肪は術後の皮下への髄液貯留を予防する目的で，腫瘍摘出後の死腔に充填する．体位は側臥位

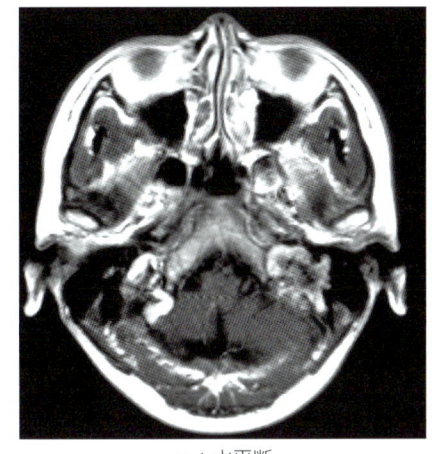

図2 症例（術前 MRI，粘液性軟骨肉腫）
a：水平断　　b：冠状断

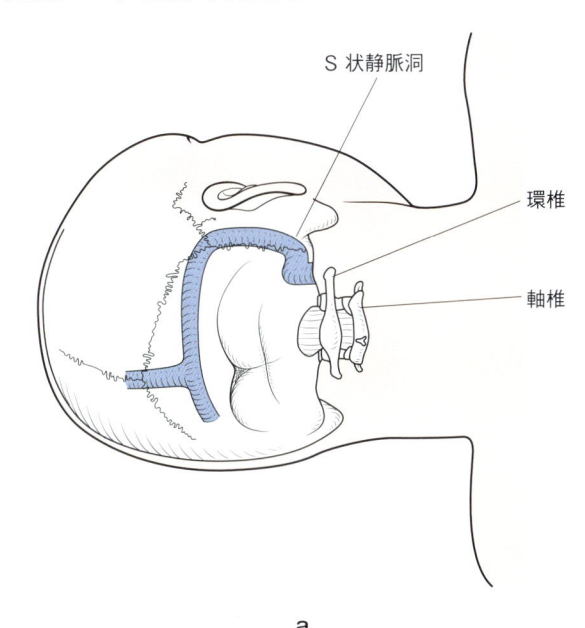

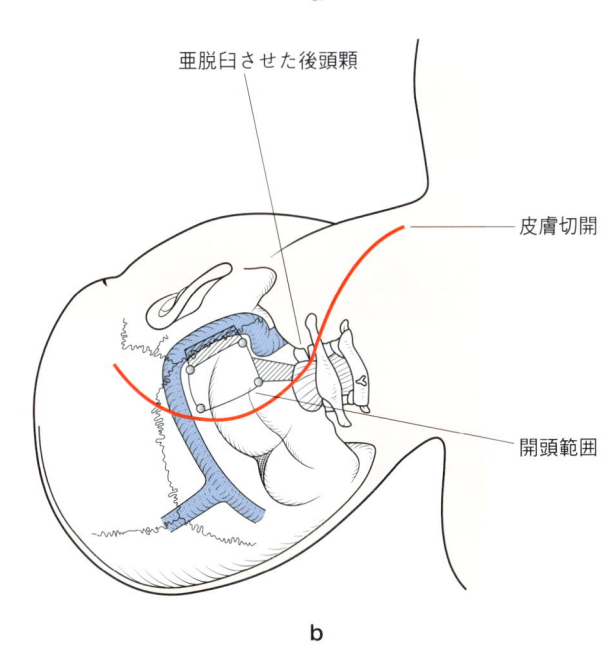

図3 体位
a：頚部を屈曲していない状態では十分に後頭顆を削除できない．
b：頚部を健側に屈曲することで環椎後頭関節を亜脱臼させる．内頚静脈の圧迫を防ぐため，健側の頚部には2横指以上の間隙を確保する．斜線部は頚静脈孔後壁削除前の後頭骨の骨削除範囲．

とし，頭側を約15°挙上してvertex downさせる．このようにして環椎後頭関節の関節面を亜脱臼させると，後頭顆の骨削除が容易となる（図3b）．

> ● メモ4
> 頚部の伸展は，内頚静脈の灌流障害を起こさない範囲で行う．また，患側の肩が術中操作の妨げになるため軽く下方へと牽引するが，この際に強く牽引しすぎると術後に腕神経叢麻痺を引き起こすことがあるため，注意が必要である．

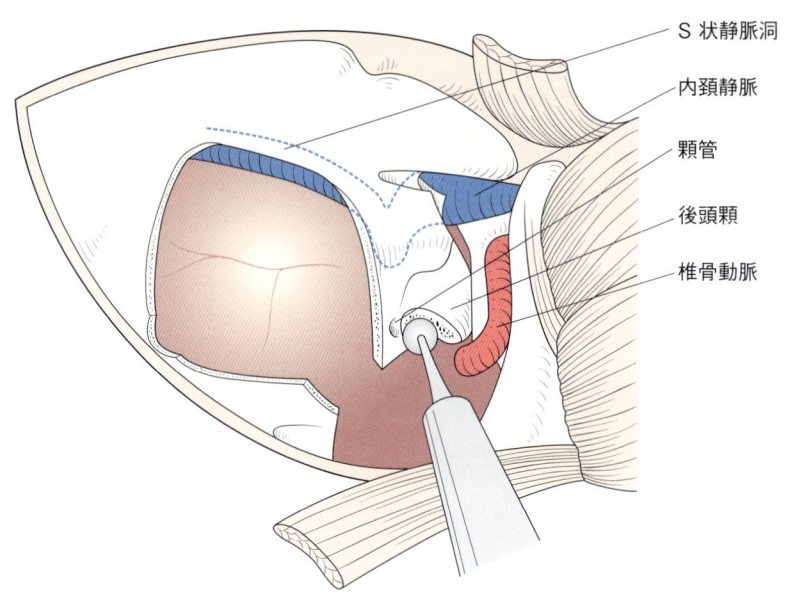

図4 後頭顆の削除
顆窩も含めて後方内側より骨削除を行う．

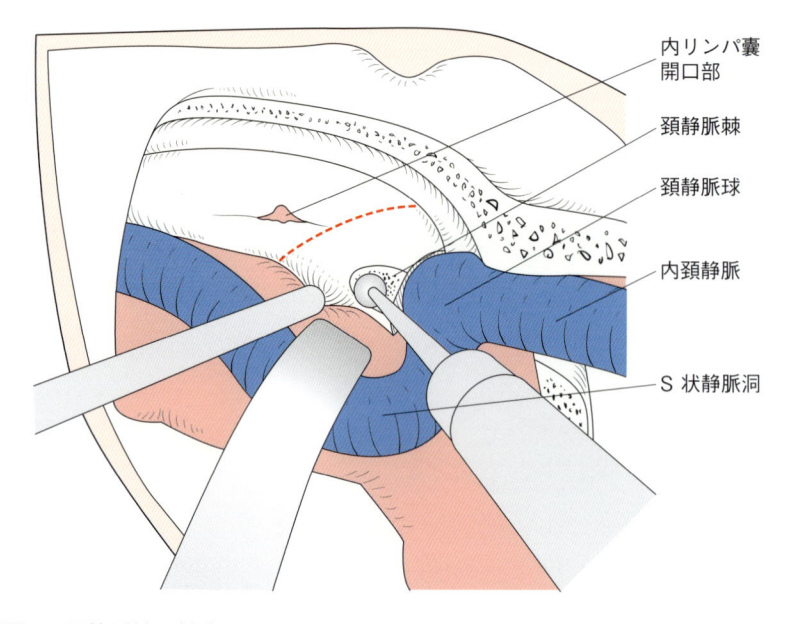

図5 頚静脈棘の削除
図4の状態から後頭顆および内頚静脈後壁を削除した状態．
図中の赤破線の範囲まで頚静脈孔外側壁の削除を行う．

皮膚切開，筋層剥離（図3b）

患側の耳介上方から耳介後方を通り，胸鎖乳突筋の前縁に至る弧状の皮膚切開をおき，皮弁を前方に翻転して筋層剥離に移る．胸鎖乳突筋の後頭骨に付着した部分のみを剥離し外側下方へ翻転させ，頭板状筋と頭半棘筋を露出させる．これら第2層の筋肉を後頭骨から骨膜下に剥離して内側下方へ剥離・翻転する．頭板状筋の下を走行する後頭動脈は，結紮・切断する．後頭下三角の中で後環椎後頭膜の下に静脈叢で覆われた椎骨動脈の拍動を触知する．大後頭直筋を後頭骨より骨膜下に剥離して内側下方へ翻転させるが，大後頭直筋と上頭斜筋を後頭骨から剥離する際に，椎骨動脈周囲静脈叢とS状静脈洞を連結する後顆導出静脈が顆管に入っていくのが確認される．この導出静脈を丁寧に剥離・結紮したのちに切離する．上頭斜筋および外側頭直筋は後頭骨より剥離したのちに，付着部である環椎の横突起から切離し除去する．これによって，顆窩および頚静脈突起を含む頚静脈孔後壁を完全に露出する．

> ● メモ5
> 後頭下三角は，大後頭直筋，上頭斜筋および下頭斜筋によって形成されるが，手術中では後頭下三角の下辺としては環椎後弓のほうがわかりやすい．椎骨動脈の可動化が必要な症例では，環椎後弓と後頭骨の間で椎骨動脈水平部を確保したのちに，環椎横突起から上頭斜筋，下頭斜筋を剥離して，ドリルで横突孔の骨削除を行う．

開頭と頚静脈孔開放（図4, 5）

通常の外側後頭下開頭を行ったのちに大後頭孔を開放する．さらに後頭骨と乳様突起の一部をドリルやスタンツェを使って削除し，S状静脈洞の内側縁を頚静脈孔部まで露出させる．次いで頚静脈孔の開放に移る．薄い後環椎後頭膜を切開すると環椎後頭関節の関節包が認められ，これを破ると真っ白い関節面がみられる．亜脱臼させた後頭顆の後方1/3を内側下面からドリルで削除し（図4），次に顆窩および頚静脈突起を含む頚静脈孔後壁を削除して頚静脈孔後面を開放する．

頭蓋外腫瘍が頚部方向へ著しく伸展している場合には，胸鎖乳突筋を乳様突起から切離

して下方へ翻転し，椎骨動脈を可動化させて，頚部の腫瘍を剝離・露出させればよい．

腫瘍が頚動脈管内側下方の錐体骨下面を破壊しつつ前下方へ伸展している症例では，頚静脈の後方からのアプローチだけでは腫瘍を全摘出することは困難である．そのような症例に対しては，頚静脈棘および pars nervosa の外側壁の錐体骨を削除して，頚静脈の前方からも腫瘍摘除ができるようにする（図5）．まず，S状静脈洞や頚静脈球の硬膜を側頭骨から剝離して内側に圧排し，頚静脈棘および pars nervosa の外側壁を露出させ，ハイスピードドリルで約7～10 mm削除する．頚静脈棘を削除する際には，S状静脈洞を損傷しやすいので注意する．

● メモ6

開頭操作に伴う術後の機能障害を避けるために，以下のことに留意する．後頭顆の削除範囲は後方約1/3で十分であり，それ以上の削除は術後に頚部の不安定性をきたす危険がある．頚静脈棘および pars nervosa の外側壁を削除する際には，内リンパ液の漏出による聴力障害を予防するために，内リンパ嚢開口部周辺の硬膜を半層あるいは全層を骨側に付けて剝離する．また，外側壁の骨削除を広範囲に行うと，顔面神経管や骨半規管を損傷する危険があるので注意を要する．

閉頭

硬膜は術後の髄液漏が生じないように密に縫合するが，頚静脈孔部の硬膜欠損部は完全には縫合・閉鎖できない．硬膜欠損部と腫瘍摘出によって生じた硬膜外の死腔にあらかじめ採取しておいた腹部の皮下脂肪を充填して，術後の皮下への髄液貯留を予防する．硬膜縫合面にポリグリコール酸フェルトを貼付し，さらに脂肪や筋肉片の上からフィブリン糊を塗布することで補強しておく．骨弁はチタンプレートで固定するが，S状静脈洞上の骨欠損部には，ゼラチンスポンジを敷いたのちに骨くずを充填し，フィブリン糊を噴霧して補強しておく．また術後数日間は，創部を弾性包帯で圧迫することで，皮下への髄液貯留を予防する．

● 参考文献

1) 佐々木富男：解剖を中心とした脳神経外科手術手技：頚静脈孔近傍部腫瘍の手術．脳神経外科 22：1111-1118, 1994
2) George B, Dematons C, Cophignon J：Lateral approach to the anterior portion of the foramen magnum. Surg Neurol 29：484-490, 1988
3) Sen CN, Sekhar LN：An extreme lateral approach to magnum. Neurosurgery 27：197-204, 1990

謝辞：イラストの作成にあたり，九州大学大学院医学研究院脳神経外科　赤木洋二郎先生に多大なるご助力をいただきました．

（佐々木富男・中溝　玲）

C-III　アプローチ

5 脳室内へのアプローチ
surgical approaches to the lateral and third ventricles

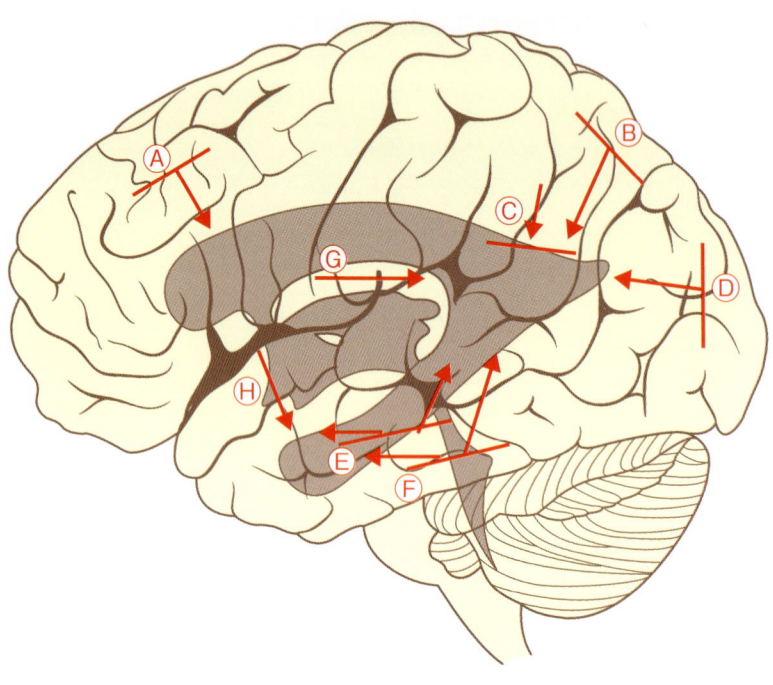

図1　側脳室への大脳半球外側面からのアプローチ
Ⓐ frontal transcortical (middle frontal gyrus) approach, Ⓑ high parietal transcortical approach, Ⓒ low parietal transcortical approach, Ⓓ occipital transcortical (occipital lobe) approach, ⒺⒻ temporal transcortical (middle temporal gyrus or inferior temporal gyrus) approach, Ⓖ distal transsylvian transinsular approach, Ⓗ transsylvian approach.

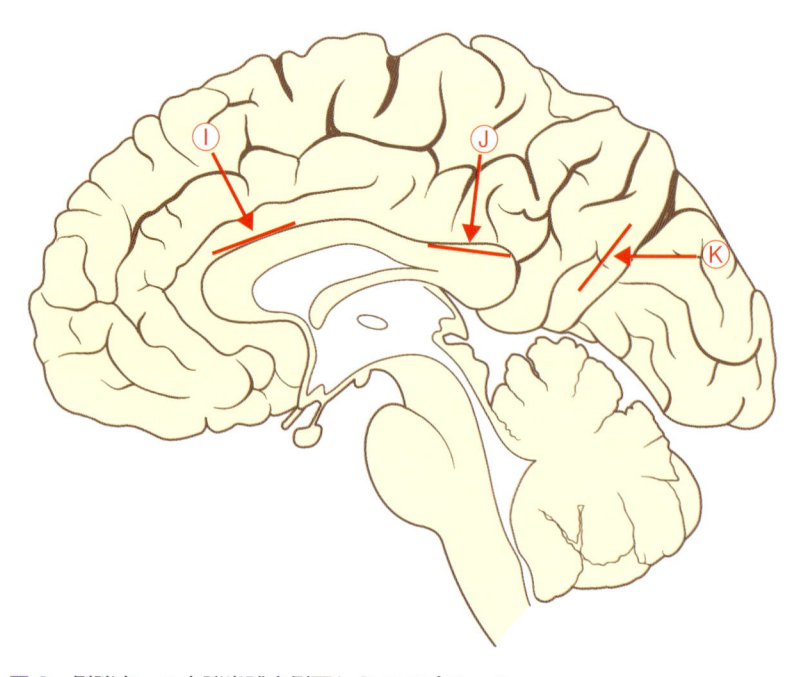

図2　側脳室への大脳半球内側面からのアプローチ
Ⓘ interhemispheric anterior transcallosal approach, Ⓙ interhemispheric posterior transcallosal approach, Ⓚ interhemispheric parieto-occipital transcortical (precuneus) approach.

　側脳室内に発生する腫瘍には部位による特徴があり，前角部・体部には中枢性神経細胞腫，上衣下巨細胞性星細胞腫，毛様性星細胞腫，上衣下細胞腫，三角部には髄膜腫，脈絡叢乳頭腫，上衣腫，下角部には髄膜腫や類上皮腫，星細胞腫などが発生する．第三脳室に発生・伸展する脳腫瘍として，前半部では頭蓋咽頭腫，下垂体腺腫，胚細胞腫，星細胞腫，コロイド囊胞，後半部では松果体細胞腫，胚細胞腫，星細胞腫などがある．
　本項では側脳室を前角部・体部，三角部，下角部に，第三脳室を前半部，後半部に分けてそれぞれの部位へのアプローチを概説する．各論における側脳室髄膜腫，頭蓋咽頭腫，脳室内腫瘍，松果体部腫瘍と関連しており，具体的な体位や開頭，腫瘍摘出手技などについては各論を参照いただきたい．

側脳室内へのアプローチ（図1，2）[1, 2]

前角部・体部へのアプローチ
　前角部・体部腫瘍に対しては経前頭葉皮質あるいは経脳梁アプローチが行われる．同部位の腫瘍摘出術の合併症として，架橋静脈や視床線条体静脈の損傷による脳浮腫や静脈性梗塞，脳弓損傷による記銘力障害，皮質切開による巣症状やてんかん，脳梁切開による脳梁離断症候群，硬膜下水腫などが挙げられる．

① interhemispheric anterior transcallosal approach（図2①）
　架橋静脈の間から半球間裂内を脳梁に向かってアプローチし，左右の脳梁周動脈の間で20〜25 mm程度の脳梁切開を加えて側脳室に到達する．皮質を切開する必要がなく，脳室拡大がなくともアプローチ可能である．この部位での脳梁切開による離断症候群の発生はまれであり，硬膜下水腫を合併する頻度も低いが，前角の前方外側部や上壁は術野の死角となりやすい．

② frontal transcortical(middle frontal gyrus) approach(図1 Ⓐ)

　冠状縫合の前方にて中前頭回に皮質切開を加えて側脳室前角に到達するアプローチで，脳室拡大を認めることが適応の条件となる．皮質切開や脳の圧迫による巣症状の出現や硬膜下水腫合併などの欠点があるが，腫瘍が側脳室上壁に伸展している場合や上矢状静脈洞への架橋静脈が両側性に発達していてinterhemispheric anterior transcallosal approachに適さない場合にはよい適応となる．

三角部へのアプローチ

　三角部は頭頂葉，側頭葉，後頭葉の移行部に位置し，周囲の大脳皮質には言語中枢や感覚中枢，頭頂葉連合野や視覚中枢などが存在し，白質にも錐体路や知覚路，視放線，聴放線や弓状束など重要な連絡線維が存在する．そのため三角部腫瘍の摘出術に際しては，腫瘍の種類と局在，血管分布の程度，すでに存在する神経症状などを十分に検討してアプローチを決定することが重要であり，症例によって様々なアプローチが適応される．

① parietal transcortical(high parietal lobe or low parietal lobe) approach

　半球間裂から3〜4cm外側，後中心裂後方1cmの点から後方矢状方向に3〜4cmの皮質切開を加えて三角部に到達するhigh parietal transcortical approach(図1 Ⓑ)は，やや到達経路が長くなり，腫瘍の栄養血管となることが多い脈絡叢動脈の処理を最初に行えないという欠点があるが，角回や視放線など重要な構造の損傷を避けられるため，三角部へのアプローチとして最も頻繁に用いられる．

　low parietal transcortical approach(図1 Ⓒ)は三角部への到達距離が短く三角部から全方向への広い術野が得られるが，優位半球ではゲルストマン症候群や失語を生じる危険性が高く通常は用いられない．仮に非優位半球であっても知覚路や視放線の障害により感覚障害や半盲を生じる可能性があり，適応には慎重でならねばならない．

② interhemispheric posterior transcallosal approach(図2 Ⓙ)

　半球間裂から脳梁体部〜膨大部に到達し，脳梁切開を加えて三角部に到達するアプローチで言語障害や視野障害を生じにくく，脳室拡大がなくとも確実に脳室内に到達できるが，anterior transcallosal approachと比べて脳梁離断症候群の危険性が高い．特に術前に同名半盲が存在する場合には，脳梁切開により純粋失読となるためこのアプローチを選択すべきではない．三角部の外側部分も観察しづらく適応は限られると考えられる．

③ interhemispheric parieto-occipital transcortical(precuneus) approach(図2 Ⓚ)

　interhemispheric posterior transcallosal approachよりやや後方から半球間裂に入り，頭頂後頭溝前方の楔前部(precuneus)に皮質切開を加えて三角部に到達する．三角部への到達距離が短く，interhemispheric posterior transcallosal approachと比べて三角部の後方部分や外側部分の観察も行いやすいが限界がある．後頭葉の圧迫による半盲に注意が必要である．

④ temporal transcortical(middle temporal gyrus or inferior temporal gyrus) approach

　中側頭回の中1/3〜後1/3に皮質切開を加えて側方下方から三角部に到達する(図1 Ⓔ)．三角部への到達距離は短く脈絡叢動脈を最初に処置できるという利点があるが，周囲にウェルニッケ野や弓状束(優位半球)，視放線が存在するため，これらの損傷の危険性があり，また広い術野が得られにくい．

　下側頭回(図1 Ⓕ)，あるいはその内側の紡錘回(fusiform gyrus)に切開を加えて三角部に到達するアプローチでは，脈絡叢動脈を最初に処置でき中側頭回アプローチにおける言語障害や視野障害の危険性は回避できるが，広い術野を得ることが難しくラベ静脈を損傷しないように十分な注意が必要となる．

⑤ occipital transcortical(occipital lobe) approach(図1 Ⓓ)

　後頭葉の皮質切開あるいは脳葉切除を行って三角部に到達する．半盲は必発で脈絡叢動脈の処置は後になるが，広く三角部から全方向への術野が得られる．すでに不可逆性の半盲を生じている症例ではよい適応となる．

⑥ distal transsylvian transinsular approach(図1 Ⓖ)

　シルビウス裂の後半部を開放しヘシュル横回の長軸に沿って島皮質に切開を加えて外

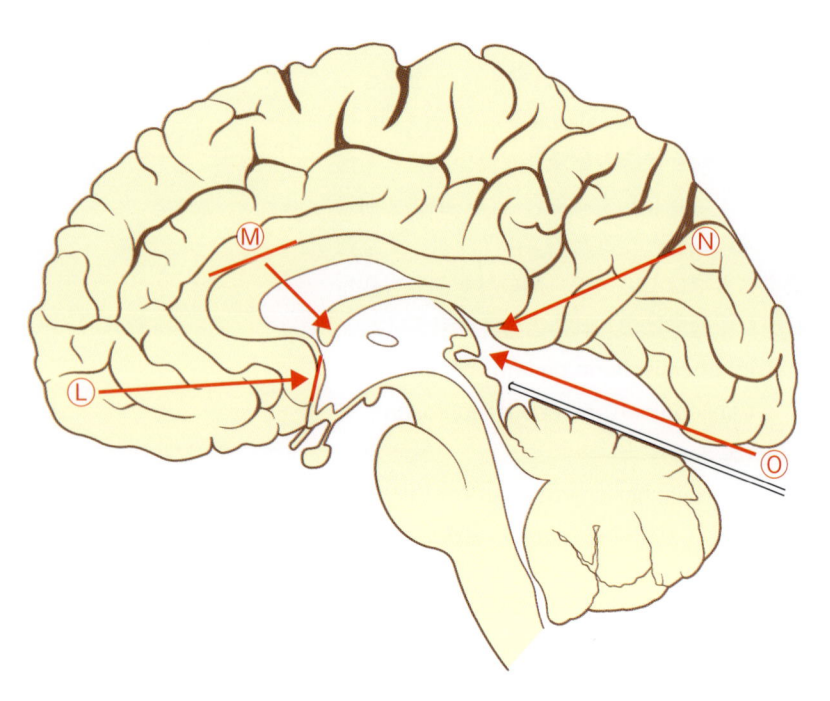

図3 第三脳室へのアプローチ
Ⓛ interhemispheric trans-lamina terminalis approach, Ⓜ interhemispheric transcallosal approach, Ⓝ occipital transtentorial approach, Ⓞ infratentorial supracerebellar approach.

ほどの皮質切開を側頭葉上面に加えて下角に到達する．慣れないと下角への進入方向の設定が難しく，術野も狭いため，本アプローチを行うには周辺解剖を熟知しておく必要がある．

第三脳室内へのアプローチ（図3）

前半部へのアプローチ

トルコ鞍内あるいは鞍上部から発生した頭蓋咽頭腫が下方から第三脳室内に伸展する場合には，pterional approach と orbitozygomatic approach，あるいは anterior temporal approach とを組み合わせた下側方からのアプローチや，より後下方からの transpetrosal approach も用いられる．また，下垂体腺腫が第三脳室内に伸展した場合のようにトルコ鞍が拡大していれば，transsphenoidal approach も候補となるが，本項では正中前方からの interhemispheric trans-lamina terminalis approach と正中上方からの interhemispheric transcallosal approach について述べる．

① interhemispheric trans-lamina terminalis approach（図3 Ⓛ）[3]

終板は第三脳室の前壁を形成するが，機能的には silent であるためこれを切開して第三脳室に入ることができる．架橋静脈より前方で上矢状静脈洞と大脳鎌を切断するか，架橋静脈の間から半球間裂の剝離を行い，前交通動脈部に到達する．前交通動脈の下方から，あるいは前交通動脈の上方から前交通動脈の穿通枝を避けて終板に縦切開を加え第三脳室内に到達する．より頭蓋底側からアプローチしたほうが上方まで視野が得られやすい．頭蓋咽頭腫などで鞍上部および鞍内にも腫瘍がある場合には視交叉の前方から摘出する．前交通動脈が短いと十分な展開ができず，無理な牽引により動脈損傷を生じるため，このような場合には前交通動脈を切断する方法も報告されている．

② interhemispheric transcallosal approach（図3 Ⓜ）[4]

半球間裂から脳梁を切開して側脳室前角に到達し，さらに第三脳室にアプローチする．側脳室から第三脳室にアプローチする経路として，経モンロー孔法（transforaminal），脳弓間法（interforniceal），経脳弓法（trans-

側より三角部に到達する．術野は狭いが，脈絡叢動脈の処置は最初に行うことができる．通常，同部位の連合線維の遮断による症状は出現しないといわれているが，周囲には視放線，聴放線が存在しており，特に下角方向に術野を広げると損傷する危険性がある．

下角部へのアプローチ

優位半球の側頭葉には言語野が存在し，側脳室下角の上壁には視放線（マイヤー・ループ）が存在する．これらの損傷を避けるために下角部へは側頭葉の側面・下面から，あるいはシルビウス裂内より本来の側頭葉上面からのアプローチが選択される．

① temporal transcortical approach（図1 Ⓔ，Ⓕ）

側頭葉側面の脳回，あるいは脳溝経由で下角に到達する．中側頭回に言語野の存在する確率は低いが，下側頭回，下側頭溝からのアプローチが望ましい．ラベ静脈や側頭葉下面の静脈損傷に注意を要する．

② transsylvian approach（図1 Ⓗ）

選択的海馬扁桃体切除術に用いられるアプローチであり，マイヤー・ループの前方で下角を前上方から観察する．シルビウス裂を大きく開放してM1，M2を露出し，M1の外側，側頭極動脈と前側頭動脈の間で20 mm forniceal），経脈絡裂法（transchoroidal），脈絡叢下法（subchoroidal）などがあるが，脳弓間法や経脳弓法は脳弓損傷のリスクが高い．モンロー孔が拡大している場合には経モンロー孔法が，そうでない場合には視床線条体静脈損傷の危険性が少ない経脈絡裂法が用いられることが多い．

後半部へのアプローチ

第三脳室後半部へのアプローチには，坐位手術によってその長所を最大限に生かすことのできる infratentorial supracerebellar approach と，lateral semiprone position や腹臥位での occipital transtentorial approach がある．両者が比較される場合，座位手術の合併症や麻酔管理の困難さが議論されるが，infratentorial supracerebellar approach は腹臥位でのコンコルドポジションでも施行でき，両者の本質的な相違は座位か否かではなくアプローチの方向の違いである．

① occipital transtentorial approach（図3 Ⓝ）

後頭部の半球間裂から四丘体槽に到達し，直静脈洞とほぼ平行にテントを切開して術野を拡大する．ガレン静脈，脳底静脈，内後頭静脈，中心前小脳静脈を厚く肥厚したくも膜から剝離し，松果体部に到達する．脳梁膨大部を一部切開するか上方に牽引すると内大脳静脈が確認される．ガレン静脈，脳底静脈や内大脳静脈を損傷すると極めて重篤な合併症を生じるため，これらの静脈は絶対に温存しなければならない．これらの静脈の間から腫瘍を piece by piece に摘出する．第三脳室後半部下方の術野は良好であるが，第三脳室上方は死角となって観察が困難である．

② infratentorial supracerebellar approach（図3 Ⓞ）

座位または腹臥位（コンコルド・ポジション）にて小脳テント下面に流入する小脳上面の架橋静脈を凝固切断して松果体後方に到達する．同部位のくも膜を剝離し，ガレン静脈に流入する中心前小脳静脈を凝固切断すると松果体部に到達する．ガレン静脈や脳底静脈などの重要な深部静脈が視野の妨げとならないことが最大の利点である．アプローチの角度から第三脳室上半部の術野は良好でモンロー孔も確認できるが，第三脳室後半部の下部，中脳水道への移行部周囲は死角となって直接観察できず，ミラーなどが必要となる．

● 参考文献

1）山本勇夫：側脳室の外科解剖．脳外誌 18：172-178, 2009
2）藤井清孝，岡 秀宏，清水 暁，他：側脳室三角部の微小外科解剖と手術アプローチ．脳外誌 18：196-204, 2009
3）高安正和，渋谷正人：側脳室と第三脳室—第三脳室病巣へのアプローチ：trans-lamina terminalis approach．佐藤 潔（編）：図説脳神経外科 New Approach 3 脳室とその近傍［機能・解剖・手術］．メジカルビュー社，pp63-67, 1997
4）伊藤昌徳，佐藤 潔：側脳室と第三脳室—第三脳室病巣へのアプローチ：anterior transcallosal approach．佐藤 潔（編）：図説脳神経外科 New Approach 3 脳室とその近傍［機能・解剖・手術］．メジカルビュー社，pp68-81, 1997

（岩間 亨）

C-IV 顕微鏡・手術器具とその使い方

1 全般

手術顕微鏡の使い方

国内外から様々な手術用顕微鏡が発売されている．図1はその1例である．それぞれ機種により特徴があるが，日常使用している顕微鏡の特性をよく理解し，正しく使用することが大切である．

焦点距離は随時変換できるものが多いが，術野の深さ，使用する術具などに応じて変換する．経蝶形骨洞的アプローチなど術野が深い場合，また，ハイパワードリル，長い術具などを顕微鏡下で用いる場合には，これらが鏡筒にあたらないよう焦点距離を長くする必要がある．不必要に焦点距離を長くすると，術野が遠くなり十分な倍率も得られず，また手の安定も得られにくく疲労が増す．

顕微鏡の照明は明るいものが増えているが，弱拡大で浅い術野での操作を行う際には，術者の目を保護するために不必要に照明を明るくしない．深い術野あるいは術野をズームアップする場合には照明強度を上げ，適宜調節する．また，よい画質で録画を行うためには，ホワイトバランスをとり，また，術具に反射してハレーションが起こる場合には，照明強度を下げる，あるいは術具を反射防止の紙でカバーするなど反射を防ぐ工夫などをする．

アシスタントスコープの視野・倍率がメインスコープと異なる機種の場合には，助手の術野・倍率を適宜調節し，術者が見えていない部位に注意をはらうことも助手の重要な役割である．

術野のズームアップ・ダウンは，適宜行う．精密な操作を行う場合には，十分に拡大する．また全体のオリエンテーションをつけるときには，ズームダウンを行う．ズームアップ・ダウンは適宜行うとよい．

顕微鏡の視軸は適宜移動し，脳の圧排を最小限にするように意識することが大切である[1]．手術操作を行っている部位を視野の中心に持ってくるようにし，また視軸を常に意識する．脳へらの位置を変えたときには，その都度顕微鏡の視軸をベストの位置に変えるくらいの注意が必要である．

開頭，アプローチに必要な器械
ハイパワードリル

カッティングバーとダイヤモンドバーの2種類あり，使い分けを要する（図2）．重要構

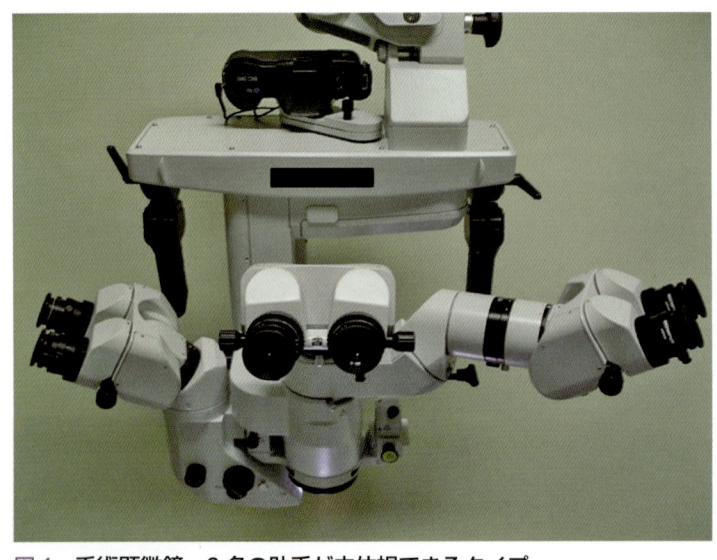

図1 手術顕微鏡．2名の助手が立体視できるタイプ

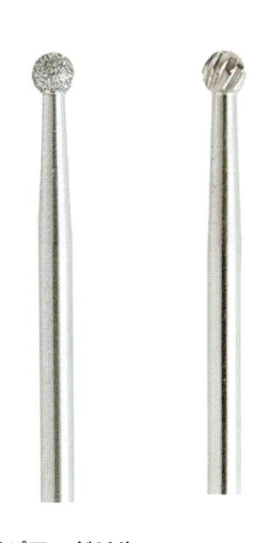

図2 ハイパワードリル
ダイヤモンドバー（左）とカッティングバー（右）．

造物から離れた部位であればカッティングバーを用いる．能率よく削れる．硬膜に接する部位ではダイヤモンドバーを用いて硬膜の損傷，巻き込みを防ぐ．熱による損傷を防ぐために十分なイリゲーションを行う．ダイヤモンドバーでは特に熱が出やすいので，注意する．カッティングバーを使用する際には，バーの歯の向きおよびバーの回転方向を意識し，骨縁でバーが硬膜側に滑り落ちない向きに削る．硬膜内での操作の場合には，カッティングバー，ダイヤモンドバーいずれも，巻き込みを防ぐために，術野から綿片をすべて取り除き，ラバーシートなどで脳表をカバーすることが重要である．ドリルが回転している状態で術野への出し入れは避ける．先端を術野に入れてからオンとし，回転が止まったのを確認してから術野外に出す，これも鉄則である．また，シャフトを持つ際にはむやみに力を入れずに保持し，必ず手指を骨縁などにあて安定させる(図3)．

硬膜内でハイパワードリルを使用する場合には，スイッチは必ずフットスイッチとする．手元のスイッチを用いることは，保持の安定が得られないため危険である．

● メモ　術具保持のコツ

術具の使用に際して一般に言えることであるが，リュエル鉗子で骨を削除するとき，硬膜を骨から剥離するときなど，先端に力を入れる場合には，両手で操作することが基本である．非利き手で器具を保持しながら利き手で操作をする．特に深部で脳，神経，血管など重要組織が近くにある場合には，両手操作が必須である．

また，術具は必要以上に長いものを用いない．安定した操作をするには，短いもののほうがよい．また，バイオネット式のものよりもストレートタイプのほうが安定する．また，中空で操作するのではなく，頭蓋固定フレーム，開頭骨縁などに手指をあて，必ず安定させて操作を行う．

腫瘍摘出に必要な器械

脳へら(図4)

脳は可能な限り圧排すべきではないが，術野の展開のためには，脳の適度な圧排が必要となる．実際には，圧排というより，脳を「保持」して術野を得るという意味合いで脳へらを用いるとよい．脳腫瘍摘出に際しては，腫瘍を内減圧したのちに正常脳から剥離するのが望ましく，基本的には脳圧排はしないよう心がけるべきである．また，脳へらで圧排する場合も，同じ部位を長時間圧排するのではなく，間欠的に行う(intermittent retraction)あるいは圧排する部位を変えることが重要である．通常，図4に示したような脳へらを用いている．自由に曲げることができるため，術野に合わせた形状にして用いる．

吸引管(図5)

柔らかな腫瘍は，吸引管で吸引しつつ摘出が可能である．使用に際しては，腫瘍内の血

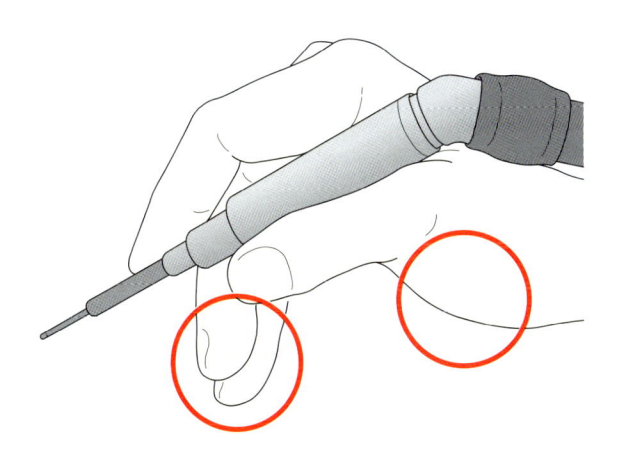

図3　ハイパワードリルを保持したところ
安定させるために，手指を術野周囲にあてる．

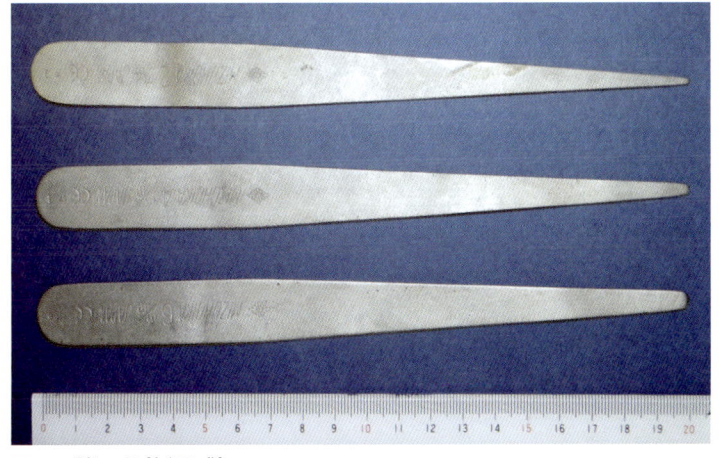

図4　脳へら(杉田式)

管あるいは神経などを吸い込まないように，手元の穴の隙間を調節することが大切である．血液などを吸引する際には，吸引管の先端に柔らかい綿片を置き，綿片を介して吸引すると神経，血管などを保護しながら吸引することができる．

また，吸引管は血液などの吸引を行うのみでなく，同時に一時的な脳へらとしての役割を持つ．鋏で sharp dissection を行う際に，適宜，脳・血管あるいは腫瘍を軽く保持しテンションをかけることにより，正確な手術展開が可能となる．

図5a は，安定して保持できるようホールダーがついている．

バイポーラ鑷子(図6)

先端で凝固しながら，腫瘍を切離することが可能である．硬い腫瘍では，ループ状になったバイポーラあるいはモノポーラを使用することで，腫瘍を凝固止血しながら摘出することができる．この場合，十分なイリゲーションは必要である．

多くの種類が市販されており，近年は焦げ付きにくいもの，イリゲーション付きのものなどがある．先端が上あるいは下に曲がっているものは，直視しにくい陰になった部分の凝固に威力を発揮する．特に，髄膜腫の付着部の処理には有用なことが多い．

超音波吸引装置(図7，8)

SONOPET®, SONOP®, CUSA® などが市販されている．柔らかな腫瘍から硬い腫瘍まで対応可能である．周囲の重要構造物との関係から，超音波のパワー，イリゲーションを適宜調節する．髄膜腫，神経鞘腫などの内減圧には非常に有用な装置である．ハンドピースの長いものが多く，手術顕微鏡の鏡筒にあたる場合もあるので，焦点距離を長くしたり，顕微鏡の視軸，あるいは超音波吸引装置の方向を適宜調節するなどの必要がある．顕微鏡下で使用する場合には，アングルのついたハンドピースが適している．

SONOPET® には，腫瘍吸引用の軟組織切除チップのほかに，骨切除が可能な硬組織切除チップ(図8)がある．前床突起あるいは内耳道などの骨切除を，回転せずに切除可能で，ドリルに比しより安全に切除が可能である．ただ，熱の発生はあるので，十分なイリゲーションは必要である．

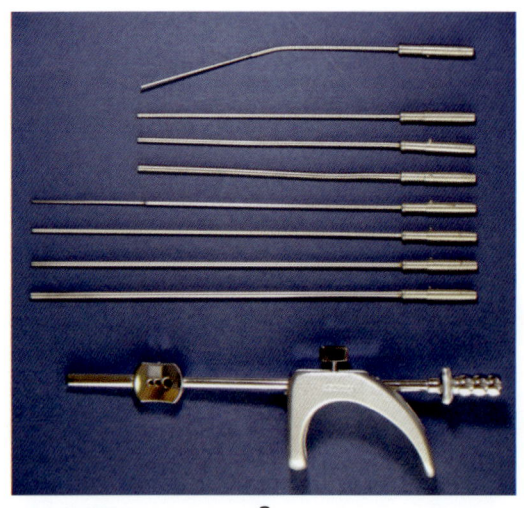

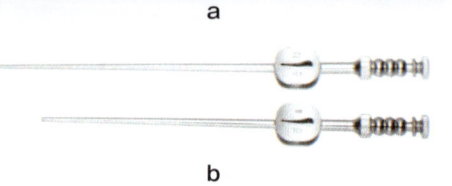

図5　吸引管
　a：管径交換式吸引管(杉田式)．
　b：圧調節式吸引管(福島式)．

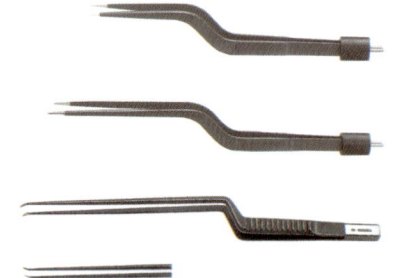

図6　バイポーラ凝固鑷子

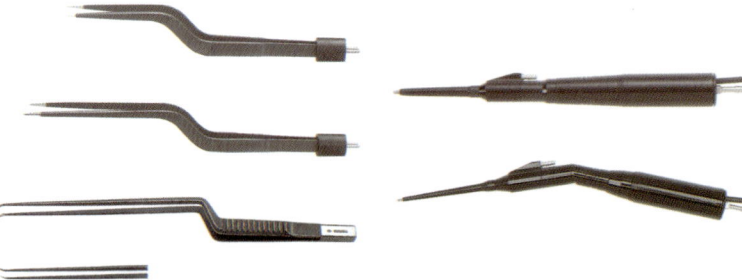

図7　超音波吸引装置

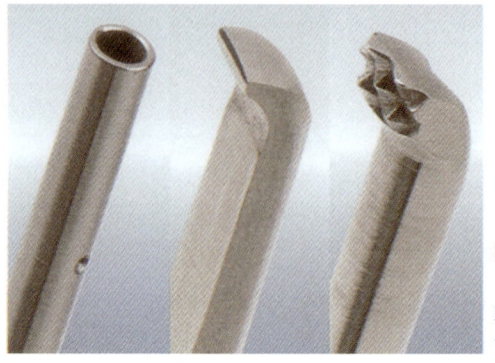

図8　超音波吸引装置(SONOPET®)の先端部
軟組織切除チップ(左)，硬組織切除チップ(中，右)．

鋏（図9）

 硬い腫瘍では，鋏が有効である．先端が直あるいは曲がりを使い分ける（図9a）．術野の浅い大きな腫瘍の内減圧では，メッツェンバウム（図9b）などの大きな鋏も能率よい摘出ができ有効である．

メス（図10）

 硬い腫瘍の内減圧に有用である．様々な形状，大きさのものを適宜使い分ける．ディスポーザブルで安価であるので，常に新しいものを使用できる．No. 11, 12, 15などは特に有用で，能率よく腫瘍内減圧ができる．

熊手鈎（図11）

 髄膜腫，神経鞘腫など，被膜のしっかりした，ある程度硬さを持った腫瘍を保持・牽引するのに用いる[2]．self-retaining retractorに装着し，術野のどの方向にも引けるようにする．爪の数，大きさの異なるものが各種用意されており，最適なものを使用する．腫瘍を適宜牽引することにより常に新しい剥離面を出して剥離していく．この際，顕微鏡の視軸を腫瘍剥離面の接線方向に合わせることで，正常脳の圧排を最小限にして腫瘍の摘出を行うことができる．腫瘍が術野深部にある場合には，腫瘍の内減圧を十分に行っておくことが鉄則である．

スプーンリトラクター（図12）

 グリオーマなど柔らかな腫瘍の摘出の際，腫瘍全体を包み込むように牽引，保持するのに有用である．各種サイズをそろえておくとよい[3]．

腫瘍摘出鉗子（図13）

 鋏などで腫瘍を切除する際，腫瘍を保持するために用いる．あるいは，深部の柔らかい腫瘍の摘出にも使用可能である．先端カップのサイズ，形状には様々なものがある．

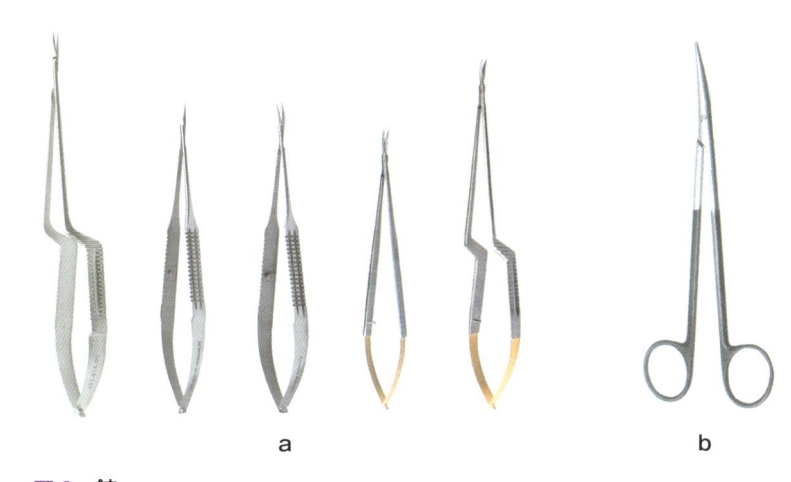

図9 鋏
a：マイクロ鋏の数種類，b：マクロ鋏（メッツェンバウム）．

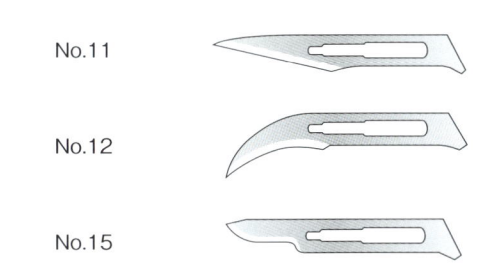

図10 ディスポーザブルのメス（No.11, 12, 15）

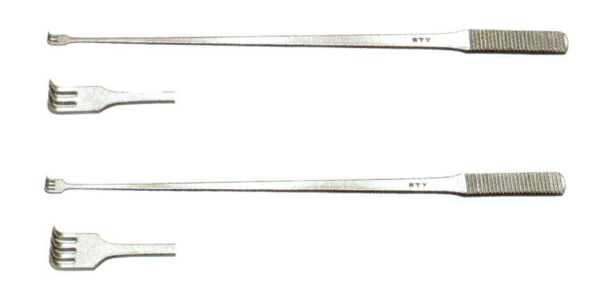

図11 熊手鈎

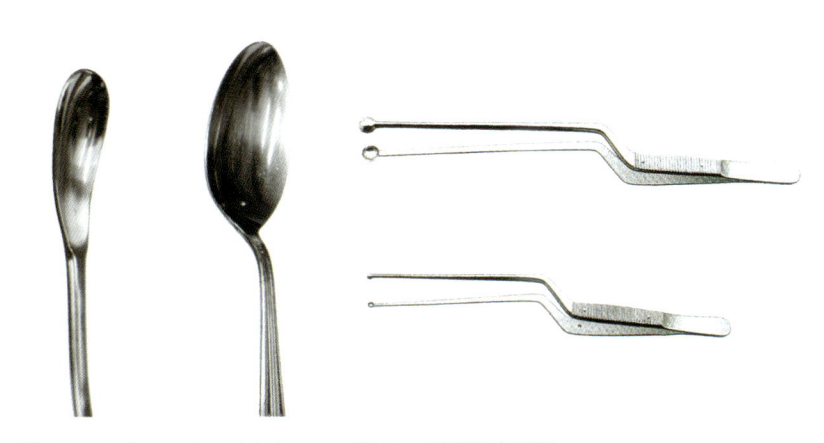

図12 スプーンリトラクター　**図13 腫瘍摘出鉗子**

●参考文献
1）本郷一博，田中雄一郎：顕微鏡操作法．河瀬　斌（編）：脳神経外科専門医を目指すための経験すべき手術．メジカルビュー社，pp20-23, 2007
2）Sugita K：Microneurosurgical Atlas. Springer-Verlag, Berlin, pp3-9, 1985
3）Kyoshima K, Hongo K, Kobayashi S：Spoon retractors for soft mass．J Clin Neurosci 7：328-9, 2000

（本郷一博）

C-IV 顕微鏡・手術器具とその使い方

2 下垂体腺腫

適応疾患

トルコ鞍内に主座を持ち，トルコ鞍の拡大を伴うような腫瘍および腫瘍性病変が，顕微鏡を用いた経蝶形骨洞的手術のよい適応である．下垂体腺腫をはじめとしてラトケ囊胞，頭蓋咽頭腫，神経下垂体性胚芽腫や脊索腫などである．

手術器具：顕微鏡下経蝶形骨洞的腫瘍摘出術

通常必要な器具

粘膜刀，両刃鋭匙，粘膜剝離子，下甲介剪刀，各種鼻鏡，柄の長くて硬い粘膜剝離子を用いて蝶形骨洞前壁まで到達する（図1）．各種鼻鏡は通常の耳鼻科の手技に用いるもので十分であるが鼻腔の深さに応じて数種類が必要である．スペキュラは非常に重要であり，患者の鼻腔の深さや大きさに応じて選択できるように数種類準備すべきである．筆者は成人用および鼻腔の小さい女子用・小児用として6種類用意している（図2：Waldemar Link, Co., ユフ精機）．蝶形骨洞前壁およびトルコ鞍底部の開窓には，柄の長いハイスピードドリルを用いる．このタイプのハイスピードドリルは数種類あるが，筆者は先端の柄の部分が非常に細くて長く，術野が手暗がりにならないANSPACH®（ユフ精機）を用いている．さらにケリソンなどを用いて完全に骨を開窓する．

また，凝固には柄の長いバイポーラが必要である．先端が上や下に屈曲した柄の長いバイポーラは狭い術野において有用性が高い．硬膜切開は，先端が右あるいは左に屈曲した柄の長いマイクロメスやマイクロ鋏を使用している（図3）．筆者は腫瘍の摘出には後述のsuction-irrigation systemとともにマイクロカップキュレットを使用している（図4）．カップ型になっており，通常のキュレットと違い周囲組織の損傷をより少なくすることができる．再経蝶形骨洞的手術の場合，鞍底部

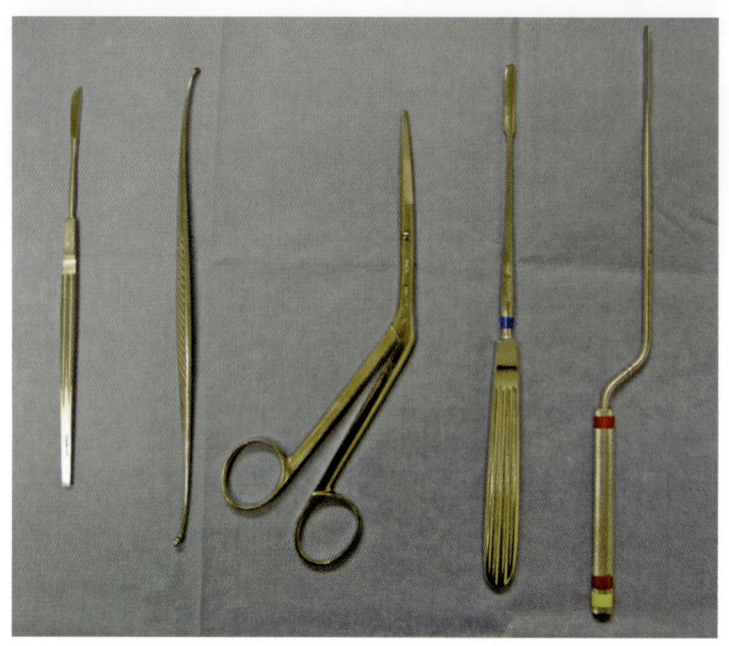

図1　粘膜切開から硬膜切開に至るまでに必要な器具
左側から粘膜刀，両刃鋭匙，下甲介剪刀，粘膜剝離子，柄の長くて硬い粘膜剝離子．

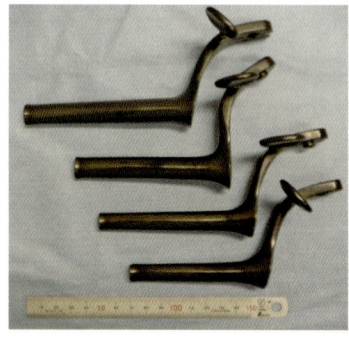

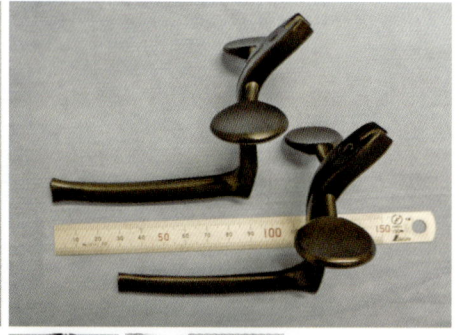

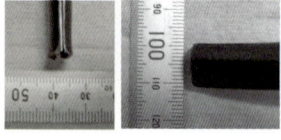

図2　各種スペキュラ
右側の2種類は先端が小さく小児・若年女性用．

の形成には，筆者が開発したセラミックのトルコ鞍プレート（セラタイト®，小林メディカル）を用いている（図5）．

● メモ1

トルコ鞍底部の開窓時にはダイヤモンドバーを用いたほうがよい．通常のカッティングバーでは硬膜を損傷し思わぬ大出血に遭遇することがある．

micro-pressure-suction-irrigation system（MPSIS）

MPSISを用いることにより，狭い術野内で1つのデバイスにて片手で吸引と洗浄が同時に施行でき，常時術野を清潔に保つことができる．腫瘍摘出に際し，正常下垂体組織を損傷せずに腫瘍を洗い流し吸引除去が可能である．海綿静脈洞に浸潤した腫瘍および鞍上部前後方に伸展した腫瘍のような通常直視下の腫瘍摘出が困難な領域に関しては，マイクロミラーを併用することにより直視下に先端が上方あるいは下方に屈曲したMPSISを用いて腫瘍を洗い流し吸引除去が可能である（図6, 7）．ミラーの曇りは，MPSISによりミラーを洗浄することによりすぐに鮮明な画像を再び得ることが可能できる．この器具は経蝶形骨洞的腫瘍摘出術には極めて有用であり，ぜひ使用して頂きたい．

● メモ2

最近，筆者は日本企業と共同で従来のMPSISの欠点を補った新しいsuction-irrigation systemを開発した．

超音波吸引装置（ultrasonic surgical aspirator）

線維成分に富み非常に硬く前述のMPSISだけでは摘出困難な例に時々遭遇する．従来，このような場合，開頭法が選択されていた．近年，かなり組織破砕能力に優れたニードルタイプの超音波吸引器（SONOPET®, M & M. Co., Japan）が登場した．SONOPET®のハンドピースの重量は100 gで軽量である．頭蓋底手術や蝶形骨経由のトルコ鞍内手術のプローブにはハイパー細径ロングアングルハンドピース（有効長は139 mm）が適している．最大振幅は発振周波数25 kHzで300 μmま

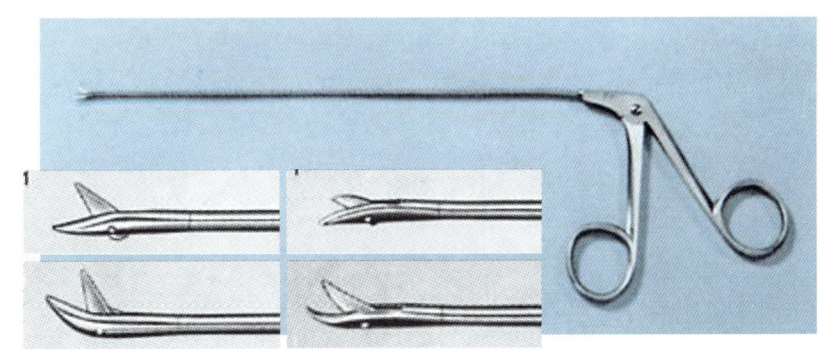

図3　マイクロ鋏
先端：上向き，下向き，右曲がり，左曲がり．

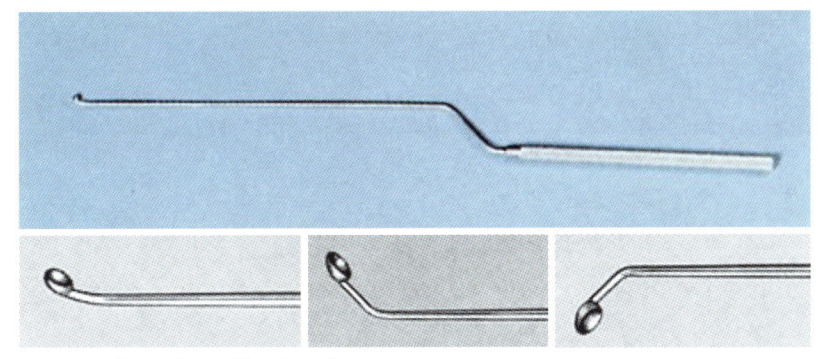

図4　マイクロカップキュレット
腫瘍の摘出に用いる．

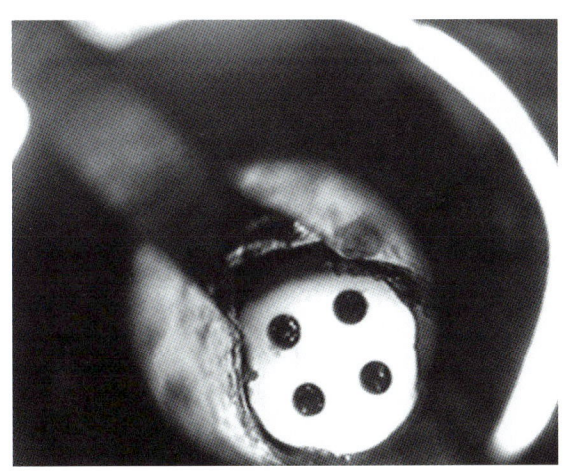

図5　トルコ鞍プレート：術中写真
鞍底部の形成に使用する．鋏でトリミングできる．

で可能であり組織破砕能力に優れている．

● メモ3

SONOPET®の先端はまっすぐでやや太いため，術野の深さによっては手暗がりとなってしまい腺腫の摘出が難しくなることがある．

electromagnetic field system（PAL-I®）

PAL-I®は20〜30Wの低出力でプローブ先端にピンポイントの高熱が得られ，その結果，組織の凝固・切開・蒸散機能を有する高周波装置である．特に，再経鼻的手術の際，鼻腔内の線維性成分に富んだ硬い組織の除去に非常に有用である．

● メモ4

非常に有用な器具であるが，現在，この器具は製造中止となっている．

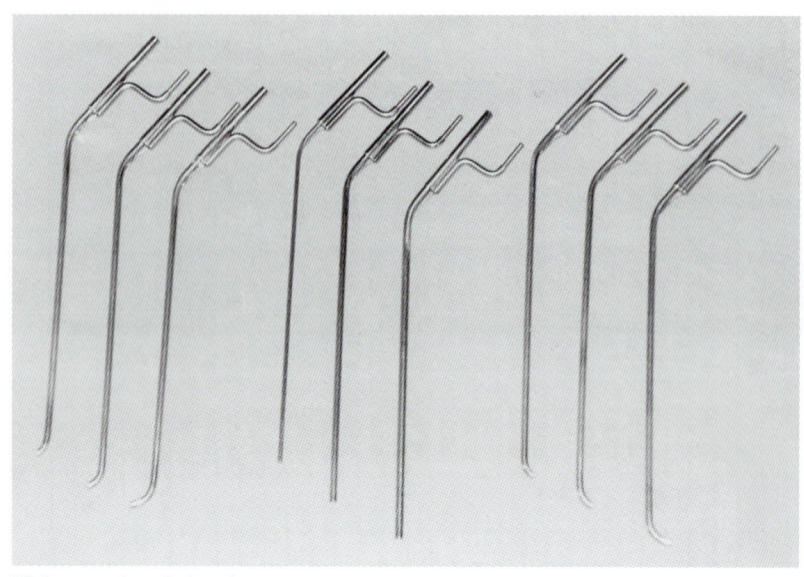

図6 suction-irrigation system
先端の角度：まっすぐ・上向き・下向き，先端の太さ：大・中・小．

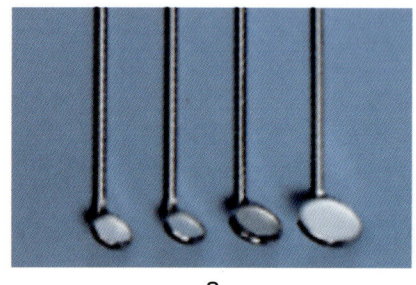

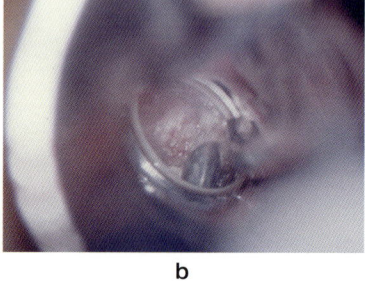

図7 マイクロミラーテクニック
大から小まで4種類のマイクロミラーあり．ミラーを見ながら直視下に腫瘍を摘出．
a：マイクロミラー，b：術中写真．ミラーを用いて直視下に鞍上部前方の腫瘍を摘出．

● 参考文献

1）阿部琢巳，松本　清，九島巳樹：複合セラミック（セラタイト）を用いた経鼻的下垂体腫瘍摘出術時のトルコ鞍底の再建術．脳神経外科 29：511-515, 2001
2）Abe T：New devices for direct transnasal surgery on pituitary adenomas. Biomed Pharmacother 56：171-177, 2002.
3）阿部琢巳：経鼻的下垂体腫瘍摘出術—術式および工夫．脳神経外科 31：955-974, 2003

（阿部琢巳）

C-Ⅳ 顕微鏡・手術器具とその使い方

3 内視鏡

　近年，外科手術とりわけ脳神経外科手術における基本的コンセプトに「minimally invasive surgery」が導入され，術後のQOLの維持，改善が重要視されている．この動向は本来の医療の原点でもあり，この流れに後退はないものと思われる．脳神経外科領域においてその担い手の中心の1つが神経内視鏡である．

神経内視鏡の種類

　神経内視鏡(以下，内視鏡)は一般に軟性鏡と硬性鏡に大別される(図1)．いずれも2～5mm程度の外径であるが，特性が異なることを理解し使い分ける必要がある．

　軟性鏡はグラスファイバーを使用しており内視鏡自体が柔軟性を持っておりaccessibilityに優れている．

　硬性鏡は複数のレンズを用いた直達鏡であり，視野方向には0°，30°，70°，120°などのバリエーションがある．光学的画像の鮮明さ(図2)や処置具の種類が豊富な点(図3)で軟性鏡より優れ，ナビゲーションの併用も可能でオリエンテーションが得やすい．

　そのほか硬性の外套にグラスファイバーの入った半硬性鏡(semi-rigid scope)，内視鏡先端部にCCDカメラを内蔵し，映像を電子信号に変換して画像化する電子スコープ(video scope)がある．特に電子スコープは，ファイバースコープの操作性に加えて鮮明な画像を得ることができるため，近年繁用されている(図4)．

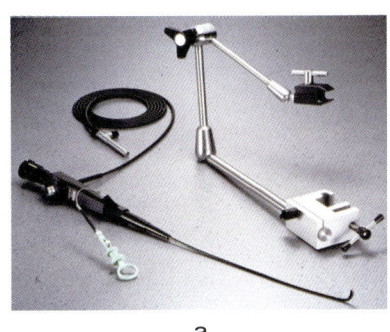

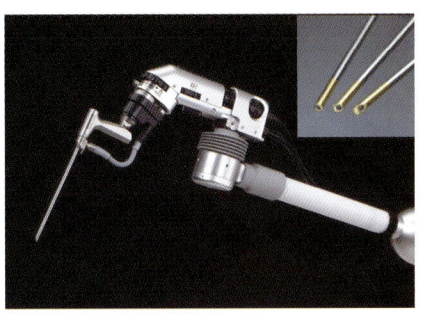

図1　神経内視鏡
a：軟性鏡(NEU-4L® & holder，町田製作所)．
b：硬性鏡(EndoArm®，オリンパス)．

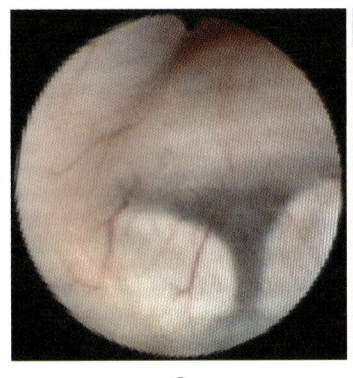

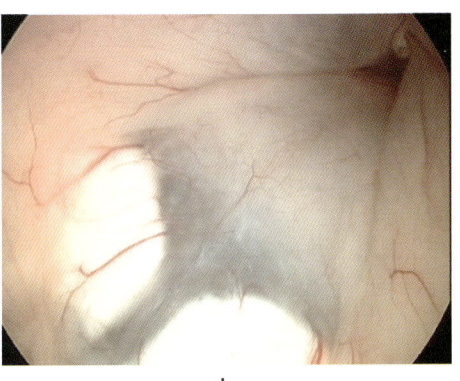

図2　同一症例(第三脳室底)における軟性・硬性鏡の画像
a：軟性鏡(NEU-4L® & holder，町田製作所)．
b：硬性鏡((EndoArm®，オリンパス)．

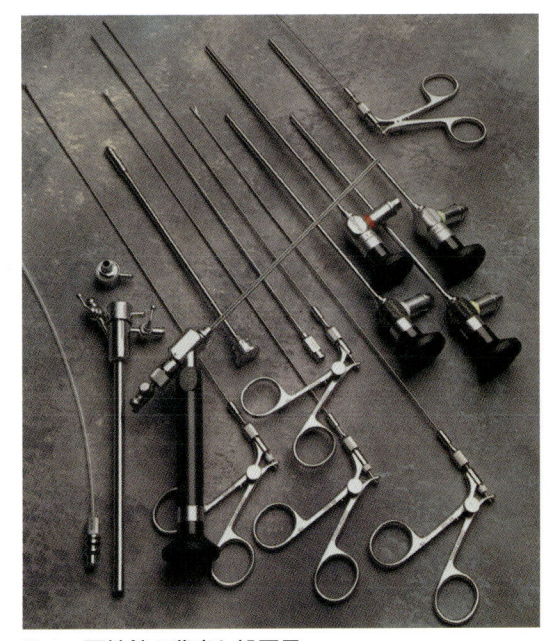

図3　硬性鏡の豊富な処置具

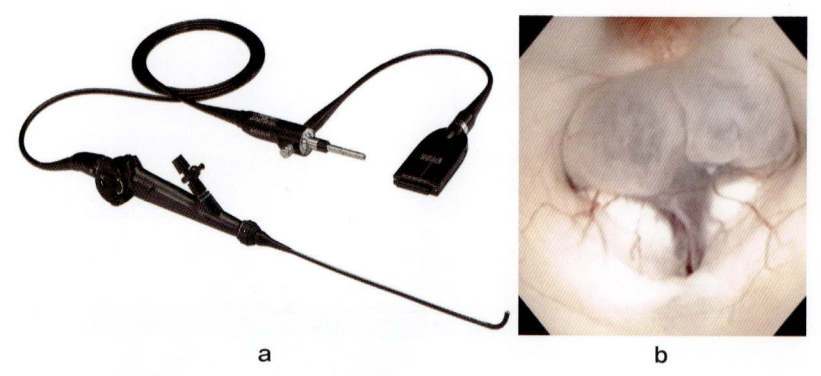

図4　脳室電子スコープ(a)とその画像(b)
a：VEF-V®(オリンパス).
b：第三脳室底.

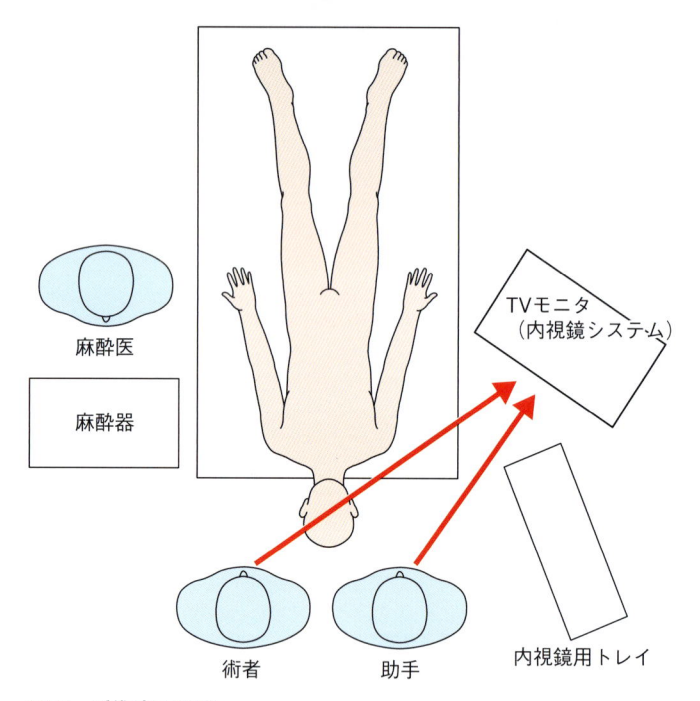

図5　手術室の配置

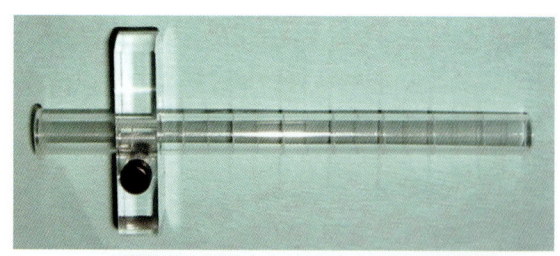

a：内視鏡用血腫除去クリアガイド(町田製作所)

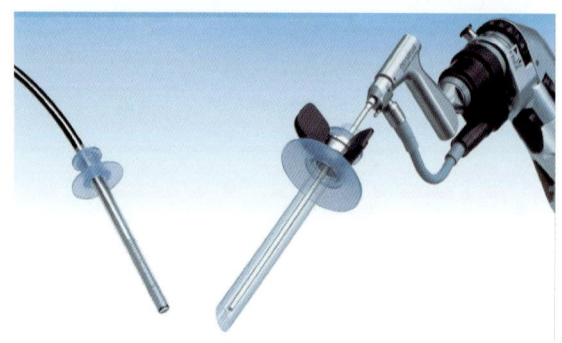

b：Neuroport®(オリンパス)

図6　神経内視鏡様透明シース

セットアップ

すべての内視鏡手術は2次元モニター像下手術でありモニターを見ながら行うビデオサージェリーである．したがって術野とモニターの位置が同じ方向になるように配置する．内視鏡(軟性鏡，硬性鏡)，光源，ビデオシステム，モニターをシステムとして一体化しておくと便利である(図5)．

周辺器具と使用の留意点

内視鏡を使用するにあたりシステム本体以外に手術に必要な処置具などの周辺機器としてシース，鉗子，凝固子，バルーンカテーテルがある．

シースは現在，数種類が市販されているが，外套が透明のものが外套も周囲も観察でき有用である(図6)．血腫の摘出には必須である．シースの挿入にあたっては試験穿刺同様，深く刺し脈絡叢などを損傷しないようにすることが肝要である．そのためには術前MRIにて脳室までの距離を測定しておき，予定深度より深い挿入は回避する．またシースの留置位置(深度)としては脳室壁に深度が一致するようにすると，シースの壁による抑制がなく，操作の自由度が増し，以後の操作がやりやすい．

処置具は把持鉗子，生検鉗子，注射針，凝固子，バルーンカテーテルなど様々なものがある(図7，8)．しかし軟性鏡用のものは本体自体のワーキングチャンネル孔の制限(単一孔，2mmの細径)があるため，術野が得られていても十分な操作ができない場面も少なくない．今後は軟性鏡用の鋏，超音波吸引器の開発が待たれる．

凝固子はME2®(コッドマン社)，PAL-I®(日本MDM社，2011年1月現在販売停止)，内視鏡用双極子(町田製作所)，KTPレーザーなどがある(図8)．止血，切開に使用するが，操作には習熟が必要である．しかし大出血に対しては限界があり，止血器具のさらなる開発も望まれる．

内視鏡操作において隔壁膜の開窓はしばしば行われる手技であるが，3～4Frのフォガティーバルーンカテーテルによる開窓術が一般的である．近年，開窓術専用に工夫されたエクスパンサバルーンカテーテル(ファイコン®)が市販されており有用である．

これらの処置操作に共通の留意点は，まず処置具の出し入れにおいて狭い浅い術野で処置具などが急に深部に出て脳を損傷させないように処置具の長さを十分体得しておくことが必要である．次にすべての内視鏡手術に共通した事項であるが，操作面を垂直に置くことが操作上肝要である．そのためには各内視鏡においてワーキングチャンネル孔はどの位置(オリンパスVEF-V®では4時方向)にあり，処置具などはモニター上のどの角度から出てきてどの程度進むと術野の中央で操作できるかを熟知しておくことが，スムースな手術に必要である．

人工髄液

内視鏡手術時にその灌流液に，生理食塩水を使うと術後(2日前後)に一過性の発熱(38℃前後)をみる場合が多い．臨床症状，血液学的に炎症所見は乏しく，一般的には無菌性髄膜炎と考えられている．現在，内視鏡手術専用の人工髄液[アートセレブ®脳脊髄手術用灌流液(大塚製薬工場)]が市販されている．本人工髄液は浸透圧，電解質組成，pH性状が髄液性状の面から生体への影響が少なく，術後の発熱などを認めず，本手術にあたっては人工髄液の使用が推奨される．

いずれにおいても術前に内視鏡システム，周辺機器の特性に十分理解し，ハンズオンなどでの術前トレーニングは不可欠である．

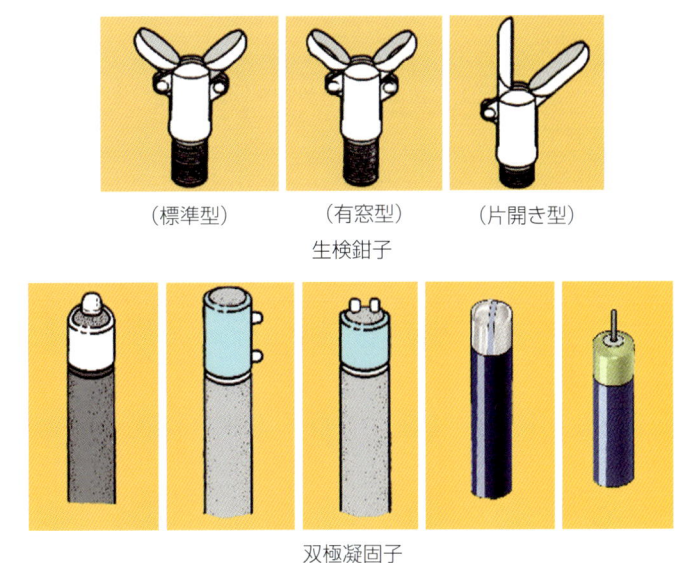

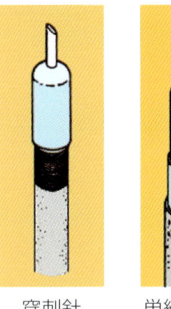

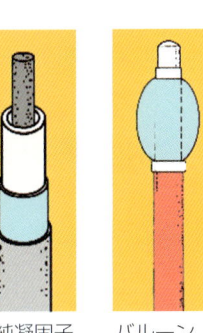

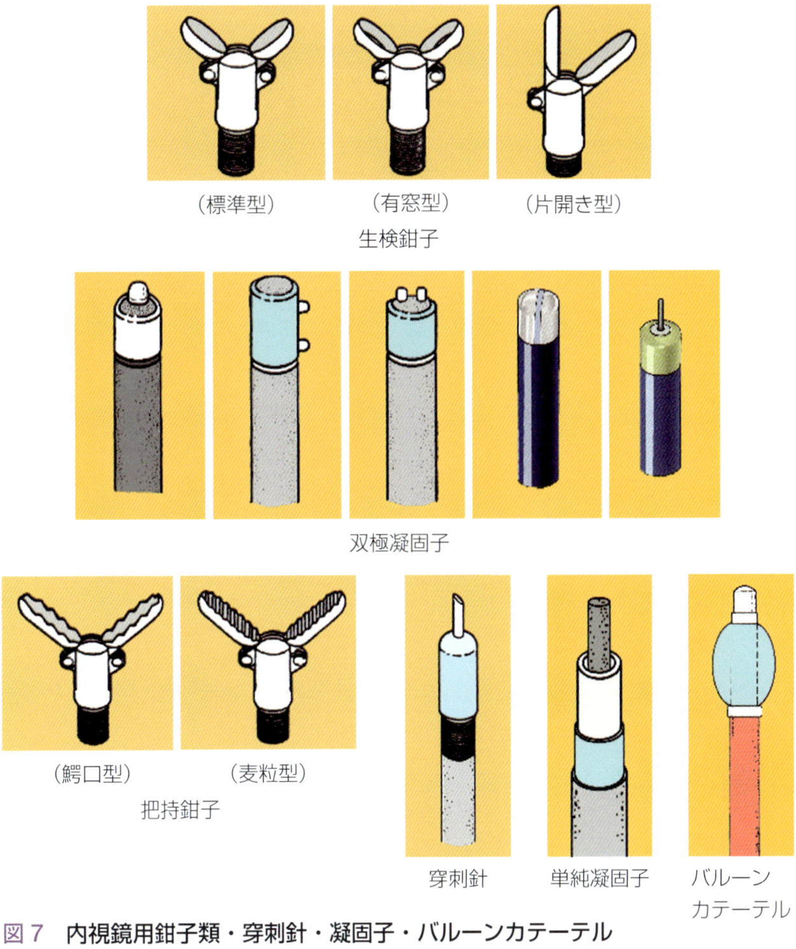

図7 内視鏡用鉗子類・穿刺針・凝固子・バルーンカテーテル

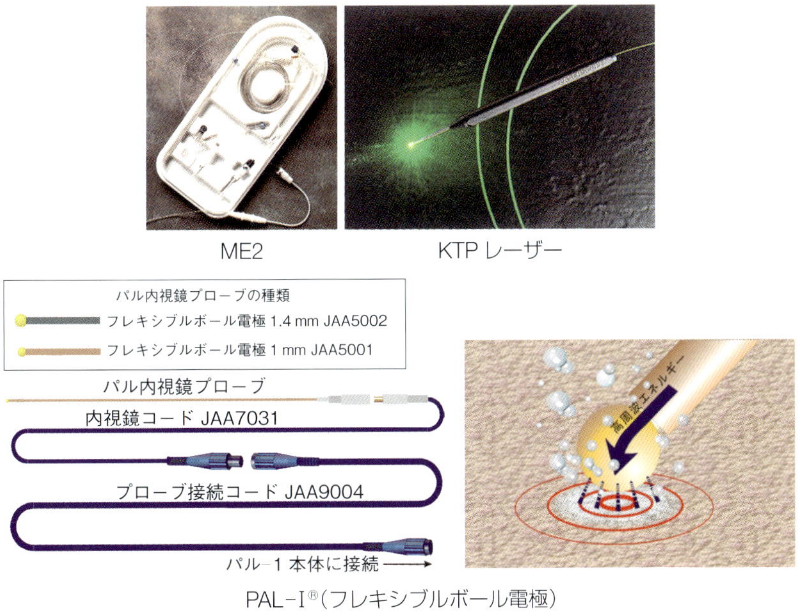

図8 内視鏡用凝固子

● 参考文献

1) 三木 保，伊東 洋，和田 淳，他：閉塞性水頭症に対する神経内視鏡下第三脳室開窓術のpitfall．小児の脳神経 25：452-458，2000
2) 上川秀士：基礎知識．石原正一郎，上川秀士，三木 保(編)：神経内視鏡手術アトラス．医学書院，pp5-21，2006．
3) 石原正一郎：内視鏡の操作法と使用器具の取り扱い．寺本 明(編)：神経内視鏡手術—技術認定から応用まで(NS NOW No.2)．メジカルビュー社，pp2-18，2008．

(三木 保)

C-V 新手術法

1 覚醒下手術：eloquent area の手術
awake craniotomy for resection of brain tumors in eloquent area

術前解剖知識（図1）

ブロードマン領野44, 45はいわゆるブローカ野，ブロードマン領野22はウェルニッケ野といわれているが，個人差や病変による機能局在の変化，変移が生じることが知られており，解剖学的な位置だけでは患者一人ひとりの術後機能予後を推定するのは難しい．また，中心前回は運動野と考えられているが，中心前回が一様に機能を担っているのではなく中心前回の中でも中心溝に近いほうが重要な働きをしていると考えられ，中心前回の前方では，運動障害を生じさせることなく切除可能である場合もある．また，咽頭，喉頭および舌の運動中枢は一次運動野の顔面の領域の腹側部にあり（図2），疑核も舌下神経核も皮質延髄路によって両側性支配を受けるため，一般に一側性障害では機能障害が起こらないことから，この部の病変も手術適応を慎重に検討する必要がある．

手術適応

優位半球言語野近傍病変が覚醒下手術の絶対的な適応である．術中にタスクが可能かどうかの患者選択が重要である．覚醒不良になると想像される腫瘍周辺の脳浮腫が強い症例，術前から意識障害が生じている症例は慎重に適応を判断し，覚醒が不良であった場合に備え術前検査データ（高次脳機能検査，functional MRI，MEGなど）から摘出範囲を考えておく．てんかんや低悪性度グリオーマの症例では，一般に覚醒は良好であり長い罹病期間中に脳機能の変移・代償などが生じている可能性があることから，覚醒下手術は有益であると考えられる．運動野近傍病変については，運動誘発電位（motor evoked potential：MEP）モニタリングの信頼性が高いため，MEPモニタリングが絶対適応であるが，術中に運動を継続しながら腫瘍を摘出することで持続的なモニタリングが可能である点はMEPモニタリングよりも優れている．しか

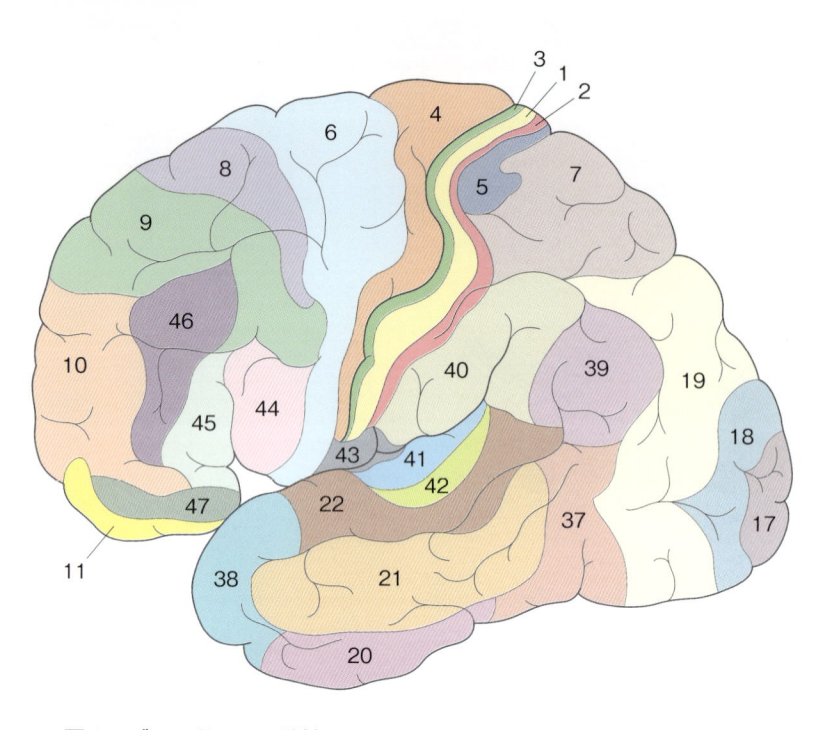

図1 ブロードマンの脳地図
1, 2, 3野：一次体性感覚野，4野：一次運動野，8野：前頭眼野，17野：一次視覚野，22野：ウェルニッケ野，41, 42野：一次聴覚野，44, 45野：ブローカ野．

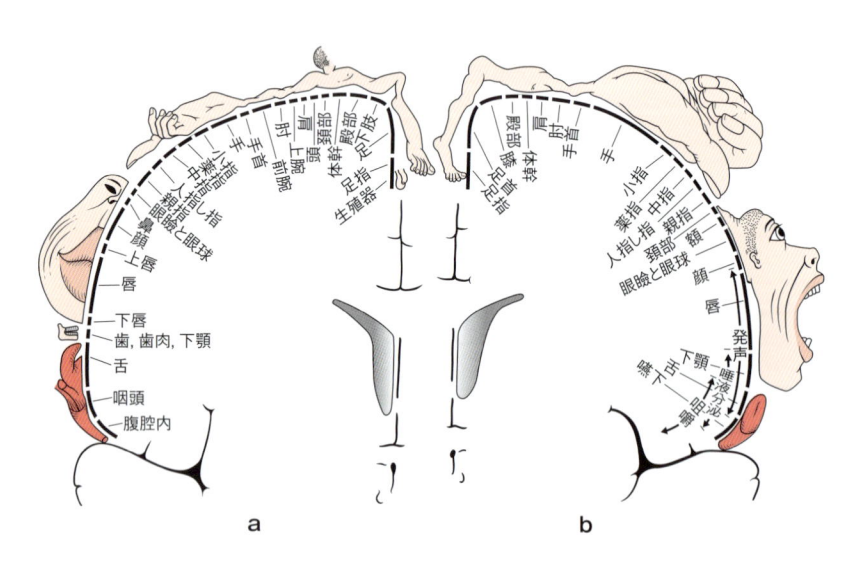

図2 感覚小人（sensory homunculus）と運動小人（motor homunculus）にて表す身体各部位の皮質対応部位
RusmussenとPenfieldは，異なる身体部位を皮質に相当する部位に関係づけた小人（homunculus）として描いた（ペンフィールドのホムンクルス）．感覚小人（a）は感覚皮質である中心後回に，運動小人（b）は運動皮質である中心前回に対応して描かれている．

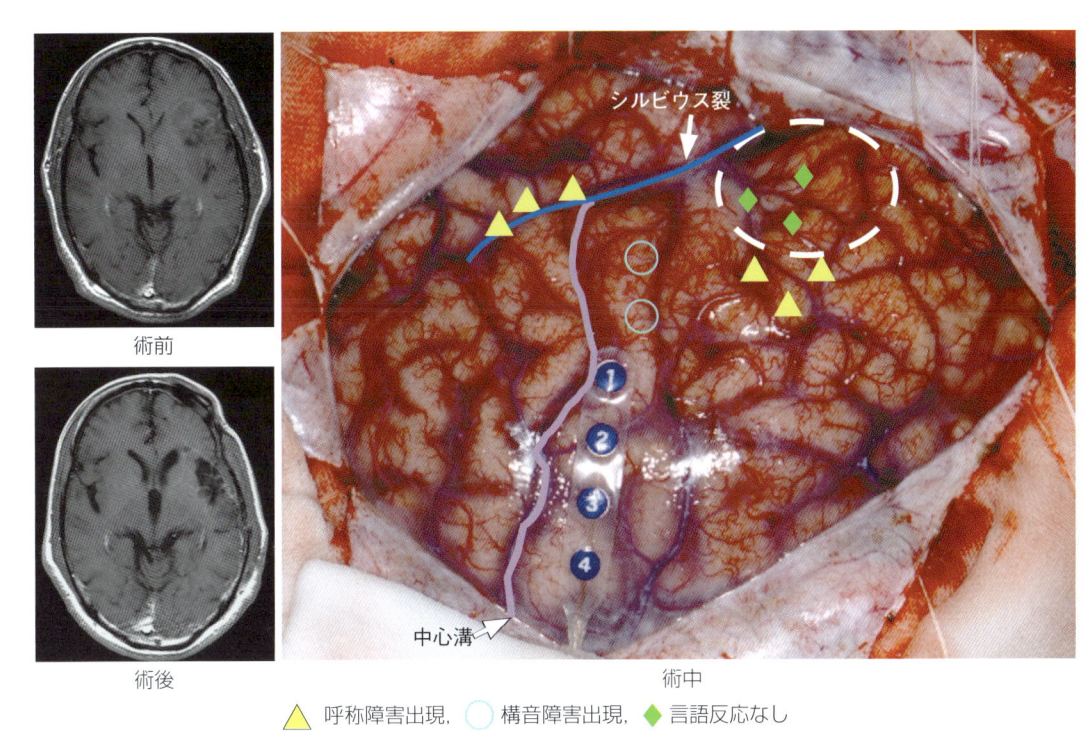

図3 症例

術前／術後／術中

△ 呼称障害出現, ○ 構音障害出現, ◆ 言語反応なし

し，MEPモニタリングでの摘出限界範囲と覚醒下モニタリングの摘出限界範囲の判断にはおそらく差が生じる（覚醒下モニタリングのほうが鋭敏であり，摘出範囲が小さくなることが危惧される）と予想されることから，今後比較検討が必要であると思われる．また頭頂葉機能などの評価も近年試みられているが，どのようなタスクでどのような高次脳機能を評価するかについてはまだ確立した方法はない．現在日本awake surgery研究会（事務局：山形大学医学部脳神経外科）にて覚醒下手術ガイドラインを作成中である（2011年完成予定）．

症例（図3）

55歳，男性．全身痙攣にて発症．MRIにて左前頭葉に腫瘍を認めた．アミタールテストにより言語優位半球病変であることが明らかとなり，覚醒下手術を施行した．腫瘍により言語野は上方に圧排されていた．シルビウス裂を剥離し，シルビウス裂内側面から腫瘍にアプローチし全摘出した．術後，新たな神経脱落症状は認めず，独歩退院した．病理診断は乏突起膠腫であった．

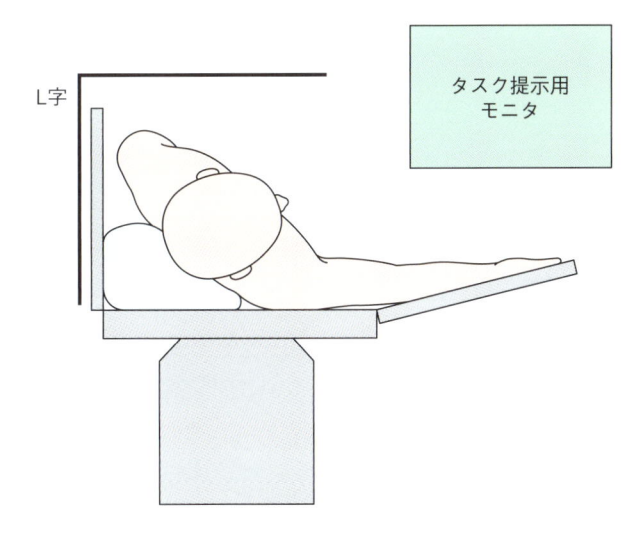

図4 体位

手術アプローチ

体位（図4）

覚醒時，患者が安心して快適に手術を受けられるように術前シミュレーションを行う．このため，体位・開頭範囲が制限されることがある．

- **左前頭葉（ブローカ野近傍）病変**

右半側臥位となるように手術台の左側に背板を固定し，背部に体圧分散ウレタンフォームなどを入れる．頭は60～70°回転させて頭頂部（vertex）は下げずほぼ水平にす

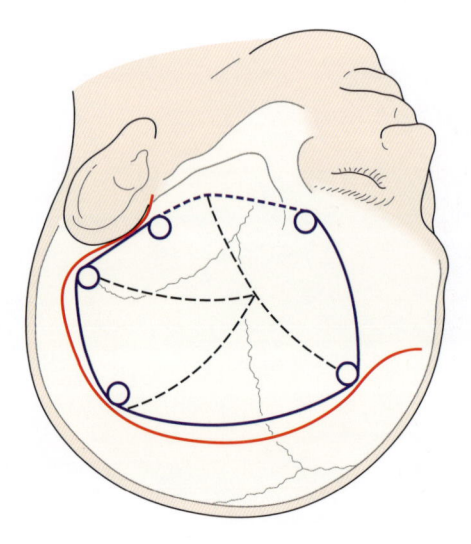

図5 皮膚切開（赤線），開頭（青線），硬膜切開（黒破線）

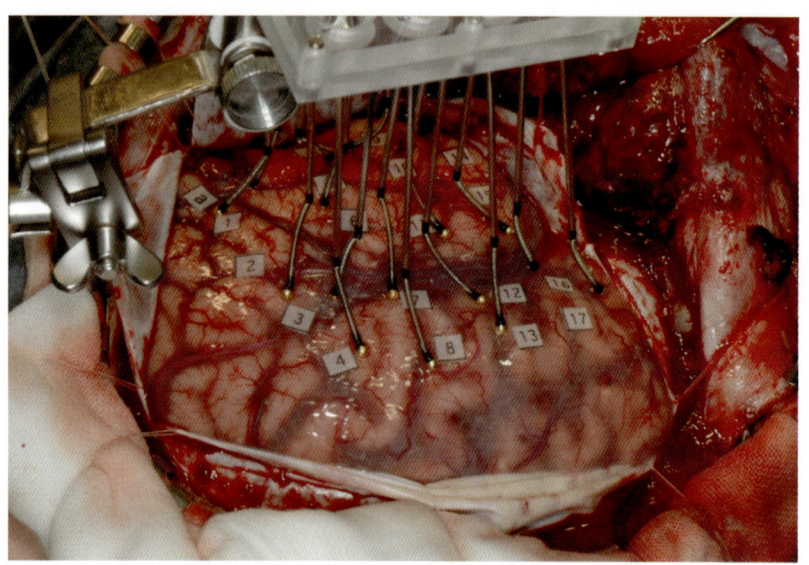

図6 脳表脳波電極

る．この際は馬蹄を用いて頭を支持しておき，のちに3点固定に切り替える．3点固定をせず馬蹄のまま手術を行うことも可能である．3点固定がないほうが患者のストレスも少なく，気道確保という観点からも安全であるが，顕微鏡手術の際に突然術野が動く可能性があるため，術者の細心の注意が必要である．中心溝前後に病変が存在する例では，より後方まで開頭を行う必要があるため，頭を90°近くまで回転させるが，その際は側臥位固定器を用いて側臥位を保ち頚部の捻転が強くならないようにしている．

- **左側頭葉（ウェルニッケ野近傍）病変**

体位は上述の前頭葉病変と同様である．

脳の圧排を最小限に側頭葉底面に進入できるように，若干 vertex down にしておく．この際患者に苦痛のない程度になるよう気をつける．

● メモ1

3点固定を用いるとナビゲーションのアンテナがつけやすいが，3点固定を用いなくても，頭蓋骨にアンテナを固定する方法もある．

皮膚切開（図5）

皮膚切開の前に，局所麻酔薬を皮下注して鎮痛をはかる．フェンタニルの使用量を減らしよい覚醒状態を得るため，神経ブロックが極めて重要である．開頭3点固定を使用した場合には，通常の開頭と同様であるが，3点固定を使用しない場合には，助手がしっかり頭部を押さえて動かないようにする．クエスチョンマークの皮膚切開を設ける．側頭葉切除術を予定している患者では，シルビウス裂をしっかり分け，側頭葉先端部を確認する．このため蝶形骨縁，側頭骨底部をしっかり削る．

● メモ2

局所麻酔はキシロカイン®だけでなく作用時間の長いブピバカインを混ぜて使用している．ロピバカインも有用と思われる．

硬膜切開（図5）

硬膜切開は骨窓を無駄にしないように設ける．また腫瘍と硬膜が癒着している場合や浅シルビウス静脈が癒着している場合も想定して安全に硬膜を切開する．SEPモニタリングを開始し，それと同時に麻酔科に覚醒を依頼する．通常は10〜20分で覚醒し始めるため，この間にSEPにて中心溝を同定する．

脳機能マッピング・モニタリング（図6）

脳表に after-discharge（AD）モニタリング用の電極をセットする．これによりてんかん発作を極力誘発しない範囲で適切な刺激強度にてマッピングを行えるようにする．刺激は50 Hz, 0.2 msecの持続時間の2相性の矩形波で12 mA以下，電極間の距離が5 mmの双極刺激装置を用いて2〜3秒脳表を刺激する．物品呼称，数唱などのタスクを行い言語反応（arrest, anomia, delay, paraphasia な

ど)を判定してゆく．陰性運動反応(陰性運動野)と言語野の判別をする．ADが出現した場合には，皮質刺激を一時中止し，痙攣に移行しないようにする．もしも痙攣が生じた場合は，冷生理食塩水を用いて脳温を低下させ神経活動を低下させる．ジアセパム(セルシン®)は，マッピングの継続ができなくなるためできるだけ使用を避ける．

● メモ3：陰性運動反応と言語野の反応の判別の仕方

舌を突出させて左右に動かすように命じながら，もしくは離握手を繰り返すように命じながら脳表を刺激する．このとき運動が停止するようであれば，言語野ではなく陰性運動反応であることが確認される．

腫瘍摘出

患者の覚醒度・疲労度によるが，摘出中も覚醒したまま神経症状をモニタリングしながら摘出を行う方法と，マッピング終了後再度眠らせて摘出を行う方法がある．脳溝・血管から腫瘍の位置を同定し，できるだけ脳溝単位の摘出(gyrectomy)を行う．このため，くも膜の剝離・切開が重要である．腫瘍からの出血を最小限にするため，手術早期に腫瘍の栄養血管を凝固切断する．ドレーナーは栄養血管処理後まで温存を心がける．ナビゲーションなどでおおまかな摘出範囲を確認することも可能であるが，症例や手術進行度により種々の程度でブレインシフトが生じていることを忘れない．

閉創

閉創時は麻酔を再開する．ラリンギアルマスクを再挿入すると呼吸管理が確実に行え，脳浮腫も軽減できる．皮下に局所麻酔を追加する．手技は通常の閉創と同様である．

● メモ4

術後fMRIのノイズを少なくするため，骨固定を金属のプレートではなく吸収性のプレートにて行っている．術後に脳の可塑性などをfMRIで客観的，経時的に評価するために有用である．

術後管理

術後もてんかんを起こしやすい状態が続くため注意が必要である．術前からフェニトインを飽和しておく方法もあるが，薬疹や汎血球減少などに注意する．術前より脳浮腫が強い症例では術後ステロイド剤を使用する．脳浮腫が高度の場合には浸透圧利尿剤を追加する．術後覚醒に問題なければ帰室し，翌日CT撮影を行っている．悪性脳腫瘍では残存病変の評価のため72時間以内にMRI撮影を行う．

● 参考文献

1) Ojemann GA, Ojemann J, Lettich E, et al：Cortical language localization in left, dominant hemisphere：An electrical stimulation mapping investigation in 117 patients. J Neurosurg 71：316-326, 1989
2) Sanai N, Mirzadeh Z, Berger MS：Functional outcome after language mapping for glioma resection. N Engl J Med 358：18-27, 2008
3) 嘉山孝正，佐藤慎哉：Awake surgeryによる言語野の決定．脳と神経 53：151-160, 2001
4) 赤松洋祐，隈部俊宏，金森政之，他：頭部固定を必要としない術中ニューロナビゲーションシステム．脳神経外科 37：1193-1199, 2009

〈嘉山孝正・櫻田　香〉

C-V 新手術法

2 光線力学的診断
photodynamic diagnosis

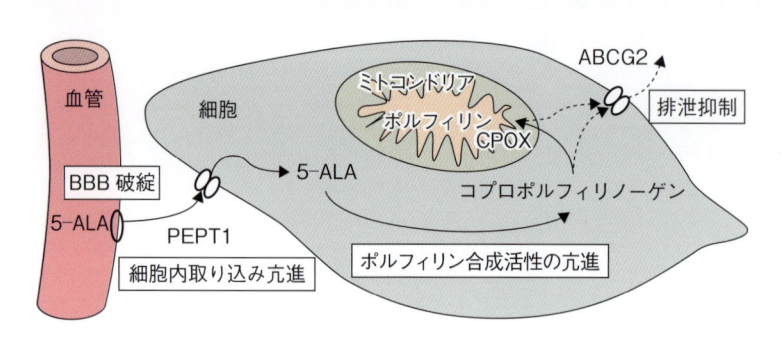

図1 ポルフィリン代謝経路

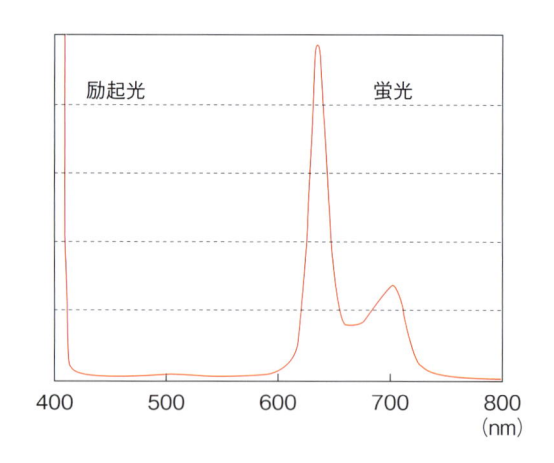

図2 蛍光スペクトル

表1 腫瘍蛍光に影響する因子
- 細胞密度
- MIB-1インデックス
- 血管密度
- BBB破綻

光線力学的診断の基礎知識

光線力学的診断とは

　光線力学的診断とは，腫瘍を蛍光標識することで腫瘍の局在を明らかにし，確実な腫瘍切除を補助する方法である．5アミノレブリン酸（5-aminolevulinic acid：5-ALA）を術前投与すると，腫瘍内でポルフィリンが生成され，赤色蛍光を発する．悪性グリオーマ[1]が適応となるが，髄膜腫[2]や放射線壊死[3]，転移性脳腫瘍への応用も試みられている．

ポルフィリン代謝と腫瘍特異性

　アミノ酸類似物質である5-ALAは，血液脳関門（BBB）破綻部位から腫瘍内に入る（図1）．

　腫瘍細胞は，積極的に吸収し，ポルフィリン代謝酵素群によりプロトポルフィリンIX（PpIX）が合成される．

　蛍光の腫瘍特異性の機序は，これら酵素などの活性が関与している．

ポルフィリンの蛍光特性

　ポルフィリンは，405 nmの紫色の光を照射することで，635 nmと700 nmに二峰性のピークを有する赤色光を発する（図2）．

> **●メモ1　何が光るのか（表1）**
> 　悪性グリオーマの蛍光強度は，腫瘍の組織学的な悪性度（細胞密度，MIB-1インデックス，血管密度）と相関がある．
> 　また，5-ALAが到達するには，BBBの破綻が必須条件である．このため多くの良性腫瘍は，腫瘍蛍光を発しない．

光線力学的診断の効果

光線力学的診断により，悪性グリオーマの全摘出の達成率は改善する（36～65％[4]）．

また，膠芽腫の全摘出により，生存期間中央値は，16.7か月（残存例では11.8か月）に延長する[5]（図3）．

5-ALAの安全性

5-ALAの安全性は高い．生体内に存在する内因性物質であるのと，内服投与が可能であるからである．現在，ドイツでは認可（Medac社，Gliolan）されているが，わが国では未認可であるので注意を要する．

禁忌

ポルフィリン症例は，禁忌である．事前に家族歴と既往歴を聴取し，遺伝歴のあるポルフィリン症を除外しておく．一方，晩発性皮膚ポルフィリン症は，遺伝歴がないことも多い．アルコール中毒，慢性活動性C型肝炎，血液透析，薬剤（エストロゲン，鉄剤，SU薬など）が誘因となり，これによる光線過敏症を発症することがある．したがって，アルコール性肝炎，慢性肝炎あるいは腎障害のある患者では，5-ALA投与には慎重であるべきであるし，遮光（パルスオキシメーターも）に注意しておく．

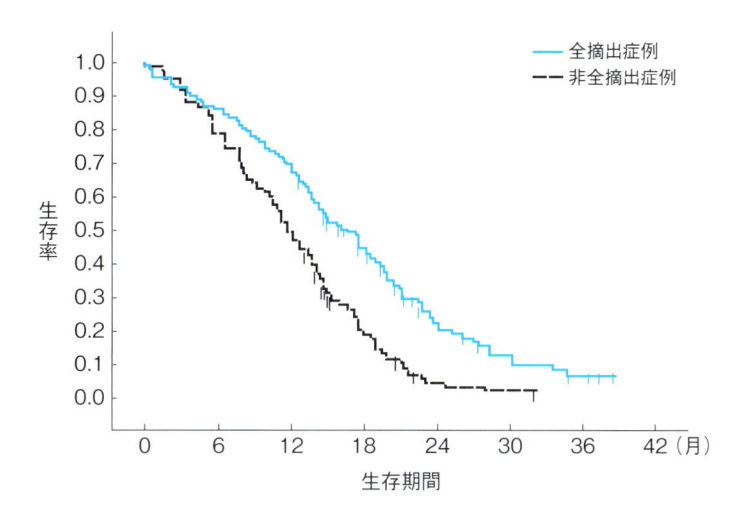

図3 膠芽腫の全摘出による生存曲線

● メモ2 腫瘍でないのに光る（表2）

腫瘍の周囲脳は，淡い蛍光を呈する．多少の腫瘍細胞浸潤を認めるものの，神経構築は保たれている．したがって，non-eloquent areaでは，腫瘍細胞数を減じる目的で切除すべきであるが，eloquent areaに接する部分では温存すべきである．

また，BBB破綻した脳は，正常であっても淡く光ることがある．多発性硬化症などの炎症性疾患でも，蛍光は陽性である．

● メモ3 腫瘍なのに光らない（表3）

中心壊死は光らない．その周囲の腫瘍が，リング状に強く光るので壊死であることがわかる．一方，放射線壊死は，強い蛍光を呈する．再発症例では注意を要する．

膠芽腫の20％では，腫瘍すべてもしくは部分的に光らない．また，90％の転移性脳腫瘍では，腫瘍本体の蛍光はほとんど光らないものの，周囲脳が淡く光る．

十分な励起光が入りにくい深部の腫瘍は，補助光源を入れて観察するとよい．

表2 偽陽性

- 周囲脳
- BBBの破綻した脳
- 炎症

表3 偽陰性

- 壊死部分
- 放射線壊死
- 20％の膠芽腫
- 転移性脳腫瘍
- 深部の腫瘍

光線力学的診断のセットアップ

装置

5-ALA蛍光仕様の手術用顕微鏡を用いる（図4a）．また，深い術野など，十分な光量が得られないときには，LEDなどの補助光源が有用である（図4b）．

5-ALAの投与方法

手術の開始約3時間前に，5-ALA 20 mg/kgを経口投与する．酸味が強いため，ブドウ糖液もしくはオレンジなどのジュースに溶解して飲用する．術中，経鼻胃管は，解放にしない．

光線力学的診断の実際

腫瘍周囲からの剥離（図5）

腫瘍本体に切り込むと，血流が豊富なため止血に難渋する．腫瘍本体と周囲脳との境界を剥離していくと出血が少ない．この際に，蛍光ガイドが有用である．

● メモ4　フェンスポスト法
ナビゲーションガイド下で，腫瘍の周囲に数本のフェンスポスト（8Frネラトンカテーテル）を打ち込んでおく．腫瘍の剥離操作が迅速に行える．

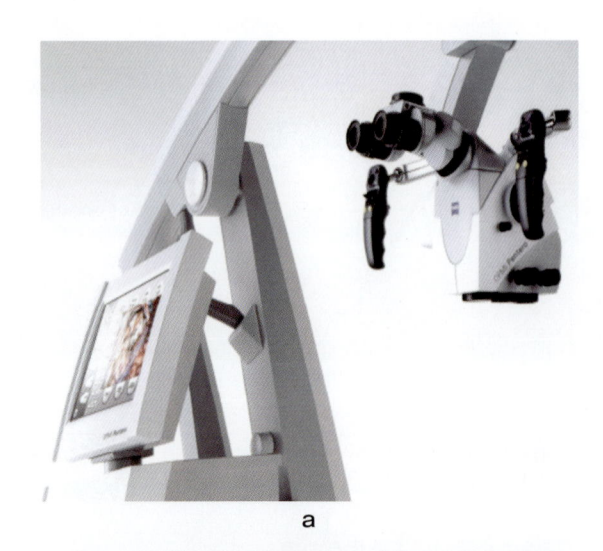

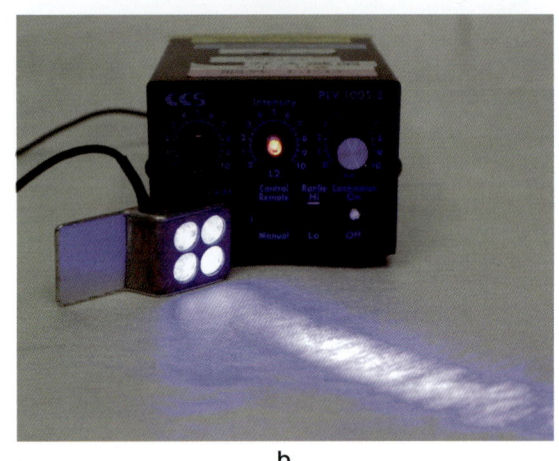

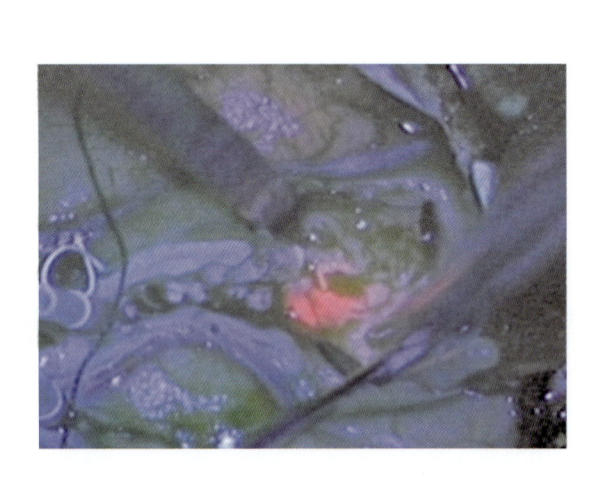

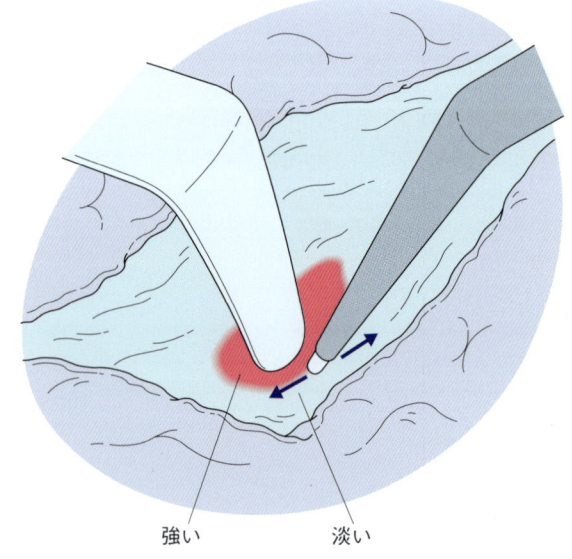

図4　蛍光手術顕微鏡と補助光源
Zeiss社製のPentero blue 400（**a**）とCCS社製の高出力LED補助光源（**b**）

図5　腫瘍本体と周囲脳との蛍光ガイド下での剥離

残存腫瘍の切除(図6)

　腫瘍の大部分を切除したのちに切除腔を蛍光観察することで，残存腫瘍を発見し，露天掘りで切除する．eloquent area に接する腫瘍は，強い蛍光部分のみを神経モニタリングを参考にしながら慎重に切除する．

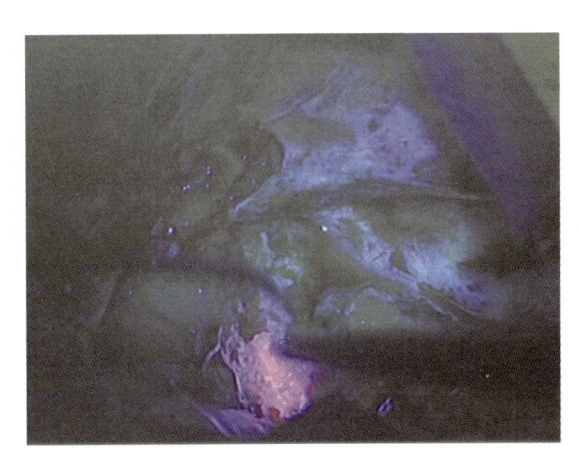

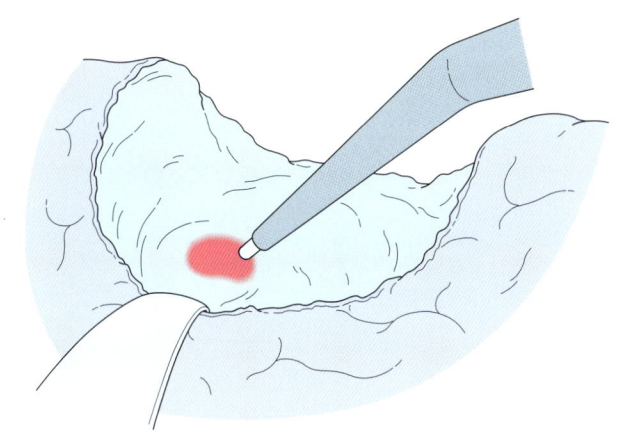

図6　残存腫瘍の切除

● 参考文献

1) Stummer W, Stocker S, Wagner S, et al：Intraoperative Detection of Malignant Gliomas by 5-Aminolevulinic Acid-induced Porphyrin Fluorescence Technique Assessment. Neurosurg 42：1992-1998, 1998
2) Kajimoto Y, Kuroiwa T, Miyatake S, et al：Use of 5-aminolevulinic acid in fluorescence-guided resection of meningioma with high risk of recurrence. Case report. J Neurosurg 106：1070-1074, 2007.
3) Miyatake S, Kuroiwa T, Kajimoto Y, et al：Fluorescence of non-neoplastic, magnetic resonance imaging-enhancing tissue by 5-aminolevulinic acid：case report. Neurosurgery 61：1101-1104, 2007
4) Stummer W, Pichlmeier U, Meinel T, et al：ALA-Glioma Study Group. Fluorescence-guided surgery with 5-aminolevulinic acid for resection of malignant glioma：a randomised controlled multicentre phase Ⅲ trial. Lancet Oncol 7：392-401, 2006
5) Stummer W, Reulen HJ, Meinel T, et al：Extent of resection and survival in glioblastoma multiforme：identification of and adjustment for bias. Neurosurg 62：564-576, 2008

〔梶本宜永・黒岩敏彦〕

3 神経内視鏡手術

neuroendoscopic surgery

神経内視鏡手術には，①内視鏡内のワーキングチャンネル経由で手術操作を行う神経内視鏡手術，②顕微鏡下手術に死角を補う目的で内視鏡を使用する神経内視鏡支援顕微鏡手術，③内視鏡のモニター下に内視鏡外から手術操作をする神経内視鏡下手術の3型に分類される（表1）．③で代表される経鼻的経蝶形骨洞下垂体腫瘍摘出術は別項に委ねる（184頁参照）．本項では最も臨床的に有用と思われる非交通性水頭症を合併した脳室系腫瘍に対する第三脳室底開窓術と神経内視鏡下腫瘍生検・摘出術を例にとって，神経内視鏡手術（以下，内視鏡手術）を解説する．

脳室系腫瘍に対する内視鏡手術の基本的概念と適応

脳室系腫瘍の中の対象疾患は，内視鏡の挿入が通常側脳室であることから，特殊な場合（著明な中脳水道拡大を伴った第四脳室腫瘍など）を除き側脳室，第三脳室腫瘍（松果体部腫瘍を含む）が中心である．これらの腫瘍は組織学的に多種多様であるのが特徴である．内視鏡はこれらの脳室系腫瘍に対してどの程度の手術操作ができるかが問題になる．脳室内腫瘍は髄膜腫，脈絡叢乳頭腫などを除けばほかはほとんど上衣下の腫瘍，すなわち間脳，基底核部などのいわゆるeloquent areaに主座を置く全摘術の困難な深部局在性腫瘍，組織診断に基づき補助療法の確立した松果体部腫瘍，そして第三脳室に伸展したトルコ鞍部腫瘍などである．ここで求められるのは開頭術であれば，手術による神経症状の悪化を防ぎ，組織診断を確定することと腫瘍容積を軽減することである．前者は腫瘍の治療上の必要条件であり，後者の残存腫瘍容量は予後規定因子として重要である．しかし間脳，基底核部腫瘍などは現時点で開頭手術治療の適応となるものは限定され，その摘出率，morbidityも決して満足できるものではない．これらに対しては開頭術による生検術やCT誘導下に定位的生検で組織診断確定後に，補助療法に委ねられてきたのが現状である．したがってどの手術においてもまず組織診断確定がminimum requirementである．この点に主眼を置けば内視鏡下生検術は極めて目的にかなっており，安全，確実，低侵襲に行うことができる．内視鏡手術は穿頭下経脳室的操作により低侵襲であり，さらなる神経症状の悪化をみることは脳損傷や脳内血腫などを合併しない限りまずみられない．また直視下に病巣形態，腫瘍実質が確認でき，複数箇所より確実な生検が適正，安全に行えるなどの利点がある．さらに小型の腫瘍や嚢胞性腫瘍であれば全摘術や嚢胞減圧も可能である．全摘出可能な条件として，①脳室内腫瘍（脳室内に突出しているもの），②嚢胞性腫瘍（主要部分），③2〜3cm以下の小型腫瘍（嚢胞・固形部含む）などの要件が挙げられる．

表1 神経内視鏡手術

①神経内視鏡手術（neuroendoscopic surgery）
　第三脳室底開窓術
　中脳水道形成術
　脳室内腫瘍生検（摘出）術
　嚢胞開放術
　脳室内血腫除去術

②神経内視鏡支援顕微鏡手術（neuroendoscope-assisted microsurgery）
　脳動脈瘤頚部クリッピング術
　頭蓋内・脳内腫瘍摘出術
　脳室内腫瘍生検（摘出）術
　経蝶形骨洞下垂体腫瘍摘出術
　神経血管減荷術

③神経内視鏡下手術（neuroendoscope-controlled surgery）
　経鼻的経蝶形骨洞下垂体腫瘍摘出術
　脳内・脳室内血腫除去術
　頭蓋内腫瘍摘出術
　脳室内腫瘍生検（摘出）術
　嚢胞開放術
　脊椎・脊髄手術
　手根管開放術

脳室系腫瘍に対する内視鏡手術の実際

脳室系腫瘍はその2/3に非交通性水頭症を併発しており，松果体部腫瘍においてはその頻度はより高くなる．近年水頭症を併発した松果体部腫瘍に対する一期的な内視鏡下第三脳室底開窓術(endoscopic third ventriculostomy：ETV)と内視鏡下腫瘍生検術は，その低侵襲性と安全性よりその有用性は高く評価されている．汎用される前角アプローチの実際を症例(13歳男性例)にて解説する．

術前検討

術前にMRIにて脳室拡大の程度，腫瘍の性状・形状についての検討を行う．特に前角穿刺での脳室までの距離，第三脳室底の下方への突出(ballooning sign of third ventricle)の有無，視床間橋の位置，腫瘍の脳室への突出の方向と程度，血管成分の有無などについてチェックを行い，術野をできるだけ直下に得られるようなアプローチ方向を決定する．特に脳室の形状をみるにはMRI CISSイメージの矢状断が有用である(図1)．

手術体位

仰臥位で空気の流入を予防するためバーホールがなるべく高くなるように頭部挙上する．頭部の固定は術中のdisorientationを予防するため正中位で行う(図2)．麻酔は基本的には術中の体動予防，開頭術への移行の可能性を考慮し全身麻酔で行う．術野は無剃毛，全剃毛いずれでも可能である．多量の灌流液排液を使用するので集液ポーチ付きドレープを用意する．

皮膚切開〜脳室穿刺

前角アプローチは左右いずれか(原則は非優位側)の前角穿刺を行う．通常ナジオンより約12cm後方の冠状縫合の直前(第三脳室後半部操作が必要な場合は10〜11cm後方)で，正中線より約3.5cm外側が中心となる約4cmの皮膚切開(図3)．内視鏡操作に支障がないように十分な穿頭，硬膜露出切開を行う．脳室穿刺は脳室穿刺針にて前角穿刺(脳表に垂直に穿刺する)．次にシースを挿入するが，術前MRIにて脳室までの距離を測定し，シースの入りすぎに注意する．安易に深く挿入して脈絡叢を傷つけ出血を起こす

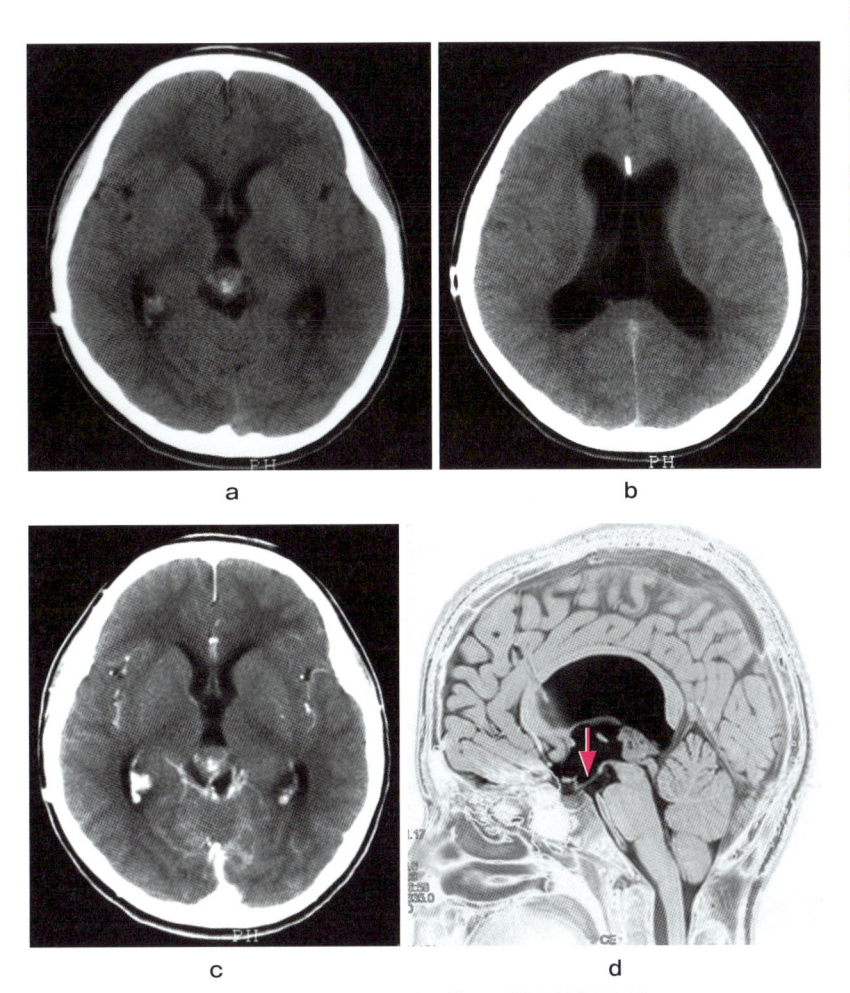

図1　症例(13歳男性，非交通性水頭症を伴った松果体部腫瘍)
軽度の頭痛とパリノー徴候を認めた．腫瘍マーカーはすべて陰性であった．
a：術前単純CTにて松果体部に石灰化を伴った腫瘍を認める．
b：術前単純CTにて脳室拡大がみられた．
c：術前造影CTにて松果体部腫瘍は軽度不均一に造影された．
d：術前MRI heavy T2強調画像矢状断にて非交通性水頭症，松果体部腫瘍の状態が詳細に確認できる．〔前角穿刺の際の脳室までの距離，中脳水道の狭窄，ballooning sign of third ventricle(矢印)，視床間橋の位置，腫瘍の突出度など〕

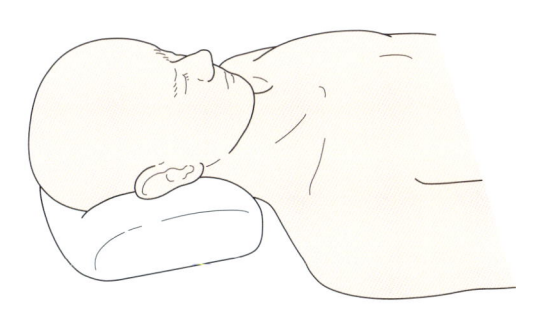

図2　手術体位(前角アプローチ)
全身麻酔下，仰臥位頭部挙上で頭部の正中固定で行う．

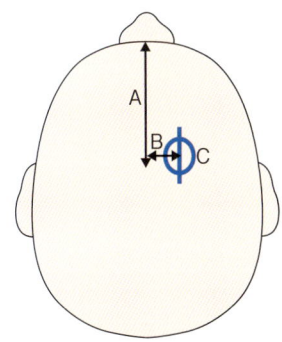

図3　穿頭部位と皮膚切開
A：ナジオンより約12cm後方の冠状縫合の直前(第三脳室後半部操作が必要な場合は10〜11cm後方)．
B：正中線より約3.5cm外側．
C：約4cmの線状皮膚切開．

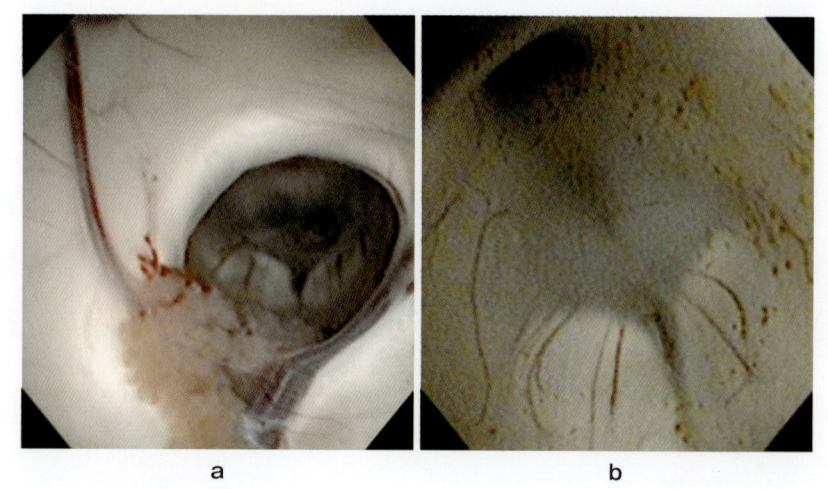

図4　神経内視鏡術野のランドマーク
a：モンロー孔．
b：第三脳室底．

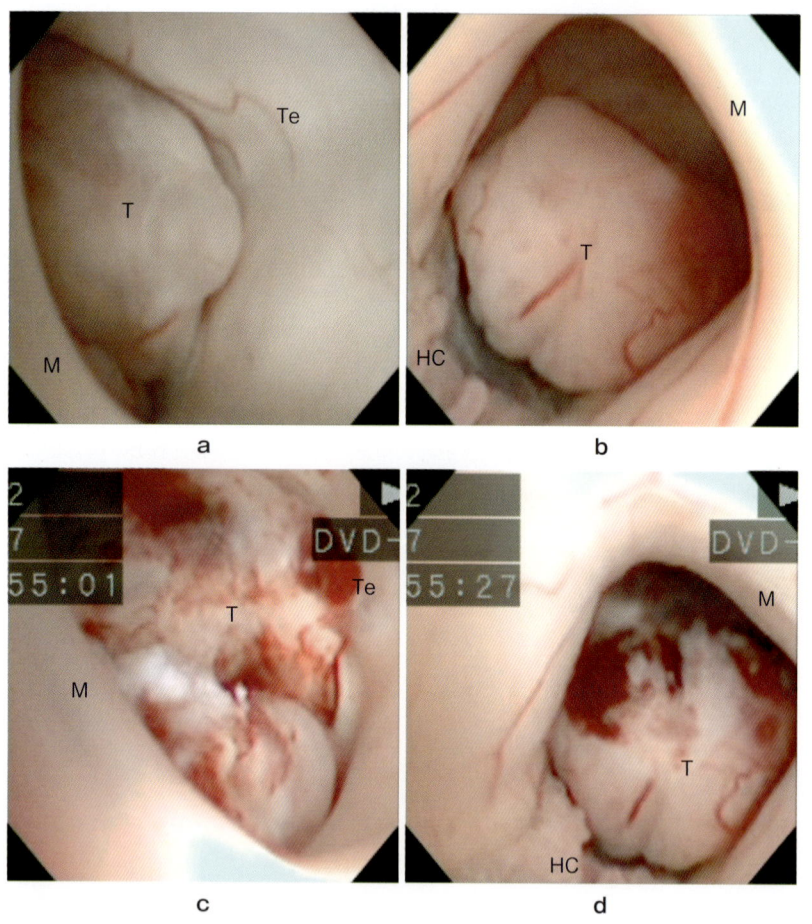

図5　松果体部腫瘍の内視鏡下生検術
T：松果体部腫瘍，M：視床間橋，Te：tegmentum，HC：habenular commissure.
a：術前画像．第三脳室後半部の観察．中脳水道を覆う松果体部腫瘍．
b：術前画像．松果体部腫瘍．
c，d：術後画像．腫瘍のheterogenecityを考慮し，数か所より生検を行った．
（腫瘍はジャーミノーマで，術後化学療法と放射線療法を行った）

と，その後の手術に支障をきたす．シース断端が脳室壁部に一致するようにシース深度をあわせる．内視鏡操作がしやすいように断端をルーズに固定する．

内視鏡の挿入

　脳室内に入る前にシース先端部の位置を確認する．術野が血液などで汚染されている場合は灌流を行いながら挿入する．内視鏡の挿入，後退の際には周辺組織の損傷を防ぐために確実に術野の中心で行う（挿入の軸と術野の中心を合致させる）．内視鏡の先端を屈曲したまま後退する操作は脳損傷を起こすので禁忌である．脳室が小さい場合は灌流を行いつつ脳室を拡げながら術野を得る．次に脳室内観察を行う．まず側脳室内でランドマークとなる構造，すなわちモンロー孔，脈絡叢，前透明中隔静脈，視床線条体静脈（図4a）を確認する．第三脳室進入時，モンロー孔周辺構造（特に脳弓，静脈角）の損傷に注意する．第三脳室内では乳頭体，灰白隆起，漏斗陥凹，視交叉（図4b），終板，中脳水道，後交連，松果体などを確認する．

脳室系腫瘍に対する腫瘍生検・摘出術

　まず内視鏡にて脳室壁の変化，腫瘍の位置や性状，合併する水頭症などの病態ならびに形態評価を十分行う．次に腫瘍の面に対して処置具が使いやすいように神経内視鏡が垂直に向かうように術野を確保する．腫瘍を覆っている脳室上衣の血管成分の乏しい部分に単極凝固子（ME2®：コッドマン社，PAL-Ⅰ®：日本MDM社），レーザーを用いて小さな円を描くように凝固し，生検鉗子にて同部の中心の上衣を剝離し腫瘍表面を露出する．同部より鉗子を使い腫瘍の摘出を行う．この際の鉗子操作は「引っ張る」操作は危険であり，腫瘍を「捻り切る」操作で行う．生検においても可能な限り複数か所より摘出を行い，診断を確実にする（図5）．

神経内視鏡下第三脳室底開窓術（ETV）

　内視鏡手術は水頭症の治療と腫瘍生検を低侵襲に同時に行うことができるため，有効性は極めて高い．一般的なETVの適応基準は，①非交通性水頭症，②年齢：2歳以上（未成熟な髄液吸収能のため），③第三脳室底の

ballooning sign, ④第三脳室底開窓術後の正常な髄液灌流と吸収，である．特に術前画像診断において MRI の矢状断が重要で，ETV の適応の最も有力な情報は，第三脳室底の ballooning sign である（図 1d）．

手技としては第三脳室底に小孔を設けたのちバルーンにて開窓を行う balloon technique 法を用いる．両側乳頭体と漏斗陥凹とを結ぶ三角形の中心で斜台部方向が開窓の目標となる（図 6，7a）．同部で斜台に向かって鉗子にて鈍的に穿刺する（図 7b, c）．特に三角形の後方では脳底動脈損傷，側方では動眼神経損傷，後交通動脈損傷，前方では漏斗陥凹損傷（尿崩症）に注意する．またこの際，凝固子を通電させながらの穿刺は原則行わない．また第三脳室底直下のリリキスト膜も穿孔する．穿孔部をバルーンカテーテルで拡張（4〜5 mm 径が目安）（図 7d, e）．バルーンカテーテルの赤道面で拡張を行うが，バルーンを拡張して引き抜くと，血管損傷を生じるのでやってはいけない．第三脳室底を開けても直下にリリキスト膜や脳底動脈周囲に厚いくも膜を認めることがあるので，これらも確実に剝離，開窓し直下の構造の脳底動脈などを確認すべきである（図 7f）．さらに開窓の正否の術中判断は，髄液の to and fro による第三脳室底の上下の動きを見るとよい（図 7g）．

なお原則的には腫瘍生検，次に第三脳室開窓術の順で行う．理由として第三脳室開窓術を先に行うと①脳室が狭くなり，生検の操作が行いづらくなる，②生検による出血が脳槽へ流出し，播種の誘因になる可能性がある，③生検後の脳室内洗浄が不十分になる，などが挙げられている．

内視鏡抜去〜閉創

術野の止血の十分確認を行う．術中少量の出血ならば脳室ドレナージは不要だが，腫瘍の生検，摘出術の際は後出血対策として脳室ドレナージを術翌日まで留置する．脳室内の空気混入の際は灌流液で置換する．続いてゆっくりとシース抜去する．同部からの髄液漏予防に酸化セルロース綿を充填する．硬膜は可及的に縫合することが望ましい（特に小児の場合）．閉創は，バーホールボタンなどを使用し，一期的に層層縫合する．

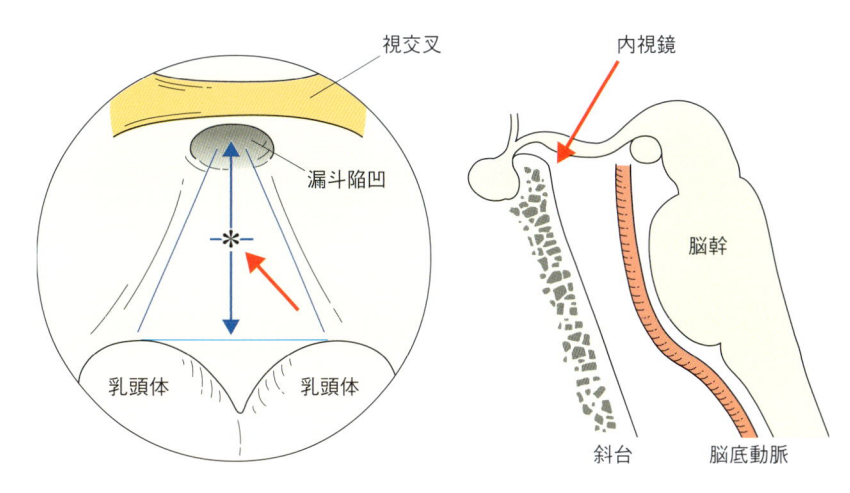

図6　第三脳室底の開窓部目標
漏斗陥凹と左右の乳頭体が成す三角形の灰白隆起の中央が開窓部目標（＊）となる．この部位をやや後方から斜台方向に向け穿刺を鉗子を用いて鈍的に行う．

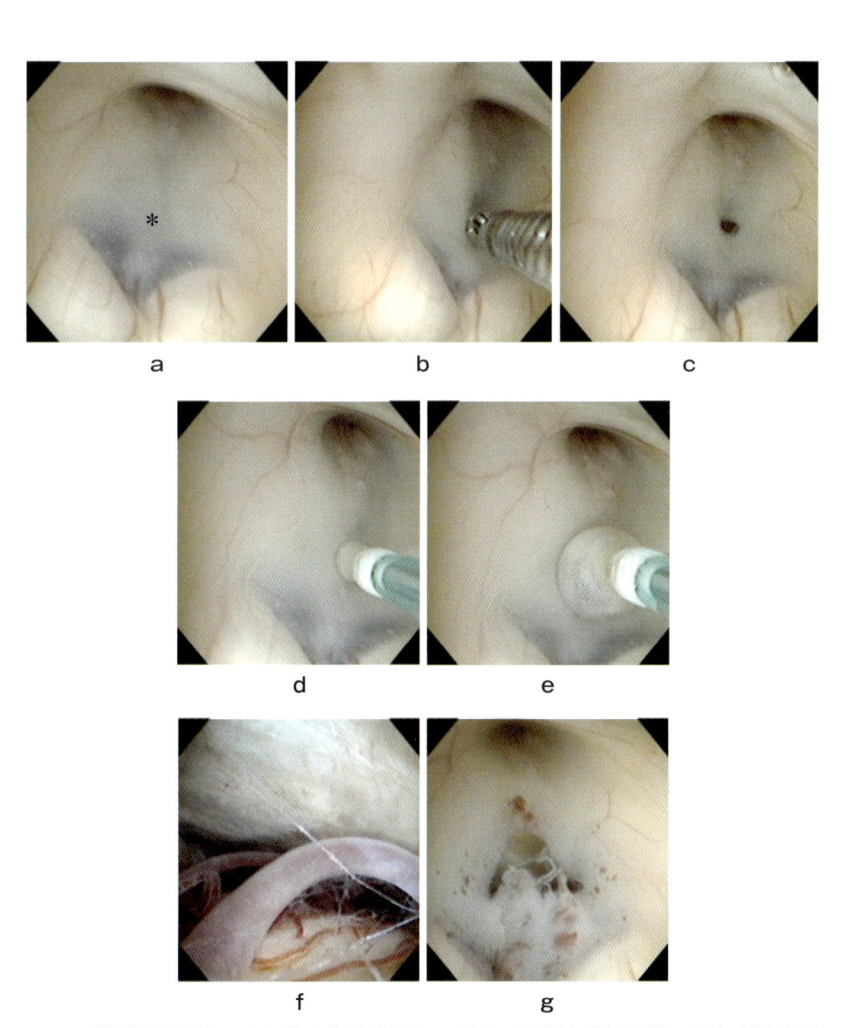

図7　松果体部腫瘍による非交通性水頭症に対する神経内視鏡下第三脳室底開窓術
a：第三脳室底の中央部が開窓部位である（＊）．
b, c：鉗子にて＊部に小孔を設ける．
d, e：バルーンカテーテルの赤道面で小孔を広げる．
f：開窓部より脚前槽の構造物を確認する．
g：開窓部の髄液の to-and-fro を確認する．

合併症：術中出血の管理

内視鏡手術の主な合併症を表2に挙げるが，術中出血が重大な問題である．まず大型動脈を損傷した場合，現時点での術野，手術器具での対応は極めて困難と考えている．したがって血圧を下げ，術野にドレーンを留置し，CTを行い開頭による止血あるいは血腫除去の処置を行う必要がある．それ以外の動脈あるいは静脈血管からの出血は低血圧と洗浄でほとんど止血は可能と考えられる．しかしいったん出血がみられると術野の確保が容易でなく，洗浄止血による手術時間のロスは本法の大きな妨げとなり，本来の手術の目的が達成できないこともある．したがって出血に対する考え方としては，まず出血を起こさぬようにすることが肝要で，手術操作は術野を十分観察して血管のない部位を選び，出血しそうな術野は前もって凝固してから操作を行うことが必要である．また小出血の時点でこまめに止血することが安全である．腫瘍の生検術などでは術前血管撮影などで腫瘍の濃染像がみられた場合，その手術適応や生検部位は慎重に対応すべきであるが，血管成分の豊富な腫瘍に対しても，十分な観察のもとに凝固子で十分な凝固を行えば腫瘍への操作は可能である．さらには洗浄による自然止血を待つのではなく積極的に止血操作(表3)を行い，早期に本来の手術操作に移行すべきである．

術後管理

神経内視鏡手術では一般に術前状態の悪化をみることは少なく，早期離床が可能である．しかし術後脳圧低下による頭重感，吐き気(一過性のことがほとんど)，術後発熱(灌流液の影響，2～3日で治る，ステロイドを使用することもある)をみることがある．ETVに対してはMRI矢状断によるETV flowの確認，脳室サイズとETV flowの長期フォローが必要である．腫瘍に対しては必要な後療法，補助療法は術後早期に開始すべきである．また神経内視鏡手術は低侵襲ゆえにそれが可能であるのが利点である．

表2　神経内視鏡手術の合併症

術中合併症	術後合併症
出血	発熱
失見当識	嘔吐
周囲組織傷害	ふるえ
器械トラブル	痙攣
低体温症	動眼または滑車神経麻痺
徐脈	無言症
心停止	意識障害
頭蓋内圧亢進	易刺激性
突然の頭蓋内圧低下	偽性動脈瘤形成
	髄液漏
	髄膜炎

表3　神経内視鏡手術における止血法

基本は低血圧と洗浄(人工髄液アートセレブ®)
① 止血剤(ヘモコアグラーゼなど)混合乳酸化リンゲル液による洗浄
② バルーンカテーテルによる圧迫止血(特に第三脳室底開窓術の開窓部の出血に有効)
③ 鉗子による単極凝固法
④ オキシセルコットン充填
⑤ ME2®(コッドマン社)による凝固止血
⑥ 各種レーザーによる凝固止血
⑦ PAL-I®(日本MDM社)による凝固止血
⑧ 出血点を空気に曝す方法

> ● メモ　神経内視鏡手術のピットフォール
>
> 神経内視鏡手術は二次元画像を見ながらの手術であり，まず，モニター画面を通して観察することに慣れることが重要である．これまでの広い視野による顕微鏡下手術の微小解剖から内視鏡下の微小解剖を把握することがdisorientationを防ぎ，安全に内視鏡手術を終えるための第一歩である．そして，無理をしないことである．術野の確保に対して処置具が不十分であるのが現状である．見えるけれども手が出ないことが多い．ゆえに乏しい武器で無理をすることは事故につながる．まず，観察し，持てる武器で無理のない範囲にて勝負することが肝要である．

● 参考文献

1) Gaab MR, Schroeder HWS：Neuroendoscopic approach to intraventricular lesions. J Neurosurg 88：496-505, 1998
2) 三木　保, 和田　淳, 伊東　洋, 他：松果体部腫瘍に対する神経内視鏡手術. 小児の脳神経 23：323-331, 1998
3) 三木　保, 和田　淳, 中島伸幸, 他：脳室内腫瘍に対する神経内視鏡手術. 脳と神経 55：479-486, 2003
4) 三木保：Cereberospinal fluid (CSF) 循環障害に対する神経内視鏡の役割. 脳外速報 18：1012-1017, 2008
5) Oka K, Yamamoto M, Ikeda K, et al：Flexible endoneurosurgical therapy for aqueductal stenosis. Neurosurgery 33：236-243, 1993

〈三木　保〉

Column　先史時代の穿頭①　西ヨーロッパでの発見

　近代脳神経外科学が誕生・発展したのは19世紀末から20世紀にかけてである．しかし穿頭，開頭というこの基本的な方法は，何と紀元前6000年頃に西ヨーロッパで，また紀元前2000年頃にペルーのアンデス地方ですでに行われていた．

　1685年にフランスのヨシュラールで，新石器時代（紀元前4000～6000年）のものと推測される穴の開いた頭蓋骨が初めて発見された．その後，イギリス，ドイツなど西ヨーロッパの各地で穿頭頭蓋骨が次々と発見された．

　1867年，フランスの外科医ブローカ（言語野の発見者）は，この穿頭頭蓋骨に興味を持ち，この穴は死後の損傷ではなく，生きているうちに開けられたことを指摘した．彼は，当時の人々はてんかんや頭痛，精神病といった病気を起こすのは頭の中に悪霊がいるためと考えており，悪霊を外に追い出すために穿頭を行ったのだ，と発表した．

　一方，1873年，ロング地方の洞窟から発見された頭蓋骨は後頭骨が大きく開頭されており，フランスの一般医ピュルニエはこれを人間が作った開頭の跡と考え，一種の頭蓋杯に用いたのではないかと推定した．（②につづく，171頁）

参考文献
1）古和田正悦：開頭術の歴史．にゅーろん社，1996
2）片山容一：古代アンデスの謎—二〇〇〇年前の脳外科手術．廣済堂出版，1992
3）河本圭司：アトラス頭蓋骨学—基礎と臨床．メディカ出版，pp305-309，2005

（河本圭司）

C-V 新手術法

4 定位的生検
stereotactic biopsy

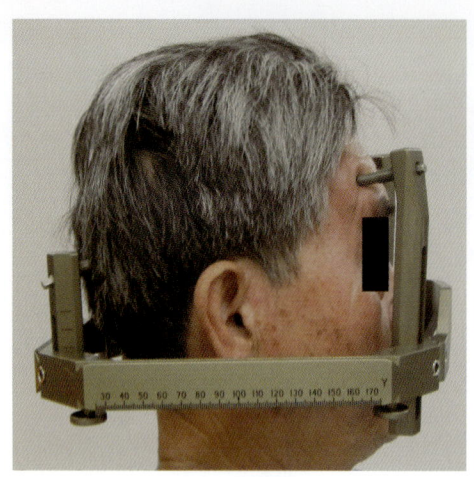

図1 レクセルフレーム装着

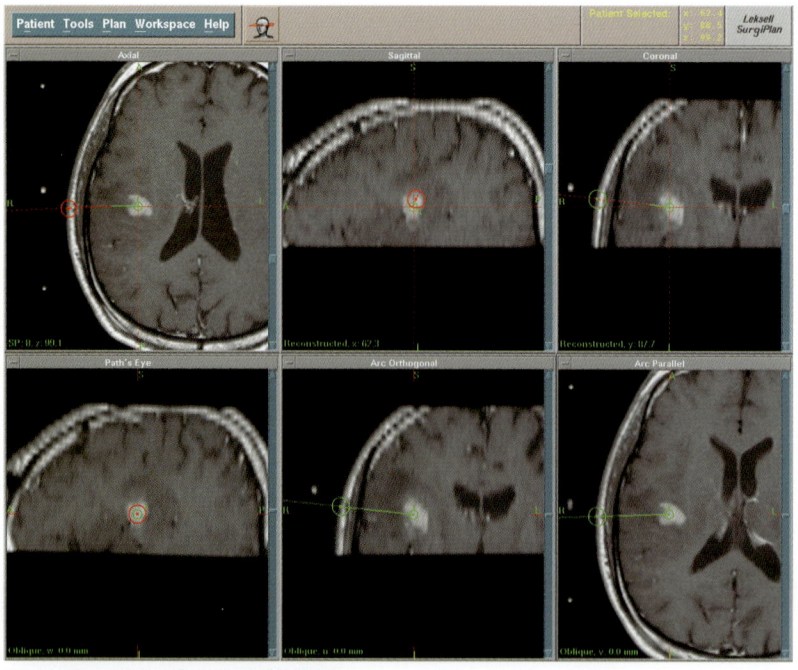

図2 Surgiplan®による手術計画
57歳，男性．1か月前から左上肢のしびれで発症した．組織診断は膠芽腫であった．造影MRI（上）で右頭頂葉に浮腫を伴う病変を認める．trajectoryの軸方向に垂直な断面画像（下左），trajectoryに沿いアークに垂直な断面画像（下中），trajectoryに沿いアークに平行な断面画像（下右）．

術前知識

　脳神経外科的疾患において腫瘍性病変，中でも神経上皮性腫瘍は種類も多く画像のみによる診断はしばしば困難である．したがって適切な治療を行うために組織診断が必要となることが多い．定位的生検術により低い侵襲性と高い安全性を持って組織診断が可能である．

適応

　基本的に画像による診断が困難であり，種々の理由により開頭による減圧手術が適応にならない病変が適応となる．具体的にはeloquent areaに存在する病変，浸潤性病変，深部の小さな病変，悪性リンパ腫など放射線感受性があると推測される病変，非腫瘍性病変が疑われる場合，全身状態不良あるいは高齢患者などに適応がある．

手術法

手術計画

　原則として手術は小児例を除いて局所麻酔下に行う．レクセルフレーム（Elekta社，スウェーデン）を頭部に4点で固定（図1）したのち，MRIを3mm以下の薄いスライスで撮影する．Gd造影を含めて必要なシークエンスで撮影し標的の座標を決定する．座標はMRI画像上で計測する方法もあるが，われわれはSurgiplan®（定位脳手術計画用コンピューター，Elekta社，図2）を用いて手術を計画している．これにより標的座標の決定以外にも標的に至る間に脳表の静脈と接触しないか，あるいは脳溝，脳室を経由しないかなどに注意しながら穿頭の位置およびtrajectoryを決定することができるため，より安全な手術を計画することが可能である．

手術（図4）

・**体位**

　仰臥位-半側臥位で部位によって頭部を回

旋させることによりテント上の病変にアプローチ可能である．後頭蓋窩病変に対しては患者を座位として後頭下より刺入する経小脳到達法を用いる．

- 皮膚切開，穿頭

術野は部分剃毛とする．定位脳手術用アークを計画どおりに装着したのち，穿刺する部分の皮膚に局所麻酔を行う．約7mmの皮膚切開を加えたのち，ツイストドリル(図3のa)を用いて穿頭を行う．手回しドリルで軽く圧を加えながらこれを回転させ，骨および硬膜を貫く操作を行う．囊胞性病変に対して同時にオンマヤリザーバーを設置する場合，アプローチ近傍に主要な静脈(橋静脈，ラベ静脈など)の存在が予想される場合には，ツイストドリルを用いず通常のバーホールによる穿頭術を行う．

- 組織採取，閉創

生検用の針は通常サイドカッティング針と呼ばれる側方に孔の開いたタイプ(図3のb, c)を用いる．柔らかい組織から比較的硬い組織まで対応可能である．生検針をゆっくりと刺入後，生理食塩水を約0.5ml満たした2.5mlの注射器を針に装着し徐々に陰圧を加えながら内筒を回転させて組織を採取する．標的の4mm手前，標的および4mm奥の組織を採取し，迅速病理標本および圧挫細胞診用標本として病理部に提出する．永久標本用の組織も採取しておく．診断的意義のある腫瘍組織がもし含まれていなければさらに数か所から組織を採取する．1つの部位で生検針を回転させて4方向から組織を採取していく(図5)．迅速病理診断の結果が出れば生検針を抜去し，皮膚は1針縫合で閉創する．

術後管理

術直後にCTを撮影し出血などの有無を確認する．問題がなければ患者には経口水分の摂取を許可し，4時間後から食事摂取も再開する．

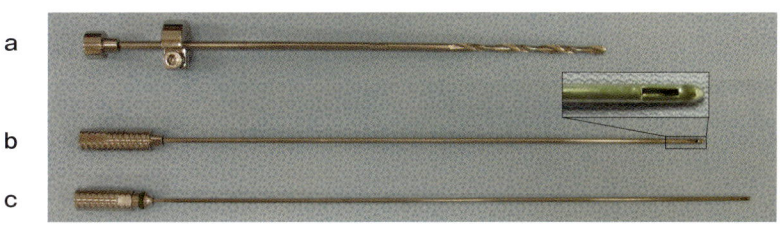

図3 ツイストドリル(a)およびサイドカッティング針(b, c)
a：径3.2mm．
b, c：外筒と先端の拡大像(b)および内筒(c)．外筒径2.1mm，側孔幅4mm．

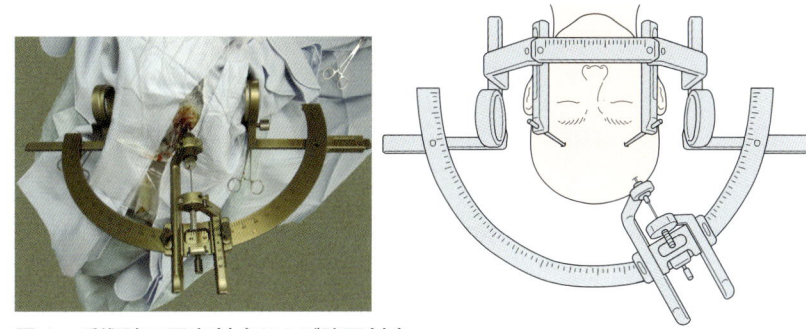

図4 手術時の写真(左)および略図(右)

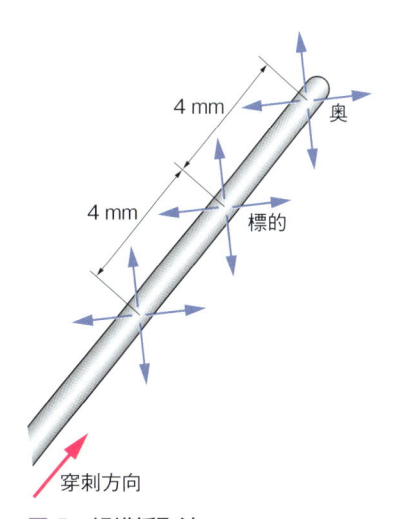

図5 組織採取法
標的を含めた3つの各部位で4か所を目安に針の方向を変えて組織採取する．

● メモ　出血時の注意点

手術中は血圧上昇に注意し，出血のリスクを上げないようにしておく．出血を認めた場合，針は動かさずに留置し，生理食塩水で針内の洗浄を繰り返しながら出血をドレナージさせる．生検針を抜くと，内部で出血が増大してしまう．

● 参考文献

1) Kim JH, Gildenberg PL：Stereotactic biopsy. *In* Gildenberg PL, Tasker RR：Textbook of stereotactic and functional neurosurgery. McGraw-Hill, NewYork, pp387-396, 1998
2) 岩井謙育，山中一浩，安井敏裕，他：レクセルGフレームを使用したtranscerebellar approachによる後頭蓋窩定位的生検法．脳外速報 7：847-849, 1997

(山中一浩)

C-VI 各種脳腫瘍の手術

1. グリオーマ

① 低悪性度グリオーマ
low grade glioma

術前解剖知識

低悪性度グリオーマに対しては,症状を悪化せずにできるだけ残存腫瘍量を少なく摘出することが予後改善に結びつくと報告されている[1].グリオーマを正確に摘出するためには,その摘出範囲を何らかの方法で決定する必要がある.低悪性度ということは解剖学的に正常脳に近い構造を有しているわけであり,構造的に正常領域と違いが少ない腫瘍を肉眼的所見からその境界を同定して摘出することは難しいことを意味する.このような理由から低悪性度グリオーマ摘出術は,肉眼的所見から境界を同定して摘出していける悪性グリオーマ摘出よりもはるかに難易度は高い.

解剖学的位置情報を与えてくれる手術支援装置として,術中ナビゲーションシステムと術中MRIが挙げられる.前者がグリオーマ摘出に果たした重要な役割は明らかである.しかしながらブレインシフトの問題は解決されない.その中で後者は,術中に変形した解剖学的所見を最新のものとすることにより,正確なナビゲーターとして使用可能であり,摘出が難しい低悪性度グリオーマにおいて大きな存在意義がある.しかしながら,術中MRIを自由に使用できる施設および環境は限られている.蛍光診断はより悪性度の高い造影効果を示すグリオーマでは有用である.しかし造影されない低悪性度グリオーマでは,蛍光を発する症例はわれわれの経験上存在しない.こういった状況下で,脳回・脳溝といった本来脳が有している構造を指標として摘出する方法が意味を持ってくる.本項で提示する上前頭回グリオーマは,この方法を用いることにより正確に摘出可能である.そのポイントを説明する.

上前頭回は,外側に上前頭溝,深度方向には横走する帯状溝が存在する(図1).この2つの脳溝は,脳溝の中でも深く発達したものであり,前者は14〜15 mm,後者も10〜11 mm あると報告されている[2].この2つの脳溝を利用すると外側と深部の摘出を誤ることがなくなる.前後方向に関しては,術前の画像診断から脳溝・脳回・橋静脈を指標として,またブレインシフトを生ずる前のナビゲーションシステムからの情報で決定することとなる.

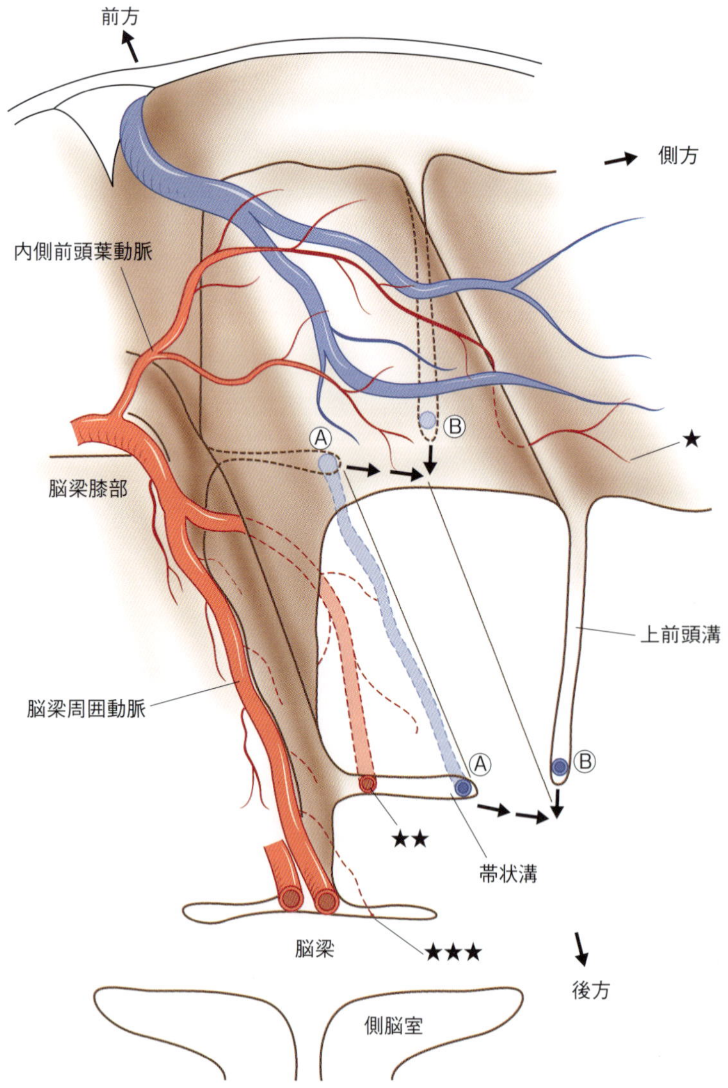

手術適応

この方法を用いて摘出領域を決定する場

図1 上前頭回および関連する動静脈の模式図

→ 上前頭溝　　→ 帯状溝　　→ 中心溝

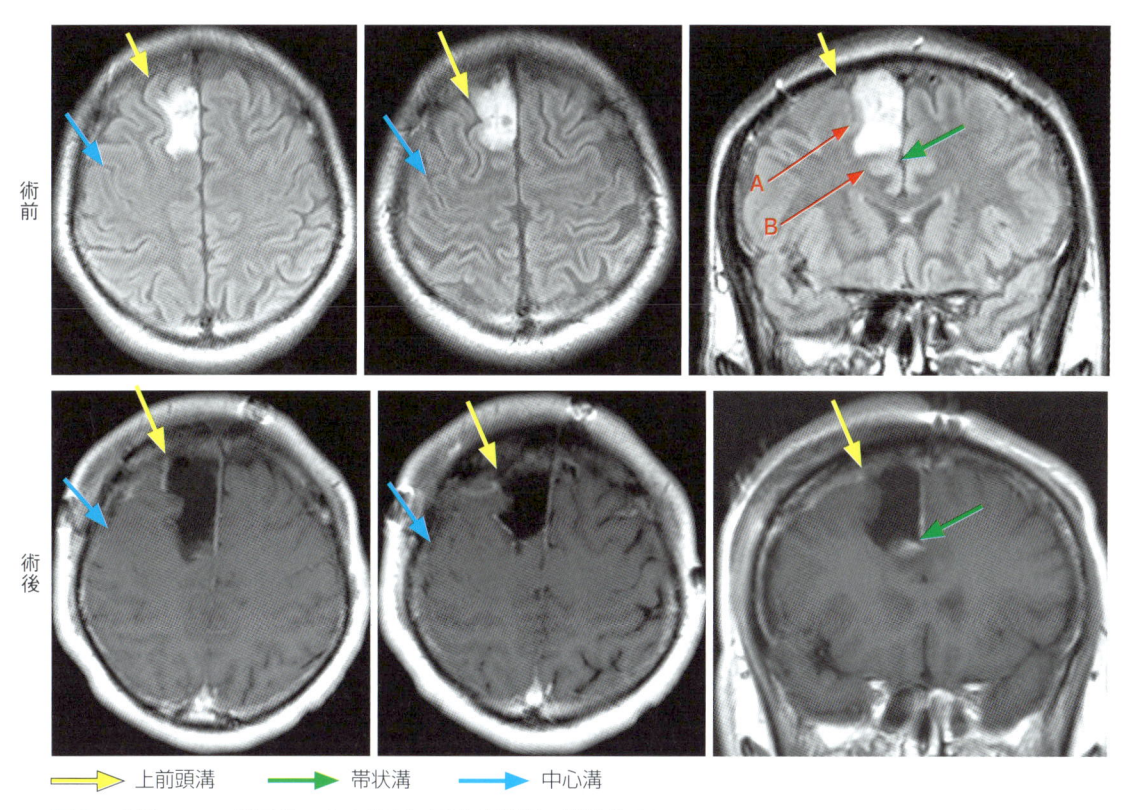

図2　症例1：51歳男性．右上前頭回乏突起膠腫の術前後MRI

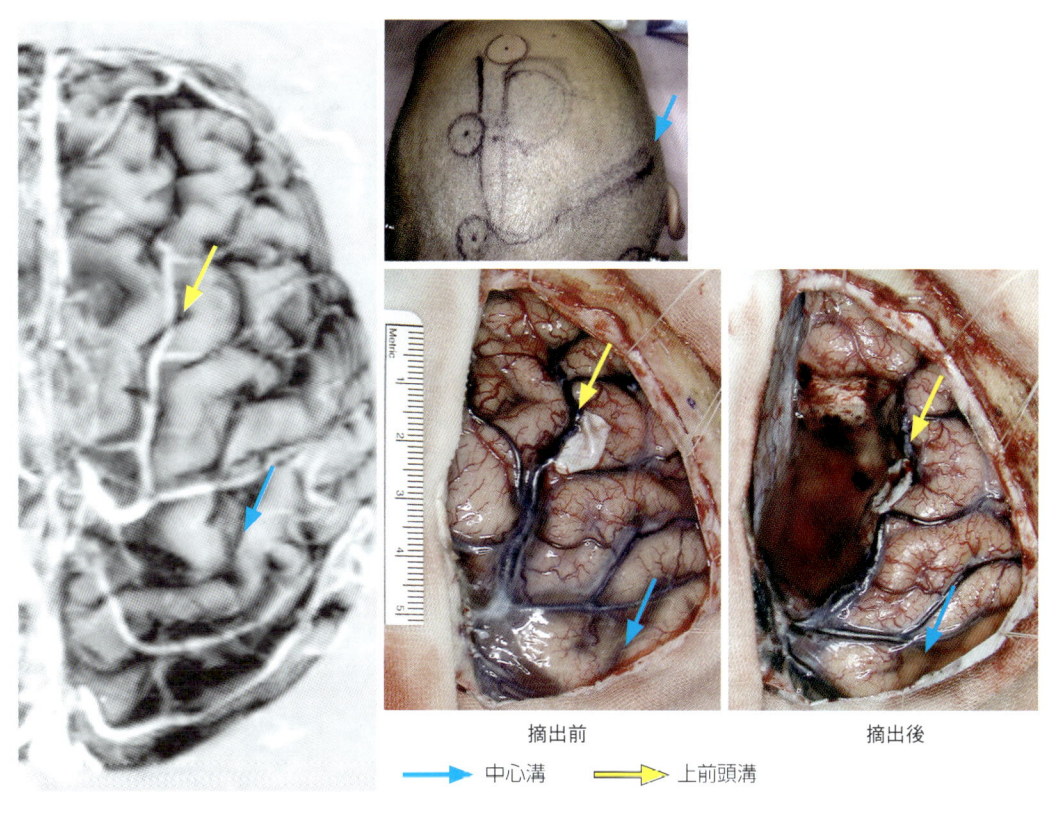

摘出前　　　　　　摘出後

→ 中心溝　　→ 上前頭溝

図3　症例1：51歳男性．右上前頭回乏突起膠腫の術前surface anatomy scanおよび術中写真

合，外側伸展が上前頭溝を越えないことが条件となる．深部方向へは，帯状溝まで，脳梁まで(帯状回も腫瘍)，脳梁と側脳室体部壁を含む，の3つの段階に分けることができる．

症例

3症例を提示する．

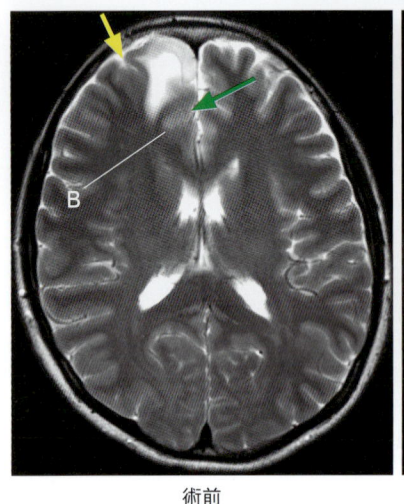

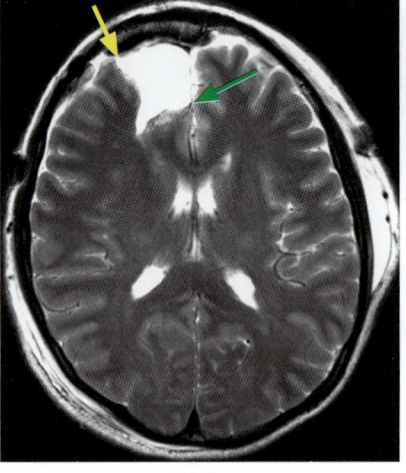

症例1：51歳，男性．痙攣発作にて発症した右上前頭回乏突起膠腫(図2，3)．

症例2：32歳，女性．頭痛精査にて発見された右上前頭回乏突起膠腫(図4，5)．

症例3：30歳，女性．痙攣発作にて発症した左上前頭回乏突起膠腫(図6，7)．

手術アプローチ法

体位

背臥位で上体を挙上し，さらに下顎を引いて頭部を正中位として固定する．上体の挙上の程度と下顎の引き方は，腫瘍の前後方向の位置によって決定する．摘出に伴ってのブレインシフトの評価をできるだけ想定しやすいように頭部固定する．

皮膚切開，開頭

皮膚切開は形成的意味合いと，皮弁への血流を考えて決定する．前方の低い位置に腫瘍が存在する場合(症例2)では，毛髪線内の冠状切開(図5)を，後方の場合(症例1，3)では前方外側に開く弧状切開(図3)を用いている．バーホールは上矢状静脈洞直上に穿ち，上矢状静脈洞が露出するように開頭する．

硬膜切開

外側から骨縁に沿ってコの字型の硬膜切開を行い，内側へ硬膜を翻転する．この際，時として橋静脈は正中よりもかなり外側で強く硬膜と癒着している場合がある．剥離不能な状況では，硬膜自体を静脈に付着させたままで硬膜切開を行い，静脈を温存する(図3)．

腫瘍摘出

上前頭溝および帯状溝の最深部(図1，2，5，7のA，B点)まで脳溝を剥離して入る．脳溝の最深部には多くの場合静脈が走行しており，その位置の指標となる．最深部を越えると，その後は白質しか存在しないのであるが，この2つの脳溝の間は短く，ボックスを切り出すような感覚でそれぞれの面を連続するように白質の切断を行う(図1，2，5，7)と，空間的位置関係の把握に悩むことはない．帯状回が腫瘍に浸潤されている場合，さらに帯状回を脳梁の深さまで摘出することにより残存なく摘出が可能となる．さらに深部に腫瘍が浸潤した場合，脳梁と側脳室体部上壁を切

術前 / 術後

→ 上前頭溝　→ 中心溝

図4　症例2：32歳女性．右上前頭回乏突起膠腫の術前後MRI

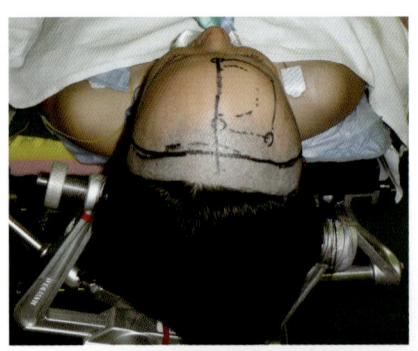

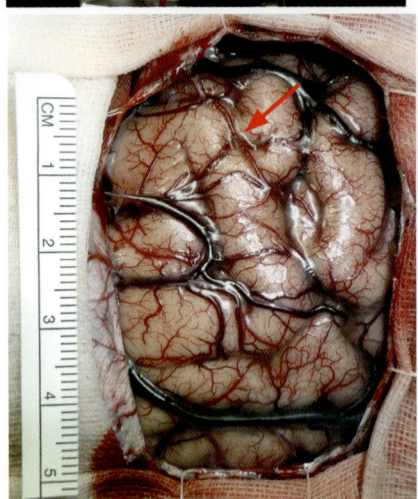

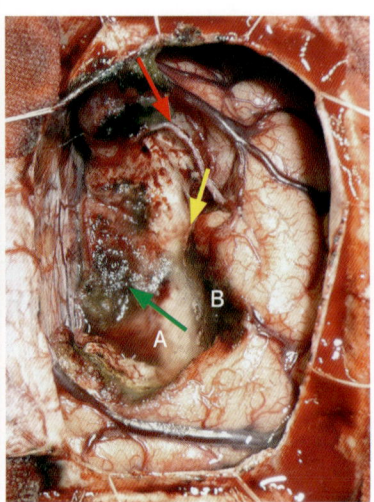

摘出前 / 摘出後

→ 上前頭溝　→ 帯状回　→ 温存された内側前頭葉動脈

図5　症例2：32歳女性．右上前頭回乏突起膠腫の術中写真

除することとなる．側脳室体部外側には錐体路が走行しており，後方外側へ切除範囲を広げると線維障害による片麻痺を生ずることとなる．後方へは，前中心溝最深部から，中心前回の前壁の沿った方向で側脳室体部までは安全に切除面を形成できる．外側に関しては，当然のことながらどれくらい後方への切除範囲を及ぼしているかによるのであるが，基本的に上前頭溝と側脳室体部外側壁を繋ぐ面までは安全に摘出できる．この両者をそれぞれ外側，後方へ越えて削る必要がある場合は，運動機能モニタリングが必要である．

この領域の摘出を行ううえで，血管系への配慮が必要となる．動脈では，内側前頭葉動脈が摘出領域を越えて外側の中前頭回へ分枝する（図1の★および図5）場合があることと，脳梁辺縁動脈が帯状溝にはまり込むように走行し，後方の下肢領域の中心前回以降へ分枝すること（図1の★★および図7），脳梁周囲動脈から脳梁への細い分枝（図1の★★★），の3つに注意する．摘出に際しては摘出領域を通過するこれらの動脈からの摘出領域への分枝を凝固切断し，本幹を温存しなければならない．静脈では摘出領域を横断する橋静脈を温存する．静脈系への障害によって静脈梗塞を生ずるかどうかは，その静脈にかかっている灌流領域と灌流量に依存するため，犠牲にしても全く問題がない場合もある一方，時として極めて重篤な症状が発生するが，これを予想することは必ずしも容易ではない．したがって，基本的には温存する努力をしなければならない．

閉創

硬膜を密に縫合しフィブリン糊を用いてシールする．骨片への吊り上げは多数行っておく．バーホール部へは開頭時に得られた骨粉を詰めてフィブリン糊で固定・形成する．

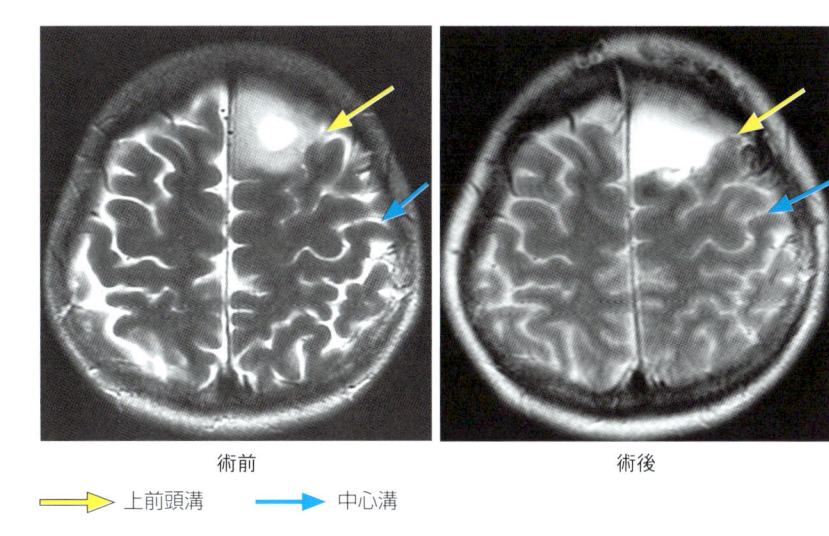

図6 症例3：30歳女性．左上前頭回乏突起膠腫の術前後 MRI

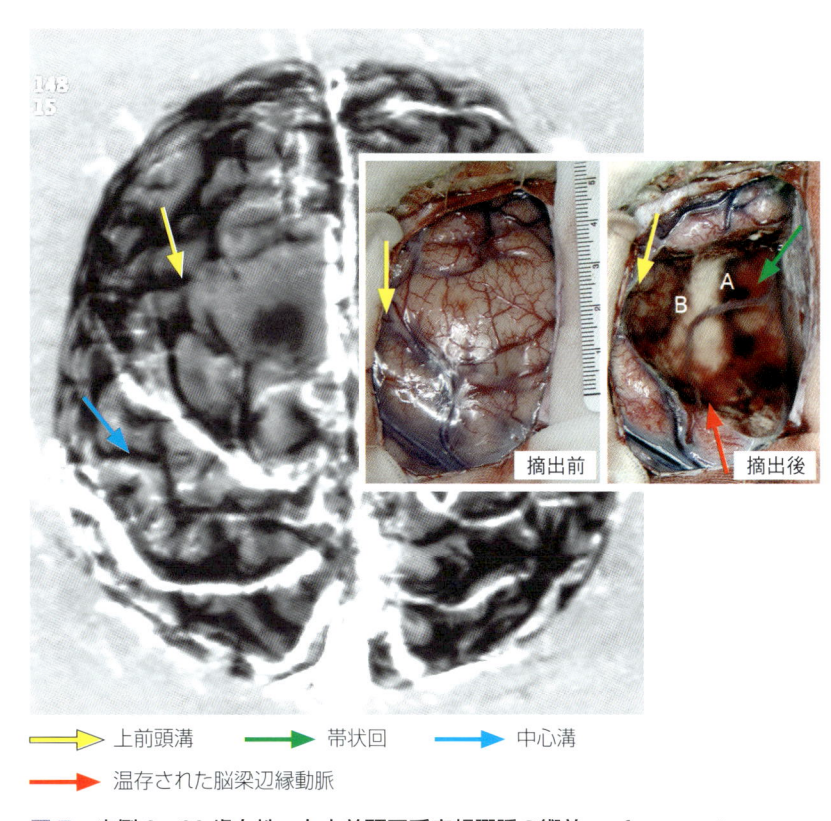

図7 症例3：30歳女性．左上前頭回乏突起膠腫の術前 surface anatomy scan および術中写真

● 参考文献

1) Smith JS, Chang EF, Lamborn KR, et al：Role of extent of resection in the long-term outcome of low-grade hemispheric gliomas. J Clin Oncol 26：1338-1345, 2008
2) Ono M, Kubik S, Abernathey CD：Atlas of the cerebral sulci. Thieme Medical Publishers, p180, 1990

（隈部俊宏）

C-VI　各種脳腫瘍の手術

1. グリオーマ

② 膠芽腫
glioblastoma

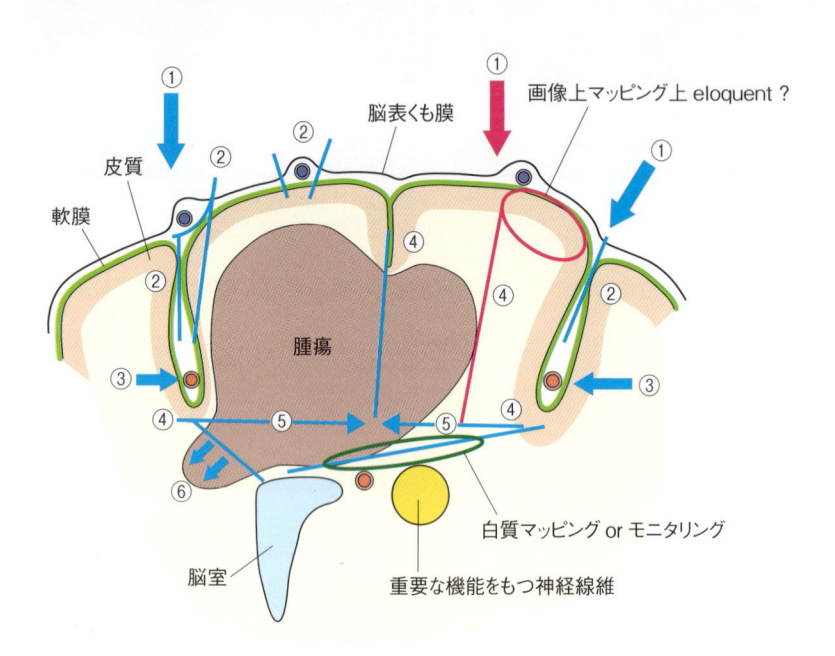

図1　膠芽腫摘出の手術戦略模式図
切開部位決定(①)→脳溝剥離(②)→動脈処理(③)→皮質白質切開(④)→初回摘出(⑤)→追加摘出(⑥)→止血.
(村垣善浩：各論　グリオーマ②. New How do you teach master Neurosurgical テクニック？脳腫瘍編. 脳外速報 19：764-769, 2009 より改変)

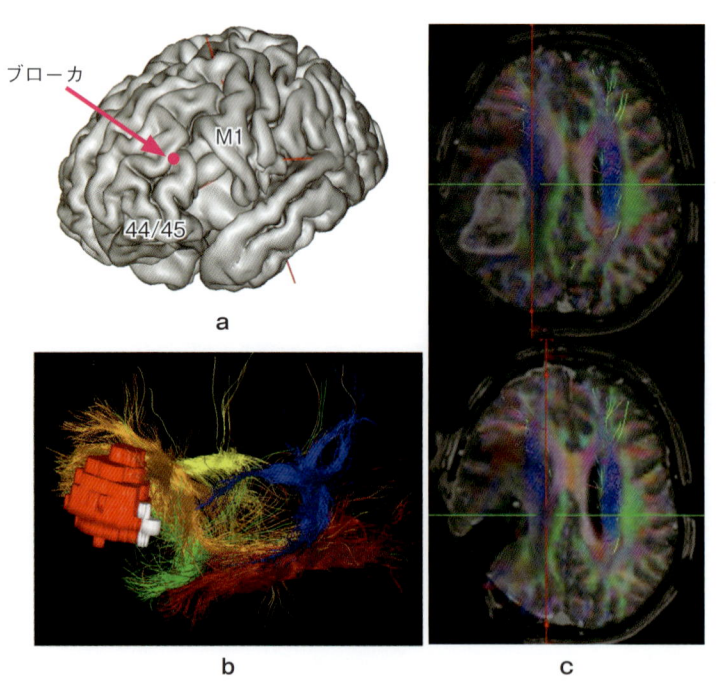

図2　グリオーマの手術に有用な MRI 画像
a：3D再構成画像. 腫瘍部位と重要脳皮質(三角部/弁蓋部 44/45, 中心前回 M1)の関係が明瞭.
b：3T-MRI によるトラクトグラフィー.
c：diffusion tensor imaging と術中 MRI の融合画像. 錐体路(青)が腫瘍に接しており(上), 造影領域の摘出が確認されている(下).

術前解剖知識

　膠芽腫は脳脊髄内すべての場所に発生する可能性がある. 膠芽腫の好発部位は, 前頭葉, 側頭葉, 頭頂葉, 後頭葉, 基底核, 脳梁の順であり, 本項では前頭側頭葉を中心に述べる. 膠芽腫は皮質下から発生し皮質方向そして深部方向に伸展するとされているため, 皮質とともに白質の解剖についての知識が必要である. また, 膠芽腫は豊富な栄養血管を有しているため, 術前血管撮影で栄養血管を同定したうえで摘出早期に切断できるアプローチをとれるかどうかが手術の成否の重要な因子である. 深部からの栄養血管の場合, 到達切断するまで腫瘍内に入らないように切開を進めていくべきである.

● **メモ1　摘出計画の立案**

　グリオーマ手術のポイントは, 摘出計画にある. 皮質切開, 白質切開のデザイン, 摘出底面の切開線と分割摘出の場合そのデザイン, 脳室壁切開部位などを計画しておきたい(図1)[1]. 膠芽腫の場合でも, 時間的余裕があれば MRI の surface anatomy scan や 3 次元再構成画像で皮質解剖を, diffusion tensor imaging やトラクトグラフィーで白質解剖を, 腫瘍と正常組織との位置関係を中心に知っておきたい(図2).

手術適応と手術戦略

　膠芽腫の可能性が高い病変であれば, 場所を問わず基本的には手術適応である. 手術の目的は摘出度の少ない順番から組織診断, 圧迫症状解除, てんかん予防, 生存率向上である. 組織診断以外の目的の達成には, 造影領域の全摘に近い摘出が必要であり, 生存率向上のためには造影領域の全摘出が必要とされている(エビデンスレベル IIb)[2]. また主要部分を残した部分摘出は再出血の可能性が高く, 亜全摘以上の摘出が困難と判断された場合には穿頭での生検を考慮すべきである. 多中心性の場合に一期的に摘出するかの判断

は，同一開頭で摘出できるかによっている．また，急激に増大することが多く，準緊急疾患として対応すべきである．

- ●メモ2　覚醒下手術

膠芽腫が覚醒下手術の適応になる割合は，より低いグレードのグリオーマよりも低い．術前欠損症状がないあるいは軽度で，かつ周辺浮腫が少ないことが覚醒下手術の適応となるからである．膠芽腫は一般的に周辺脳浮腫が広く，Gd造影領域の摘出の場合広い浮腫が安全域となるため覚醒下手術は必要ないことが多い．ただし，重要な脳組織側の周辺浮腫が狭い場合は，覚醒下手術で機能マッピングとモニタリングを行いながら摘出を行うべきである[3]．

症例（図3）

29歳，男性．言語障害と視野障害にて発症．仰臥位，クエスチョンマーク型皮膚切開，左側頭開頭．一塊として摘出後，術中組織診断などの結果で追加摘出．画像上Gd造影領域の全摘出を施行（術後MRIで残存造影領域は脈絡叢）．

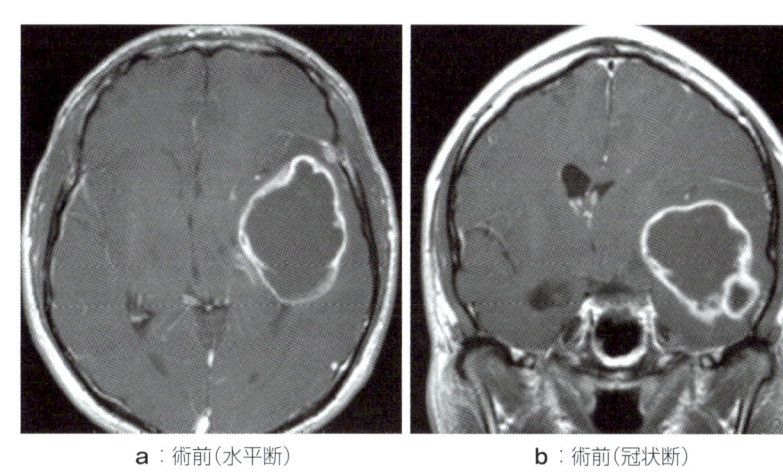

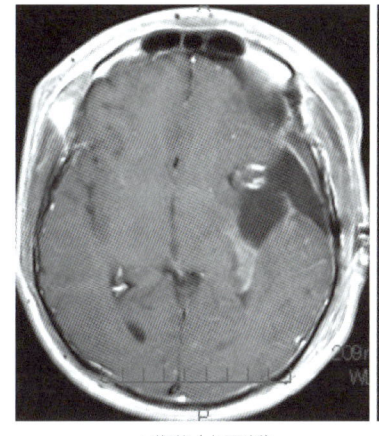

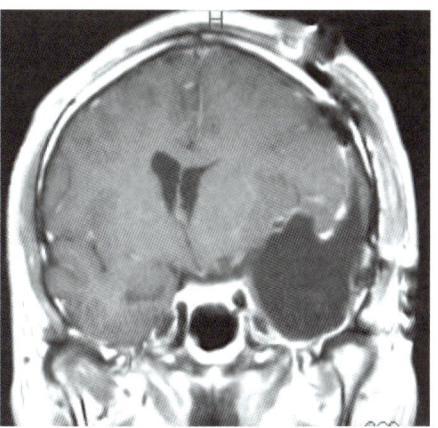

a：術前（水平断）　　b：術前（冠状断）
c：術後（水平断）　　d：術後（冠状断）

図3　症例（造影MRI）

手術アプローチ法

体位

腫瘍の中心ができるだけ高いところになるような体位をとる．腫瘍の局在により，体位は仰臥位，側臥位（パークベンチを含む），腹臥位となる．中心溝近傍腫瘍では坐位に近い体位をとる施設もあるが，空気塞栓などの問題がありわれわれは仰臥位としている．中心溝より後方が主座の腫瘍は腹臥位としている．

- ●メモ3　腫瘍部位の想定

皮膚切開・開頭範囲の決定には腫瘍部位を皮膚上に投影させたシミュレーションが必要である．術前CT，MRIの軸位画像から頭尾方向のずれは少ないが，前後方向は意外にずれやすい．MRIの矢状断画像を皮膚と重畳するような適当な距離でかざしてみると，おおよその位置がわかる．

皮膚切開，開頭範囲

腫瘍の存在部位に応じた皮膚切開や開頭を行う（図4）．膠芽腫では頭蓋内圧亢進が存在していることが多く，比較的大きな開頭を行うことが推奨される．

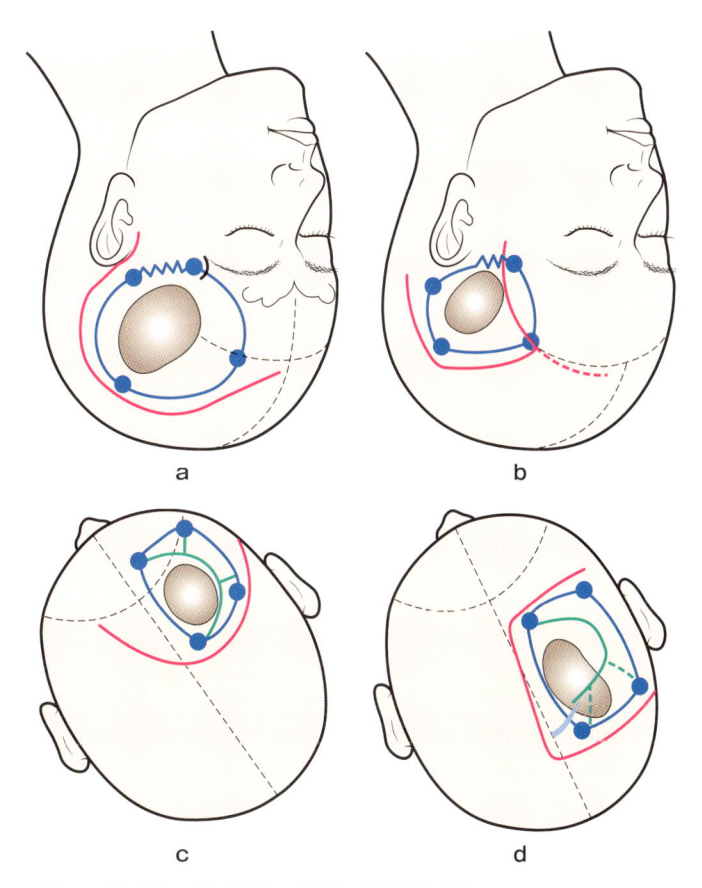

図4　皮切線，開頭範囲，開頭，硬膜切開線
a，b：側頭葉病変での開頭オプション．
c，d：前頭葉内側病変での開頭オプション．

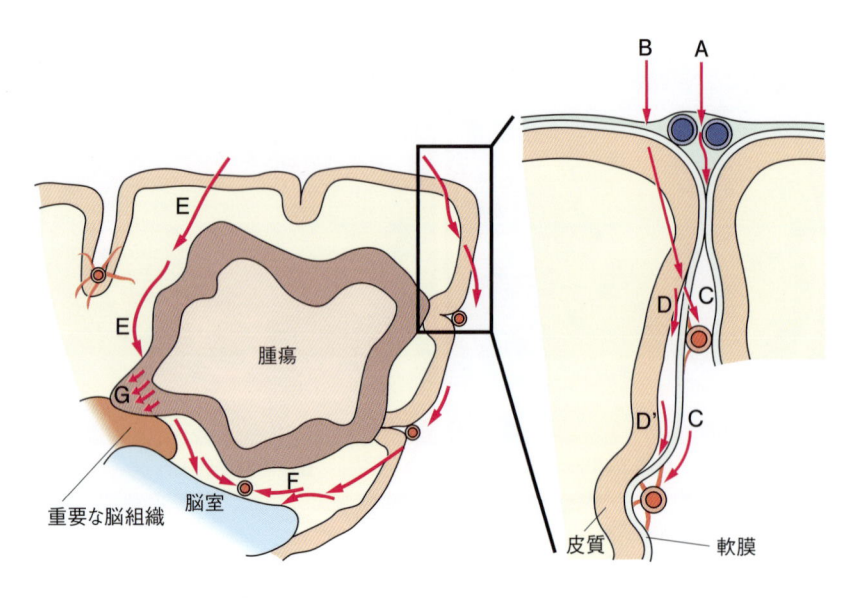

図5 腫瘍摘出の模式図
A→C：理想的な脳溝剥離，B→C：実践的な脳溝剥離，D：軟膜下剥離，E：脳実質切開，F：底面あわせ腫瘍摘出，G：残存腫瘍摘出．

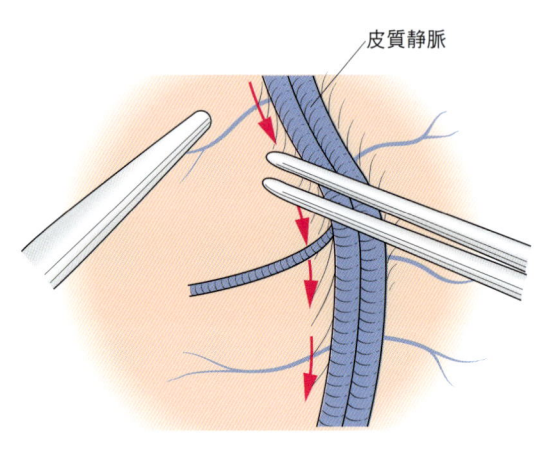

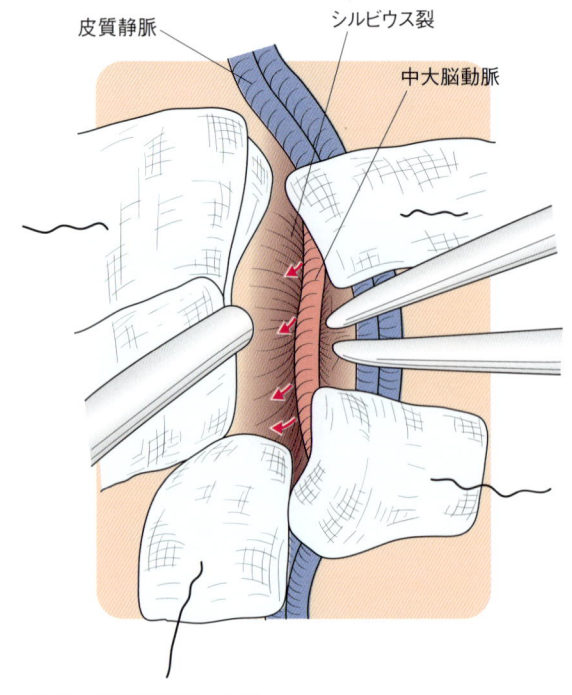

図6 静脈剥離（図5 B）

図7 脳溝剥離（図5 C）

● メモ4　側頭葉病変の皮膚切開

　一般的にはクエスチョンマーク型の開頭を行うが，側頭筋が一塊となり前方部分（テリオン側）の開頭が不十分となることがある．耳介を茎とした逆U字とし，時には前方に伸ばす皮膚切開とすると毛髪線が後方に後退している症例でも十分な開頭が可能である（図4b）．

開頭，硬膜切開（図4）

　一般の開頭を行う．頭蓋内圧亢進があり通常より皮質を損傷しやすいため，硬膜切開は，綿を使用し丁寧に行う．特に腫瘍が皮質表面に達している場合があるので，硬膜切開線は腫瘍を横断しないように工夫をする．

● メモ5　前頭葉内側病変の開頭の工夫

　中心溝近傍腫瘍で仰臥位の場合，見上げる不自然な体勢での摘出とならないように前方の開頭を十分に行うことが必要である．また脳がせり落ちてこないよう，後方の硬膜切開を広く行わないなど，硬膜切開を工夫する．加えて硬膜切開で上矢状静脈洞に流入する静脈の損傷の可能性がある．外側から切開を始め，硬膜下腔を直視下で見ながら切開を進める（図4d）．

● メモ6　ナビゲーションとブレインシフト

　ナビゲーションは皮質切開，開頭部位，そして皮質切開部位の決定に非常に有用な装置である．しかし，硬膜切開後腫瘍を摘出するにつれ主に髄液排除により脳が沈む現象（ブレインシフト）が起こり，脳表付近で平均8 mm，脳深部で平均4 mmの誤差が発生するとされている[4]．対策として，シフトが起こる前，すなわち硬膜切開前にナビゲーションを使って脳室チューブを埋込み指標とする方法（フェンスポスト法）[5]と，術中にMRIを撮影する方法がある．

● メモ7　摘出操作の前に組織診断を

　画像上膠芽腫が明らかと思われる場合も，摘出操作の前に迅速標本による組織診断で確認すべきである．まれだが変性疾患のことがあり，その場合組織診断のみで全摘出を目指した摘出操作が必要でなくなる．

腫瘍摘出[1]（図5〜11）

　初期に栄養血管を切断し，腫瘍を見ずに，すなわち浮腫脳を一部腫瘍側につけるような摘出が理想である．

　皮質切開予定部位をピオクタニンで印をつける．脳表から脳溝を剝離していくべきであるが（図5A），脳溝付近の皮質を切開して途中から脳溝に入っていくほうが，静脈剝離も必要がなく実践的である（図5B・図6，図5C・図7）．また，軟膜と脳実質の間を剝離していくテクニック（図5D・図8）も深部脳槽・脳溝側切開線形成に有用である．栄養動脈が存在する脳溝から入り処理をするが，もし通過動脈との判断が困難な場合はtemporary clipをかけ神経モニタリングに変化がないことを確認し切断する．

　脳溝最深部から再度脳実質に入っていくが，重要な神経線維がないと思われる場合は腫瘍最深部まで到達する．脳実質から入り切開線をつくっていく場合は，脳へらの幅ごとに綿を入れ，腫瘍周辺全周にわたり広げ（図5E・図9），一塊として摘出する．最終ステップの底面あわせ（図5F・図10）は大きな腫瘍では簡単ではないことがあり，分割しての摘出も考慮する（図1④）．また脳室に達することもまれでなく，われわれは明らかな腫瘍浸潤がある場合，脳室開放をいとわずに摘出する（図5F）

　摘出後は残存腫瘍塊の有無を確認し，疑わしい部分は追加摘出を行う（図5G・図11）．顕微鏡下での観察のほか，術中迅速標本での組織診断や蛍光診断など，ほかの方法も積極的に利用する（図12）．

　染み出すような出血はサージセル®とフィブリン糊で対応するが，できる限り電気凝固で出血血管を処理する．エビデンスレベルは低いが抗生物質を入れ，人工髄液あるいは生食で十分に硬膜内の洗浄を行う．止血を確認し，硬膜内操作を終了する．

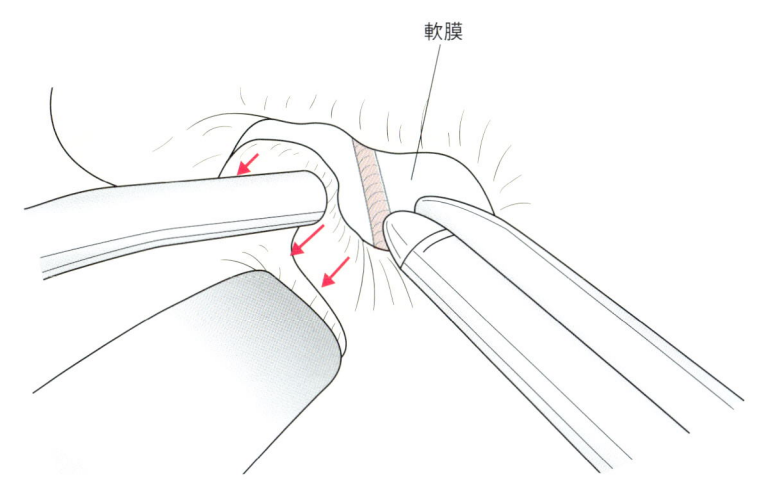

図8　軟膜下剝離（図5D）

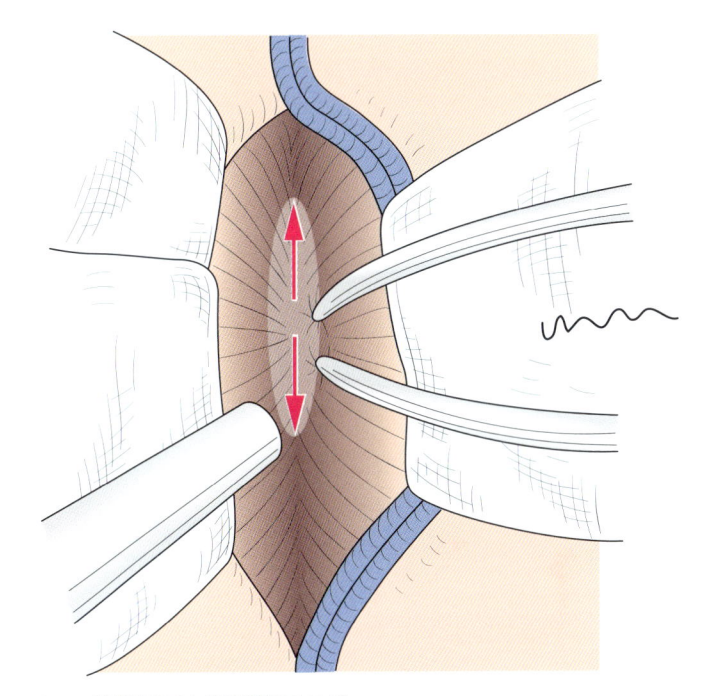

図9　腫瘍側面白質切開（図5E）

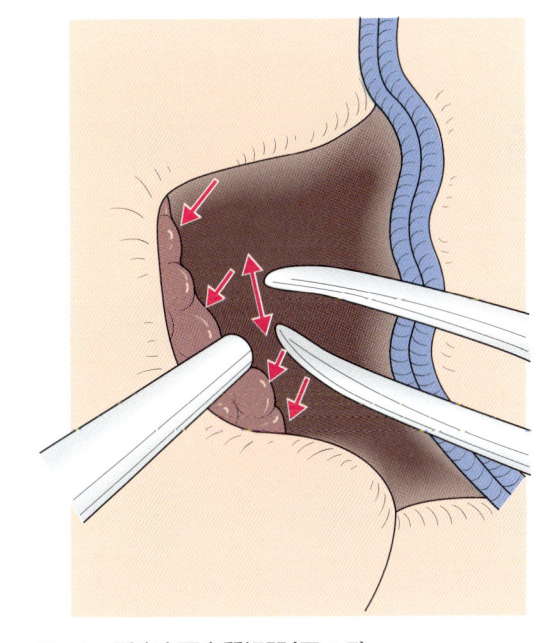

図10　腫瘍底面白質切開（図5F）

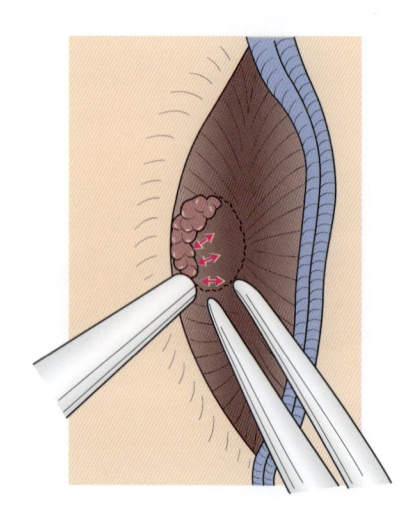

図11 重要な白質付近残存腫瘍摘出（図5G）

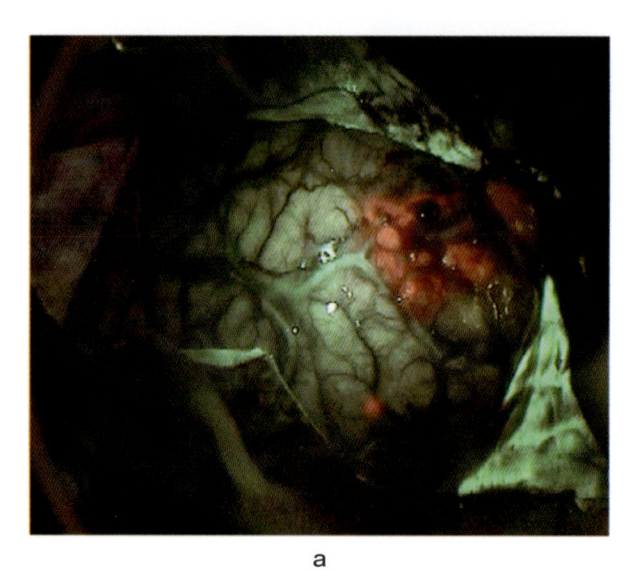

図12 摘出のための補助手段
a：5アミノレブリン酸による術中蛍光診断．
b：運動誘発電位によるモニタリング．島回後方部分操作時突然MEP低下したが処理を中断し回復．

● **メモ8　5アミノレブリン酸による術中蛍光診断**

術当日朝5アミノレブリン酸を服用すると腫瘍が蛍光を発する術中診断法であり，特殊な器具は必要であるが簡便で残存腫瘍の同定に有用である（図12a）．造影されるグリオーマ特に膠芽腫は陽性率が高く，摘出率の向上に役立つ．

● **メモ9　超音波メス**

腫瘍摘出に非常に有用な装置であり，膠芽腫に対しても使用する施設が多い．しかし一方でエビデンスはないが，腫瘍細胞撒布の可能性は否定できず，われわれは使用していない．

● **メモ10　皮質下電気刺激による皮質下マッピング**

重要な脳組織近傍での摘出において最終摘出ラインを決定するには腫瘍有無の情報とともに，その部分に機能があるかどうかの評価が重要である．確認のためには電気刺激によるマッピングが必要であり，反応がある，すなわち近傍に機能組織がある場合，残存があっても摘出には慎重であるべきであろう（図1）．

● **メモ11　術中モニタリング**

脳実質内腫瘍である膠芽腫の手術の際，できる限りモニタリングを併用すべきである．感覚誘発電位，運動誘発電位（図12b），視覚誘発電位，各種脳神経刺激（脳幹病変）などがある．また言語を含めた高次脳機能については覚醒下手術による神経機能モニタリングが必要である．

閉創

硬膜は通常と同様に密に縫合する．初発時は硬膜欠損が起こる可能性は低いが，再発時で欠損がある場合人工硬膜で補填する．髄液漏の予防のためフィブリン糊を使用し，骨弁はチタンプレートで固定する．皮下ドレーンを挿入し，筋膜を縫合し，皮膚を2層に縫合し，ステープラーで創をあわせ，手術を終了する．膠芽腫は術後放射線化学治療を施行しかつ再手術も多いため，皮膚縫合時にきっちり創をあわせ，まくれこまないように運針し糸結びを行うなど留意が肝要である．

術後管理

術後出血，痙攣発作，髄液漏，感染などに関する予防と管理が必要である．

直後か術翌日CTで，脳挫傷や凝固処理不十分による摘出腔周辺の術後出血の有無を確認する．残存腫瘍がかなり存在する場合は，翌日以降の腫瘍内出血の可能性もあり十分な観察が必要である．術後出血が小さい場合，あるいは意識低下を起こす術後出血の場合には，再手術も考慮する．

術後痙攣も画像上の全摘出を行えば発生率が高い合併症でないが，運動野近傍では注意が必要である．

膠芽腫の手術の場合髄液漏は皮下がほとんどであり，経過で軽快することが多い．逆に前頭洞や乳突蜂巣はなるべく開放しないように開頭に十分留意すべきである．なぜならば頭蓋底腫瘍と異なり，腫瘍を含む脳実質を摘出していくため途中より十分な作業スペースが取れ，積極的な開頭が必要でないことが多いためである．

感染予防は，ほとんどが術中処置である．執刀前からの術中抗生物質静脈投与は重要であり，また骨くずや骨ろうなどの残留遊離物の防止，硬膜内外とも人工髄液や生食での十分な清浄などが重要であると考えている．

参考文献

1) 村垣善浩：各論　グリオーマ②．New How do you teach master Neurosurgical テクニック？　脳腫瘍編．脳外速報 19：764-769, 2009
2) Stummer W, Reulen HJ, Meinel T, et al：Extent of resection and survival in glioblastoma multiforme：identification of and adjustment for bias. Neurosurgery 62：564-576；discussion 564-576, 2008
3) 村垣善浩, 丸山隆志, 伊関　洋, 他：脳神経外科手術のモニタリング　覚醒下機能マッピングとモニタリングを用いた手術．脳神外ジャーナル 17：38-47, 2008
4) Nimsky C, Ganslandt O, Cerny S, et al：Quantification of, visualization, and compensation for brain shift using intraoperative magnetic resonance imaging. Neurosurgery 47：1070-1080, 2000
5) Yoshikawa K, Kajiwara K, Morioka J, et al：Improvement of functional outcome after radical surgery in glioblastoma patients：the efficacy of a navigation-guided fence-post procedure and neurophysiological monitoring. J Neurooncol 78：91-97, 2006

〈村垣善浩・丸山隆志〉

C-VI 各種脳腫瘍の手術

2. 髄膜腫

1 円蓋部髄膜腫
convexity meningioma

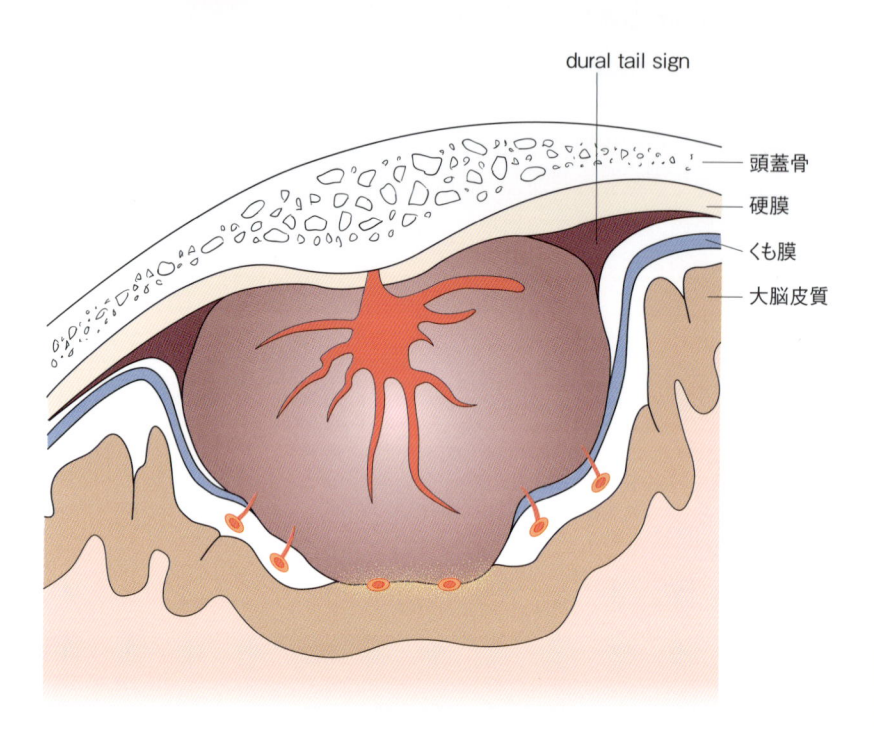

図1 円蓋部髄膜腫の周辺組織との関係を示す模式図

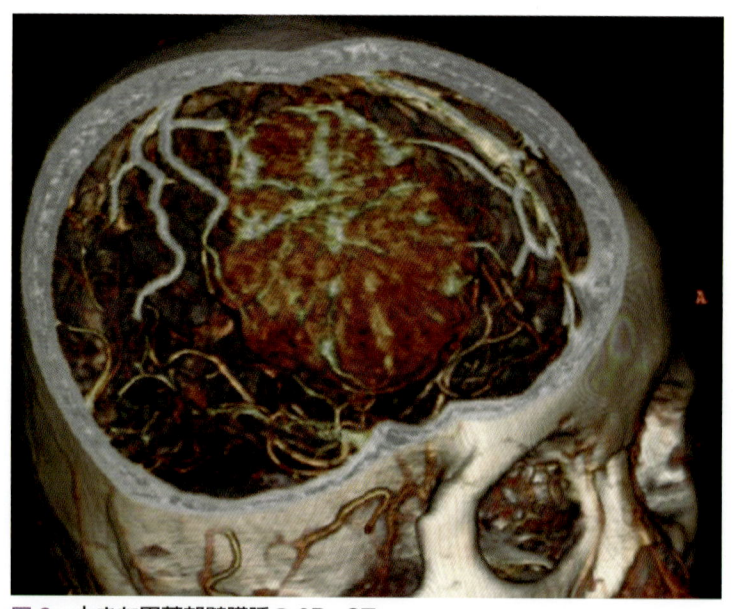

図2 大きな円蓋部髄膜腫の3D-CT
上矢状静脈洞，上行静脈，シルビウス静脈との関係に注目．

術前解剖知識

円蓋部髄膜腫は大脳表面の髄膜から発生するもので，髄膜腫のうち最も頻度が高い[1]．骨肥厚直下の硬膜に付着部を持ち，脳を圧排することで，てんかんや巣症状を呈する．脳表との間には通常くも膜が介在するが，最深部は肉眼的にくも膜，軟膜が消失していることも少なくない（図1）．栄養血管は硬膜から流入し sunburst appearance を示すが，脳表から細い栄養血管が入り込むことがあり，この処理は脳表静脈の温存とともに本手術手技における最重要事項である．

● メモ1　周辺静脈の温存
円蓋部髄膜腫手術の最大のポイントは，近接する皮質静脈の温存にある．静脈の走行の評価のための術前の血管撮影はMRVあるいは最近の3D-CTで十分代用できる（図2）．

手術適応

基本的に周辺の脳浮腫のいかんによらず手術適応と考える．ただし，高齢者，ハイリスク患者，サイズの小さいもの，ほとんどが石灰化で占める腫瘍は慎重に経過観察する．

● メモ2　術前の腫瘍栄養血管塞栓術
術前の腫瘍栄養血管塞栓術は開頭時に栄養血管の処理が可能であり不要とする意見がある．しかしながら血管に非常に富む症例の一部において，皮弁，骨弁作成時に大量の出血をみる場合があるので，不必要な輸血を避けるためには，安全に塞栓術ができるならば施行すべきである．

症例（図3）

70歳，男性．下肢麻痺で発症．術前の塞栓術でいったん下肢麻痺が増悪した．仰臥位，右前頭開頭で全摘術施行，脳表に強く癒着し，剥離に難渋した．Simpson Gr 1.

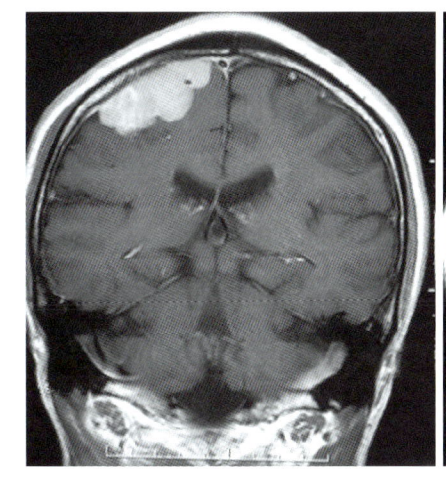

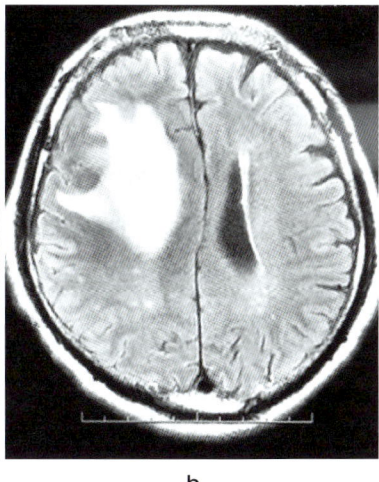

図3　症例（術前 MRI）
a：Gd 造影 T1 強調像（冠状断）．dural tail sign がみられる．
b：FLAIR 像（水平断）．腫瘍周辺部に広範な浮腫がみられる．

手術アプローチ法

体位

　腫瘍付着部位ができるだけ頂点となるような体位をとる．腫瘍の局在により，体位は仰臥位，半座位，側臥位，腹臥位となる．

● メモ 3　術前の腫瘍部位のマーキング

　術中ナビゲーションシステムが使用可能であれば，腫瘍の局在の同定は容易であるが，使用しない場合には，術前に CT もしくは MRI でマーカーをおいて撮像することで，腫瘍の正確な位置を把握し，不必要に大きな開頭あるいは追加開頭を避ける．

皮膚切開，開頭範囲

　腫瘍全体，骨肥厚あるいは融解部分，dural tail sign の範囲を十分含んだ皮切線と開頭範囲を決定する（図4）．

開頭

　板間層と硬膜から出血することが多いので止血を迅速に行う．時に硬膜が強固に内板に癒着していることがある．この場合，直上にバーホールを追加すると剥離操作が容易となる．

硬膜切開

　想定される硬膜付着部を切開し，硬膜断端を凝固止血する．全周に渡り切開することで血行遮断操作となる（図5）．この後，付着硬膜を除去する．dural tail sign は腫瘍細胞を含む場合があるのでこの部位の硬膜も可能な限り併せて摘出する[2]．

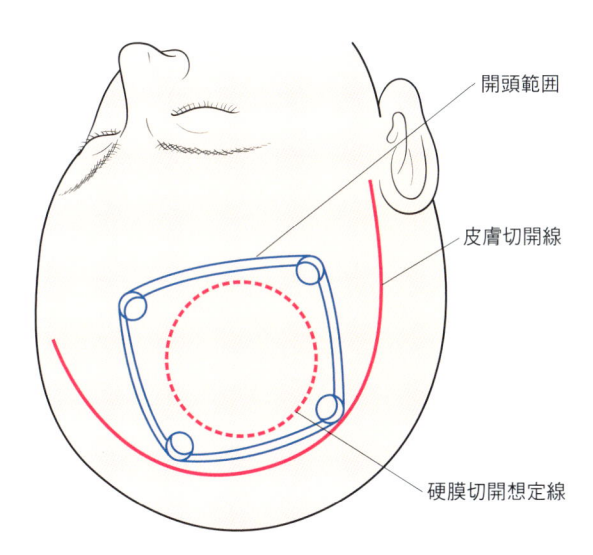

図4　皮膚切開，開頭範囲，硬膜切開想定線

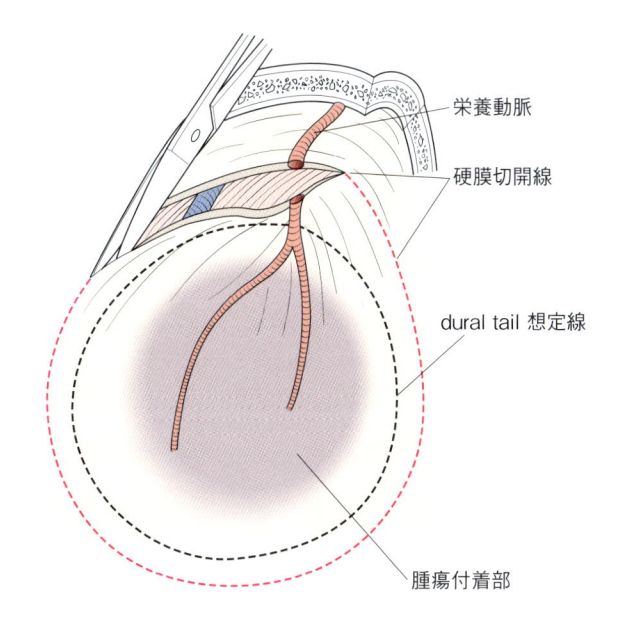

図5　硬膜切開

腫瘍摘出

超音波メスでの内減圧，腫瘍表面のくも膜からの剥離，脳表からの栄養血管の止血操作を繰り返す．特に周辺の静脈との癒着に注意する．できるだけくも膜を脳表に残すように努める（図6）．

> ● メモ4　脳表との癒着
>
> 術前画像で，腫瘍が不整，腫瘍周辺に広範な浮腫が存在，あるいは脳表から栄養血管が流入している場合には脳表と腫瘍表面の癒着が予想される．この場合，決して，アンブロック（en bloc：一塊）に摘出してはならない．デバルキング（debulking）で丁寧に腫瘍境界部を薄くすることで，その後の剥離操作が容易となる．

大きな腫瘍ほど，深部に正常くも膜と軟膜構造が消失して強固に腫瘍と脳表が癒着している場所が存在する．

デバルキングでできうる限り腫瘍組織を薄くすることで摘出の際の脳表の損傷を最小限としうる．小さい腫瘍では一塊として摘出が可能であるが，この際も牽引による腫瘍底部での静脈損傷を回避するよう十分注意をはらう（図7）．

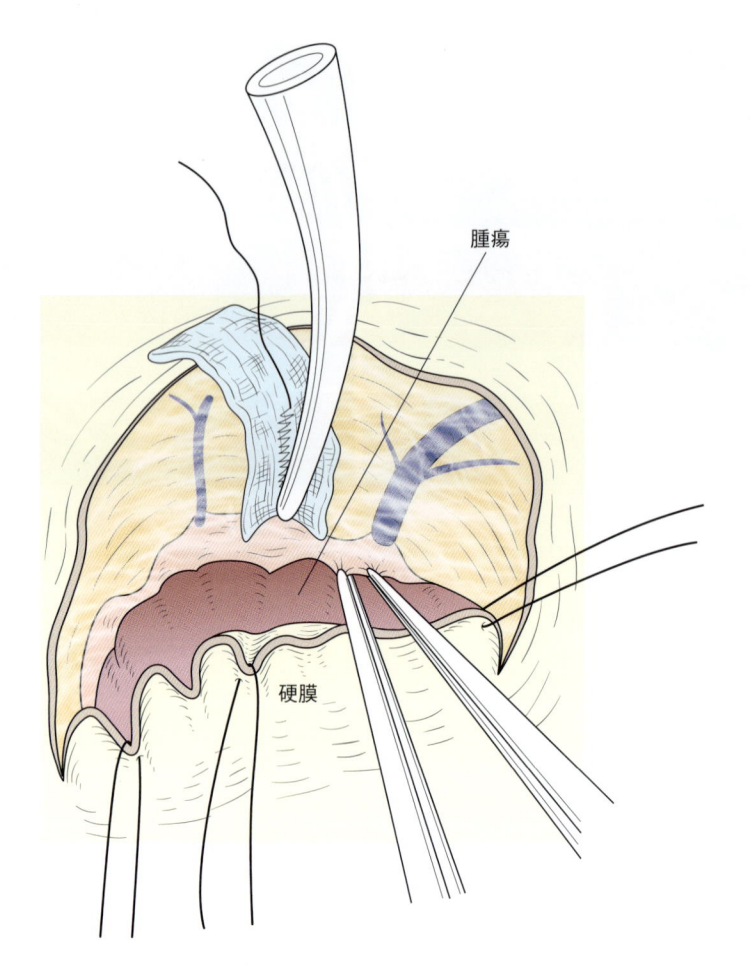

図6　腫瘍の脳表からの剥離
できるだけくも膜を温存し，腫瘍表面近傍で脳から流入する腫瘍血管を処理する．

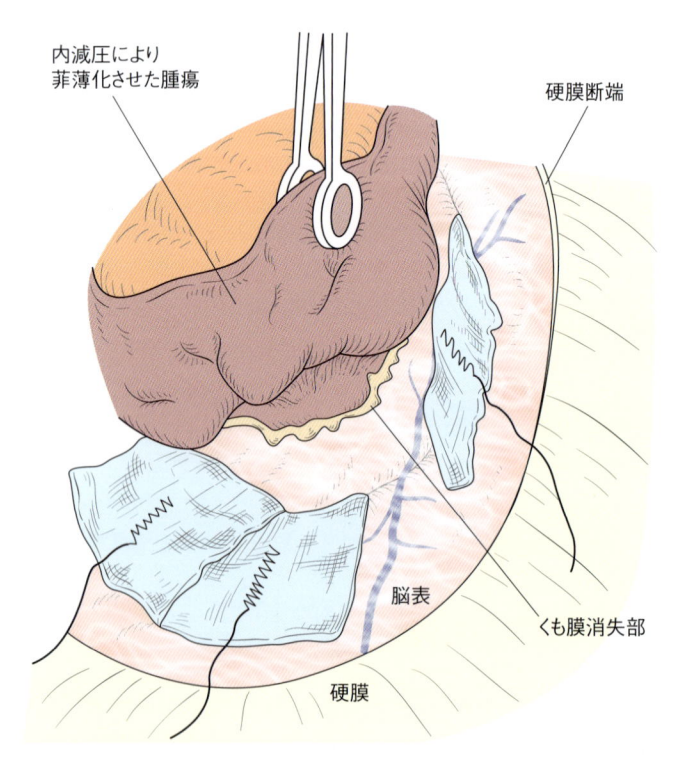

図7　腫瘍摘出最終局面
くも膜の介在しない腫瘍底部での脳組織ならびに血管の損傷を最小限に抑える．

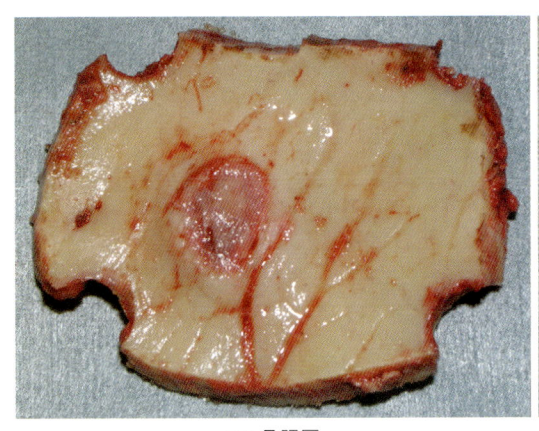

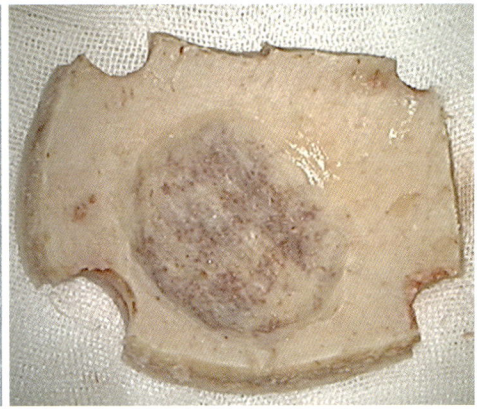

　　　　　a：骨肥厚　　　　　　　　　　　　b：骨肥厚削除後

図8　骨肥厚とその処置

閉創

　硬膜欠損部位は人工硬膜で補填する．この際，髄液漏には細心の注意をはらい，密に縫合する．骨肥厚は腫瘍細胞を含む場合がある．外板に異常がなければ骨肥厚部を切削する（図8）．外板に変化がみられれば，これも含めて摘出し，骨欠損部は人工骨あるいはチタンメッシュで形成する．

● メモ5　髄膜腫による骨浸潤パターン（図9）
　古典的な分類ではあるが，病態の理解に非常に役立つ[3]．

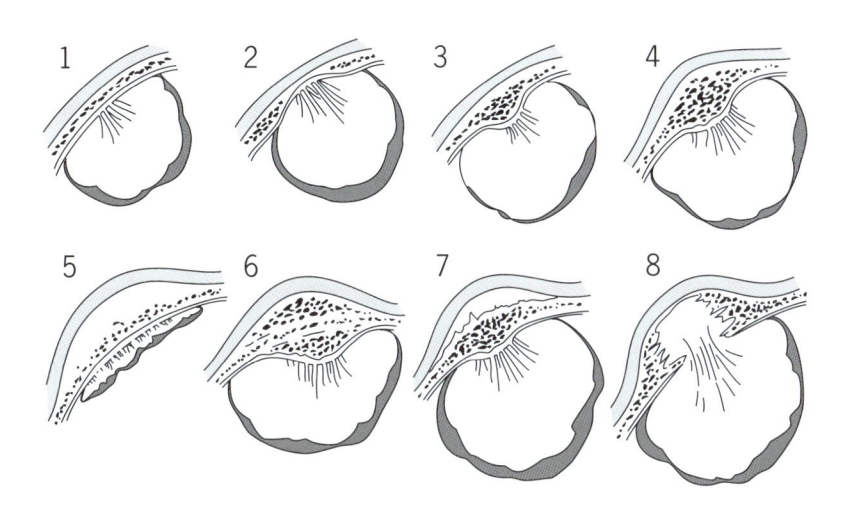

図9　髄膜腫による骨浸潤パターン
（Cushing H, Eisenhardt L：Meningiomas. Their classification, regional behavior, life history, and surgical end results. Hafner Publishing Company, New York, 1969 より転載）

術後管理

　術後てんかん（特に運動領近傍腫瘍の症例），脳腫脹（術前からの広範な周辺浮腫を伴う症例），創部髄液貯留（上矢状静脈洞近傍でくも膜顆粒を処理した症例，人工硬膜使用症例など），術後出血（血管豊富な症例）の予防と管理が中心となる．術前からのステロイド，高浸透圧利尿薬，抗痙攣薬の投与が有効である．痙攣重積にはバルビツレート療法，重症脳腫脹には外減圧術，出血例には再開頭を躊躇しない．髄液貯留は数日間の創部圧迫で通常改善することがほとんどである．

● 参考文献

1) Morokoff AP, Zauberman J, Black PM：Surgery for convexity meningiomas. Neurosurgery 63：427-433, 2008
2) Kinjo T, al-Mefty O, Kanaan I：Grade zero removal of supratentorial convexity meningiomas. Neurosurgery 33：394-399, 1993
3) Cushing H, Eisenhardt L：Meningiomas. Their classification, regional behavior, life history, and surgical end results. Hafner Publishing Company, New York, 1969

（長谷川光広）

C-Ⅵ 各種脳腫瘍の手術

2. 髄膜腫

② 傍矢状洞髄膜腫
parasagittal meningioma

術前解剖知識(図1)

傍矢状洞髄膜腫は上矢状洞外側部の髄膜から発生するもので,摘出に際して大切な構造物は,上矢状洞,架橋静脈,隣接する脳表である.腫瘍は表在性であるため,隣接する脳の牽引は通常必要としない.手術摘出にあたって以下の点を見極めることがポイントである.

① 上矢状洞の前,中,後部のどこに発生しているか.
② 架橋静脈がどの程度関与しているか.
③ 静脈の側副血行はどの程度関与しているか.
④ 上矢状洞はどの程度浸潤されているか.
⑤ 対側へはどの程度伸展しているか.
⑥ 周辺硬膜への浸潤度はどの程度なのか.

本疾患は良性疾患であり,術前の症状は重篤ではないので,安全で確実で,後遺症を残さない手術が必要である.

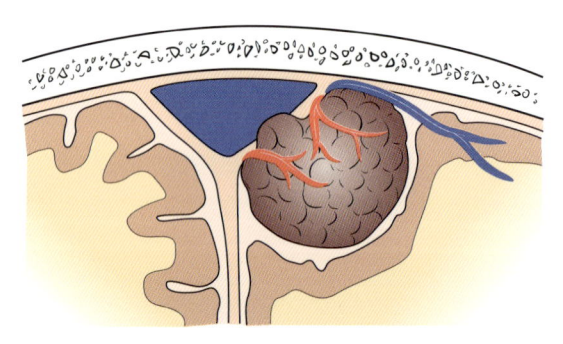

図1 傍矢状洞髄膜腫の周辺組織とその模式図

> ● メモ1 架橋静脈の温存
>
> 上矢状洞部髄膜腫では重要な側副血行路なので,損傷を絶対に避けなければならない.腫瘍摘出前に静脈の走行全体を剝離しておくこと,場合によっては上矢状洞への流入部に,酸化セルロースやゼラチンスポンジをまき,止血接着剤(フィブリン糊製剤など)で補強することもある.
> 架橋静脈を損傷すると出血性静脈性梗塞が起こる.架橋静脈をクリップしただけでは皮質下出血は起こらない.牽引のみでは12.5%に起こる.ところが,架橋静脈をクリップし,その上に脳へらをかけると発生頻度は60%になるので注意を要する.

手術適応

対側下肢運動障害やてんかんなどの症状があれば手術適応である.一方,脳ドックで偶然に発見された(=無症状)かつ65歳以上の高齢者では経過観察が基本と考えられる.

臨床症状としては前1/3,後1/3の腫瘍では臨床症状の発現が遅れ,巨大に発育しているものが多い.前1/3では知能障害,歩行障害など一見正常圧水頭症を思わせる症状に加えて,性格の変化,頭痛を呈することが多い.後1/3では頭痛,痙攣,半盲で発見される.それに反して中1/3では運動,感覚の障害,痙攣で発症し小さなもので発見される.特に対側下肢の運動麻痺は脊髄疾患として見落とされることがCT時代にはみられたが,冠状断でのMRIで見逃すことは少なくなった.

このように部位によって症状が異なるが,患者の症状,年齢,全身状態,腫瘍の増大スピード,腫瘍周囲の浮腫の有無(あるいは出現)などを総合的に判断して手術適応が決定されるべきである.

> ### 症例(図2)
>
> 45歳,女性.痙攣発作で発症.MRIでは右傍矢状洞髄膜腫,周囲脳に浮腫が軽度みられる(図2a).MR venographyでは腫瘍後端に太い架橋静脈があり,上矢状洞はわずかに流れている.血管造影では左内頚動脈造影で上矢状洞は閉塞しており,前方部分の静脈灌流は皮質の側副血行でシルビウス静脈(矢印),蝶形頭頂静脈(星印)に流れている(図2b).しかし,右内頚動脈造影の斜位像でみると上矢状洞は狭窄しているが流れている(図2c,矢印).仰臥位,両側前頭開頭で矢状洞に浸潤する部分を残し腫瘍を摘出した.

手術アプローチ法

体位

前1/3の場合はsupine position,中1/3の場合は頭部を挙上したsupine position,後1/3は原則としてprone positionを用いる.

上矢状洞からの出血に備えるために，いずれも頭部を挙上し静脈洞圧が上がらないようにする．腫瘍の後方に運動野などの重要領域（eloquent area）が存在する場合には，摘出にあたり腫瘍の重力で圧迫が及ばないように，頭の軸位の回転も術中自由にできるように準備することも必要である．

皮膚切開，開頭範囲

皮膚切開は前1/3の腫瘍ではcoronal incisionで，中1/3，後1/3の腫瘍では側方に基をおくコの字型の皮切（図3）を行う．

開頭

腫瘍の発生位置が上矢状静脈洞外側にあることから，腫瘍側だけの開頭でもよいという意見もあるが，対側からも摘出することもあること，上矢状洞への内側および大脳の外側への余分な牽引をかけないために，通常正中線を越えて対側までの四辺形の開頭を行う（図3）．

硬膜切開

硬膜は半球側より上矢状洞に向かってコの字状の切開を行う（図3）．架橋静脈が腫瘍により圧排されながら腫瘍の周囲，特に前端，後端で，時に上面部を通って静脈洞に注ぐことがあるので，硬膜切開時にこれらの静脈の損傷に気をつけなくてはならない．架橋静脈より出血がみられた場合は，バイポーラで凝固はせず，止血接着剤を浸した酸化セルロース，ゼラチンスポンジで止血する．

● メモ2 三次元MR venographyでの架橋静脈の評価

最近のMRIの進歩に伴い，傍矢状洞髄膜腫の架橋静脈が三次元MR venographyでよく抽出される[1]（図4）ため，術前の架橋静脈と腫瘍との位置関係の評価には有効である．しかしながら架橋静脈の数，サイズに対側との間に違いはみられず，側副血行としてMR venographyがどのくらい役立っているのかの評価は今後の課題である．

腫瘍摘出

髄膜腫ではまず腫瘍の硬膜付着部の剝離から始めることが望ましい．上矢状洞外側に腫瘍の付着部があり，栄養血管はそこに集まる

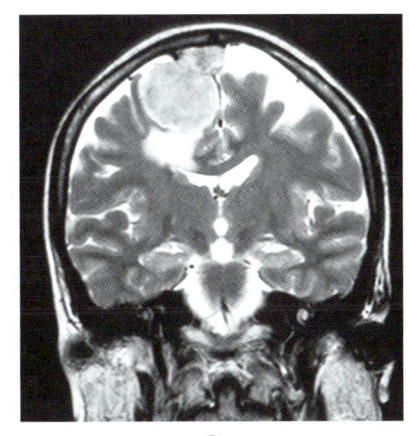

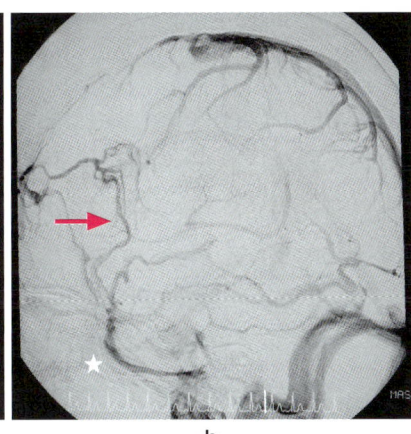

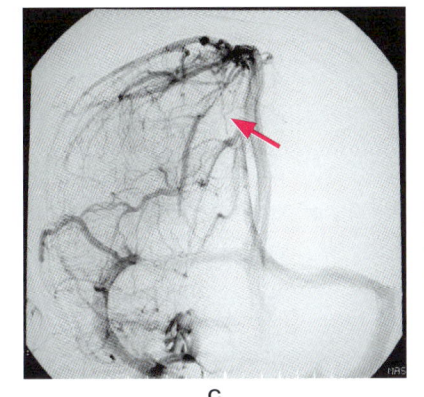

図2 症例
a：MRI．
b：左内頚動脈造影（側面）．矢印：シルビウス静脈，星印：蝶形頭頂静脈．
c：右内頚動脈造影（斜位）．上矢状静脈洞は狭窄しているが流れている（矢印）．

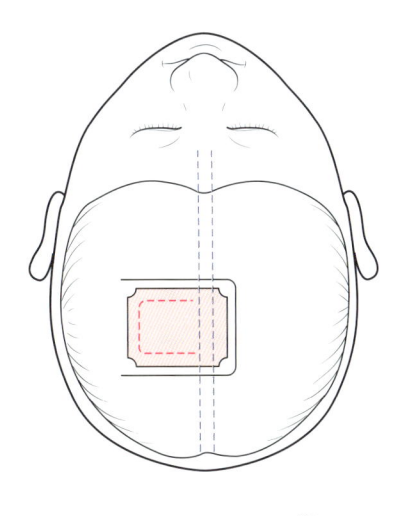

図3 皮膚切開，開頭，硬膜切開

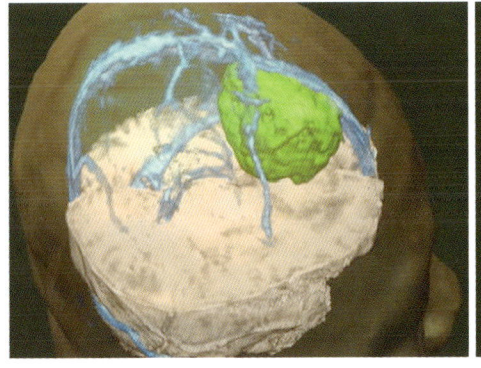

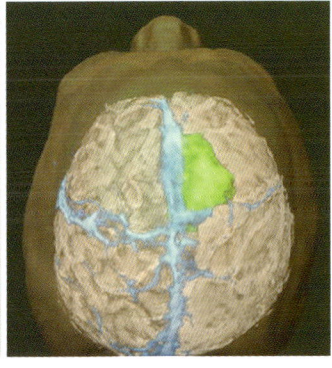

図4 MR venography
（Khu KJ, et al：The relationship between parasagittal and falcine meningiomas and the superficial cortical veins：a virtual reality study. Acta Neurochiru 151：1459-1464, 2009 より転載）

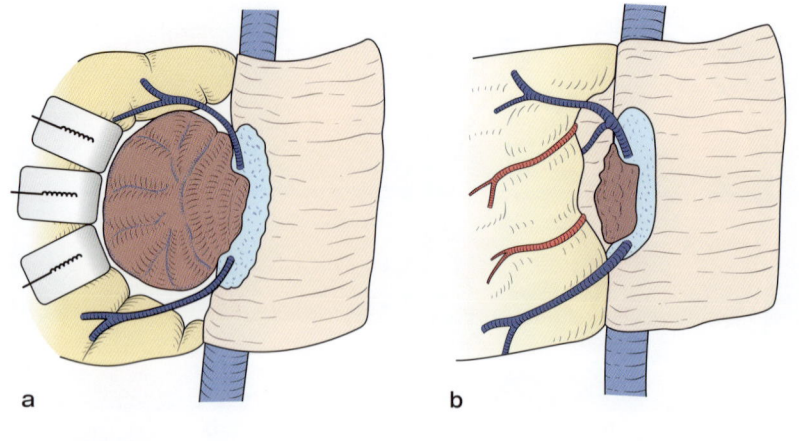

図5　腫瘍摘出

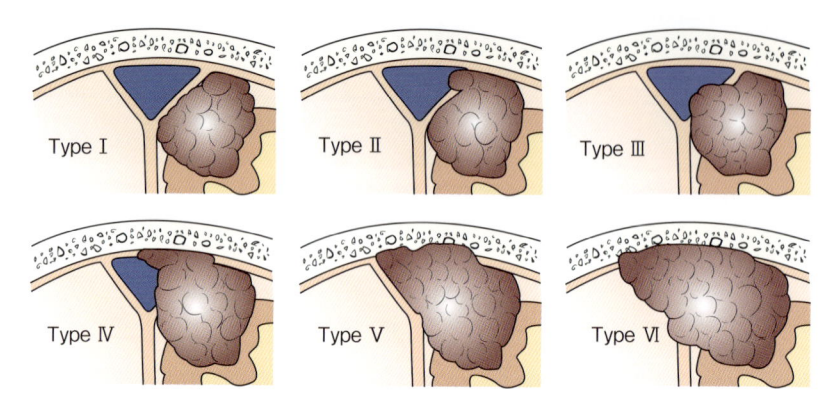

図6　静脈洞閉塞のパターン
(Sindou MP, et al：Results of attempted radical tumor removal and venous repair in 100 consecutive meningiomas involving the major dural sinuses. J Neurosurg 105：514-525, 2006 より改変)

a：縫合
b：バイパス
c：パッチ

図7　静脈洞の再建
(Sindou MP, et al：Results of attempted radical tumor removal and venous repair in 100 consecutive meningiomas involving the major dural sinuses. J Neurosurg 105：514-525, 2006 より改変)

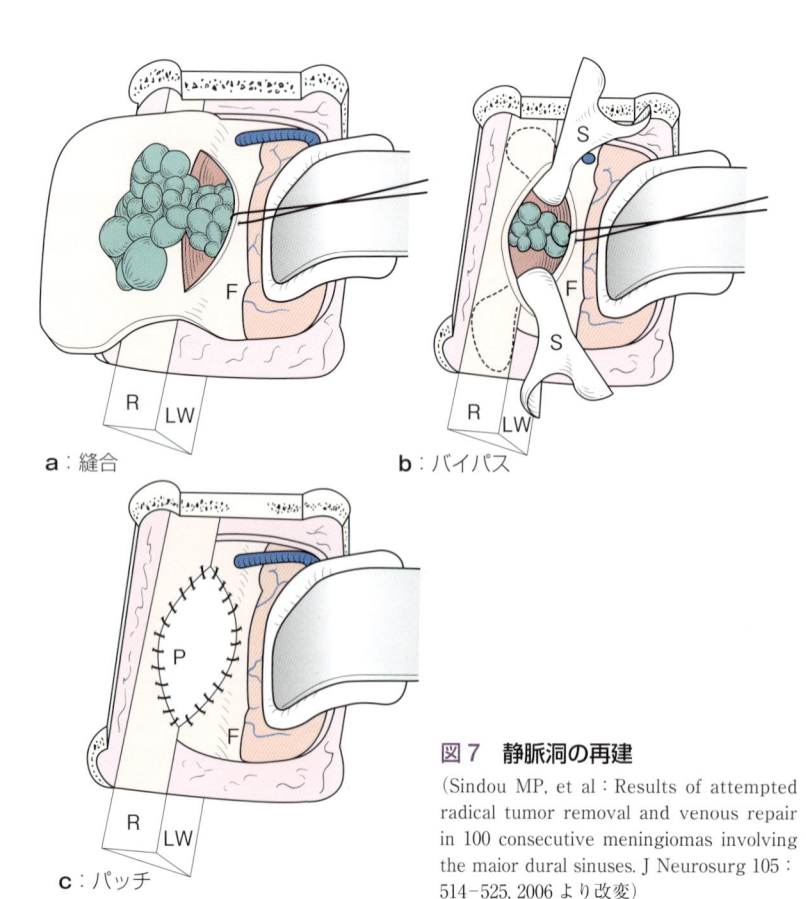

ため，まずこの部で腫瘍と硬膜を剝離し腫瘍への栄養を絶つのがよい．その後は腫瘍の内減圧をはかりながら，脳軟膜動脈からの栄養枝を切断して腫瘍の摘出を完了する(図5)．

頭蓋内圧が亢進しているときには，いきなり硬膜を大きく開くと，腫瘍と硬膜辺縁部より脳が脱出してヘルニアを起こすので，小さな硬膜切開をおいて腫瘍をある程度内減圧し，圧を減じてから必要な分だけ硬膜を切開することにより，ヘルニアによる脳損傷，架橋静脈損傷を防ぐことができる．

腫瘍の摘出と上矢状静脈洞

傍矢状洞髄膜腫は，静脈洞壁より内部に浸潤して静脈洞をしばしば閉塞させる．静脈洞閉塞のパターンが6型に分けられている[2](図6)．Type Ⅰでは静脈洞壁の外表に接するのみで，はがし取ることができる．Type Ⅱ～Ⅵは様々な程度で腫瘍が中に浸潤しており，静脈洞壁が保たれていない．この場合2つの手術方法があり，静脈洞を再建しない方法(凝固・圧迫あるいは全摘出)と，再建する方法(図7，縫合，バイパス，パッチ)である．腫瘍による上矢状静脈洞の閉塞は徐々に進行するために，閉塞が完成する頃には十分な側副血行路が形成されていて，通常は閉塞に伴う症状はないことが多い．

難しいのは脳血管造影上の上矢状洞の閉塞と実際の閉塞とは異なっている点である．血管造影では圧バランスの関係で狭窄状態であっても閉塞しているように見える場合がみられる．また，閉塞している静脈洞のそばに血管造影でも見えないような細い側副血行の存在することがあり，さらに静脈洞は1つの内腔から成り立っているのではなく，多層状態となって流れているので，上矢状洞の切除は慎重を要する．静脈洞切除を施行する際には直接静脈洞穿刺を行い，静脈洞造影を行うことが大切であるともいわれている[3]が，侵襲性を考えると行っていないことがほとんどである．

静脈洞再建の必要性の有無については議論のあるところである．腫瘍の浸潤を受けた静脈洞を摘出しないと完全摘出とはいえず，静脈洞の露出，再建を主張する論文もみられる．Sindouらは100例の静脈洞浸潤のある髄膜腫(そのうち92例が傍矢状洞髄膜腫)の

経験から，93％で全摘出を行い，45例（65％）で静脈洞再建を行い，平均8年間のフォローアップで4％の再発率，8％の静脈性梗塞による合併症を報告しており[2]，静脈性梗塞には細心の注意が必要である．周術期の静脈性梗塞を防ぐためには，静脈洞の側副血行の悪い症例を見極めることが重要である．比較的まれではあるが，脳血管造影にて静脈洞閉塞より遠位部の静脈灌流が悪く，静脈うっ滞としての症状（頭痛およびうっ血乳頭）が腫瘍の大きさに比して著しい場合には，腫瘍摘出後に静脈洞再建（縫合，バイパス，パッチ）を行う場合がある．

前1/3の腫瘍では積極的に再建も踏まえて全摘出をめざし，中，後1/3では静脈洞の摘出は行わないという，部位による手術方針の区別を明確にすることも1つの方法であるが[4]，このような方針で治療された53例では，静脈洞再建を行わなかった群と再建を行った群で再発率に変わりはなかったことから静脈洞を含めた積極的な摘出は周囲の静脈灌流の状態や腫瘍の硬膜への付着度などを総合的に判断して安全な範囲にとどめるのがスタンダードな方法と考えられる．

側副血行

側副血行は皮質静脈間の吻合（例えば上行静脈とシルビウス静脈やラベ静脈の吻合，閉塞部前後の皮質静脈間の吻合）のほか，蝶形頭頂静脈洞を介したり，時には板間静脈や硬膜内を介した側副血行路が発達する．側副血行路の障害は長時間の脳の牽引や不用意なバイポーラによる凝固操作によっても誘発されうるので注意をしながら手術を進めることが肝要である．

側副血行の障害により，静脈性脳梗塞と強度の静脈うっ滞の結果による脳内出血が起こる．したがって，静脈洞および皮質静脈に腫瘍が浸潤していたり，強く癒着していてこれらの静脈が開存している場合は，その部分を残存させておくほうが安全でトータルな観点での成績向上が得られる．

上矢状洞部浸潤部の処置に関しては実際には以下の2つの方法が考えられる．

① 上矢状洞部に浸潤している腫瘍は触らず，硬膜の深さで剥離し，断端をバイポーラで凝固する．
② 上矢状洞に浸潤・伸展している部位に硬膜の深さを越えて入っていき，できる限り内部の腫瘍も摘出する．硬膜は内腔の狭窄が起こらないように縫合する．

上矢状洞も離断し摘出する報告もみられるが，静脈梗塞，脳内出血の部分で述べたように，側副血行の評価は難しい．われわれは再発腫瘍で完全に上矢状洞が閉塞しており，側副血行が発達している場合以外には，上矢状洞の切除は行わない．

術後管理

側副血行の障害による静脈梗塞，特に脳内出血は術直後ではなく1日以上たってから出現し，遅発性に症状が現れる場合が多いので，注意深い術後観察を要する．

残存した腫瘍に対しては，しばらく経過をみたうえで発育増大するようならば，側副血行が発達した時点で再度腫瘍摘出を考える．術後の腫瘍組織の検索でMIB-1による増殖能が高い場合や悪性所見のある場合にはガンマナイフ，定位的放射線治療を行う．最近では定位的放射線照射で静脈への照射線量を控えることにより静脈閉塞を避ける照射法も行われるようになっており[5]，傍矢状洞内の髄膜腫残存の処置に関しては議論が続くところである．

● 参考文献

1) Khu KJ, Ng I, Ng WH：The relationship between parasagittal and falcine meningiomas and the superficial cortical veins：a virtual reality study. Acta Neurochiru 151：1459-1464, 2009.
2) Sindou MP, Alvernia JE：Results of attempted radical tumor removal and venous repair in 100 consecutive meningiomas involving the major dural sinuses. J Neurosurg 105：514-525, 2006.
3) 榊 寿右，森本哲也，星田 徹，他：傍矢状洞髄膜腫の手術．脳外誌 6：777-785, 1997.
4) Colli BO, Carlotti CG, Assirati JA, et al：Parasagittal meningiomas：a follow-up review. Surg Neurol 66（S3）：20-28, 2006.
5) Conti A, Pontoriero A, Salamone I, et al：Protecting venous structures during radiosurgery for parasagittal meningiomas. Neurosurg Focus 27：E11, 2009.

（松村　明・高野晋吾）

C-VI 各種脳腫瘍の手術

2. 髄膜腫

3 大脳鎌髄膜腫
falx meningioma

術前解剖知識（図1）

　大脳鎌髄膜腫と傍矢状洞髄膜腫との一番の違いは，開頭しても脳表面から腫瘍が観察できないことであり，腫瘍へのアプローチでは正常脳組織をいかに温存しながら腫瘍へ到達し，摘出するかである．

　外科解剖として必要な情報は以下のとおりである．

① 上矢状静脈洞とそれに流入する大脳皮質静脈，特に頭蓋弓隆部より上矢状静脈洞に流入する皮質導出静脈（架橋静脈）
② 大脳鎌
③ 下矢状静脈洞
④ 前大脳動脈とその分枝の走行，大脳縦裂内側面の大脳，脳梁

手術適応

　手術適応は腫瘍の大きさと占拠部位に大きく左右される．

- **大脳鎌前 1/3 部**：大脳内側面の圧迫で，巨大になれば前頭葉や帯状回の圧排により，活動性・知能の低下，記銘力の障害，尿失禁などを呈する．症状があり，画像上明らかな脳圧排所見があれば手術適応となる．逆に症状がなく，脳圧迫症状もほとんど認められなければ経過を観察してもよい．
- **大脳鎌中 1/3 部**：両側に運動領野があり，痙攣，麻痺などの症状が出やすい．脳圧迫，浮腫などの所見があれば早期に手術適応となる．大脳鎌髄膜腫の中でも頻度が多い．
- **大脳鎌後 1/3 部**：頭頂葉から後頭葉にかけて感覚領野，高次脳機能領野，視覚領野などが影響される．脳が圧迫され，症状が発現したり，脳浮腫がMRIで認められるほど大きくなれば手術適応となる．

症例（図2）

71歳，男性．数年来の左頭頂部の頭痛あり．右下肢を突然突っ張るような痙攣発作が出現．CT，MRIで大脳鎌左側中心溝近傍に腫瘍を認めた（図2）．頭頂開頭にて腫瘍摘出した（Simpson grade 2）．

手術アプローチ法（図3～9）

　髄膜腫の占拠部位，左右への伸展，腫瘍の大きさ，左右の大脳縦裂に沿った大脳皮質導出静脈の血管走行などにより，手術体位，アプローチ法が異なってくる．

[大脳鎌部位による特徴]

- **大脳鎌前 1/3 部**：体位は仰臥位でよい．通常は一側のみの腫瘍，あるいは両側の場合，突出の大きい側の interhemispheric approach で手術を行う．両側にそれぞれ大きく突出し

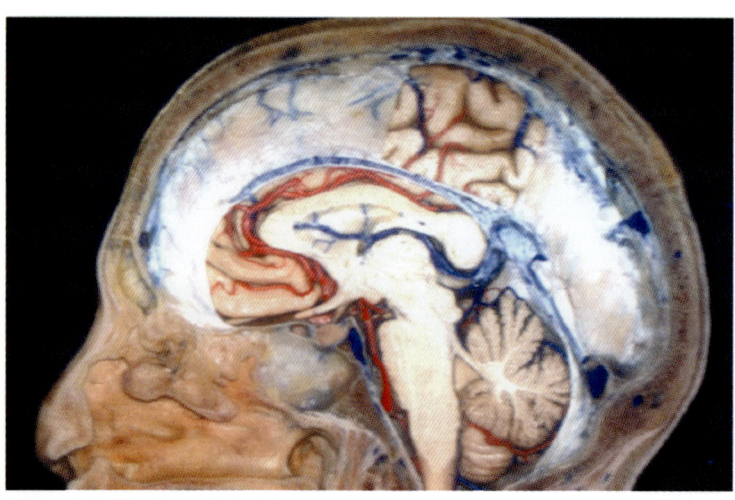

図1　大脳鎌の解剖（矢状断）
大脳鎌上端に上矢状静脈洞，下端に下矢状静脈洞が走行する．後1/3は下端で小脳テントに移行する．

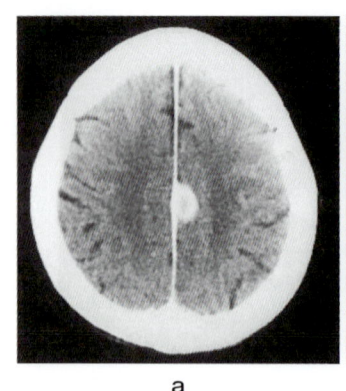

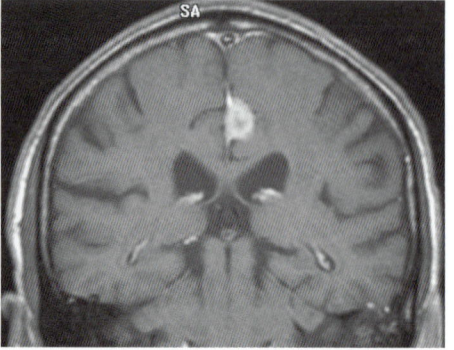

図2　症例
a：造影CT（水平断）．大脳鎌左側に突出する腫瘍を認める．
b：造影MRI（冠状断）．大脳鎌中1/3，深部で左大脳縦裂に突出した腫瘍を認める．

ている場合には両側開頭で大脳鎌左右の経路を用い，腫瘍摘出を行う．また大脳鎌付着部をくりぬき，対側の腫瘍を摘出することも可能であるが，症例により状況は異なる．

- **大脳鎌中1/3部**：両側に運動領野があるため，特に脳圧排の最少化，皮質導出静脈（架橋静脈）の温存が重要である．手術操作は①と基本的に同様であるが，皮質導出静脈の数も多くなり，どの方向からアプローチするかよく考える必要がある．術前に脳血管撮影静脈相やMRI頭頂部SAS（surface anatomy scan）像で皮質導出静脈の構築を確認しておく．病変側の皮質導出静脈があまりにも発達してアプローチが困難な場合，大脳鎌反対側の大脳縦裂より進入し，大脳鎌を切開して反対側に入る方法も一法であるが，あまり大きな無理はできない．

体位は仰臥位でよいが，手術操作を容易にするため，やや頭位を前屈気味にする．この部位の手術操作で一番大切な点は，脳へら，あるいは綿片などによる無理のない脳圧排，術野の確保であり，皮質導出静脈（架橋静脈）の剝離温存とその前後からの腫瘍へのアプローチで運動領野を中心に脳のダメージをきたさないよう細心の注意を心がける．脳にへらをかけず，上矢状静脈洞側にへらをかけることもできるが，静脈洞の血流を遮断しないように注意する．大脳鎌を切り抜いて反対側へアプローチする場合，手術操作上，斜めからアプローチすることになり，どうしても同側大脳表面を圧迫しがちとなる．無理のない操作を行い，困難な場合には一側のみのアプローチに固執せず，反対側からのアプローチに切り替えることも大切である．

- **大脳鎌後1/3部**：頭頂葉から後頭葉にかけて感覚領野，高次脳機能領野，視覚領野などが存在する．皮質導出静脈の数も多く，手術が困難な症例も存在する．手術時の体位としては腹臥位で頭部を後屈するシーライオン・ポジションで頭側からアプローチするか，松果体部腫瘍手術時に用いるパークベンチ・ポジションの変法で背側からアプローチする体位が有用である．大きな腫瘍では大脳鎌から小脳テント移行部にかかるfalco-tentorial meningiomaとなることもある．本項ではふれないが，ガレン静脈や直静脈洞などの深部静脈系が閉塞している症例では脳静脈灌流経

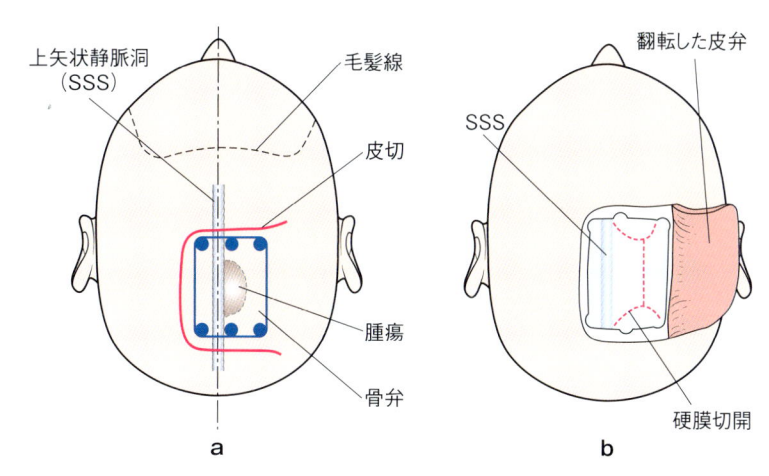

図3 皮膚切開・開頭・硬膜切開
a：皮切および開頭，b：硬膜切開．

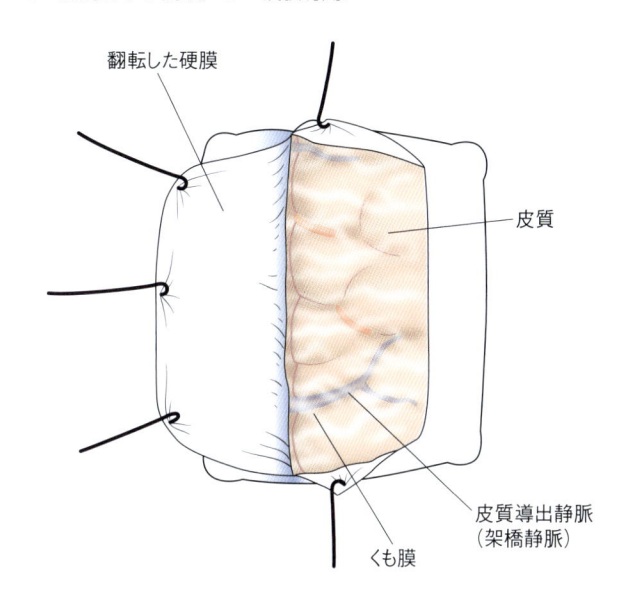

図4 脳表露出，アプローチ場所決定

路が大幅に変わっている可能性があり，MRI，DSAなどの読影，病態の判断に慎重な検討が必要である．

[手術操作手順]

皮膚切開（図3a）

一側のみよりアプローチできる場合は，皮切が額に出ないようにU字型切開あるいは冠状切開を行う．U字切開の場合，ヒンジは前方あるいは側方いずれでもよいが，皮切は正中を越え，骨開頭も上矢状静脈洞をまたいだ形にする．

開頭（図3a）

上矢状静脈洞をまたいで開頭する．前方ではさほど静脈洞からの出血はないが，サージセル®，短冊綿などで迅速に表面を覆い，止血する．頭位が心臓よりも高い場合，空気塞栓の可能性もある．

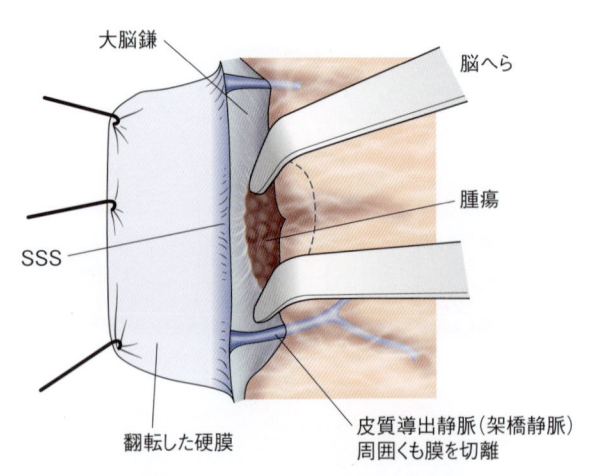

図5 大脳縦裂アプローチ，腫瘍付着部確認

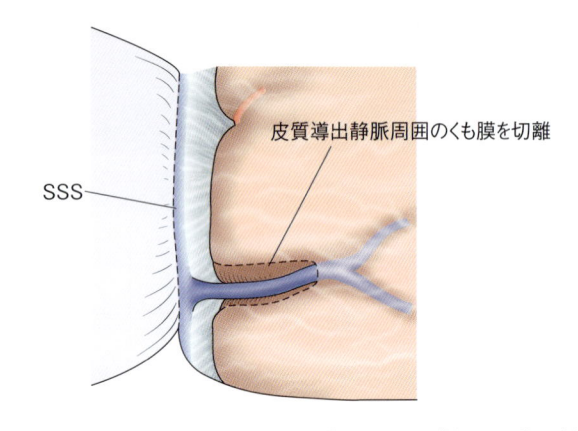

図6 皮質導出静脈（架橋静脈）周囲くも膜切開，術野拡大

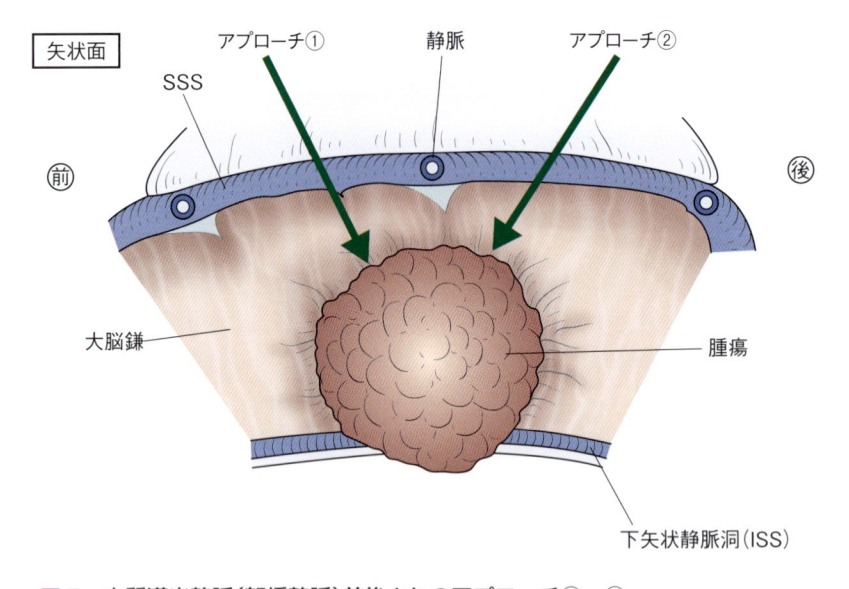

図7 皮質導出静脈（架橋静脈）前後よりのアプローチ①，②

硬膜切開（図3b）

上矢状静脈洞側をヒンジとするU字型（H字型）切開を行う．脳表を走行し，上矢状静脈洞に流入する皮質導出静脈を損傷しないように注意しながら，大脳鎌ぎりぎりまで翻転する．

脳表の観察と皮質導出静脈の処置（図4〜7）

表面からは腫瘍が観察できないため，腫瘍の位置を画像やナビゲーターなどで確認し，アプローチの位置を決める．皮質導出静脈が術野を横切る場合，その前後からアプローチするが，必要であれば静脈周囲のくも膜を剝離し，安全に大脳鎌と脳の間隙ができるような工夫を行う．

腫瘍の確認と付着部の切断（図8，9a）

脳圧迫はできる限り最少を心がけ，円筒形に巻いた綿片を腫瘍の前後に置くなどの工夫もよい．あるいは頭を回転させて脳が自重で落ちるような頭位にして大脳縦裂を自然に開かせるのも1つの工夫である．腫瘍の付着部前端と後端が確認できれば，まず腫瘍の栄養動脈を早期に遮断する目的で大脳鎌に付着している部位をそぎ落とすように切断する．腫瘍が大きく，大脳鎌下端を飛び出して前大脳動脈を巻き込んでいるおそれがある場合は，確認ができるまで下端部分の切断は後回しにする．下矢状静脈洞に流入する架橋静脈は確認して温存する．下矢状静脈洞が腫瘍で閉塞している場合は焼灼切離しても問題はない．

腫瘍の摘出（図9a，b）

腫瘍周囲のくも膜を脳側につけて温存する．少しずつ脳から腫瘍を剝離し，まず内部を減量し，薄くなった腫瘍表面を摘出する．剝離子の用い方は常に脳から腫瘍をはがす方向で用いる．同様の操作を何回も繰り返し，腫瘍を摘出する．超音波吸引装置があれば便利である．腫瘍前後の静脈，腫瘍下端では前大脳動脈の走行に注意して温存する．腫瘍栄養血管が前大脳動脈から出ている場合もあり，丁寧に確認して凝固切離する．一部ではくも膜，軟膜が壊れ，腫瘍が脳実質にめり込んでいる場合もあり，腫瘍の取り残しに注意しなければならない．グリオーシスで傷んだ脳表にはサージセル®などで保護をしておく．

大脳鎌付着部の処置（図9c）

腫瘍摘出後，大脳鎌を観察し，可能であればその部分の大脳鎌をくり抜いて摘出し，Simpson grade 1の処置を目指す．困難であれば付着部を可能な限り電気凝固する．反対側に腫瘍が突出していれば，同側からの摘出

も可能であるが，あまりにも大きければ反対側の硬膜切開を行い，同様の方法で摘出したほうが安全である．腫瘍の取り残し，断端再発の多くはこの部位で起こる．また，上矢状静脈洞に腫瘍が一部入り込んでいる場合には，腫瘍をぎりぎりまでそぎ落とし，その時点で手術を終わるか，あるいは浸潤した静脈洞の壁も摘出し，欠損部をパッチで修復するかは，症例ごとの判断が必要である．

硬膜縫合，閉頭

止血を確認し，通常の閉頭方法で行う．硬膜縫合時に直下の皮質導出静脈を針で引っ掛けて術後，急性硬膜下血腫を生じないよう細心の注意が必要である．

術後管理・合併症

髄膜腫の手術はグリオーマのように内減圧を行う手術ではないので，術後の脳浮腫・頭蓋内圧のコントロールがポイントとなる．

①**皮質静脈の損傷による静脈性梗塞，脳へらの過度の圧排による脳挫傷**：特に運動領野近傍の腫瘍の場合，脳梗塞，脳挫傷は下肢の麻痺，痙攣，感覚障害，高次脳機能障害などを生じる．皮質導出静脈を損傷し，温存ができなかった場合には後遺症を考え，周術期の抗脳浮腫治療，抗痙攣治療と早期からの積極的なリハビリが必要である．

②**痙攣発作**：運動領野およびその近傍の手術では痙攣発作が起こりやすいため，積極的な抗痙攣薬投与などの加療を行う．

③**術後出血，感染症**：長時間手術，大量出血を起こしそうな病変に対しては，手術の戦略をよく練り上げて，可能であれば術前栄養動脈塞栓術を行う．

④**体位による空気塞栓症**：仰臥位のsemi-sitting position，腹臥位のシーライオン・ポジションで頭位を心臓よりも高く上げすぎると空気塞栓症を生じ，心臓に空気が灌流し，術中低血圧などの病態を生じるおそれがあ

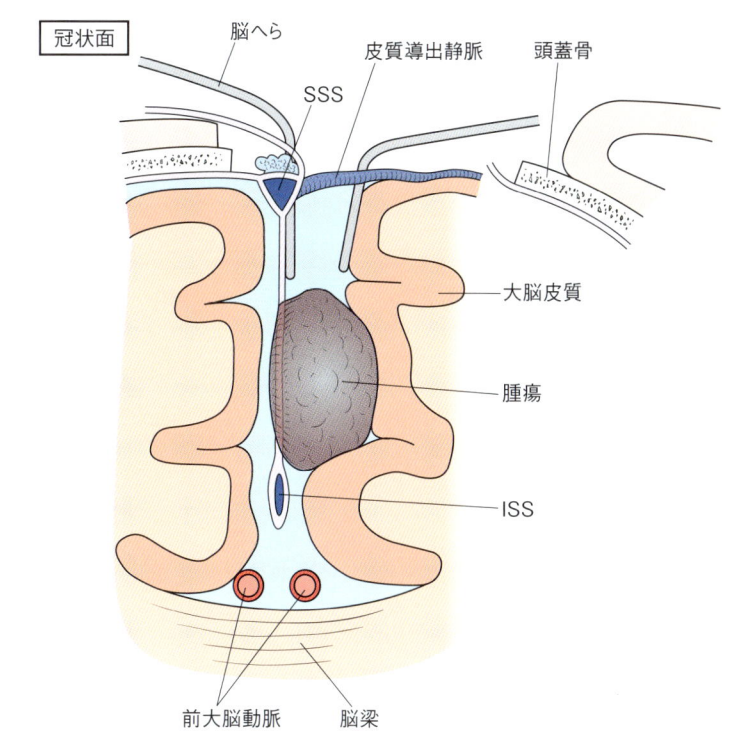

図8 腫瘍の前端，後端，周囲血管などの確認

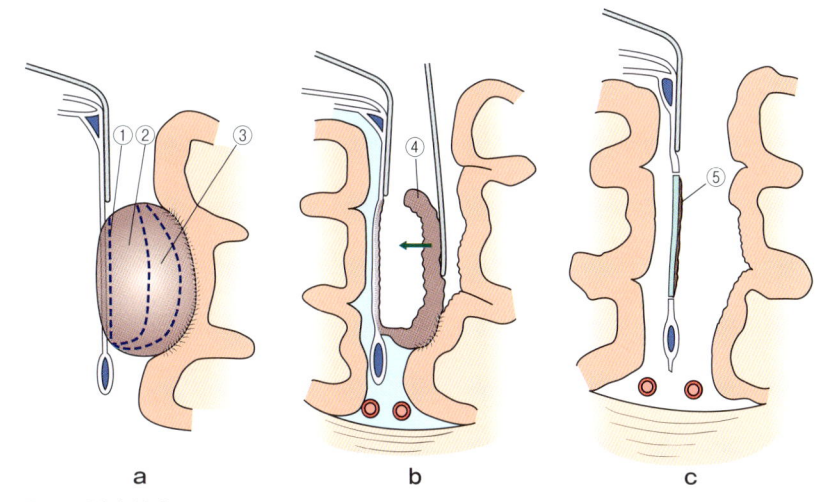

図9 腫瘍摘出のStep
a：腫瘍の大脳鎌付着部の切断（Step ①），段階的腫瘍の減量（Step ②，③）．
b：菲薄化した腫瘍を脳表より剥離する（Step ④）．
c：大脳鎌付着部硬膜の切離あるいは電気焼灼（Step ⑤）．

る．麻酔科医と術前より連携をとりながらモニター設置，脳虚血などに対する対応が必要となる．

● 参考文献

1）有田憲生：髄膜腫摘出の工夫―大脳鎌髄膜腫．脳外速報 17：798-803, 2007
2）大沢愛子，前島伸一郎，長久 功，他：大脳鎌髄膜腫に起因する記憶障害の1例．脳神経 58：145-149, 2006
3）Rossitti S：Preoperative embolization of lower-falx meningiomas with ethylene vinyl alcohol copolymer：Technical and anatomical aspects. Acta Radiol 48：321-326, 2007
4）Sugita K：Microneurosurgical Atlas. Springer-Verlag, Berlin, Heiderberg, New York, Tokyo, 1985

〔藤井清孝〕

C-Ⅵ 各種脳腫瘍の手術

2. 髄膜腫

4 蝶形骨縁髄膜腫
sphenoid ridge meningioma

術前解剖知識

　蝶形骨縁より発生する髄膜腫を蝶形骨縁髄膜腫として総称し，腫瘍は前頭蓋窩と中頭蓋窩両方向に伸展する（図1）．蝶形骨縁は前頭蓋底と中頭蓋底を境界する骨縁を指すが，解剖学的には外側部は頭頂骨蝶形骨角，蝶形骨大翼，内側は蝶形骨小翼の後縁でその内側先端は前床突起から構成される．髄膜腫の中でも臨床的に多く遭遇するものの1つであり，最近の脳腫瘍全国集計（2009）では全髄膜腫のうち10.4%を占める．発生部位でさらに分類されるが，外側1/3より発生した髄膜腫が全髄膜腫の2.8%，中1/3が2.4%，内側1/3が4.8%，未記載0.4%であった．蝶形骨縁の内側より発生する腫瘍は内頚動脈，視神経，海綿静脈洞などとの位置関係から外側より発生するものに比し治療難易度は高い．本腫瘍への栄養血管としては，外側よりは浅側頭動脈，中硬膜動脈，前方よりは後篩骨動脈，内側よりは内頚動脈からの海綿静脈洞枝である meningohypophyseal trunk や inferolateral trunk，さらには中大脳動脈や前大脳動脈の分枝などもありえる．外頚動脈系からの栄養血管は術前に塞栓術を行うこともあるが，多くの場合は硬膜外より最初にアプローチしたり，硬膜内で付着部近傍を離断したりすることで処理できる．主要な血管・神経との剥離にはくも膜面が重要であるが，術前に剥離が容易か困難かの判別は不可能といってもよい．

手術適応

　手術適応については，ほかの髄膜腫と同様と考えてよい．症候性腫瘍については，全身状態に問題がなく，高齢でなければ一般に手術適応と考えられる．無症候性の腫瘍は画像による経過観察が基本である．ただし，無症候性の蝶形骨縁内側型髄膜腫は，視力障害発症後はその回復が困難であるため，「脳ドックのガイドライン2008」では予防的な摘出手術が勧められている．

> **症例（図2）**
> 61歳，女性．2か月前に全身痙攣で発症，脳腫瘍を発見された．四肢麻痺なく視力視野にも異常は認められなかった．右蝶形骨縁内側部から中頭蓋窩，後頭蓋窩に広がり海綿静脈洞に侵入した腫瘍で，内頚動脈，中大脳動脈，前大脳動脈は腫瘍内に巻き込まれていた．仰臥位，右前頭側頭開頭で海綿静脈洞部を残して摘出した．主要な血管・神経との剥離は可能であった．

手術アプローチ法

体位

　頭部を約30°左に回旋し頚部は軽度伸展，上体を約15°挙上して固定を行う．ナビゲーションのレジストレーションを行う．

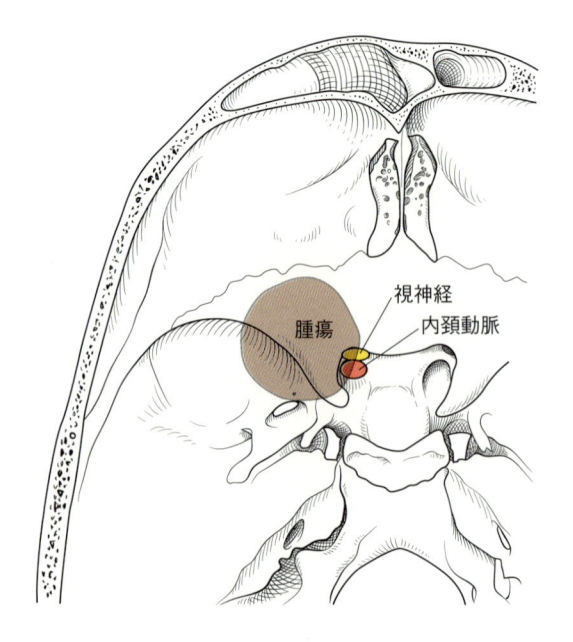

図1 蝶形骨縁髄膜腫の発生部の模式図
蝶形骨縁内側部より発生する腫瘍は内頚動脈，視神経を内側に圧排しながら腫瘍内に巻き込んでいく．

● メモ1
　ナビゲーションは必須のものではないが，腫瘍内に内頸動脈を巻きこんだりしている症例では，正確なナビゲーションは術者に安心感を与え腫瘍の減量操作を迅速に行える．

皮膚切開，開頭範囲
　右耳介前部より正中毛髪線に至る弧状の皮膚切開(図3)．皮弁を翻転し側頭筋は後方に牽引して前頭側頭部を露出．

開頭
　バーホールを3か所開けたのちに前頭側頭開頭し蝶形骨縁を十分に内側までロンジュールで削除．顕微鏡を導入し蝶形骨縁をさらに上眼窩裂までドリルで削除していき，meningo-orbital bandを切離．硬膜外に中頭蓋窩で腫瘍への栄養血管である中硬膜動脈および卵円孔より流入する副硬膜動脈を焼灼止血．次いで前床突起削開し，視神経管を開放，optic strutも削除．前床突起部硬膜に存在する栄養血管を硬膜外に焼灼した．

● メモ2
　腫瘍への栄養血管である中硬膜動脈や卵円孔より流入する副硬膜動脈の止血は，硬膜外で棘孔，卵円孔を確認し，それぞれの周囲で頭蓋底骨をドリルで削除してスペースを広げると，バイポーラでの止血操作が容易となる(図4)．

硬膜切開
　頭蓋底部に基部を持たせる形で硬膜を弧状に切開．シルビウス裂を遠位より広く開放し，腫瘍を露出した．M2の起始部が腫瘍内に埋没していたが，境界のくも膜は存在していることを確認した．

● メモ3
　腫瘍が主要な血管を巻きこんでいる場合に，最初に腫瘍と血管の間のくも膜面が存在するかどうかを確認する．明白なくも膜面が存在しなければ，埋没した血管の剝離操作は危険である．

腫瘍摘出
　頭蓋底側で硬膜から腫瘍付着部での凝固切離(デタッチメント)を行いながら，超音波メスで腫瘍の減量を行った．まず中頭蓋窩側の

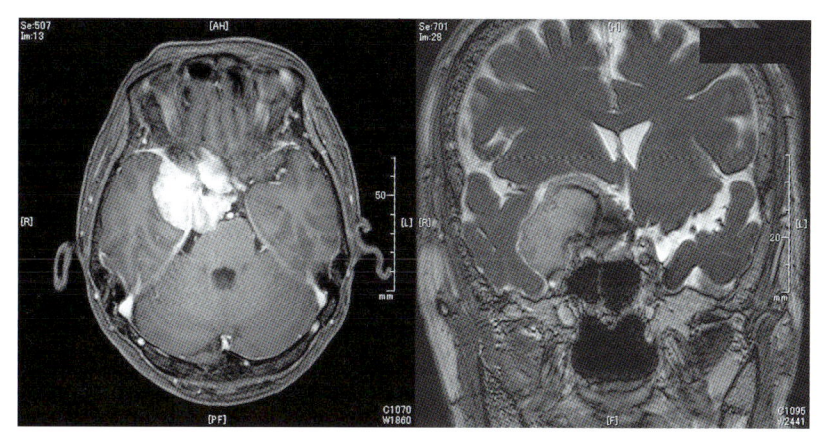

図2　症例(術前MRI)
Gd造影T1強調水平断画像(左)，T2強調冠状断画像(右)．内頸動脈，中大脳動脈，前大脳動脈起始部は完全に腫瘍内に埋没している．

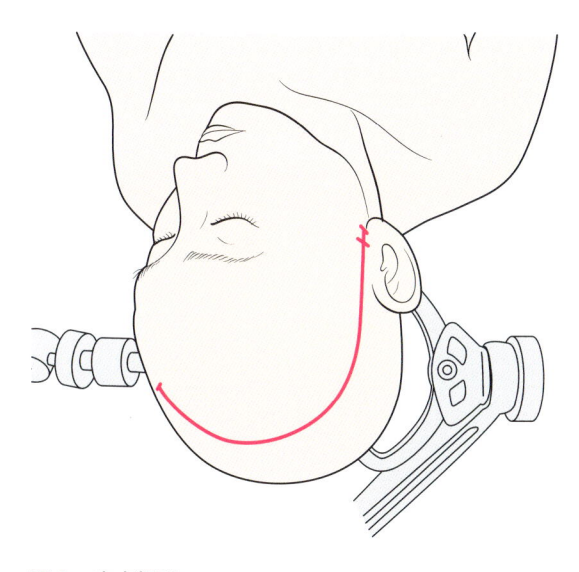

図3　皮膚切開

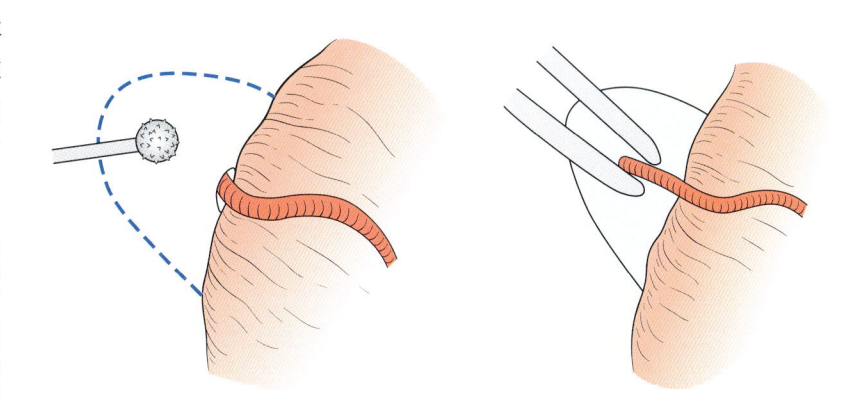

図4　中硬膜動脈の凝固
発達した中硬膜動脈を頭蓋底硬膜上で凝固することは意外と難しい．棘孔外側の頭蓋底骨をドリルで削除してスペースをつくり棘孔の中で動脈を十分に凝固して切離を行うと，完全な止血ができる．

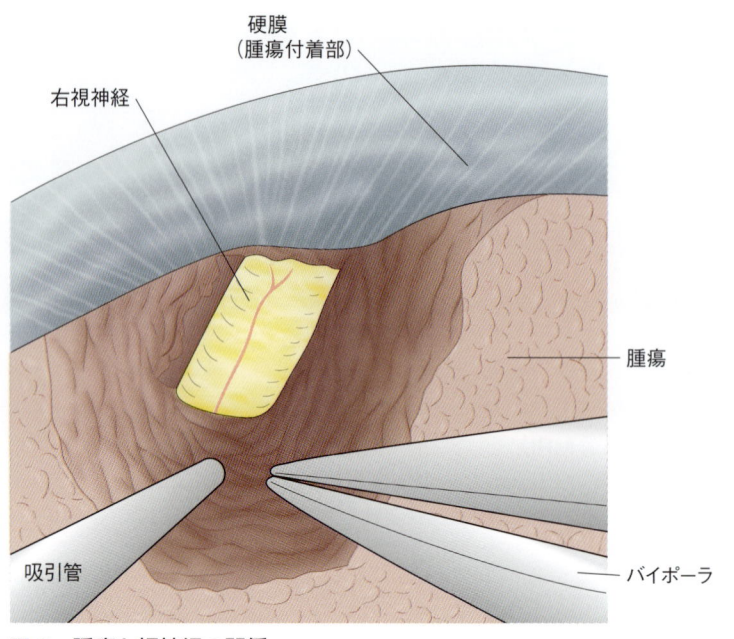

図5 腫瘍と視神経の関係
腫瘍を減量することにより，内側下方に強く圧排された右視神経が腫瘍表面に認められた．境界のくも膜面は保たれている．

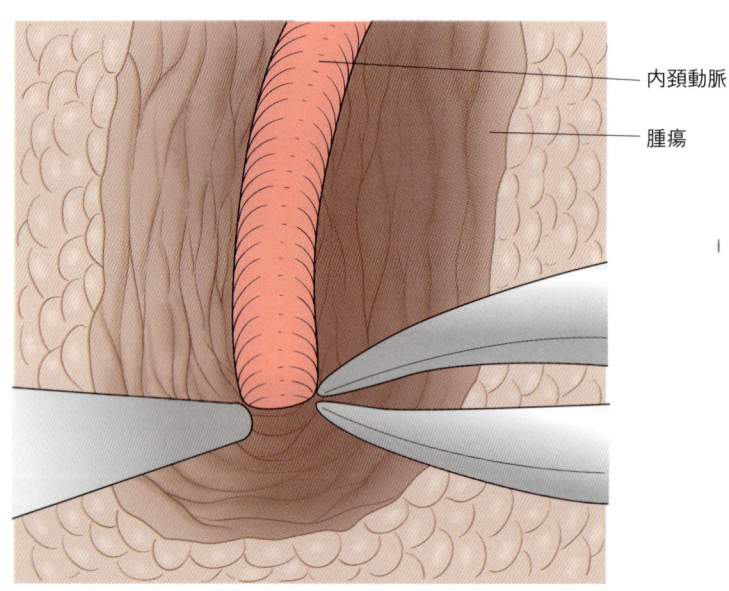

図6 腫瘍の分断による内頸動脈の露出

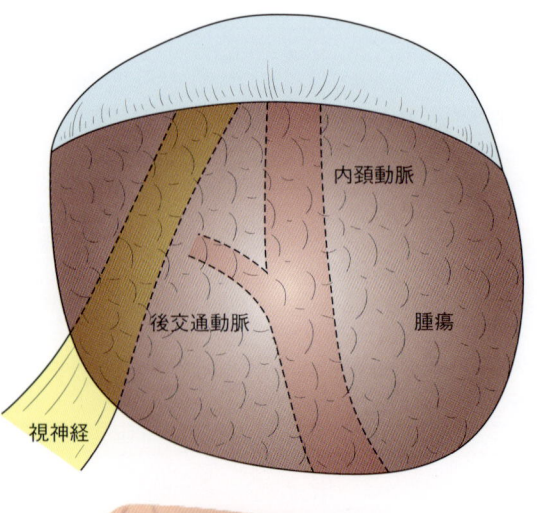

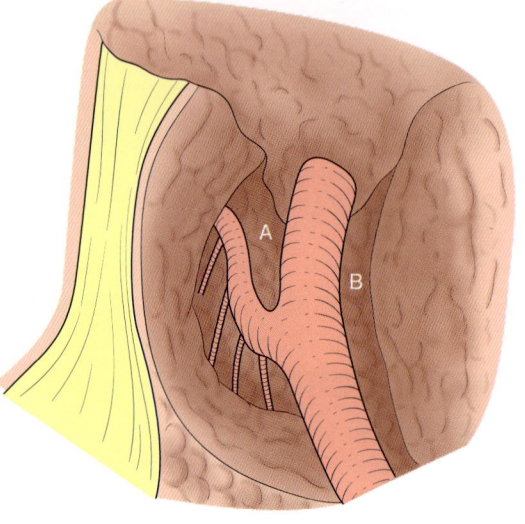

図7 腫瘍に埋没した後交通動脈，穿通枝温存のための工夫
腫瘍は内頸動脈外側より発生し視神経，血管を巻き込んでいる（上）．腫瘍を内頸動脈に沿って分断し血管前面が露出される．内頸動脈の内側（A）のスペースから奥の腫瘍を取ろうとすると穿通枝障害が生じやすい．腫瘍が伸展してきた方向を考えて，内頸動脈の外側（Bの方向）から内頸動脈の裏側の腫瘍を摘出していくほうが安全である．

腫瘍を除去していき，海綿静脈洞外側壁，テント縁まで至った．次いで腫瘍の頭蓋底側で内側縁を確認すべく腫瘍のデタッチメントを前頭蓋底側で進め，腫瘍を減量することにより，内側下方に強く圧排された右視神経が腫瘍表面に認められた（図5）．境界のくも膜面は保たれており腫瘍減量を進め右視神経を腫瘍から剥離した．視神経管への腫瘍伸展は認めなかった．右視神経から外側に骨縁をたどることにより，右内頸動脈起始部が確認された．腫瘍は内頸動脈を完全に巻き込んでいたが，くも膜面は存在していた．右内頸動脈の前面を露出するように遠位側に向かって腫瘍を内側，外側に分断し（図6），さらに遠位からもM1前面を露出するように腫瘍を分断して腫瘍内に埋没したC2-C1-M1-M2前面を完全に露出した．頸動脈内側の浅い部分の腫瘍を除去しくも膜面を確認した．

● メモ4

蝶形骨縁髄膜腫では腫瘍は主に外側から内頸動脈を取り囲むように成長し，頸動脈の前面のみならず，後面にも外側から伸びてくる．したがって，後交通動脈，前脈絡叢動脈，それらからの穿通枝を温存するためには，視神経と内頸動脈の間からの腫瘍除去は浅い部分（くも膜面まで）でとどめ，ここより奥の部分については，頸動脈の外側から頸動脈の裏側を通して除去していく必要がある（図7）．

中頭蓋窩で腫瘍の減量を行いテント縁を確認し，さらに脚間槽に伸びた腫瘍を除去し，腫瘍の後縁に接した脳底動脈，両側上小脳動脈，後大脳動脈を剝離した．さらに海綿静脈洞上壁と考えられる部分で腫瘍を凝固離断し，腫瘍背面に圧排されて付着した右動眼神経を腫瘍から剝離した．

M1，A1と前頭葉の間に入り込んだ部分の腫瘍を摘出．さらに内頚動脈外側の腫瘍を減量し，外側から内頚動脈腹側の腫瘍も減量した．この操作により内側に圧排され腫瘍のくびれに存在していた後交通動脈，前脈絡叢動脈，それらからの穿通枝が確認され，腫瘍の減量，くも膜トラベクラの切離を行う（図8）ことにより，腫瘍をこれら血管より剝離摘出した．腫瘍付着部は蝶形骨縁内側1/3から前床突起，鞍背，海綿静脈洞外壁にかけてであった．海綿静脈洞に腫瘍残存させた（図9）．

● メモ5
腫瘍内に巻き込まれた血管の剝離操作を行うと，機械的刺激により血管攣縮が生じる．剝離後は攣縮解除のため随時20倍希釈塩酸パパベリン綿を血管にあてる．

閉創

硬膜内の止血を確認．硬膜を連続縫合閉鎖しフィブリン糊でシール．骨縁，骨弁に硬膜を吊り上げ．側頭葉先端部の硬膜外に死腔が生じるため側頭筋の後半部を有茎で入れ込んでフィブリン糊で固定．骨弁はチタンプレートで3か所固定し，筋膜，皮下縫合後に皮膚はステープラーで閉鎖した．

術後管理

一般的な脳腫瘍術後管理に準ずる．残存腫瘍については，画像評価をし病理検査所見と合わせて，経過観察，定位放射線治療を検討

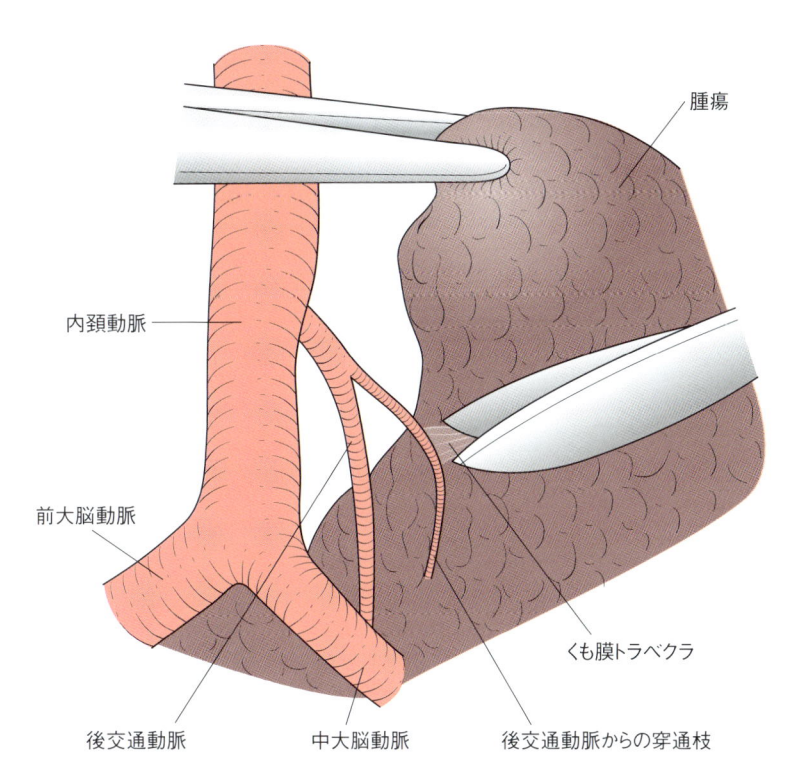

図8　穿通枝の温存
穿通枝は腫瘍とくも膜のトラベクラで固定されている．鋭的にトラベクラを切離すれば穿通枝を腫瘍から剝離できる．

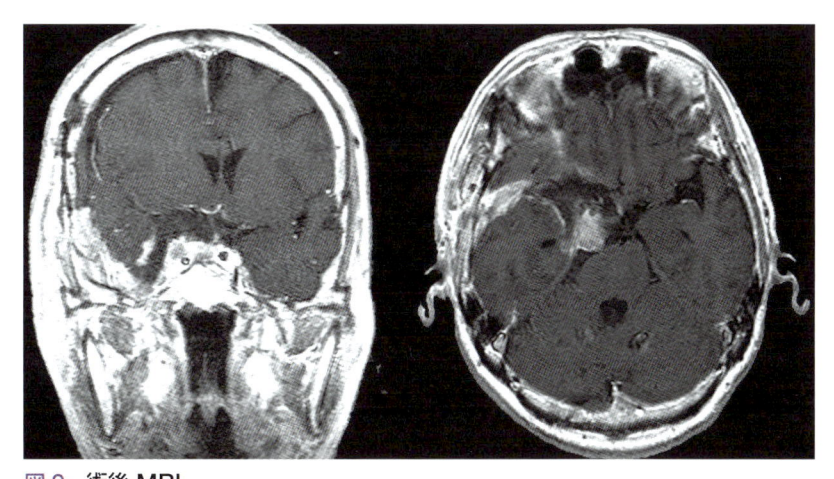

図9　術後MRI
海綿静脈洞に腫瘍残存を認める．

する．本症例ではMIB-1インデックスも低値なので当面は経過観察とし，増大所見が認められれば定位放射線治療を行うこととした．

● 参考文献
1）日本脳ドック学会：脳ドックのガイドライン2008．改訂第3版，pp66-68，2008
2）The Committee of Brain Tumor Registry of Japan：Report of Brain Tumor Registry of Japan(1984-2000). Neurol med-chirur 49(Suppl)18, 2009
3）甲村英二：蝶形骨縁髄膜腫．山浦　晶（総編），河瀬　斌（編）：脳腫瘍Ⅱ．脳神経外科学大系7，中山書店，pp138-145，2004

（甲村英二）

C-VI 各種脳腫瘍の手術
2. 髄膜腫

5 テント髄膜腫
tentorial meningioma

術前解剖知識

テント髄膜腫は小脳テントから発生する髄膜腫で，その発生部位に基づいての分類は，Yasargil[1]の分類が使われていることが多いようである(図1)．この部位での重要な解剖としては，小脳テントの構造，動脈，静脈，テント切痕部の脳神経，脳幹周囲の動脈，静脈，などが挙げられる．

小脳テントは，上方は大脳鎌から左右に分かれ，側頭骨錐体部，蝶形骨，後頭骨に付着し，大脳と小脳を境界とする硬膜構造である．上方，後方，外側にそれぞれ直静脈洞，横静脈洞，上錐体静脈洞を形成し，内側面は遊離しテント切痕を形成している．テント切痕部を脳幹が貫通し，動眼神経，滑車神経，三叉神経，外転神経などが走行している．特に滑車神経は下丘の下端よりテント切痕周辺を走行し硬膜に入るため，テント切開時に注意が必要である．

小脳テントを支配する動脈は，内頸動脈，後大脳動脈，上小脳動脈，椎骨動脈，外頸動脈系などの分枝である．腫瘍の位置や症例により栄養動脈は異なるが，内頸動脈の硬膜下垂体動脈の分枝であるテント動脈(Bernasconi-Cassinari)，後大脳動脈の硬膜枝である artery of Davidoff and Schechter，上小脳動脈からの天幕枝，椎骨動脈からの天幕枝，上行咽頭動脈，後頭動脈，後耳介動脈からの硬膜枝などから栄養されていることがある[2,3]．

特に重要なのは静脈系であり，大脳鎌テント接合部に発生した場合，深部静脈系と側副血行路の走行に注意する必要がある．深部静脈系は内大脳静脈，ローゼンタール脳底静脈が合流してガレン大静脈となり直静脈洞に流入するが，ガレン大静脈には，内側後大脳動脈，後傍脳梁静脈，松果体静脈，前中心小脳静脈，上虫部静脈などが流入する．この部に発生した場合は，ガレン大静脈や直静脈洞の前半部が閉塞するために，ローゼンタール静脈を介して外側中脳静脈や，前橋中脳静脈への灌流や後頭葉や頭頂葉の内側面の静脈から上矢状静脈洞に灌流するなど複雑な静脈灌流を示すことが多いので術前の検討が必要となる[2~4]．小脳テント上面の架橋静脈も重要であり，側頭葉や後頭葉からの静脈灌流があり，横静脈洞流入群，小脳テント内側流入群，錐体近傍流入群などに分類される．また，下面では下虫部小脳静脈が静脈洞交会部に，他の小脳架橋静脈が小脳テントに流入する．静脈の場合，症例によってかなりバリエーションを認めるので個々の症例での詳細な検討を必要とする．

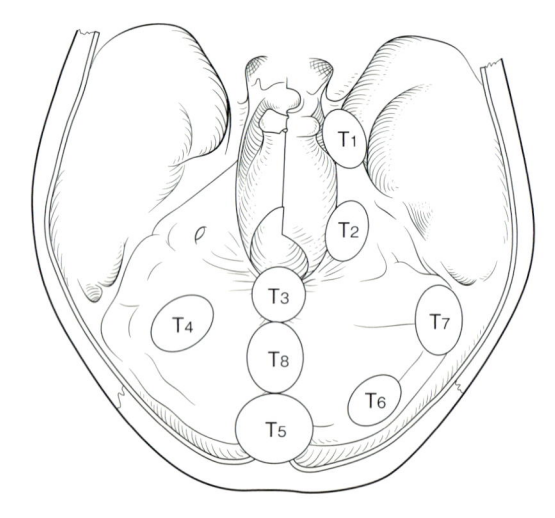

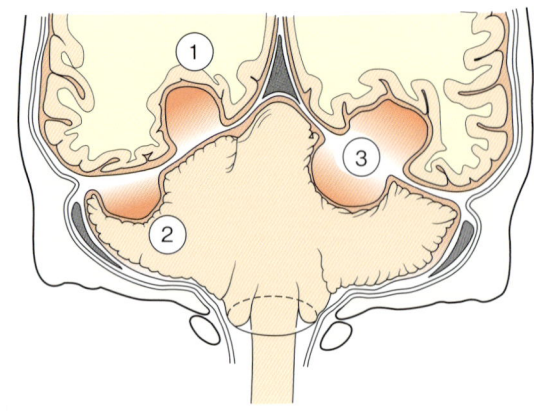

図1 テント髄膜腫の分類
inner ring of tentorium(T_1~T_3), outer ring(T_5~T_7), intermediate(T_4), falcotentorial (T_8), supratentrial(①), infratentorial(②), or combined directions(③).
(Yasargil MG：Microneurosurgery of CNS Tumors. vol IVB, Georg Thieme, Stuttgart, pp134-165, 1996 より改変)

手術適応

テント髄膜腫は小脳や脳幹，脳神経と近接しており，また深部静脈系や重要な静脈洞と関係していることが多く，手術リスクも高い．このため治療方針は，患者の年齢，症状，腫瘍の位置，大きさ，周囲の脳浮腫の状況などを十分検討し決定する．また手術アプローチも，腫瘍の位置によって種々のアプローチが考えられるので，適切なアプローチを選択することも重要である[3〜5]．

> **症例（図2）**
>
> 58歳，女性．頭痛と右半身の小脳症状にて発症．頭部MRIで脳室拡大を伴った右脳幹を背側から強く圧迫するテント髄膜腫を認めた（図2）．半腹側臥位，右脳室ドレナージを併用し右後頭開頭によるテント経由アプローチにて全摘術を行った．術後，左同名半盲が出現したが約3週間で改善し，右小脳症状も改善し社会生活に復帰した．

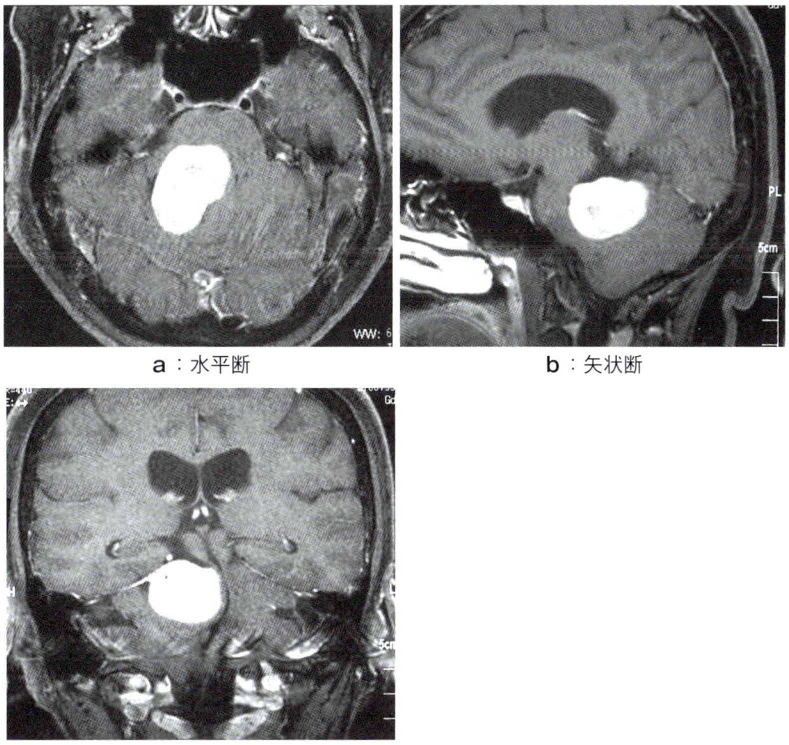

● **メモ1　術前検査**

テント髄膜腫の場合，栄養動脈として外頸動脈のみならず，内頸動脈系，後大脳動脈が関係していることがある．また深部静脈系やテント近傍の静脈の走行を知る上で，3D-DSAによる詳細な検討が必要である．また可能な限り安全な範囲で腫瘍栄養血管塞栓術を行うと，術中非常に有利である．

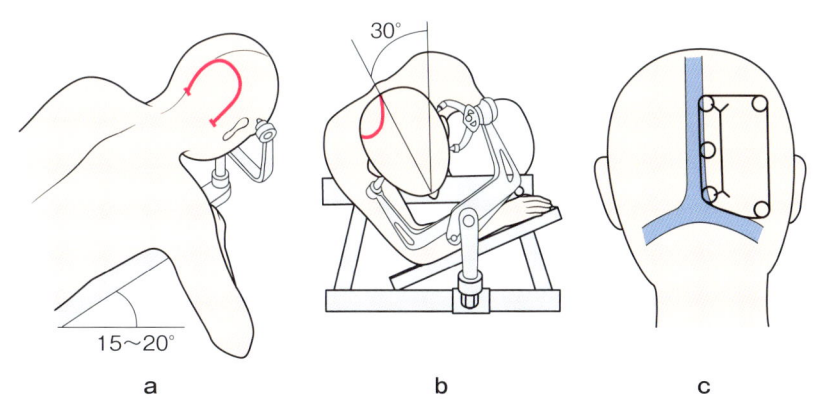

手術アプローチ法

この症例の場合は，半腹側臥位，右脳室ドレナージを併用し右後頭開頭によるテント経由アプローチにて全摘術を行った．

体位

半腹側臥位は，図3a, bのように開頭側の右を下にして，上体は10〜15°挙上し，頭部は，垂直から約30°傾いた状態で固定する．

● **メモ2**

術中ナビゲーション，体性感覚誘発電位（SEP），聴覚脳幹反応（ABR）のモニタリングを行い，脳室が大きい場合は脳室ドレナージ，大きくない場合は腰椎ドレナージを併用する．

a：水平断　　b：矢状断　　c：冠状断

図2　症例（術前造影MRI）
58歳，女性．小脳テントに付着した腫瘍が脳幹を背側より圧排している．

図3　半腹側臥位の体位（a, b）および開頭範囲と硬膜切開（c）
右後頭開頭の場合，開頭側を下にして上体は10〜15°挙上し，頭部は垂直から約30°傾いた状態で固定する．皮切はU字形とし，開頭範囲は上矢状静脈洞，横静脈洞の走行を十分確認し，その辺縁が一部見える程度に開頭を行う．硬膜切開は上矢状静脈洞の外側約1.5 cm程度のところを上矢状静脈洞に平行に切開する．脳室ドレナージはイニオンから6 cm上方，3 cm外側から後角穿刺を行う．

皮膚切開

髄膜腫の場合，術後放射線や化学療法を行うことが少ないので，できるだけ毛髪を温存した方法で行う．右後頭開頭の場合，図3a, bのようにU字形とする．

開頭

開頭範囲は，上矢状静脈洞，横静脈洞の走行を十分確認し，その辺縁が一部見える程度に開頭を行う（図3c）．反対側までは開ける

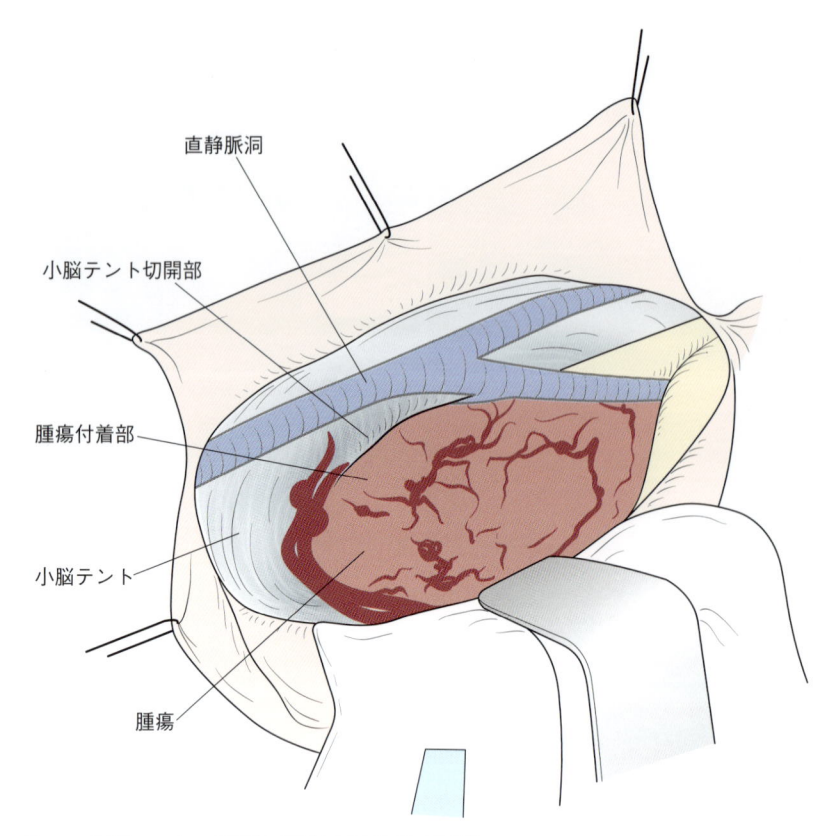

図4 小脳テントの切開と腫瘍の付着部の切離
静脈灌流に十分注意しながら小脳テントを切開する．静脈出血に注意し直視下に切開を進め，腫瘍のテント付着部を焼灼切開し栄養動脈からの血流を遮断する．

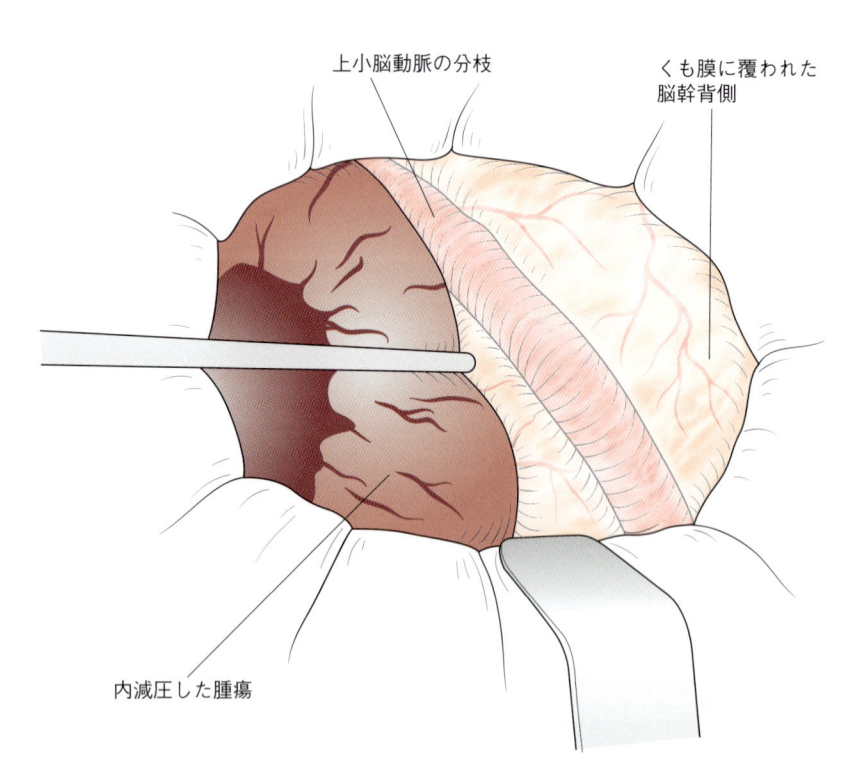

図5 腫瘍と上小脳動脈の分枝との剥離
超音波吸引装置にて十分内減圧を行ったのちに腫瘍被膜の剥離を行う．脳幹背側のくも膜を温存し剥離面に細長い綿片を挿入する．腫瘍の最深部に達するまで内減圧と剥離を進める．

必要はなく，また静脈洞や静脈洞交会部を損傷しないためには，ナビゲーションで十分走行を確認し開頭し，最後はハイスピードドリルで丁寧に削除するのも1つの方法である．この症例では，脳室が大きく脳室ドレナージをイニオンから6 cm上方，3 cm外側から後角穿刺を行った．

硬膜切開

硬膜切開は，図3cのように上矢状静脈洞の外側約1.5 cm程度のところを上矢状静脈洞に平行に切開する．後頭葉を外側に圧排する場合は，髄液排除をドレナージから行い，少し切開を外側方向に加え，できるだけ後頭葉を硬膜とともに圧排するようにする．

● **メモ3　長時間手術の際の後頭葉の保護**
　脳へらのかかる内側の後頭葉表面には，サージセル・アブソーバブル・ヘモスタット®でカバーしたのち，綿片を使用し脳へらをかけると長時間手術でも脳表が正常に保たれることが多い．硬膜を十分開けて後頭葉を露出して圧排するよりも，むしろ後頭葉をあまり露出せず髄液排除を十分しながら硬膜とともに圧排するほうが挫滅を予防できる．

腫瘍摘出

　この症例では後頭葉内側の静脈が小脳テントに灌流しており，残存させるように小脳テントを切開，腫瘍付着部の小脳テントを凝固剥離した（図4）．小脳テントには静脈が灌流していることもあり，特に正常な静脈洞が閉塞しているようなテント髄膜腫の場合，その走行を十分術前にチェックしておく必要がある．

　次に超音波吸引装置にて内減圧を行う．腫瘍付着部の処理を行ったので，出血はほとんどなく，内減圧を十分行ったのち，被膜を徐々に剥離し，剥離面には細長い綿片を挿入，さらに内減圧と剥離を繰り返した（図5）．上小脳動脈が認められ剥離温存し，全周を剥離し，腫瘍を全摘した．脳幹背面のくも膜が温存され，深部静脈系や滑車神経などすべての構造物が温存された（図6）．症例によっては，深部静脈系や上小脳動脈などとの癒着がある場合もあり注意が必要である．

● メモ4　脳幹部と深部静脈系と腫瘍の剥離

　腫瘍と脳幹あるいは血管との剥離は，十分内減圧を行い腫瘍被膜が非常に薄い状態で行うと，剥離が容易となり損傷も少なくなる．中脳背側と腫瘍の間には，一般に四丘体槽などのくも膜が存在しているので，十分内減圧したのちに行うと剥離が可能なことが多い．しかし，脳幹に浮腫が存在する場合や血管撮影で pial supply などがみられるときは，剥離が困難なことが多く無理をしない．深部静脈系や側副血行路は必ず温存するようにし，癒着が強い場合は腫瘍を残存させる．剥離時に出血が起こった場合も焼灼せず，サージセル®などで圧迫止血を行う．

閉創

　顕微鏡下に十分止血を行ったのち，静脈圧を $20\,cmH_2O$ にして20秒間維持を行い静脈性出血のないことを確認する．硬膜は髄液漏が起こらないように密に縫合し，骨はチタンプレートにて固定し，ドリリングなどの骨欠損分は，ハイドロキシアパタイトなどによる形成を行う．皮下ドレーンを挿入し，皮膚を2層に縫合し手術を終了する．

術後管理

　脳室が大きく脳室ドレナージを挿入した場合は，術後数日間留置し，髄液循環障害がないことを確認して抜去する．特に後頭蓋窩手術の場合，術後出血や小脳などの浮腫に十分注意し，術後CTなどによる画像フォローを十分行い，早めの対処が必要である．

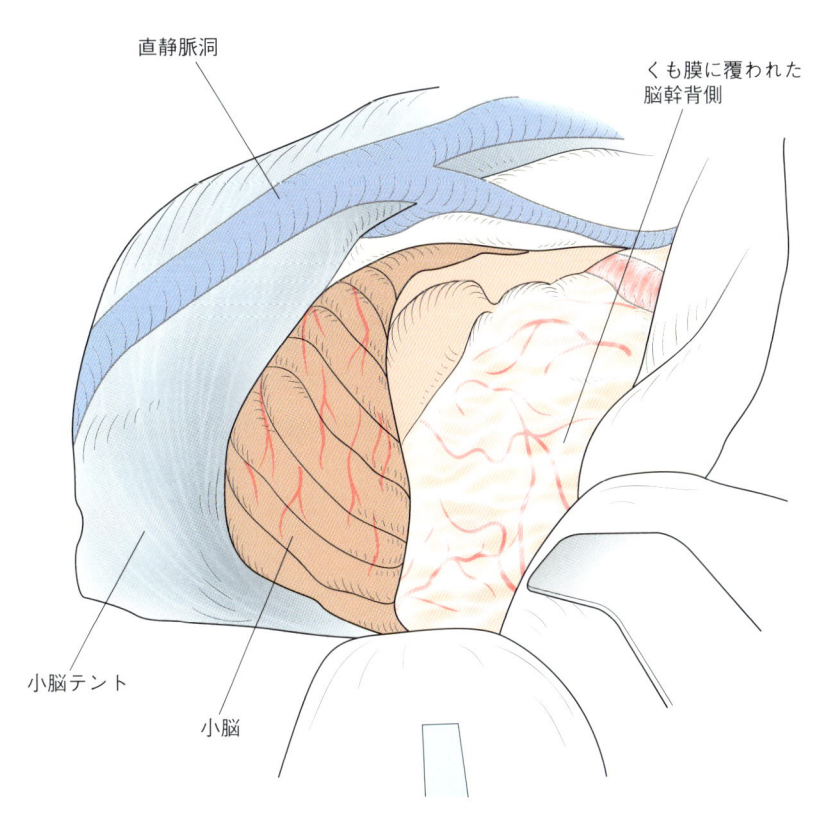

図6　摘出後術野
腫瘍の全摘出後に温存されたくも膜に覆われた脳幹が認められる．

● 参考文献

1) Yasargil MG：Microneurosurgery of CNS Tumors. vol.IVB, Georg Thieme, Stuttgart, pp134-165, 1996
2) Asari S, Maeshiro T, Tomita S, et al：Meningiomas arising from the falcotentorial junction：Clinical features, neuroimaging studies, and surgical treatment. J Neurosurg 82：726-738, 1995
3) 浅利正二，大本堯史：Falcotentorial Junction Meningioma の手術．脳神経外科 21：585-603, 1993
4) 坂田勝巳，山本勇夫：テント髄膜腫の手術．脳神経外科 28：1047-1056, 2000
5) 大西丘倫：小脳テント髄膜腫．山浦　晶（総編）：脳神経外科学大系，脳腫瘍Ⅱ，中山書店，pp107-119, 2004

（田宮　隆）

C-VI 各種脳腫瘍の手術

2. 髄膜腫

6 錐体斜台部髄膜腫
petroclival meningioma

術前解剖知識

錐体斜台部髄膜腫は時に錐体斜台接合部に発生する髄膜腫を広く示す用語として用いられる場合がある．しかし基本的には手術戦略を考えるうえでは三叉神経よりも内側に腫瘍付着部があるものを錐体斜台部髄膜腫と分類すべきと考える．図1に示すごとく三叉神経を外側に圧迫し，上小脳動脈，脳底動脈が腫瘍に取り囲まれている場合が多く，基本的には合併経錐体到達法による摘出が最も安全な手術戦略であると考える．

手術適応

症候性の錐体斜台部髄膜腫は手術適応であると考えられる．高齢者に対しては後頭下開頭による減圧を目的とした部分切除を行う場合もあるが，基本的には合併経錐体到達法を用いて神経機能を温存したうえでの，可及的摘出を目指す．

症例（図2）

46歳，女性．2か月前から急速に進行する嚥下困難と歩行困難で紹介となった．来院時起立も不可能であった．巨大腫瘍であり，症状も重篤であるため，聴力を犠牲にした錐体骨切除と顔面神経移動を併用し術野を拡大し，大部分の腫瘍を摘出した．
術後一過性顔面神経麻痺および右聴力障害を認めたが，腫瘍切除により嚥下困難と歩行困難は消失し，患者のADLは大きく改善した．

手術アプローチ法

三叉神経の内側に位置する真の錐体斜台部髄膜腫は腫瘍が大きくなった場合には後頭下開頭での摘出は非常に困難である．剝離すべき神経，血管の正常端を確認しやすい合併経錐体到達法が最もよい到達法であると考える．

また一言で合併経錐体到達法といっても，半規管削除の有無，蝸牛切除の有無，錐体尖部切除範囲，顔面神経移動の有無などによっていくつもの亜型がある．術前画像による病変伸展範囲の検討によって，それぞれの病変に応じた骨切除範囲を選択する必要がある．

術前準備

この手術では硬膜欠損部からの髄液漏を予防する目的で全身麻酔導入後，全例で腹壁脂肪を採取している．また硬膜外操作と側頭葉挙上を容易にするため，同じく全例に腰椎ドレナージを留置している．

図1　錐体斜台部髄膜腫模式図

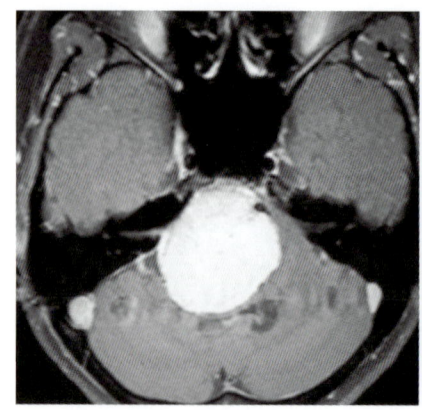

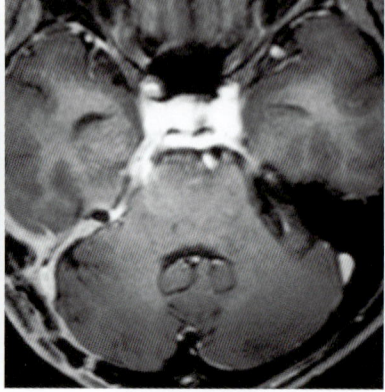

図2　症例（造影MRI）
a：術前（水平断）　　b：術後（水平断）

体位，皮膚切開，開頭

体位，皮膚切開，開頭の手順については，本書錐体骨アプローチの記述と同様である（74頁参照）．

> ● メモ
>
> 頭側を十分挙上した手術体位をとることおよび腰椎ドレナージからの髄液排液によって頭蓋内圧を十分低下させた状態で錐体骨切除を含む硬膜外操作を行うことが大切である．こうすることで硬膜外での術野展開が容易になり骨切除時間が短縮できる．

錐体骨切除範囲

通常，錐体骨切除は聴力を温存した部分半規管切除にとどめている．しかし腫瘍が大型でかつ斜台成分が大きい腫瘍では，患側聴力を犠牲にしても半規管切除と蝸牛切除を行い，さらに必要であれば顔面神経鼓室部を移動させ，術野を拡大させる必要がある．

硬膜切開，テント切開

錐体骨切除後，硬膜・テント切開に移る．まず中頭蓋窩側硬膜を側頭開頭前縁に沿って中頭蓋底側に三叉神経第三枝外側縁を目指して切開する．次に後頭蓋窩硬膜をS状静脈洞の前縁と上錐体静脈洞の下縁に沿って切開する．次にそれぞれの切開線を，上錐体静脈洞を結紮切断することでつなげる（図3）．

上錐体静脈洞の切断部位は錐体静脈流入部より前方で行うと錐体静脈の順行性の流れが温存できる．われわれは上錐体静脈洞切断前に後頭蓋窩側で錐体静脈を観察し，その流入点を確認後，静脈洞結紮を行うようにしている．

次に硬膜内操作では，側頭葉側には太い脳へらを，S状静脈洞側には1本の脳へらを用いて側頭葉，小脳を圧排する．局所の圧排は避け，脳全体を移動させる感覚でへらを用いる．上錐体静脈洞切断部から滑車神経硬膜入口部の5mm後方に向けて小脳テントを切開するのが基本である．しかし錐体斜台部髄膜腫ではしばしばテントそのものが腫瘍化しているため，テント切開は必ずしも原則どおりとはならない．すなわち，腫瘍が主に後頭蓋窩に限局しテントの腫瘍化が少ない症例では，腫瘍の前縁でテント切開を型どおり早期に行う．こうすることで栄養血管が早期に処理できる．しかし腫瘍がテント全体を浸潤しているような症例では，解剖学的指標を確認できないまま腫瘍化したテントを前方で型のごとく切開するのは非常に危険である．この

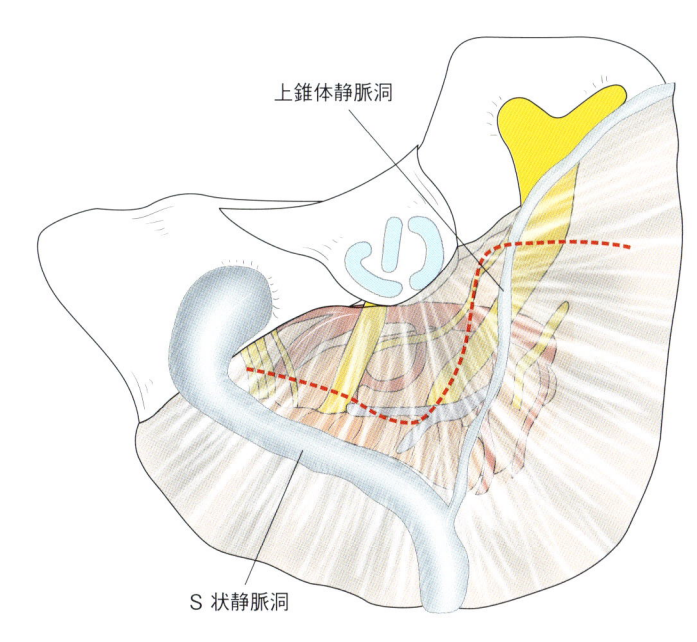

図3 硬膜切開部位（赤破線）

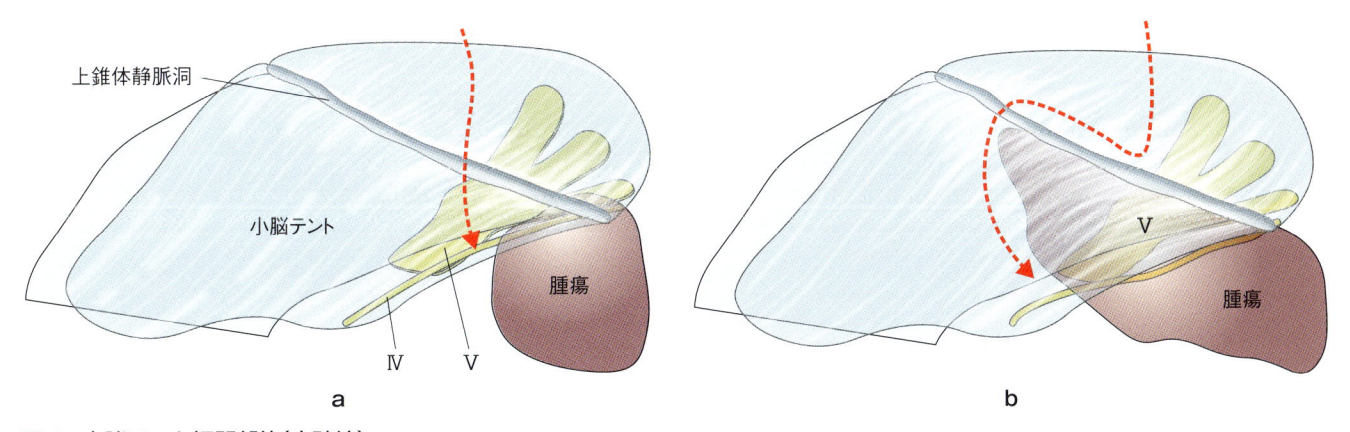

図4 小脳テント切開部位（赤破線）
a：テント浸潤が少ない錐体斜台部髄膜腫．b：広範囲にテントが腫瘍化した錐体斜台部髄膜腫．

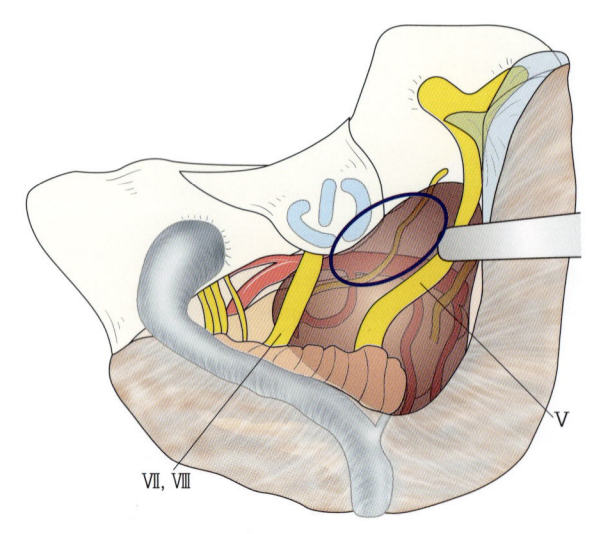

図5 腫瘍摘出手順①：腫瘍露出範囲の拡大
メッケル腔を開放し三叉神経(V)の可動性を大きくすると三叉神経を頭側に移動させることができる．この操作により三叉神経と第7，8脳神経(VII，VIII)の間の空間が拡大する（○で囲んだ範囲）．この空間を利用して腫瘍内減圧を開始する．

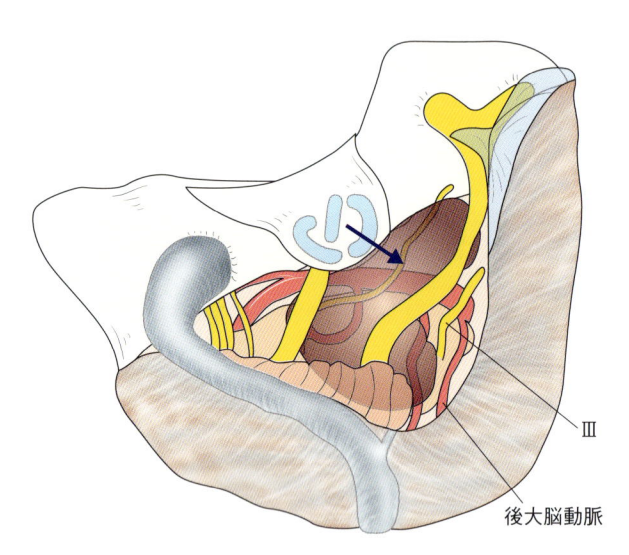

図6 腫瘍摘出手順②：動眼神経と後大脳動脈の確認
顕微鏡の観察方向を矢印の方向として腫瘍上端を観察する．通常動眼神経(III)，後大脳動脈と癒着は少なく，丁寧な剝離操作でそれぞれを確認することができる．

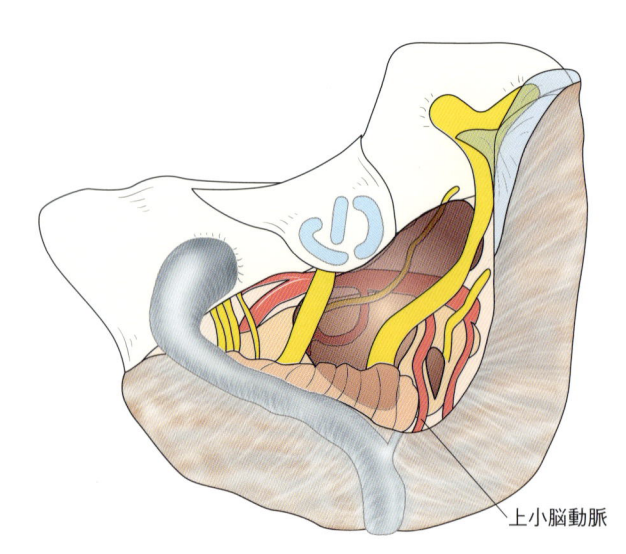

図7 腫瘍摘出手順③：上小脳動脈の確認と露出
上小脳動脈は腫瘍に取り囲まれている場合が多い．上小脳動脈の近位側と遠位側それぞれから上小脳動脈を追いかけ，全長を露出させる．

場合，いったん腫瘍の後縁でテントを切開し，三叉神経，外転神経，動眼神経を脳幹側で同定後，これらを前方にたどりながら同時に腫瘍切除を後方から前方へと進めるとよい（図4）．

いずれの場合もテント内側縁の切開時には，迂回槽くも膜下腔内をテント縁に沿って平行に走行する滑車神経を確認後，テントを切開するよう心がける．

腫瘍切除

テント切開後腫瘍切除を行うが，腫瘍を十分露出させる工夫として，はじめに後頭蓋窩で三叉神経を確認しこれを前方にたどりながらメッケル腔を開放し，三叉神経の可動性を高めることが重要である．三叉神経を上方に移動させることで腫瘍露出範囲が広がり，内減圧を行いやすくなる（図5）．また三叉神経の内側部が腫瘍付着部であるため，この部位の減圧操作で同時に腫瘍栄養血管の大部分を処理することができる．

三叉神経と第7，8脳神経の間から内減圧を進めながら，減圧によりできた空間に徐々に周囲の腫瘍をたぐり寄せる．腫瘍の下端では下位脳神経，第7，8脳神経の正常端を神経孔の部分で確認し剝離操作を進める．

次に顕微鏡の方向を変えテント上を観察し，徐々に腫瘍を下方にたぐり寄せながら動眼神経，後大脳動脈を確認，腫瘍との剝離を行う．この段階で脳底動脈先端，後大脳動脈近位部，動眼神経，上小脳動脈近位部も確認できる（図6）．

上小脳動脈は腫瘍に取り囲まれている場合が多く，盲目的に腫瘍内減圧を行うとこの動脈を損傷する場合がある．内減圧を行ったのち小脳側で上小脳動脈遠位端を確認，遠位端と近位端からそれぞれ血管を腫瘍内へと追いかけることで血管の剝離を行う（図7）．上小脳動脈も露出されたら，この段階で脳幹，特に橋からの腫瘍剝離を行う．腫瘍が脳幹から剝離できると脳底動脈および外転神経の脳幹側が確認できることになる（図8）．外転神経近位側を確認後，この神経を末梢へと剝離しながら腫瘍を切除する．ドレロ管付近では通常腫瘍付着部に取り囲まれ管内へと走行している．外転神経麻痺を避けるためにはこの部分に薄く腫瘍を残す場合がしばしばある（図9）．

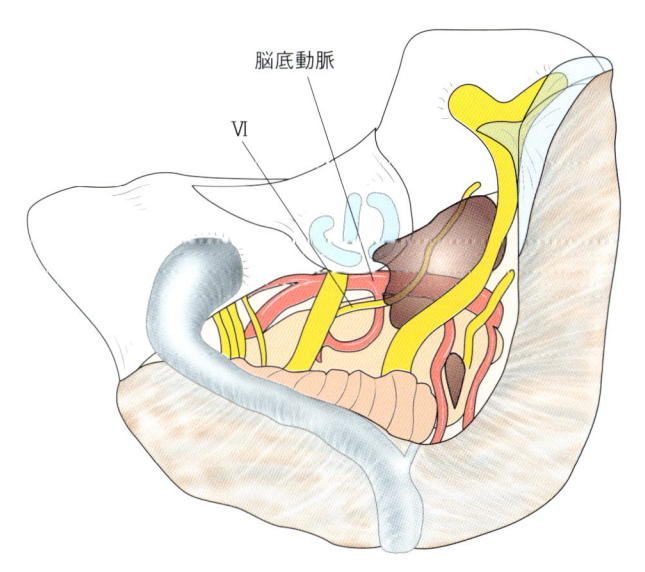

図8 腫瘍摘出手順④：脳幹からの剥離と外転神経近位側の確認
上小脳動脈確認後，脳幹から腫瘍を剥離し，外転神経（Ⅵ）の近位側と脳底動脈を露出する．動眼神経を遠位側へ追いかけながら腫瘍切除を進める．

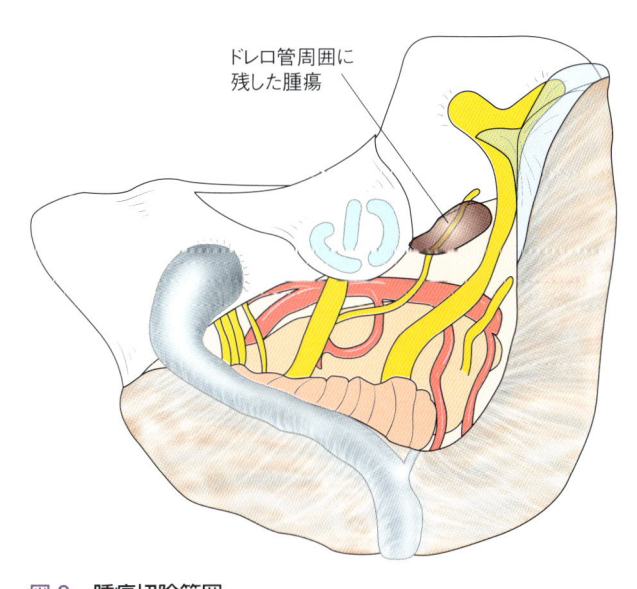

図9 腫瘍切除範囲
外転神経麻痺を避けるため，ドレロ管周囲に少しの腫瘍を残す場合がある．

閉創

錐体骨切除の際に開放した乳突蜂巣はフィブリン糊をつけた腹壁脂肪で閉鎖後，硬膜欠損部は有茎骨膜筋膜弁で閉鎖する．

術後管理

術後数日間は腰椎ドレナージを留置する．

（後藤剛夫・大畑建治）

C-Ⅵ 各種脳腫瘍の手術
2. 髄膜腫

7 鞍結節部髄膜腫
tuberculum sellae meningioma

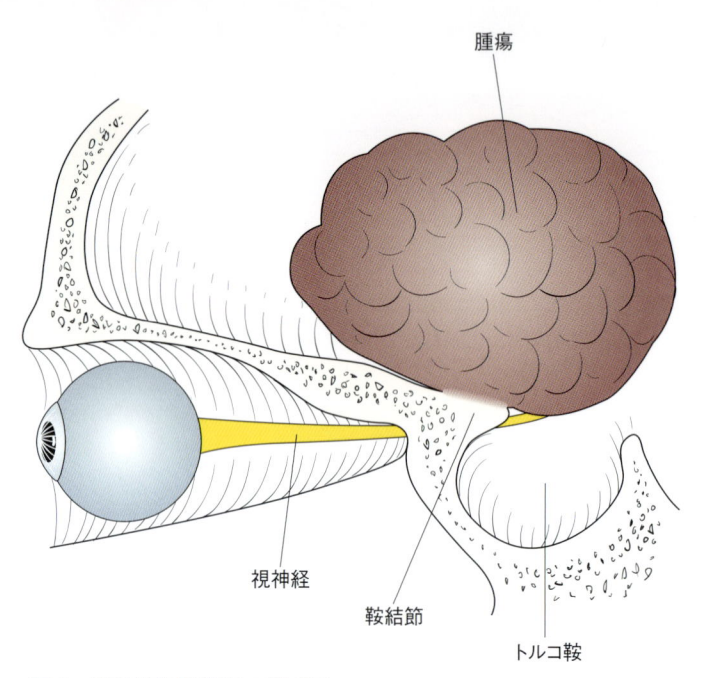

図1 鞍結節部髄膜腫の模式図

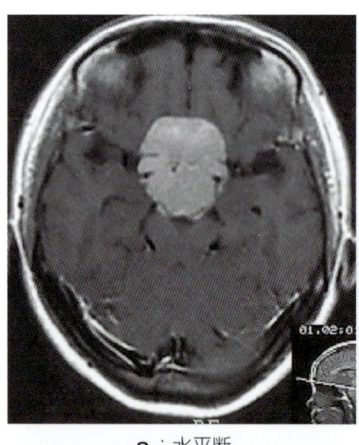

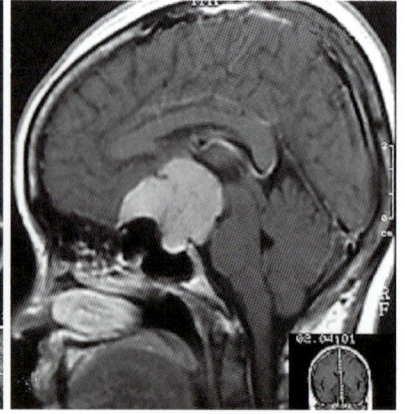

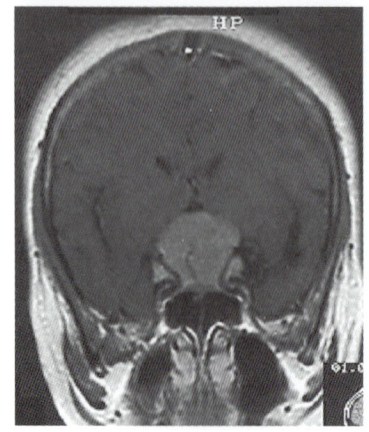

図2 症例（術前造影 MRI）
a：水平断
b：矢状断
c：冠状断

術前解剖知識

鞍結節部付近に付着部を持つ髄膜腫で，後部はトルコ鞍上部に位置するため，視神経，内頸動脈，嗅神経が存在する．初発症状は視野，視力障害が多い．

腫瘍により視神経は後方下方に圧迫されることが多い．中には腫瘍が視神経を巻き込み，視神経管内に入り込むこともある．

手術適応

鞍結節部髄膜腫の手術目的は視野，視力障害改善である．最近は，無症候で偶然発見される比較的小さい腫瘍の場合は基本的に経過観察とし，増大があれば，腫瘍の局在場所，手術の難易度，増大後の根治性を考慮して，積極的に摘出を考えるべきである．

術前検査

CT，MRI，脳血管撮影，眼科的検査，内分泌学的検査などを行う．

鞍結節部髄膜腫の MRI では，以下を確認する．

・腫瘍と視神経，視交叉，下垂体茎，内頸動脈，前大脳動脈（A1），前交通動脈の位置関係
・腫瘍の視神経管内への伸展度合い
・視神経管開放のための副鼻腔（蝶形骨洞，篩骨洞の大きさ，空洞化の程度）

鑑別診断としては，下垂体腺腫，頭蓋咽頭腫，胚細胞腫などが挙げられる．

> **症例（図2）**
>
> 64歳，女性．頭痛，視力障害で発症．MRI で鞍上部，鞍結節部の均等に造影される腫瘍．前頭蓋骨が blistering している．

手術アプローチ法

鞍結節部髄膜腫のアプローチには，①一側前頭下アプローチ，②前頭葉間裂アプローチ，③経蝶形骨洞的アプローチがある．①，②が採用されることが多い．われわれは腫瘍サイズが中程度（正中で直径3cm以下の腫瘍，または片側に寄って位置している場合）までは①，大型（正中にあり直径3cm以上の腫瘍）では②を採用している．③は本症ではリスクが高い．

今回は①②を中心に述べる．

- メモ1　術前栄養血管塞栓術

  本症の栄養血管は後篩骨動脈であり，術前塞栓の対象とはならないが，外頚動脈からの栄養血管があれば，塞栓しておくと出血量を抑えることが可能である．

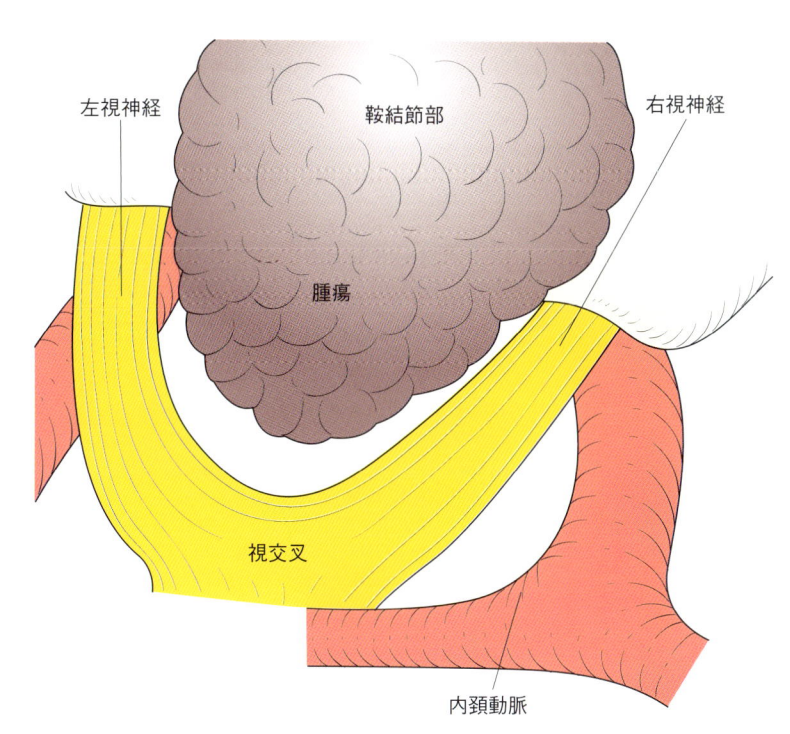

図3　一側前頭下アプローチ

［一側前頭下アプローチ（図3）］

【長所】
- 視神経・視交叉下面が確認しやすい．
- 同側視神経管の減圧手技が容易．

【短所】
- 腫瘍が大きいとき，対側に伸びた腫瘍の摘出が困難．
- 対側視神経管の減圧が困難．
- 対側・内頚動脈・前大脳動脈が見にくい．

体位

仰臥位で行う．頭部は非手術側30°回転，顎をわずかに挙上する．

- メモ2

  術前の腫瘍位置確認にはナビゲーションシステムを用いることも有用である．

皮膚切開，開頭範囲

図4のように皮膚切開，開頭を行う．

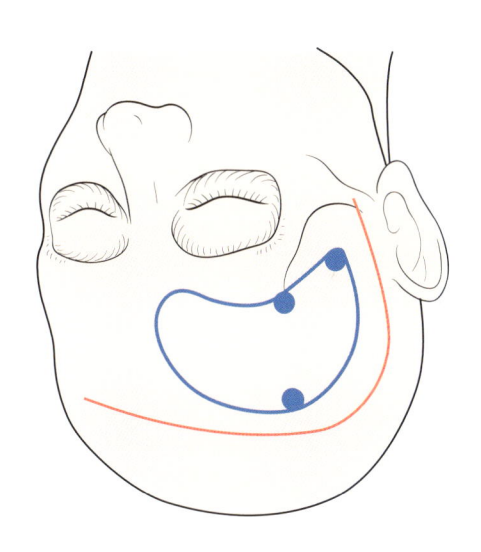

図4　一側前頭下アプローチの皮膚切開，開頭

硬膜内操作

シルビウス裂を大きく開放し，前頭葉を軽く挙上して，シルビウス裂のくも膜を剥離していく．

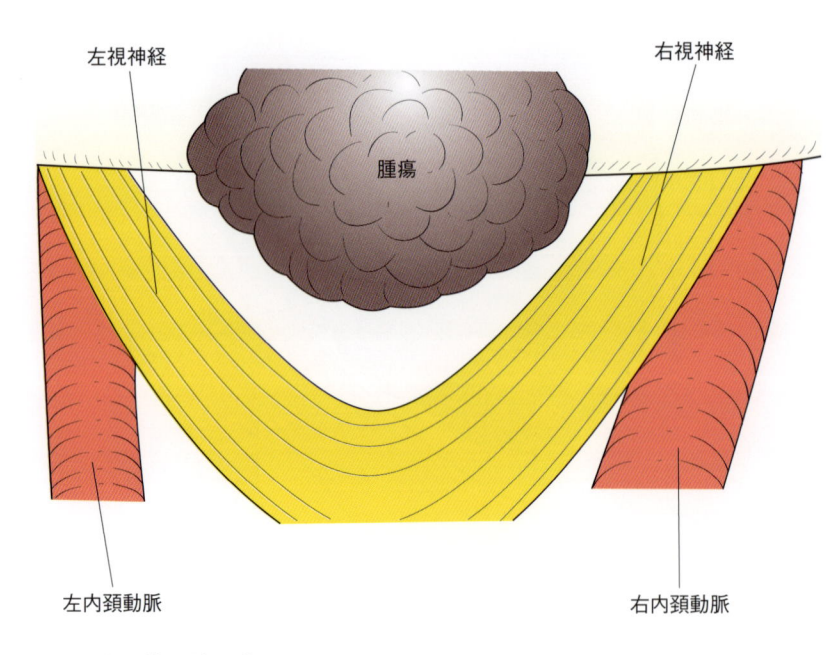

図5 前頭葉間裂アプローチ

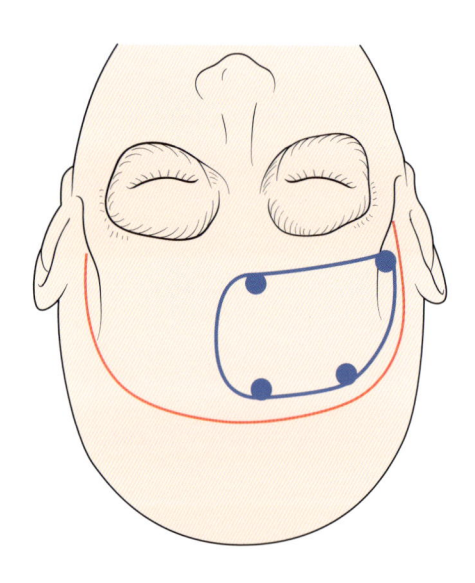

（図中ラベル：左視神経，右視神経，腫瘍，左内頸動脈，右内頸動脈）

図6 前頭葉間裂アプローチの皮膚切開，開頭

［前頭葉間裂アプローチ（図5）］

【長所】
- 大型腫瘍の摘出に向いている．
- 両側視神経・視神経管の処理が可能．

【短所】
- 視神経・視交叉下面が見えない（特にpre-fixed chiasmのときは）．

体位
仰臥位で行う．頭部は正中で固定する．

皮膚切開，開頭範囲
図6のように皮膚切開，開頭を行う．

硬膜内操作
前頭葉間裂を大きく開放し，左右前頭葉を軽く外側，上方に圧排して鞍結節部腫瘍に至る．

腫瘍に至れば，腫瘍に対する基本操作は同様である．

腫瘍摘出
腫瘍の硬膜面からの栄養血管は後師骨動脈であるため，腫瘍摘出前にまず必ず，前頭底より細かい血管を凝固・切断していく．バイポーラの出力をすこし上げると自ずと切断されることが多い．また凝固は，腫瘍側で行うと腫瘍栄養血管が硬膜から引き抜かれることがなく，出血が少なくなる．

● メモ3
前頭葉底面の挙上のため，嗅神経，嗅索の保護が大切である．

● メモ4
腫瘍摘出の手術は，無血野で行うことが最も大切である．

頭蓋底からdevascularization, deattachmentしたのち，脳の圧排が最小限にできるなら，脳表側の血管も処置していく．

● メモ5
髄膜腫は血管を巻き込んで発育することがあり，術前の血管撮影で詳細に検討しておく．

腫瘍が大きい場合は，血管の処置のできたところから，腫瘍の色合いが明らかに白くなり，その部分から超音波吸引装置(CUSA®)で内減圧を行う．腫瘍被膜を薄皮1枚にしてから，視神経，下垂体茎，血管を剝離していく．しかし中には血管が腫瘍の中を走ることもあるので十分注意する．

- **視神経管内に腫瘍が伸展している例**

　視神経は外側に圧排されているため，必ず内側より確認する．

　腫瘍は内減圧し，薄皮1枚になってから視神経を確認に行く．

　falciform foldを切離し，必要なら視神経管を開放する．

- **視神経・視神経管開放**（図7）

　腫瘍の摘出を進めていくと，最終的に視神経管周囲，内頸動脈，下垂体茎周囲の摘出となる．腫瘍は視神経を取り囲むように伸びたり，視神経管内に進入していることもある．たとえ中に入ってなくても，長期間の圧迫による神経ダメージを防ぐためにも，視神経管開放が必要である．

　視神経管を開放すると，神経が外側に可動性が出る．そのため神経下方の腫瘍も摘出可能となる．

●**メモ6　視神経管開放時の注意点**

　視神経管開放時，副鼻腔が開放することがある．術前3D-CTで確認することが大切である．開放された粘膜損傷があるときは，筋膜，フィブリン糊でカバーする．

- **視神経，視交叉の保護**

　視神経周囲のくも膜は温存する．視神経周囲ではバイポーラ，CUSA®の出力は低くす

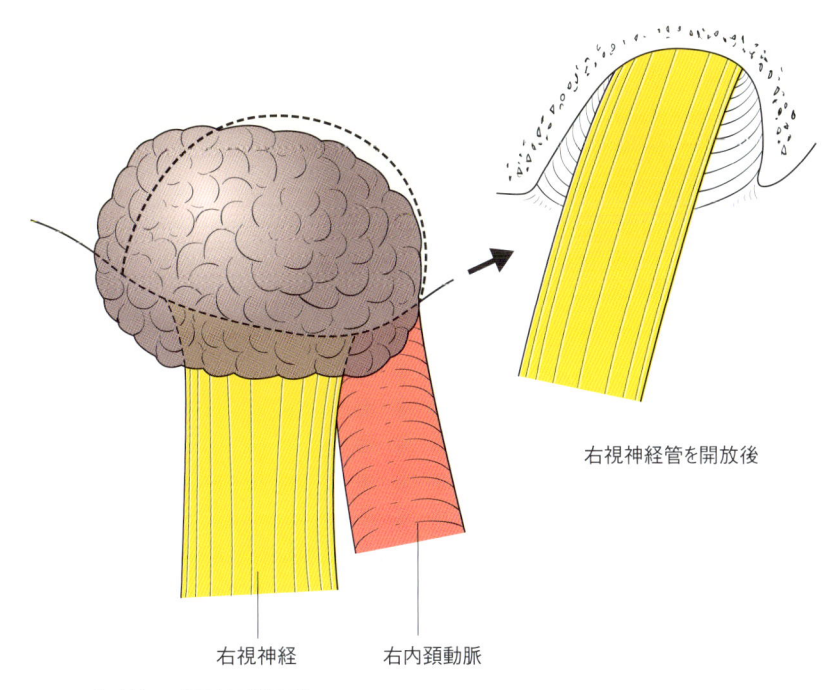

図7　視神経・視神経管開放

右視神経／右内頸動脈／右視神経管を開放後

る．視神経周囲の小さい静脈にも十分注意する．静脈灌流が落ちると障害が出る．特に高齢者では注意する．

閉頭，閉創

　硬膜欠損部や，視神経管を開放した場合および副鼻腔開放例は，筋膜やフィブリン糊で閉鎖する．

術後管理

・術後てんかん：抗痙攣薬を投与．
・脳浮腫：ステロイド薬，浸透圧利尿薬を投与．
・髄液漏：脊髄ドレナージ．
・尿崩症：デスモプレシンを投与．

● 参考文献

1) Ojemann RG：Surgical management of olfactory groove meningiomas. In Schmidek HH, Sweet WH(ed)：Operative Neurosurgical Techniques. 3rd ed, vol.1, Chap33, WB Sauders, Philadelphia, pp393-401, 1995
2) Derome PJ：Transbasal approach to tumors invading the skull base. In Schmidek HH, Sweet WH(ed)：Operative Neurosurgical Techniques. 3rd ed, vol.1, Chap33, WB Sauders, Philadelphia, pp427-441, 1995
3) Al-Mefty O, Smith RR：Tuberculum sellae meningiomas. In Al-Mefty O(ed)：Meningiomas. Raven Press, New York, pp395-411, 1991
4) 永田和哉，河本俊介：髄膜腫の手術．脳神経外科手術の基本手技―糸結びからクリッピングまで．中外医学社，pp220-238, 2003

（沼　義博・河本圭司）

C-Ⅵ　各種脳腫瘍の手術
2. 髄膜腫

8　小脳橋角部髄膜腫
cerebellopontine angle meningioma

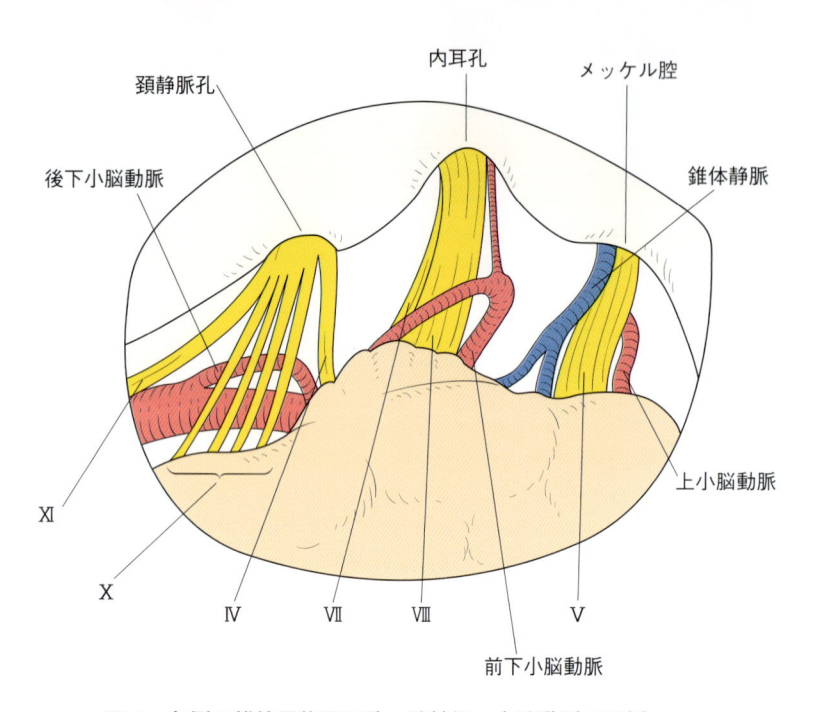

図1　左側の錐体骨後面の孔，脳神経，小脳動脈の関係

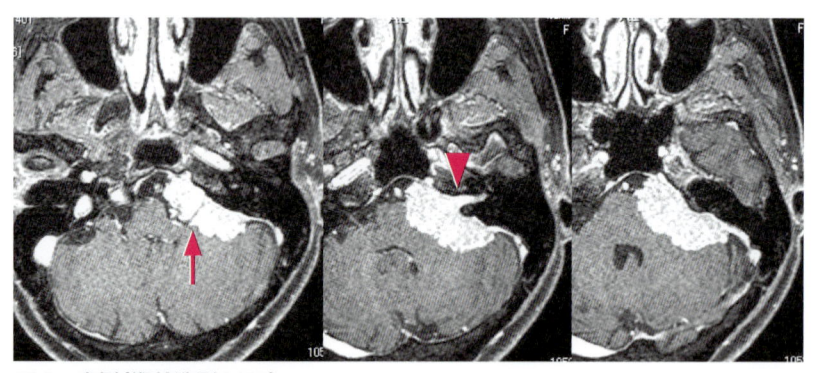

図2　症例（術前造影MRI）
腫瘍は脳幹と小脳を圧迫し，顔面神経と聴神経を巻き込み（矢印），内耳道孔内に伸展する（矢尻）．

術前解剖知識（図1）

　小脳橋角部髄膜腫は後頭蓋窩の錐体骨後面硬膜から発生するもので，脳腫瘍全国集計では髄膜腫の6.6％を占める．錐体骨後面には三叉神経が入るメッケル腔，顔面神経と聴神経が入る内耳孔，舌咽神経，迷走神経，副神経が入る頚静脈孔，舌下神経が入る舌下神経管があるが[1]，この部の髄膜腫はメッケル腔と頚静脈孔の間に主たる付着部がある[2]．顔面神経と聴神経の温存が手術では重要であるが，付着部が内耳孔の頭側か尾側か，内側か外側かでこれらの神経の走行が決まるので，術前画像から十分な検討が必要である[3]．

手術適応

　脳幹の圧迫があれば手術適応と考える．無症状の場合には，MRIで経過観察し，腫瘍の増大が確認されれば手術を検討する．

症例（図2）

60歳，女性．耳鳴りとめまいで発症．神経学的には明らかな異常を認めない．主たる付着部は内耳孔の外側で，顔面神経および聴神経は下方に圧迫され腫瘍に取り込まれていた．

● メモ1

　脳浮腫がみられれば，術前からグリセオールやステロイドを用いておく．栄養血管はmeningohypophyseal trunkや上咽頭動脈で，塞栓術は困難である．

手術アプローチ法

体位

前庭神経鞘腫と基本的に同じで，側臥位（パークベンチ・ポジション）で手術を行う．上半身は25～30°程度挙上し，頭は前屈し，頭頂部が下がるように側屈して固定する．対側への回旋程度は，錐体面の角度や腫瘍に対するアプローチの角度から決める．

- メモ2

    杉田フレームに固定するときには，補助フレーム（上にくる半円枠）が術野の妨げにならないように，外後頭隆起より下の後頭骨と前頭部に固定する（図3）．

図3 体位
上半身は25～30°挙上し，体はベッドの端に寄せ，頭は前屈し，側屈して頭頂部を下げ，対側に必要な角度回旋し，頭全体を平行に持ち上げる．
（Sugita K：Microneurosurgical Atlas. Springer-Verlag, Berlin, 1985 より転載）

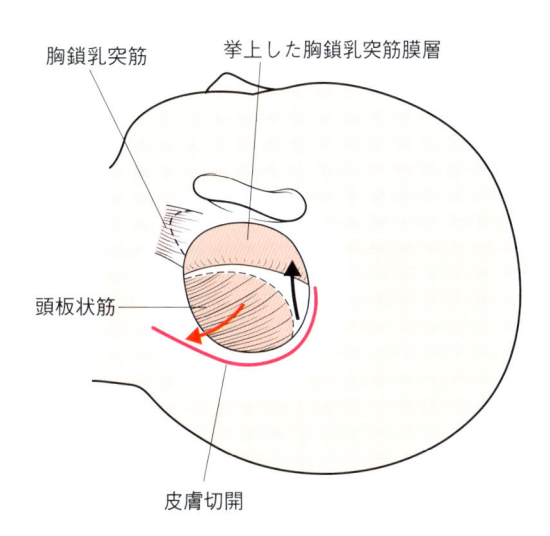

皮膚切開（図4）

開頭範囲を皮膚に描き，術野の展開に適した皮膚切開を決める．筋肉は層ごとに起こして閉創時に戻すと，皮下髄液貯留を予防できる．

- メモ3

    切開した皮膚は，フックまたは輪ゴムなどで牽引して開くと開窓器が不要になる．乳突峰巣が開放された場合には，胸鎖乳突筋の筋膜層を開頭骨片の下に敷き込むと乳突峰巣がカバーされて髄液漏が予防できる．

図4 皮膚切開
図のように皮膚を切開挙上したのちに，胸鎖乳突筋の筋膜は前方に翻転し（黒矢印），頭板状筋は後頭骨から剝離して後下方に翻転する（赤矢印）．

開頭（図5）

前方はS状静脈洞まで，頭側は横静脈洞まで開頭する．後方と尾側の開頭範囲は腫瘍の摘出に必要な術野に応じて決める．

- メモ4

    S状静脈洞の形状と位置は個人差が大きい．骨条件CTおよび血管撮影静脈相で，S状静脈洞が優位側か，骨の中に凸状に入り込んでいるか，浅い位置にあるか深い位置にあるか，導出静脈が発達しているかを確認する．

- メモ5

    開頭の幅は，腫瘍サイズではなく，どの程度小脳を圧排して術野を展開するかによって決まる．小脳を圧排しすぎないように，開頭後縁は過度に正中方向まで広げない．

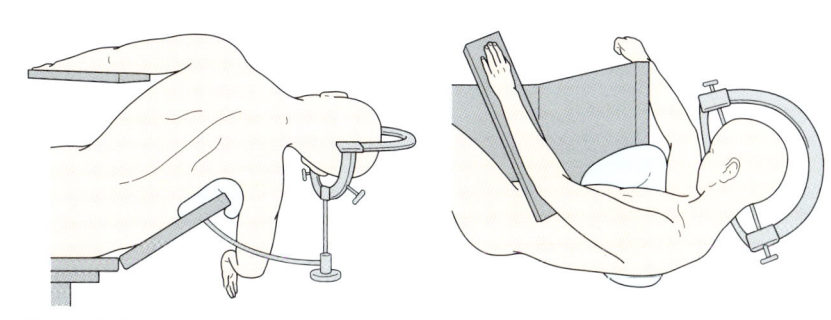

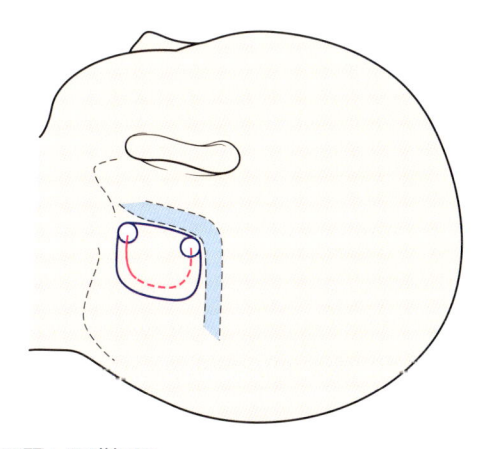

図5 開頭と硬膜切開
ナビゲーションがないときには，開頭部位は骨条件CTを確認して，骨表面の溝や凹凸，導出静脈の位置などから決める．硬膜切開（赤線）は実線部分を先に行う．翻転した硬膜は綿片で挟むように覆って乾かないようにする．

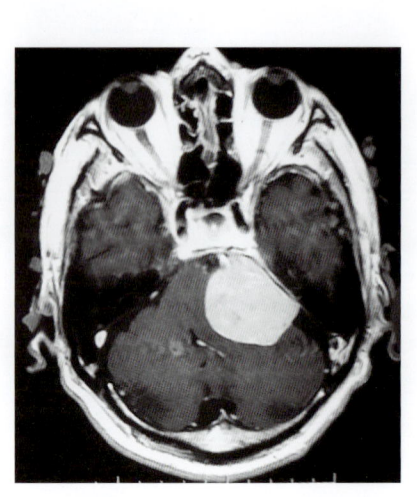

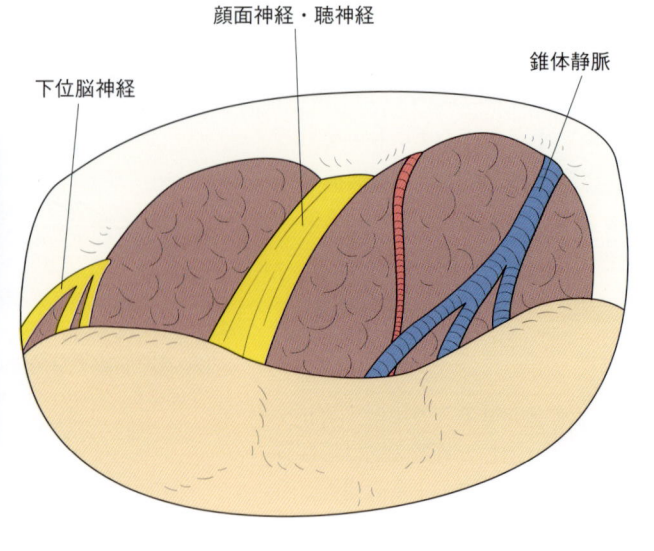

図6 腫瘍と脳神経の関係：顔面神経・聴神経が腫瘍の外側
聴神経・顔面神経は腫瘍の表面に圧迫されている．

(ラベル：下位脳神経、顔面神経・聴神経、錐体静脈)

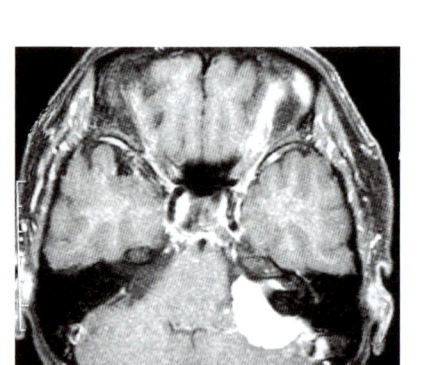

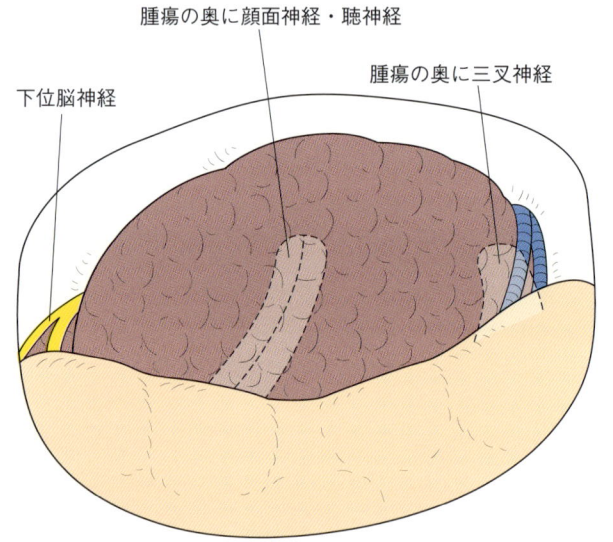

図7 腫瘍と脳神経の関係：顔面神経・聴神経が腫瘍の内側
聴神経・顔面神経は腫瘍の奥に圧迫されている．

(ラベル：下位脳神経、腫瘍の奥に顔面神経・聴神経、腫瘍の奥に三叉神経)

硬膜切開

硬膜はC字状に切開する．まず尾側に1〜2 cmの切開を行い（図5赤実線部分），脳脊髄液を小脳延髄漕から抜くと，後頭蓋窩の圧が下がって残りの硬膜切開を安全に行うことができる．

腫瘍摘出

脳神経，血管，小脳および脳幹を損傷しないことが必要である．まず顔面神経（および聴神経）の位置を神経刺激で確認する．腫瘍の外側表面に神経があるときには，神経を剥離温存したのちに，摘出操作は神経の奥で行うことになる．顕微鏡の角度を変えて聴神経・顔面神経の頭側や尾側から覗き込み，神経にさわらないように腫瘍摘出操作を行う（図6, 7）．

摘出操作は他部位の髄膜腫と同様で，くも膜を腫瘍から剥離することが重要である．腫瘍表面に癒着したくも膜は，先端の細い鑷子でつかんで剥離する．熊手を用いて腫瘍を剥離と反対方向に牽引しておくと，剥離操作が容易になる．腫瘍表面のくも膜を剥離したのちに，腫瘍を錐体硬膜から外し，内減圧し，小脳からの剥離を進める．小脳と脳幹の境界部に存在する静脈は温存し，さらに内減圧して脳幹からも剥離し摘出する．内耳道孔内に伸展があるときには，前庭神経鞘腫の手術同様に内耳孔後壁を削除して摘出する．

● メモ6

髄膜腫の手術では，熊手を使って腫瘍を牽引することが大切である．蛇腹の位置を調節して，脳幹や血管など重要な組織から離れる方向に，やや持ち上げるように牽引する（図8）．

● メモ7

小脳は脳へらで，奥から手前に，尾側から頭側に，常に持ち上げるように，必要最小限の圧排を心がける．常に軽い力で小脳を圧迫していることを，術者が自覚し確認してから固定する．

閉創

止血を確認し，硬膜を縫合する．乳突峰巣が開放されていれば筋膜弁で閉鎖し，骨を固定する．剥離した頭板状筋や筋膜を戻し，皮下および皮膚を閉じる．

術後管理

髄液漏の心配がないときには，術翌日のCTで問題がなければ離床をすすめる．乳突峰巣が開放されても，開放部が血流のある組織で覆われていれば数日の安静で治癒が得られる．安静のみで髄液漏のない状況をつくれないときには，腰椎ドレナージを行う．内耳道部や錐体先部など深部からの髄液漏は，保存的には閉鎖せず再手術を要することが多い．

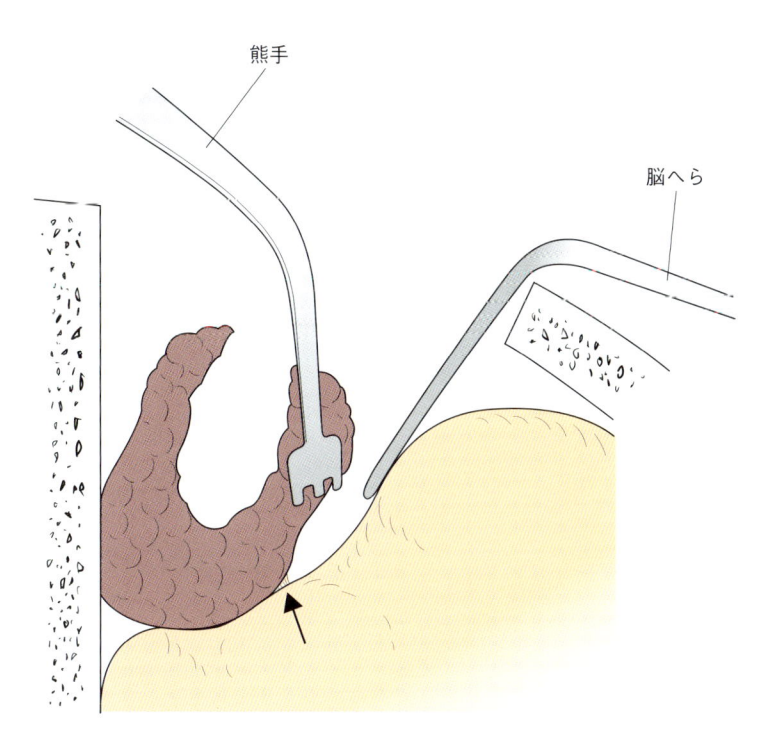

図8 腫瘍の剥離
脳へらは角度と圧排位置が最適となるように，頻回に調節して小脳を圧排する．つまみを軽い力で固定位置に回しても，蛇腹は確実に固定されていることを確認すること．熊手は術野の10時〜2時方向から入れ，腫瘍を持ち上げるように牽引すると，境界部（矢印）の剥離操作が容易になる．

● 参考文献

1) 松島俊夫, 増岡 淳：小脳橋角部・大後頭孔病変. 佐伯直勝（編）：脳神経外科エキスパート 頭蓋底. 中外医学社, pp112-120, 2009
2) Bassiouni H, Hunold A, Asgari S, et al：Meningiomas of the posterior petrous bone：functional outcome after microsurgery. J Neurosurg 100：1014-1024, 2004
3) Nakamura M, Roser F, Dormiani M, et al：Facial and cochlear nerve function after surgery of cerebellopontine angle meningiomas. Neurosurgery 57：77-90, 2005

（齋藤　清）

C-VI 各種脳腫瘍の手術
2. 髄膜腫

9 嗅溝部髄膜腫
olfactory groove meningioma

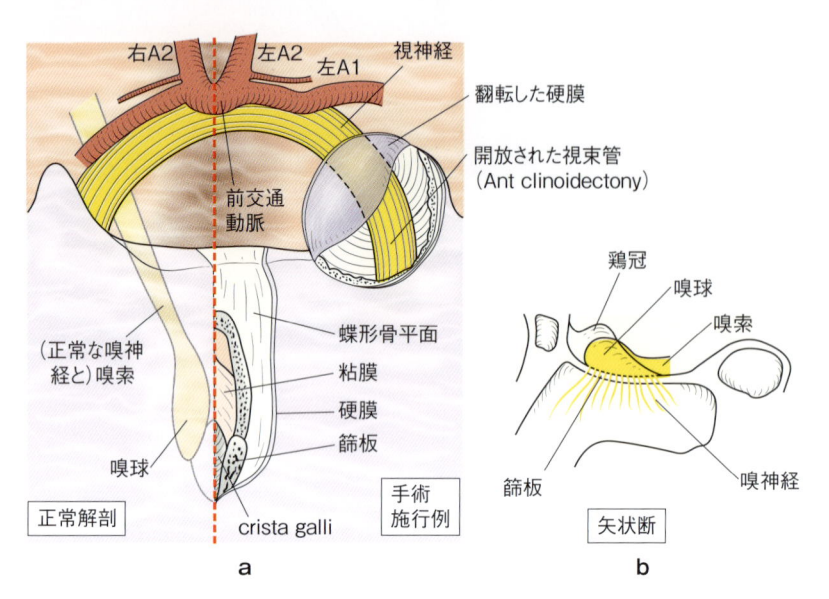

図1 嗅溝部髄膜腫発生部位の手術施行例と正常解剖

a：図の右半分（患者の左に相当）は手術施行例．前頭蓋底の硬膜・骨削除および視神経管の開放を兼ねた前床突起の切除を施している．

b：篩板，嗅神経，嗅球，嗅索の関係．約20本の嗅神経が篩板を貫通して嗅球に入る．この頭蓋内側の嗅球下面と貫通する部分まで髄膜が覆っており，髄膜種の発生源となる．

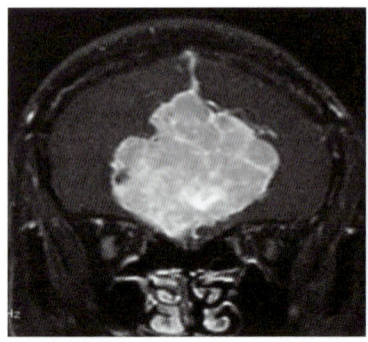

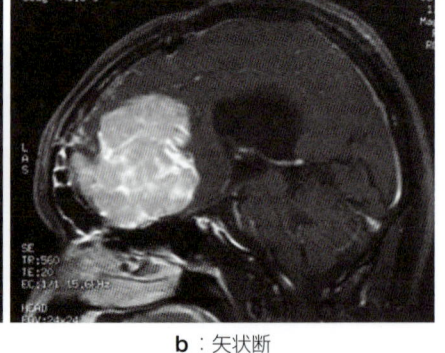

図2 症例1の術前MRI（Gd造影T1強調像）
a：冠状断　　b：矢状断

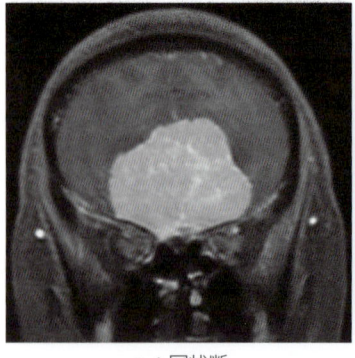

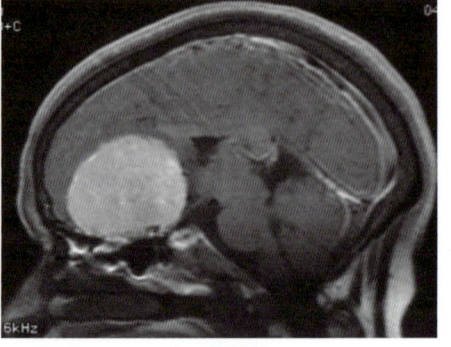

図3 症例2の術前MRI（Gd造影T1強調像）
a：冠状断　　b：矢状断

術前解剖知識（図1）

前頭洞の範囲（開頭），また，鶏冠・大脳鎌・上矢状静脈洞の関係を把握しておくと，硬膜，上矢状静脈洞切開に有益である．腫瘍の露出と摘出に関しては，通常の大きさのものでは，嗅神経（嗅索）を残すことができることから，神経走行を熟知しておく．手術前に嗅覚機能がない場合は，解剖学的に残しても機能は戻らない．後方に伸展している場合，視神経および視交叉，前大脳動脈，前交通動脈との関係を把握する必要が生じる．場合によっては，視神経管内への伸展の有無にも留意する必要がある．最終的に全摘出を達成するためには，鶏冠の両側の前頭蓋底の硬膜および骨欠損部が，篩骨洞と交通している場合を認識しておくことが重要である．

手術適応

高齢者（原則的に75歳以上）でハイリスク症例以外は，すべて外科手術適応であると考えている．この部位の症例は，偶然に脳ドックで発見される場合を除けば，症候性になるには，かなり大きくなっている場合が多い．そこで，普通のサイズ，大きい場合〔両側に伸展している（症例1）～さらに後方に伸展している場合（症例2）〕で手術方針を柔軟に決定する必要がある．

症例1（図2）

両側に伸展しているが，視交叉付近にまで及んでいない．45歳女性で，1年来の精神障害と右の嗅覚脱失．視力障害なし．

症例2（図3）

巨大腫瘍の後方伸展により視交叉にまで及んでいる．58歳女性，2年来の精神知能障害と両側の嗅覚脱失．視力視野障害なし．

手術アプローチ法[1,2)]

体位
どの症例もあまり vertex down せずに前頭蓋底が水平線に対して垂直になるようにセットする．

症例1は，頭を傾けずに正中位にする．

症例2は，右からの経シルビウス裂経由で前交通動脈が視野に入るようにするために15°左に回転させる．

- **メモ1　手術を安全に行う工夫①**
  腫瘍の後方伸展の程度により術式の選択をすることが賢い技である．

皮膚切開
症例1では，ブレグマを通過する左右対称な冠状切開(図4)．

症例2では，症例1の冠状切開の右側を頬骨の下縁レベルに延長する(図5)．

開頭
症例1は，通常の両側前頭開頭で前頭蓋底の最前縁まで開ける(図4, 6)．この際前頭洞が開くので硬膜処理前に，前頭部の筋膜を使用して有茎で補修する．

症例2では，右側の fronto-orbito-zygomatic(FOZ)approach 用の開頭を行い，左前頭開頭を追加する(図5)．

硬膜切開
両症例ともに両側の硬膜を開放し大脳鎌を切開し上矢状静脈洞を切断する(図6, 7)．

- **メモ2　手術を安全に行う工夫②**
  大脳鎌の切離は手術をやりやすくする．

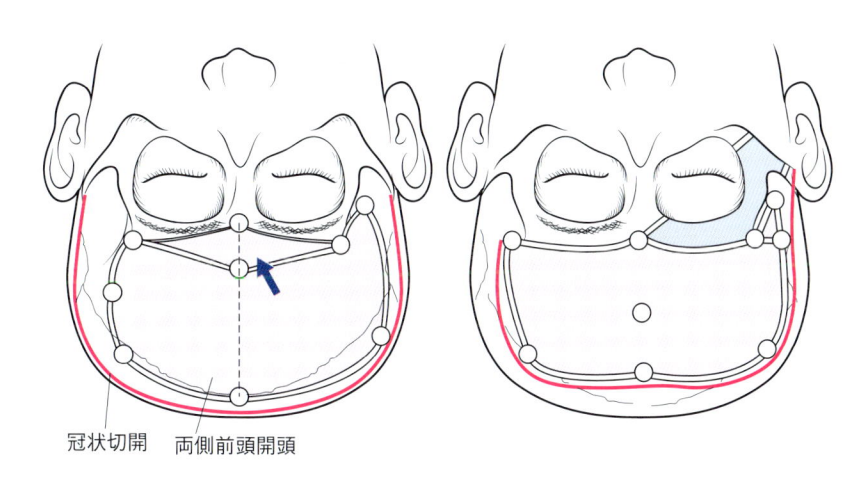

図4　症例1の開頭術
前頭洞の発達している症例(矢印)では前壁の骨を最終的に骨形成するために一塊として切除する．

冠状切開　両側前頭開頭

図5　症例2の開頭術
シルビウス裂経由でアプローチするために，巨大腫瘍であることから，脳の圧排を軽減するために右FOZ(他の項目で解説済み)＋左前頭開頭を施した．

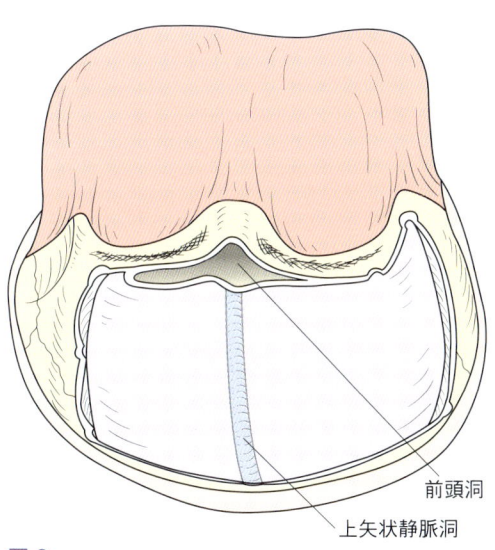

図6
開頭後，前頭洞の粘膜を損傷しないように剥離し，イソジン®などで消毒後，前頭筋の筋膜を利用し図7のように補修する．この際，前頭筋による眼球の過度な圧排は避ける．

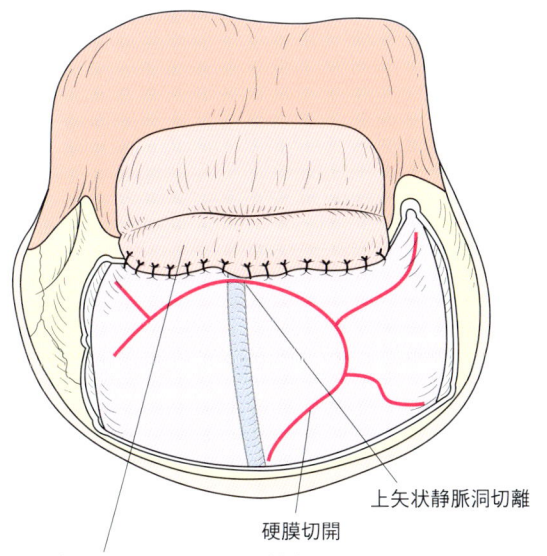

前頭洞
上矢状静脈洞

前頭筋の筋膜による前頭洞の補修
硬膜切開
上矢状静脈洞切離

図7　前頭洞の補修，硬膜切開

腫瘍摘出

　症例1の場合，硬膜開放後，顕微鏡下に右の前頭葉と腫瘍を剝離していき（図8），無理のない程度に左前頭葉から腫瘍を剝離する．右脳には軽く脳へらを使用するが，左には使用しない．この時点で，腫瘍の外観を頭に入れて（ナビゲーションの有無にかかわらず自分自身でイメージすることが重要），頭蓋底部から栄養動脈を処理しながら，腫瘍の剝離を行う（図9）．前頭葉への圧排がきつくなってきたと判断したら，腫瘍を内減圧し始める．この時点で腫瘍の硬さと出血性を予想することができる．状況に応じて，超音波吸引装置（CUSA®），レーザー，モノポーラあるいはバイポーラ鑷子などを駆使し，根気よく切除する．この症例の場合は，この操作を繰り返すことで，発生母地以外は容易に切除できる（図10）．最後に，この症例では右の嗅神経（嗅索）付近の硬膜を切除し，骨をドリリングする．結果的に左の嗅神経（嗅索）は温存できたが，根治性を期待して右は周囲の硬膜を含めて切除した．骨欠損部は，筋膜で修復した（図11）．この場合，確実にシールする必要があり，人工の糊製剤に開頭時にできた骨粉を混ぜたもので補塡すると，術後の髄液漏れが予防できる．ここでの注意は，決して骨ろうのみで補修してはいけない．

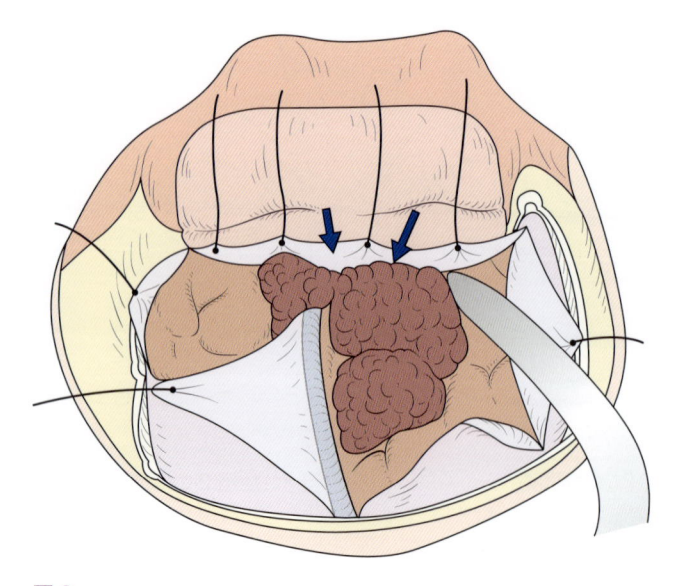

図8
脳組織を損傷しないように腫瘍を剝離，露出（主に脳へらは，右半球に置くが，必要に応じて大脳鎌越しに圧排することもある）．矢印の方向に前頭蓋底からの栄養動脈の処理をする．

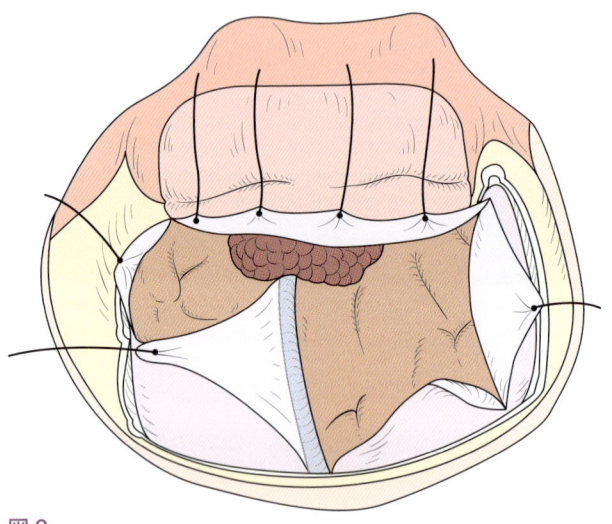

図9
腫瘍の露出と腫瘍切除を繰り返し，内減圧を進める．

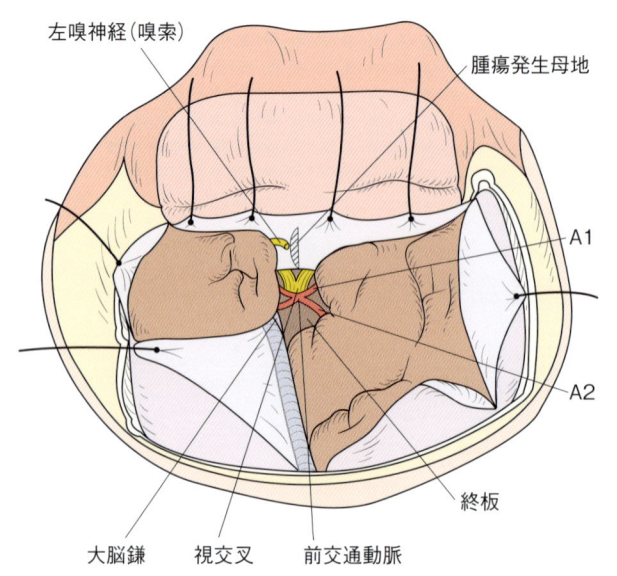

図10
この症例（症例1）では，右嗅神経（嗅索）を含んで切除した．

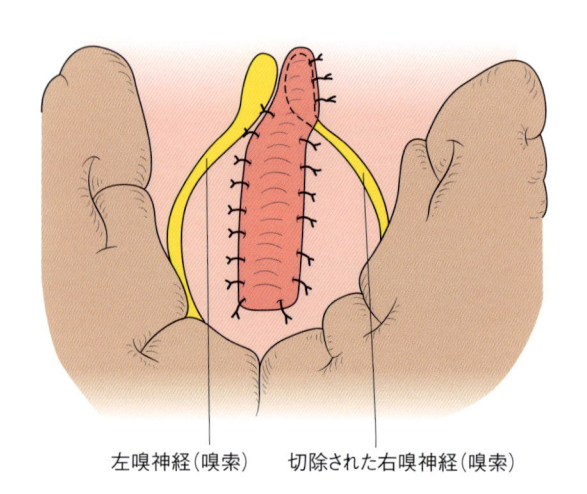

（ラベル：左嗅神経（嗅索），腫瘍発生母地，A1，A2，終板，大脳鎌，視交叉，前交通動脈）

図11
腫瘍切除後，Simpson I の手術にするために発生母地の硬膜を切除し骨をドリリングし修復した．

（ラベル：左嗅神経（嗅索），切除された右嗅神経（嗅索））

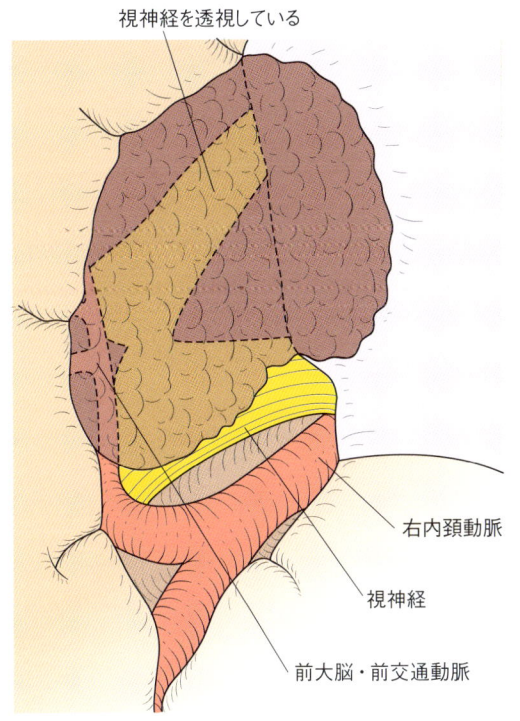

図12 腫瘍，視交叉，前大脳・前交通動脈の関係
腫瘍越しに視神経，前大脳・前交通動脈の位置を想定して剥離を進める．腫瘍が前頭蓋底部から鞍上部に及び，視交叉，前交通動脈，前大脳動脈を巻き込んでいるために，後方を十分に臨むことのできる視野を得ることが重要．

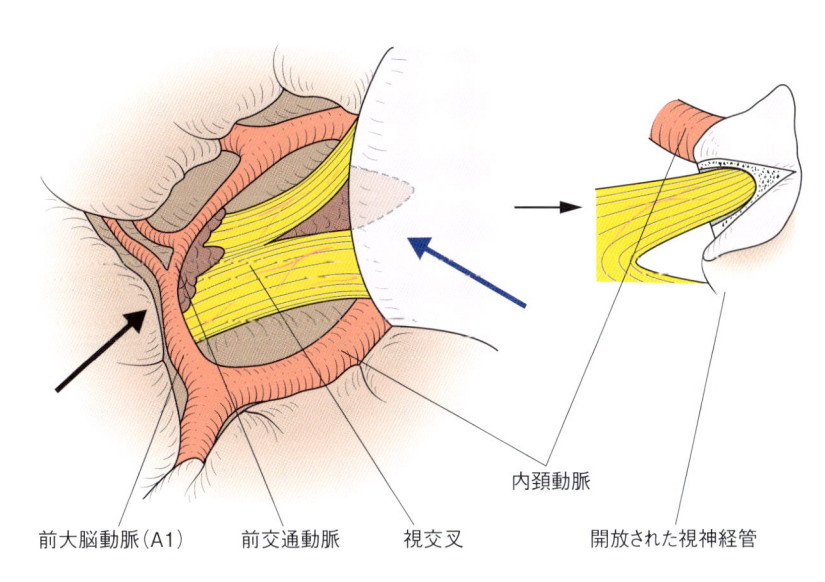

（ラベル：視神経を透視している，右内頚動脈，視神経，前大脳・前交通動脈）

図13 切除後の想定図
場合によっては，前交通動脈からの穿通枝が安全に剥離できないことがあり，一部残すことも考える（黒矢印）．最終的に，両側視神経周囲の腫瘍を切除し，必要に応じて視神経管の開放は躊躇しない（青矢印）．

（ラベル：前大脳動脈（A1），前交通動脈，視交叉，内頚動脈，開放された視神経管）

症例2は，前頭葉の圧排を最小限にして腫瘍を前交通動脈から剥離できるように配慮するためにFOZでアプローチした．基本的には，髄膜腫はepiarachnoid spaceに存在することから，経シルビウス裂経由で行くが，腫瘍と視神経，血管の間にはくも膜が存在することを意識しながら剥離を行う（図12）．前頭蓋底からも腫瘍を脳から剥離してくると，発生部位から後方での脳と腫瘍との間のくも膜の構造が希薄になっていく．この症例では，蝶形骨平面から後方にかけて視交叉-前交通動脈を巻き込むように伸展していた．鶏冠は痕跡がなく破壊されており両側の嗅神経（嗅索）と腫瘍の境界は明らかにならず両神経ともに切除し，症例1のように補修した．視交叉および視神経管に伸展していた部分は，視神経管開放をして全摘出できたが，前交通動脈と癒着していた部分は，ほんのわずかであるが，残すことにした（図13）．

●メモ3　再発および髄液漏予防のコツ
発生母地の切除と完全修復．

●メモ4　意外と見逃している残存腫瘍
視神経管内への伸展の有無の確認．

術後管理

術後は，両症例ともにIQが向上し，社会生活上支障のないように改善した．これらの症例での術後の注意点は，鼻腔を介しての髄液漏である．補修する際に多少の髄液が鼻腔，腹鼻腔に流れ込んでいるので，術直後の髄液漏はあまり気にならないが，継続する場合は注意が必要である．したがって，術後1週間程度は，頭位を上げておくことが勧められる．

●参考文献
1) Spektor S, Valarezo J, Fliss DM, et al：Olfactory groove meningiomas from neurosurgical and ear, nose, and throat perspectives：approaches, techniques, and outcomes. Neurosurgery 57(4 Suppl)：268-280, 2005
2) Turazzi S, Cristofori L, Gambin R, et al：The pterional approach for the microsurgical removal of olfactory groove meningiomas. Neurosurgery 45：821-825, 1999

（松居　徹）

C-VI 各種脳腫瘍の手術

2. 髄膜腫

⑩ 側脳室三角部髄膜腫
trigone meningioma

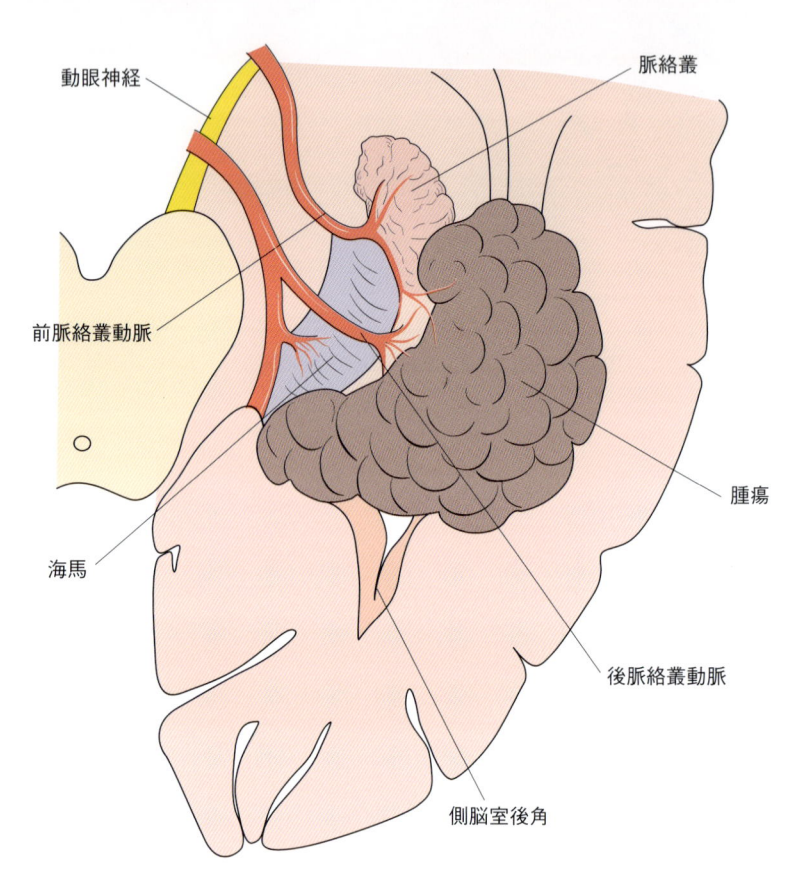

図1 側脳室三角部髄膜腫の周辺組織との関係を示す模式図

（ラベル：動眼神経、前脈絡叢動脈、海馬、脈絡叢、腫瘍、後脈絡叢動脈、側脳室後角）

術前解剖知識

側脳室三角部は頭頂葉，側頭葉，後頭葉移行部の脳室部に位置する．三角部の脈絡裂を開放すると，脳室腔と脳幹周囲の迂回槽や中間帆などのくも膜下腔と直接連絡する．内頸動脈から分枝した前脈絡動脈と後大脳動脈あるいはその分枝から分岐する後脈絡動脈が脈絡叢内部や外側膝状体近傍で互いに吻合している．三角部の内側壁や外側壁から直接に内大脳静脈やガレン静脈，脳底静脈に流入する内側および外側側脳室房静脈や脈絡叢の先端を走行する上脈絡叢静脈が観察される[1]．

髄膜腫は側脳室では優位側の三角部に発生することが多い（図1）．三角部近傍の脳組織の損傷は視野障害，さらに優位半球では，失語症やゲルストマン症候群など高次脳機能障害を呈する．アプローチの選択は重要であるが，各アプローチの特徴や適応については他項で紹介する（84頁「脳室内へのアプローチ」参照）．

手術適応

症候性であれば手術適応であるが，無症候性の場合は基本的に経過観察する．一般的に，側脳室髄膜腫は大きくなるまで症状が出にくく，定期的な画像による観察が必要である．若年者の場合，腫瘍が増大傾向を示したり，周囲に浮腫を伴う場合は無症状でも摘出を考慮する．

> **● メモ1**
> 髄膜腫の増大速度は一般的に年間数mm以下である．なかでもCTで石灰化巣やMRI T2強調画像で低信号を示す場合は，増大速度が遅い．

症例（図2）

51歳，女性．右利き．数か月前から頭痛を自覚し，最近視野異常を自覚するようになった．視野検査にて右同名半盲，眼底検査にてうっ血乳頭を認める．会話は正常である．

手術アプローチ法

側脳室三角部へのアプローチとしては側脳室経由，頭頂葉経由，後頭葉経由，脳梁経由があるが，この症例では腫瘍までの到達距離が短く，前脈絡叢動脈の早期処理が可能な側頭葉経由 posterior middle temporal approach を選択した[2]．

［左側頭葉アプローチ］
体位

側臥位にて頭部を回旋して開頭部を最も高くなるように固定し，やや頭部を挙上する（図3）．あるいは仰臥位にて，腫瘍側の肩下に枕を入れ，頭部を反対側に回旋して固定する．

皮膚切開，開頭範囲，硬膜切開

術中ナビゲーションを用いて腫瘍の位置を確認後，U字型の皮膚切開を加える．あるいは頬骨基部からクエスチョン型の皮膚切開を行う．4個のバーホールを用いて開頭を行い，中頭蓋底を十分に削り，開頭野を拡大する．さらに硬膜を半円形に切開し，頭蓋底部に翻転する（図4）．

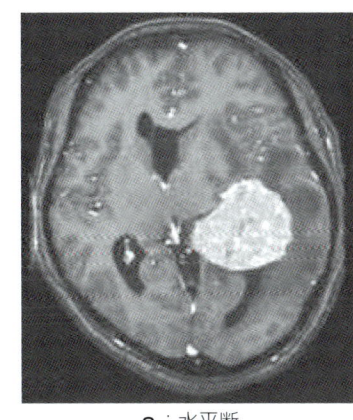

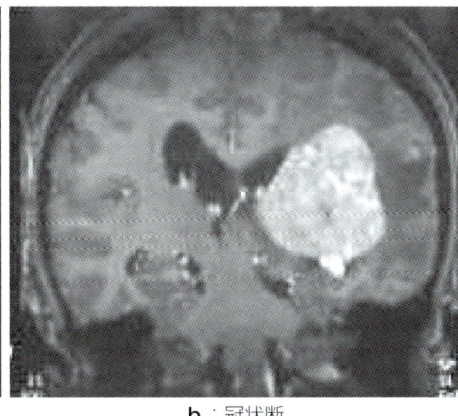

図2 症例（術前造影 MRI）
a：水平断　　　b：冠状断
a：左側脳室三角部に腫瘍がみられる．
b：周囲に浮腫がみられる．

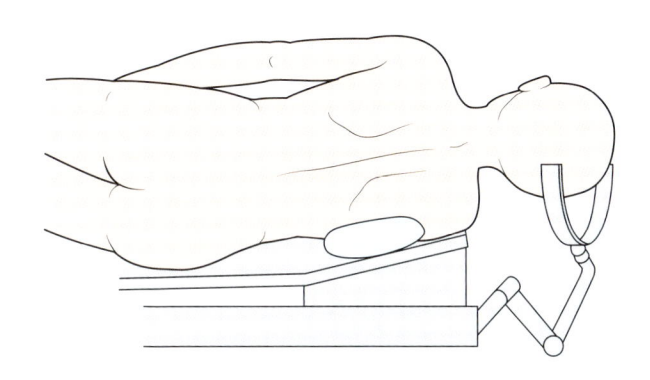

図3 体位

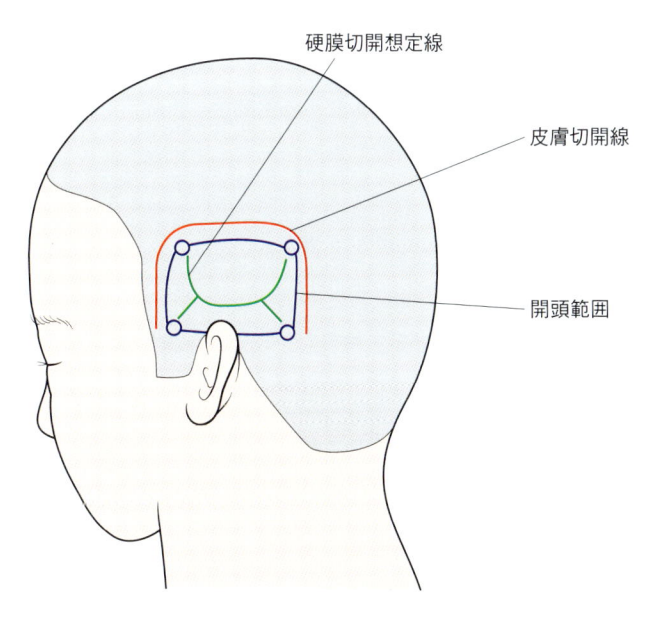

図4 皮膚切開，開頭範囲，硬膜切開想定線

図5 皮質切開

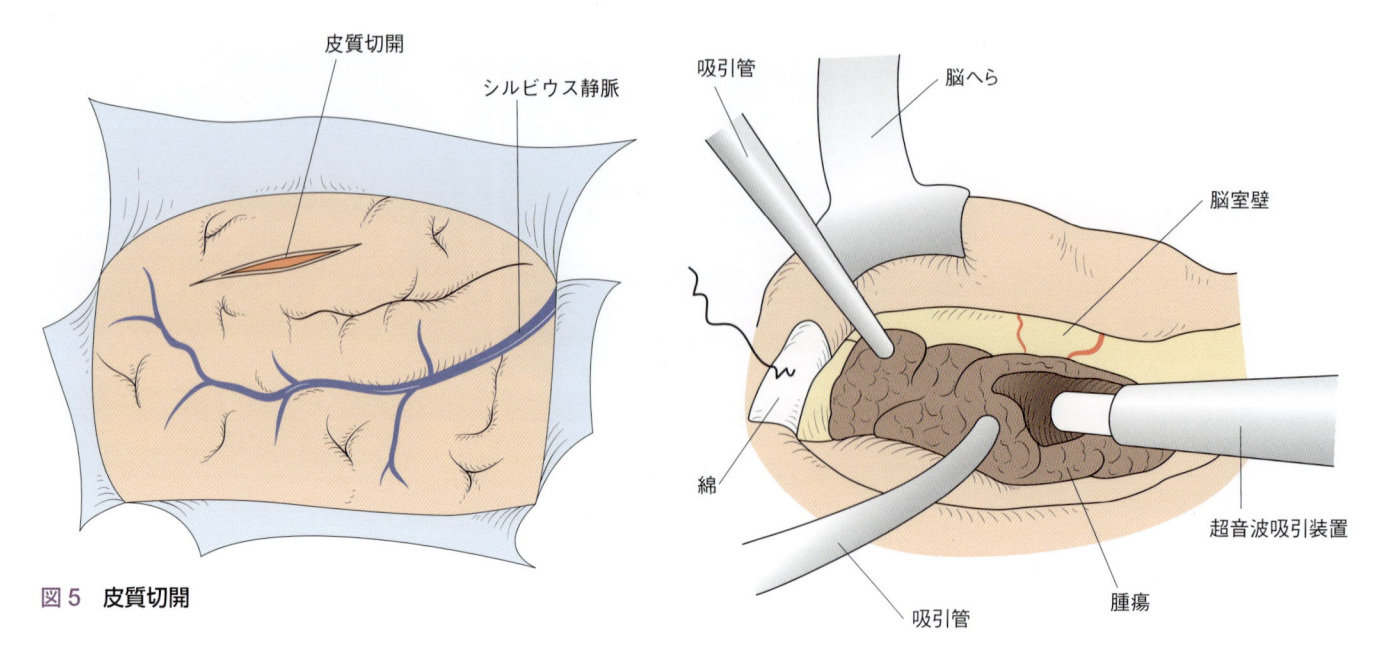

図6 腫瘍の内減圧と脳室壁からの剝離
脳室壁を損傷しないように注意深く剝離する．

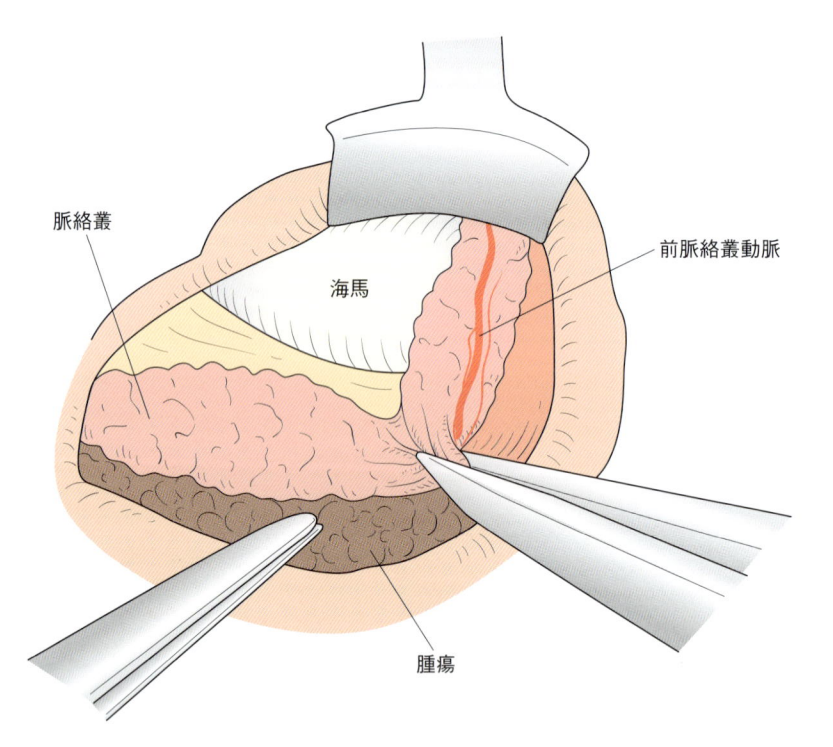

図7 腫瘍下面に付着する脈絡叢と栄養血管の前脈絡叢動脈

腫瘍摘出

中側頭回の中1/3～後1/3にわたっておよそ3～4 cmの長さに皮質切開を加える（図5）．

視放線の走行と平行に細い吸引管，バイポーラを用いながら深部に進み，脳室上衣層まで達する．

上衣層の細静脈を電気凝固し，壁を切開して脳室内に入る．側脳室が拡大している場合は広い術野を得ることができる．

白色調で固い腫瘍表面に達してから，腫瘍表面を焼灼し，超音波吸引装置あるいは高周波蒸散装置（PAL-I®）を用いて内減圧を行う（図6）．

ある程度，内減圧を行ったのちに脳室壁と腫瘍との癒着を注意深く剝離する．

腫瘍の下端に脈絡叢が癒着しており，腫瘍を徐々に挙上すると脈絡叢が見えてくるので，これを凝固切断する（図7）．

次いで前脈絡動脈を凝固して切離する．後脈絡動脈も栄養血管として流入することが多く，同様の処置を行う．

この後は顕微鏡を中頭蓋底部から腫瘍の上端をのぞきこむようにして，腫瘍の上端の脳室壁との剝離を進めるが，過度の脳の圧排には注意する必要がある（図8）．

腫瘍を全摘出すると脈絡叢の一部に付着部を確認できた．

● メモ 2
- 優位側の皮質切開は上側頭回の後 1/3 あるいは縁上回の損傷に注意する.
- 脳室上衣下の白質と脳室壁の静脈の損傷に注意する[3].
- 脳室内への血液の流れ込みを注意する.
- 過度な脳の圧排によるラベ静脈の損傷に注意する.

術後管理

　側頭葉には視放線が走行しているため，術後に上同名性四半盲が出現しやすい．また術中の静脈損傷や過度の脳圧排により，術後，脳腫脹や不十分な栄養血管の止血処理により，術後出血をきたすことがある．術中の脳室内への血液の流れ込みは術後に水頭症を，また大きな髄膜腫を摘出後あるいは術前に水頭症を伴っていた場合，術後に硬膜下出血や水腫を合併することがある．さらに脳皮質を切開するために痙攣を生じうる．

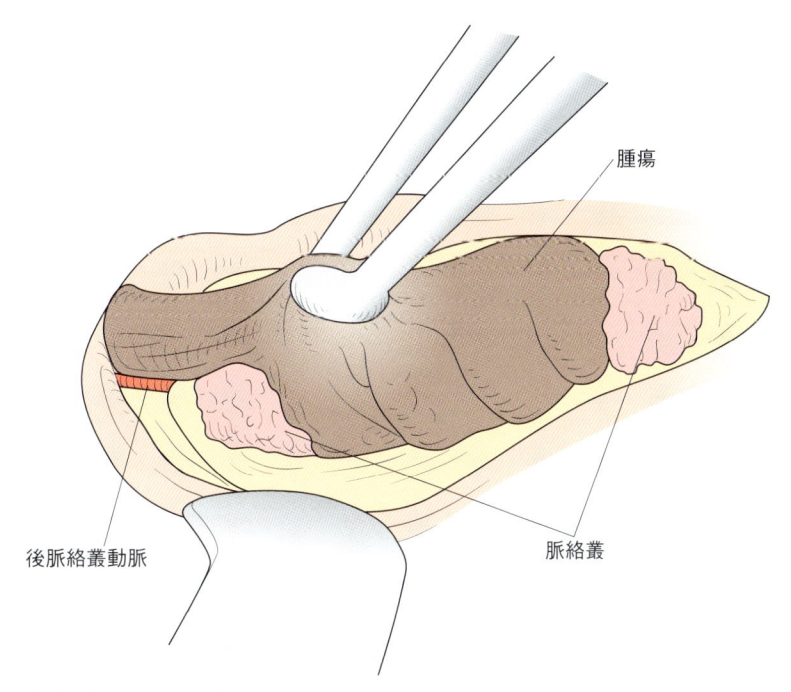

図 8　腫瘍上面へのアプローチ
過度な脳の圧排に注意.

● 参考文献
1) 藤井清孝, 岡　秀宏, 清水　暁, 他：側脳室三角部の微小外科解剖と手術アプローチ. 脳神経外科 18：196-204, 2009
2) 尾金一民, 鈴木重晴：側脳室髄膜腫. 山浦　晶（総編），河瀬　斌（編）：脳神経外科学大系 7, 脳腫瘍 II. 中山書店, pp84-97, 2004
3) 有田憲生：側脳室三角部髄膜腫に対する parietal paramedian approach. 脳外速報 17：1144-1151, 2007

（倉津純一）

C-VI 各種脳腫瘍の手術

2. 髄膜腫

11 大後頭孔髄膜腫
foramen magnum meningioma

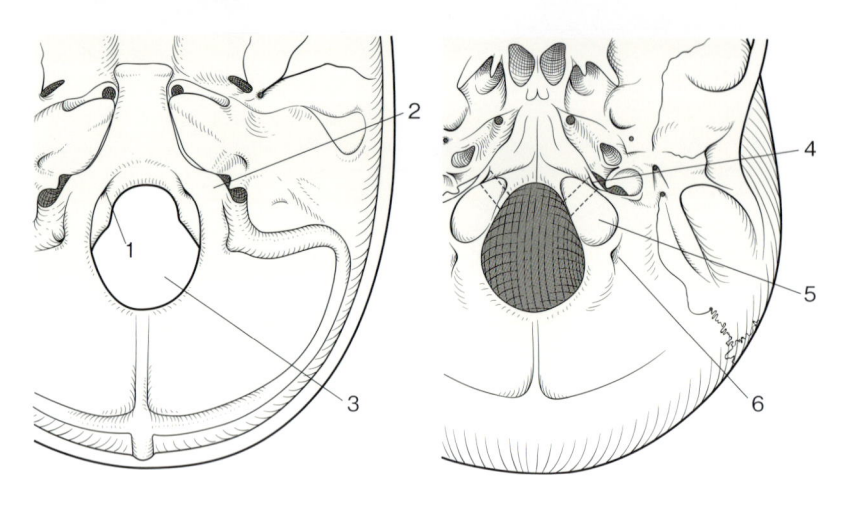

図1 大後頭孔周囲の解剖（左：上面，右：下面）
1：舌下神経管
2：頚静脈結節
3：大後頭孔
4：舌下神経管
5：後頭顆
6：顆管

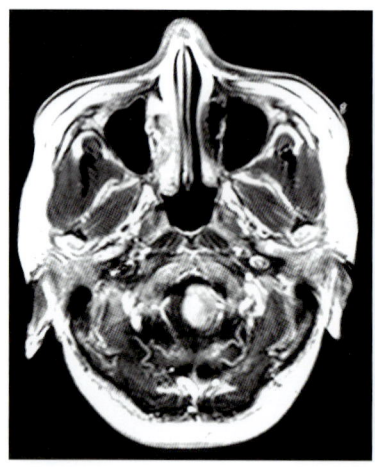

図2 症例（術前MRI）
a：水平断
b：矢状断

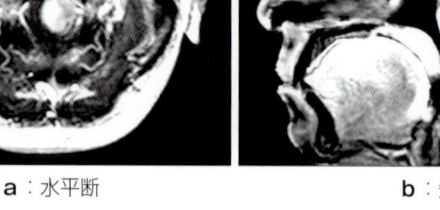

術前解剖知識（図1）

　大後頭孔は長径約35 mm，短径約30 mmの縦長の，前方が狭い卵形の孔であり，後頭骨の後頭鱗，外側部，底部から構成されている．大後頭孔の前外側部には，環椎外側塊の上関節窩と環椎後頭関節を形成する後頭骨の後頭顆が認められる．後頭顆はバジオンを12時方向，後頭点を6時方向とすると，1～3時方向と9～11時方向の範囲で左右一対存在し，後外側からのアプローチの際の視野の妨げとなる[1]．後頭顆の舌下神経管上方には，頚静脈孔内側の後頭骨の骨隆起である頚静脈結節が存在しており，これも後外側からのアプローチの際の視野の妨げとなる．後頭顆の後外側には骨性の陥凹である顆窩が存在し，その中央に後顆導出静脈を通す顆管（後顆管）が開口している．後頭顆の中央では舌下神経管（前顆管）が正中と45°の角度を持ちながら貫通しており，これらの管は後頭骨を削除する際の重要な指標となる．

● メモ1
　大後頭孔は脊髄と硬膜をつなぐ歯状靭帯により背側と腹側に分けられている．歯状靭帯の背側には副神経脊髄根，C1，C2の後根が，腹側には椎骨動脈，C1，C2の前根が走行している．

症例（図2）
54歳，女性．右下肢脱力と左頚部痛で発症．左transcondylar approachで全摘出施行．椎骨動脈は腫瘍に巻き込まれていた．腫瘍付着部は十分に凝固した．Simpson Gr 2.

手術アプローチ法

　腫瘍の主座や伸展方向により，異なる手術アプローチが選択される．本項では，大後頭孔の後正中部に存在する腫瘍摘除については割愛する．後外側型の大後頭孔髄膜腫には通常のlateral suboccipital approach[2]，斜台部

など大後頭孔前方や前外側の病変に対しては transcondylar approach[3], far lateral approach[4], extreme lateral approach[5] が選択される．症例に応じて環椎の椎弓切除や椎骨動脈の可動化が必要となる．

術中機能モニタリングと術前準備

大後頭孔髄膜腫の手術では，下位脳神経障害や錐体路障害をきたす可能性がある．下位脳神経を腫瘍から剝離する最中や剝離後に，電気的に刺激して軟口蓋や咽頭後壁，舌筋群の筋電図をモニタリングする．また，脳幹や脊髄の圧迫が著明な症例では運動誘発電位（motor evoked potential：MEP）モニタリングを行う必要がある．延髄を強く圧迫している腫瘍では，剝離操作中の高度徐脈への対策として経皮的ペーシングや経静脈的ペーシングカテーテルの挿入を麻酔科医に依頼する．また，多くの症例で術後に一過性の下位脳神経症状が出現するため，術前に耳鼻科医に依頼して下位脳神経機能，特に健側の反回神経麻痺の有無を評価しておく．

体位（図3）

体位は患側を上とした側臥位とし，頭部は患側へとわずかに回旋させ，約15°挙上して静脈性の出血を減少させる．この際に，頚部の内頚静脈の圧迫による灌流障害を防ぐために，健側の頚部に2横指以上の間隙を確保する．患側の肩が邪魔にならないようにテープで後下方へと牽引するが，あまり強く牽引すると腕神経叢障害が起こるので注意が必要である．

● メモ2

後頭顆を削除する必要がある症例では，環椎後頭関節を亜脱臼させる必要がある．しかし，腫瘍により延髄が高度に圧迫されている症例では，頚部の過屈曲により延髄の圧迫が増強することがあるので，注意を要する．

皮膚切開・筋層剝離（図3b）

患側の耳介上方から耳介後方を通り，胸鎖乳突筋の前縁に至る弧状の皮膚切開をおき，皮弁を前方に翻転して筋層剝離に移る．まず，胸鎖乳突筋の後頭骨付着部を内側から外側へと剝離して前方外側へと牽引して，頭板状筋，頭半棘筋を露出させる．これらの筋肉

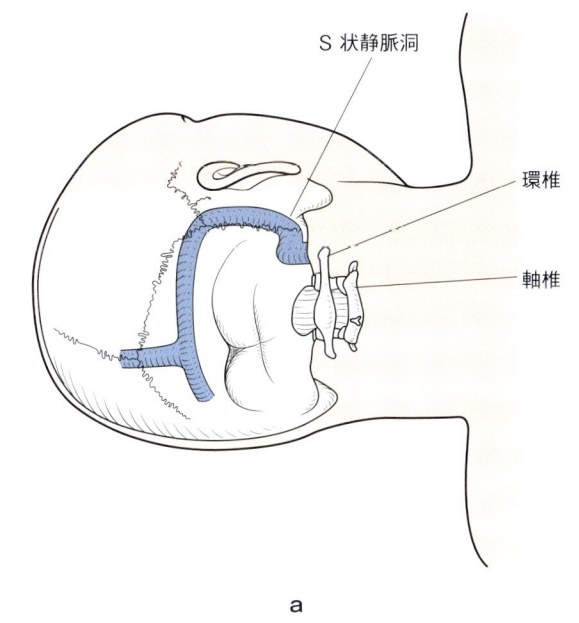

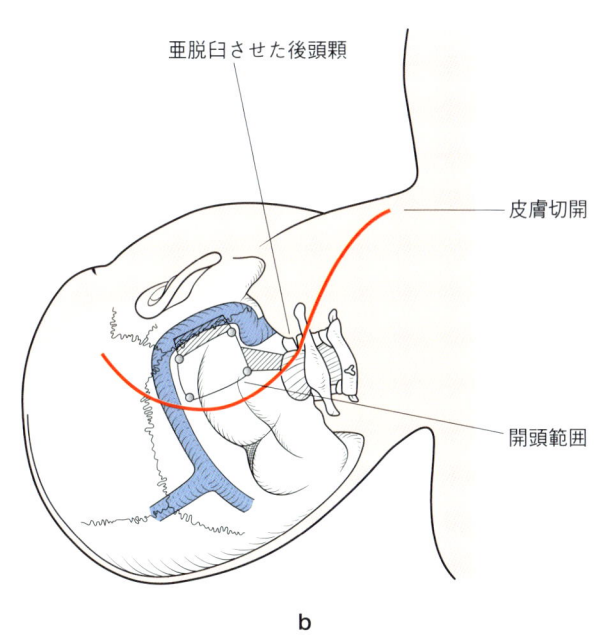

図3 体位
a：頚部を屈曲していない状態では十分に後頭顆を削除できない．
b：頚部を健側に屈曲することで環椎後頭関節を亜脱臼させる．内頚静脈の圧迫を防ぐため，健側の頚部には2横指以上の間隙を確保する．斜線部は頚静脈孔後壁削除前の後頭骨の骨削除範囲．

を乳様突起や後頭骨から剝離して下方や内方へと移動させる．頭板状筋と頭半棘筋の間を走行する後頭動脈は，結紮して切断する．第2層の筋群の剝離により，大後頭直筋，上頭斜筋，下頭斜筋によって囲まれる後頭下三角が露出される．実際には，下頭斜筋よりも環椎後弓のほうがよい指標になることが多い．この三角の内部において，静脈叢に覆われた椎骨動脈の水平部を確認する．大後頭直筋は後頭骨から骨膜下に剝離して内下方へと翻転するが，上頭斜筋と外側頭直筋は後頭骨より

剥離したのちに付着部である環椎横突起から切離して除去する．大後頭直筋と上頭斜筋を剥離する際に，顆管にて後顆導出静脈を丁寧に剥離・結紮し切離することにより，顆窩と，その深部の環椎後弓と後頭骨の間に張っている膜である後環椎後頭膜を露出する．この膜の下で椎骨動脈周囲静脈叢に覆われた椎骨動脈が大孔部硬膜を貫通する．

●メモ3

椎骨動脈を可動化する必要がある症例では，椎骨動脈を環椎上関節窩の後面から剥離して，椎骨動脈水平部の全長にわたって確保したのちに，環椎の横突孔を開放して椎骨動脈を可動化する．椎骨動脈周囲静脈叢に切り込むと出血するので，切り込まないように注意する．

開頭（図4）

通常の外側後頭下開頭を行ったのちに大孔を解放し，錐体骨と乳様突起の一部をドリルやスタンツェを用いて削除してＳ状静脈洞を頸静脈孔部まで露出させる．環椎後弓の骨膜を剥離して椎骨動脈や静脈叢と剥離したのちに，リュールやドリルを用いて患側の環椎の椎弓切除を行う．腫瘍の大きさや伸展により，後頭顆の削除や椎骨動脈の可動化，軸椎の片側椎弓切除を追加する．後頭顆を削除する必要がある症例では，後頭骨側の薄い後環椎後頭膜を切離して環椎後頭関節の関節包を露出させる．この関節包を破ると真っ白い関節面が確認される．術後の頸部の安定性を考慮して，後頭顆の削除範囲は後方1/3とする．ドリルで後頭顆を内側下面から骨削除すると，深部で舌下神経管の中の舌下神経管静脈叢の紫色が透見される．舌下神経管の上方の後頭骨を深部に向かって削除していくと，頸静脈結節に到達する．頸静脈結節は後頭顆の上方に位置する小さな骨隆起であり，これを削除することにより頸静脈孔部の下位脳神経の観察が可能となる．

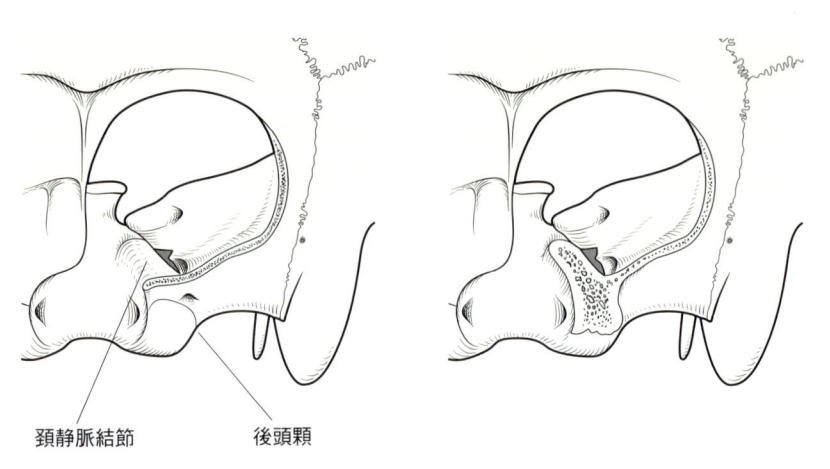

図4　頸静脈結節，後頭顆の削除（左：削除前，右：削除後）
※内部を観察しやすくするため，開頭はやや広めにとった模式図．

頸静脈結節　　後頭顆

●メモ4

後頭顆の骨削除の指標は後顆導出静脈である．椎骨動脈周囲静脈叢からＳ状静脈洞へと向かって前方内側へと走行することを念頭に置く．舌下神経管近傍まで骨削除を行うと，後顆導出静脈はすでにＳ状静脈洞に流入しているため存在しない．頸静脈結節を削除する際には，視野の妨げとなるのは頸静脈結節内側であるので，こちらをしっかりと削除する．頸静脈結節を削除する際には，ドリルで中抜きをして薄くなった皮質骨を除去すると安全である．

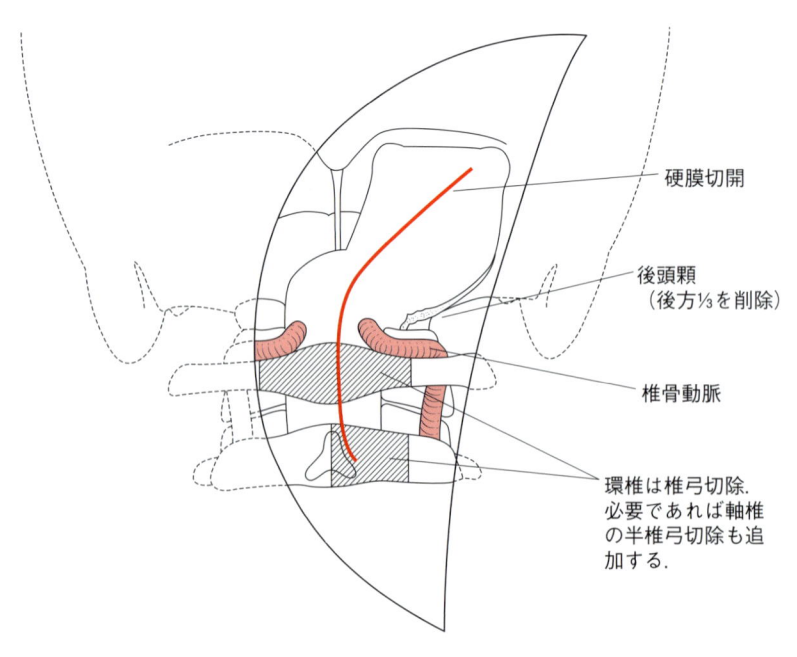

図5　硬膜切開

硬膜切開
後頭顆（後方1/3を削除）
椎骨動脈
環椎は椎弓切除．必要であれば軸椎の半椎弓切除も追加する．

硬膜切開（図5）

硬膜はＳ状静脈洞の後縁に沿って平行に，

大後頭孔や脊柱管に向かって下方へと広げるが，下方では椎骨動脈の硬膜貫通部を損傷しないように注意する．小脳を軽く上内側に圧排すると頭蓋内の腫瘍が確認される．

腫瘍摘出（図6）

バイポーラや吸引管，超音波メスを使用して腫瘍を piecemeal に摘出する．内減圧と周囲からの剥離を繰り返して摘出する．前方型や前外側型の腫瘍では，硬膜付着部の腫瘍を硬膜内層ごと鋭匙などで摘除する．

●メモ5

椎骨動脈が腫瘍に巻き込まれている症例では，まず硬膜外で椎骨動脈の走行を把握するが，硬膜内では歯状靱帯を指標とするとよい．椎骨動脈の硬膜貫通部は，歯状靱帯の最頭側の硬膜付着部近傍の腹側に位置している．また，歯状靱帯を切離すると，頚髄が可動化されて以降の摘出操作がやりやすくなる．

図6 腫瘍の剥離
内減圧を行ったのち，腫瘍の剥離を行っていく．
1：小脳
2：椎骨動脈（腫瘍に巻き込まれている）
3：第1頚神経根（腫瘍に圧排されて細くなっている）
4：第2頚神経根
5：延髄（腫瘍により圧排され変形している）

閉頭

腫瘍摘出後に硬膜を watertight に縫合して，皮下への髄液貯留を予防する．硬膜に欠損が生じた場合には，筋膜片を採取して密に縫合する．骨弁はチタンプレートを用いて固定し，骨欠損部には骨くずを充填する．筋層と皮下，皮膚を層々に縫合して手術を終了する．術後数日間は，創部を弾性包帯で圧迫して皮下への髄液貯留を減少させる．

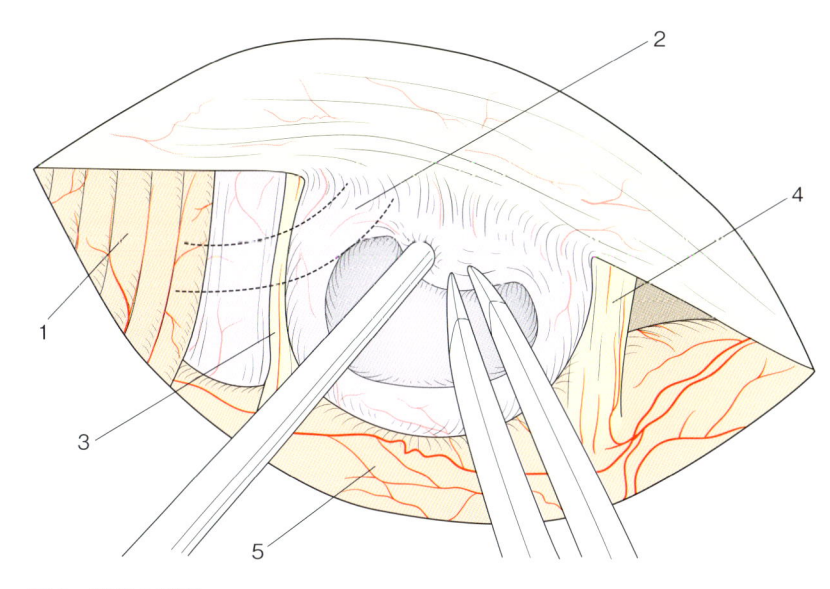

術後管理

多くの症例で，術後に一過性の下位脳神経症状が出現するので，術後は絶飲食とし誤嚥性肺炎を予防する．耳鼻科医に依頼して，喉頭ファイバーや嚥下造影による嚥下機能評価を行い，十分な機能回復を確認したのちに経口摂取を開始する．

●参考文献

1）Martins C, Rhoton AL Jr：Anatomical basis of skull base surgery：Skull osteology. 井上 亨（編）：頭蓋底・脳血管障害・脳腫瘍手術に必要な微小外科解剖．顕微鏡下手術のための脳神経外科解剖 XIX，サイメッド・パブリケーションズ，pp23-31, 2007
2）Goel A, Desai K, Muzumdar D, et al：Surgery on anterior foramen magnum meningiomas using a conventional posterior suboccipital approach：a report on an experience with 17 cases. Neurosurgery 49：102-107, 2001
3）Bertalanffy H, Seeger W：The dorsolateral, suboccipital, transcondylar approach to the lower clivus and anterior portion of the craniocervical junction. Neurosurgery 29：815-821, 1991
4）Heros RC：Lateral suboccipital approach for vertebral and vertebrobasilar artery lesion. J Neurosurg 64：559 562, 1986
5）Sen CN, Sekhar LN：An extreme lateral approach to magnum. Neurosurgery 27：197-204, 1990

謝辞：イラストの作成にあたり，九州大学大学院医学研究院脳神経外科　赤木洋二郎先生に多大なるご助力をいただきました．

（佐々木富男・中溝　玲）

C-VI 各種脳腫瘍の手術

3. 神経鞘腫

1 三叉神経鞘腫
trigeminal schwannoma

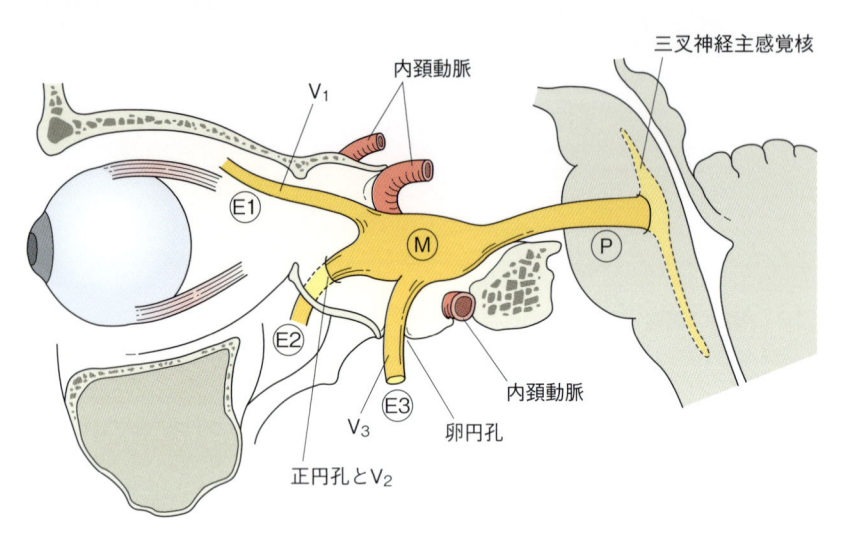

図1 伸展様式による三叉神経鞘腫の分類

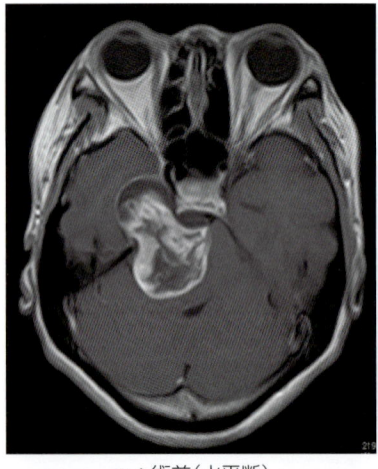

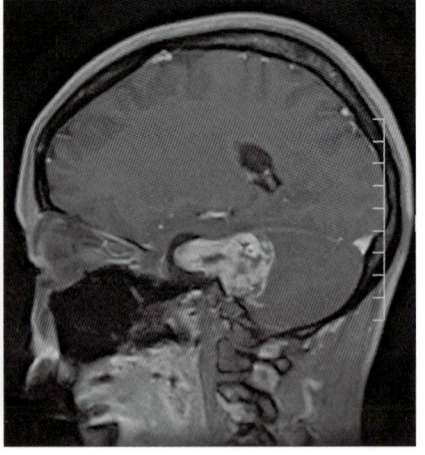

a：術前（水平断）　　**b**：術前（矢状断）

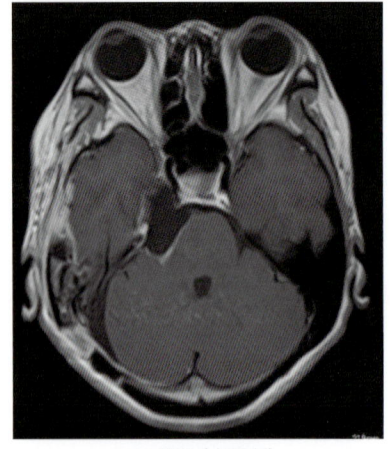

c：術後（水平断）

図2 症例（造影MRI）
a，b：中頭蓋窩から後頭蓋窩にかけて伸展する，嚢胞成分を伴ったダンベル型の腫瘍がみられる．**c**：ダンベル型の腫瘍は全摘出されている．

術前解剖知識（図1）

　三叉神経鞘腫は，頭蓋内神経鞘腫の0.8〜8％を占める比較的まれな腫瘍で，ほとんどが成人発症である．大多数はメッケル腔内の神経鞘より発生し，伸展様式により①中頭蓋窩に限局し，海綿静脈洞内への伸展を示す中頭蓋窩型（M型），②porus trigeminusを通って後頭蓋に伸展する後頭蓋窩型（P型），③両方向に同時に伸展するダンベル型（MP型）の3つのタイプに分類される[1]．したがって，腫瘍の局在や伸展によって様々なアプローチから最も適切なものを選択する必要がある．全摘するためにはいずれのタイプにおいても，メッケル腔の開放が必要となるが，上錐体静脈洞が，メッケル腔入口部の上壁内を通り海綿静脈洞に交通するため，メッケル腔の開放に際しては静脈洞からの出血に対する注意が必要である．

● メモ

　MRIなどの画像診断の発達に伴って，三叉神経鞘腫の中には，末梢枝の走行に沿って頭蓋外（眼窩：E1型，翼口蓋窩：E2型，側頭下窩：E3型）に伸展するものも少なくないことがわかってきた[2]．術前の画像診断を詳細に検討する必要がある．

手術適応

　原則的に症候性のものや経過観察中に増大するものが，手術適応となる．高齢者・基礎疾患を有するハイリスク患者やサイズの小さい無症候性のものに関しては経過観察や定位的放射線照射[3]を含め，慎重に手術適応を検討しなければならない．

症例（図2）

46歳，女性．右上顎の奥歯の痛みで発症．その後，頭部全体の痛みへと増悪し，嘔吐が出現したため，救急車で来院した．左側臥位，combined petrosal approach で全摘術を施行した．

手術アプローチ法

標準的なアプローチとしては，前頭側頭アプローチ，側頭下アプローチ，後頭下アプローチが挙げられる．また，腫瘍の伸展によっては，補助的に前錐体骨アプローチ，後錐体骨アプローチや orbitozygomatic approach などの併用が必要になる．

体位

本症例では，中頭蓋窩の腫瘍と後頭蓋窩の腫瘍に一期的にアプローチ可能なように，体位は仰臥位または側臥位をとる．上体を15°程度挙上することで，静脈からの出血を減じる．（仰臥位の場合）同側に肩枕を入れて，頸部に余裕を持たせたのち，頭部は90°真横に回旋させ，上矢状静脈洞が床と平行になるように頭部をフレームに固定する．

皮膚切開，開頭範囲

腫瘍の局在に応じた，必要かつ十分な開頭をデザインする．ダンベル型においては中頭蓋窩と後頭蓋窩が同時に到達可能とするために，図3のように皮膚切開を設ける．

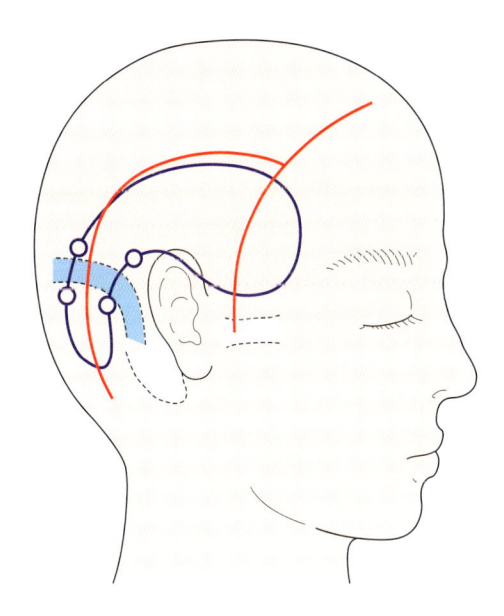

図3 皮膚切開と開頭

開頭

横静脈洞をまたぐように4個のバーホールを開け，側頭側には必要に応じて適当な数のバーホールを追加し，combined petrosal approach の開頭を行う．側頭骨は術野の妨げとならないように中頭蓋窩の底面のレベルまで十分に削り込んでおく．また，S状静脈洞前方の硬膜を露出するために，乳様突起を削除する（図3）．

硬膜外操作

硬膜外に中頭蓋底を深部へとアプローチし，棘孔で中硬膜動脈を処理する．次いで卵円孔を同定し，メッケル腔を覆う硬膜に側方より切り込みを入れ，腫瘍被膜を露出する．

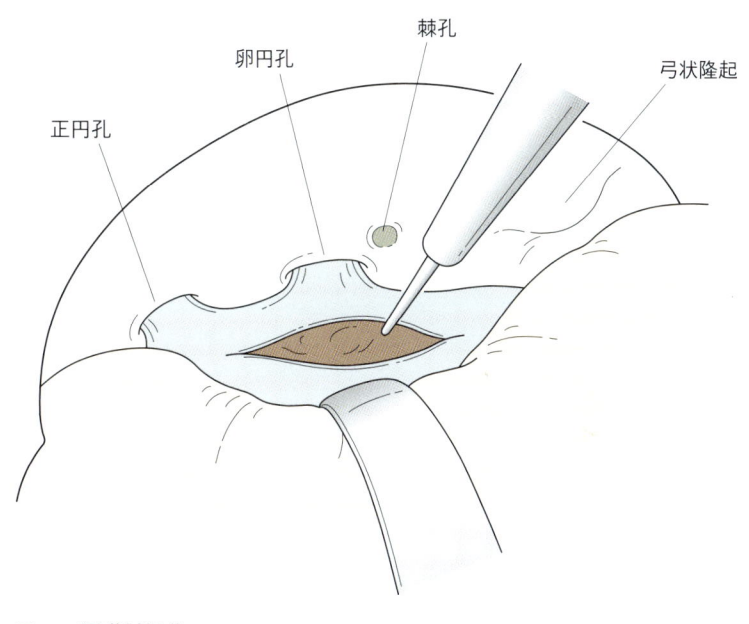

図4 硬膜外操作

超音波吸引装置を用いて，腫瘍被膜内に内減圧を行うが，壁に押しつけられている三叉神経を障害しないように注意する（図4）．

ただし，硬膜外操作では術野がやや狭くなる欠点があるため，中頭蓋窩部分が小さい場合は，最初から硬膜内よりアプローチするほうが容易であることもある．

硬膜切開

後頭蓋窩に伸展した硬膜内腫瘍にアプローチするために，硬膜切開はベースに沿って横静脈洞ぎりぎりまで横切開を作成する．さらに，S状静脈洞前方の硬膜から切り込み，上

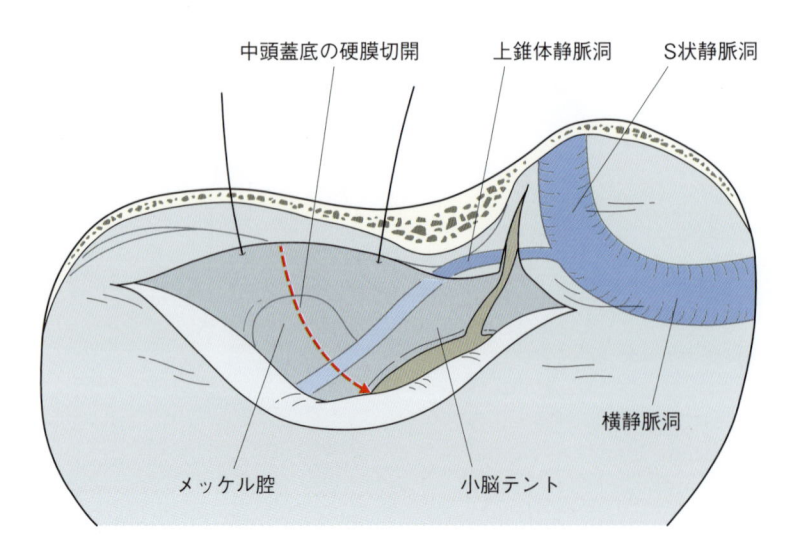

図5 硬膜切開

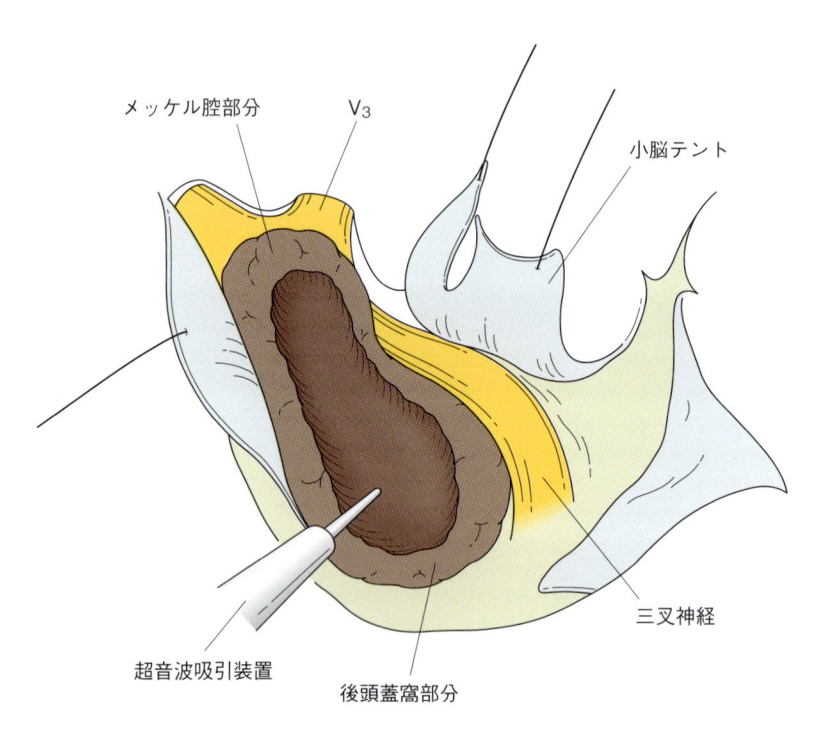

（ラベル：中頭蓋底の硬膜切開／上錐体静脈洞／S状静脈洞／横静脈洞／小脳テント／メッケル腔）

図6 硬膜内操作

（ラベル：メッケル腔部分／V₃／小脳テント／三叉神経／後頭蓋窩部分／超音波吸引装置）

錐体静脈洞を結紮し，テント切痕に向かって小脳テントを切開する．この際やや前方に向かって切開しなければ，テント切痕が遠くなるため，容易に到達しない．また，中頭蓋窩の硬膜をメッケル腔にかけて切開し，メッケル腔を開放する．この操作で後頭蓋窩部分の腫瘍を覆う小脳テントの可動性が確保されることになり，テントの断端を吊り上げることで腫瘍の後頭蓋窩部分が広く露出される（図5）．

腫瘍摘出

超音波吸引装置を用いて，腫瘍の後頭蓋窩部分の内減圧を十分に行い，周囲構造との剥離操作のためのスペースを確保する．各方向から腫瘍被膜を牽引しつつ，周囲の組織（神経，血管，脳幹）と可能な限り鋭的に剥離し，摘出する（図6）．さらに，メッケル腔に残存する腫瘍を摘出する．

閉創

S状静脈洞前方および中頭蓋窩の硬膜は可能な限り縫合する．髄液漏を予防するために，乳様突起削除部分に側頭筋の一部を有茎で回しカバーする．不十分であれば，脂肪組織を採取して死腔をパッキングし，フィブリン糊でカバーする．骨片は通常のようにプレートを用いて固定する．

術後管理

髄液漏を予防するために，数日間スパイナル・ドレナージを留置する．また，側頭葉の牽引による術後の脳浮腫や脳挫傷の可能性もあるため，術後画像検査を行い，十分に注意する（図2c）．

● 参考文献

1) Tew JM, van Loveren HR, Keller JT：Atlas of operative microneurosurgery. vol 2. Brain tumors, WB Saunders, Philadelphia, pp 58-65, pp88-96, 2001
2) Yoshida K, Kawase T：Trigeminal neurinomas extending into multiple fossae：Surgical methods and review of the literature. J Neurosurg 91：202-211, 1999
3) Kano H, Niranjan A, Kondziolka D, et al：Stereotactic radiosurgery for trigeminal schwannoma：tumor control and functional preservation. J Neurosurg 110：553-558, 2009

（竹島秀雄）

Column　先史時代の穿頭②　アンデスでの発見

20世紀前半にアンデス一帯で精力的な発掘調査を行ったペルーの考古学者テーヨは，数多くの出土品の中から，頭蓋穿孔部に金の板をはめ込んだパラカスの頭蓋を発見した（図1）．また，パラカスで発掘された400体余りのミイラは，その約4割が穿頭されていた．これらの頭蓋骨は紀元前500年頃のものであったが，穿頭は紀元前2000年ほど前から行われていたものと考えられている．彼も，穴の開いた頭蓋骨は単に魔術的儀式に使われたのではなく，医学的な治療目的があったと推測している．

穿頭術を行ったシャーマンは，呪術あるいは魔術的儀式のみでなく，穿頭による硬膜外血腫あるいは硬膜下血腫の除去を行っており，治療の喜びを知っていたと考えられる．

インカ文明の時代には，穿頭術において，頭蓋欠損部を貝殻，金，銀で整復していたことが知られているが，この意味は不明である．（③につづく，236頁）

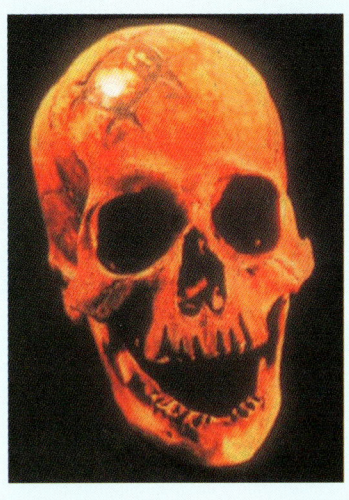

図1　金をはめこんだ穿頭頭蓋骨
（リマ国立人類博物館所蔵）

参考文献
1）古和田正悦：開頭術の歴史．にゅーろん社，1996
2）片山容一：古代アンデスの謎―二〇〇〇年前の脳外科手術．廣済堂出版，1992
3）河本圭司：アトラス頭蓋骨学―基礎と臨床．メディカ出版，pp305-309，2005

（河本圭司）

C-Ⅵ 各種脳腫瘍の手術

3. 神経鞘腫

② 前庭神経鞘腫
vestibular schwannoma

術前解剖知識

前庭神経鞘腫は内耳道内の前庭神経から発生し小脳橋角部に増大する（図1）．通常内耳道は拡大しており腫瘍が充満している．小脳橋角部の腫瘍径が15 mmほどになると脳幹に接してくる．さらに増大すると吻側では三叉神経に接し，前方では外転神経，尾側では下位脳神経を圧排する．わが国で最も広く採用されている後頭下開頭による摘出術を記載する．

> ● メモ1　内耳道の画像評価（図2）
>
> 内耳道内の腫瘍を全摘出するには内耳道後壁を削除する必要がある．適切な削除範囲の決定には，骨条件の高解像度CTと内耳道の腫瘍充満度を評価できるMRI像が必要である．

手術適応

聴神経鞘腫の治療選択には，経過観察，摘出術，定位照射療法がある．患者年齢，腫瘍の大きさ，残存聴力などの諸要素に，術者の技量や患者の希望も交え総合的に判断する．一般に高齢者の小型腫瘍であればMRIによる経過観察，若年者や3 cm以上の大型であれば摘出術を適用する．摘出術は全摘出を追求すれば神経損傷の確率が高まり，逆に神経機能温存を優先すれば全摘出を断念せざるを得ない例もある．摘出率と神経機能温存は相反する関係にあるといえる．

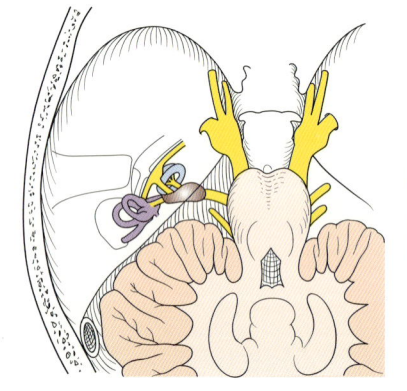

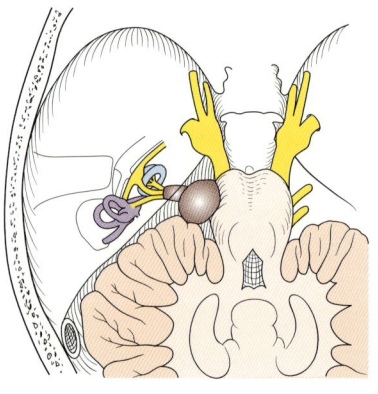

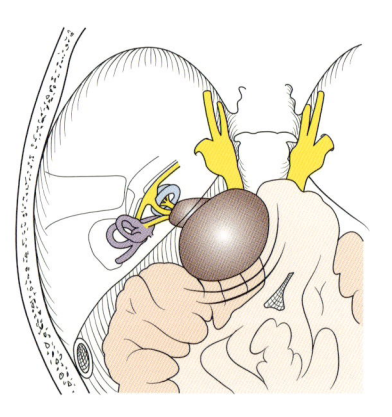

図1　前庭神経鞘腫の経時的増大を示す模式図
前庭神経鞘腫は通常内耳道の前庭神経から発生し小脳橋角部を拡大し小脳や脳幹を圧迫する．

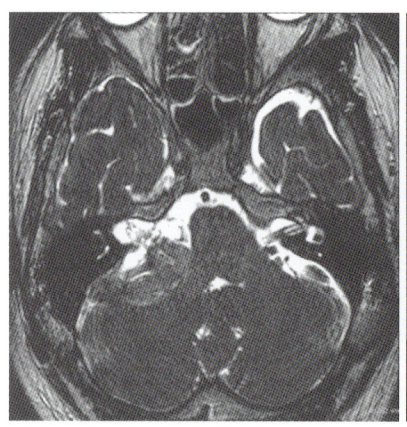

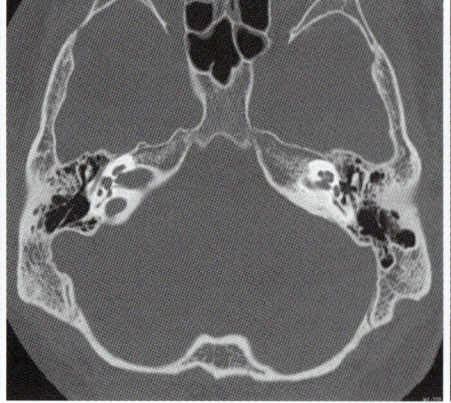

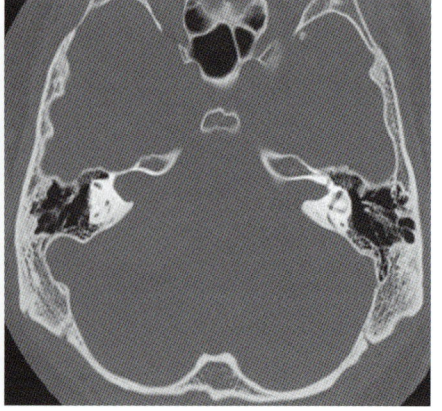

a　　　　　　　　　　　　b　　　　　　　　　　　　c

図2　MR脳槽撮影（a）と骨条件の高解像度CT像（b，c）
右内耳道が拡大した多嚢胞性腫瘍で高位頸静脈球を伴っている．

● メモ2　機能温存

腫瘍の完全摘出を目指す場合，一般的に腫瘍径が2 cmを超えると聴力温存は困難となる．さらに腫瘍径が4 cmを超えると顔面神経の機能温存が困難になる．そこで顔面神経の機能温存を優先する立場から，大型腫瘍では摘出範囲を被膜内にとどめ残存部分に定位照射を加える方法も考慮される．

症例（図3）

41歳，女性．右側の耳鳴で発症．平均純音聴力は21 dB/8 dB，語韻聴力は90%/100%と，有効聴力が保たれていた．カロリックテストでは右側の半規管麻痺を認めた．側臥位で右後頭下開頭による摘出術を行った．内耳道を開放し内耳道内の腫瘍を含めて全摘出をした．顔面神経と蝸牛神経は解剖的にも機能的にも温存された．

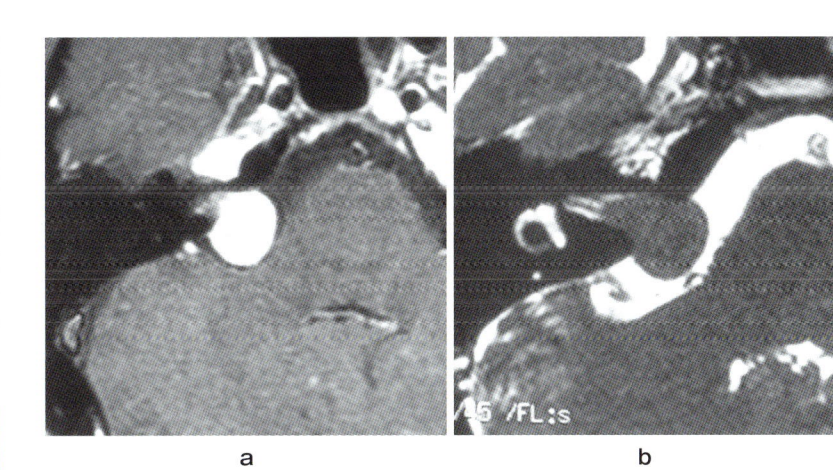

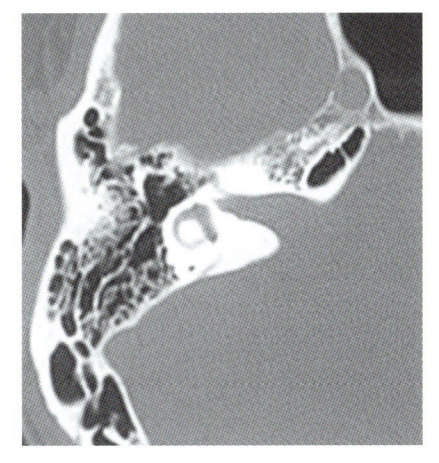

図3　症例（MRIとCT像）
a：Gd造影T1強調像．
b：T2強調像．内耳道外側部にくも膜下腔が閉じ込められており神経が描出されている．
c：骨CT像．前庭，三半規管，前庭水管，顔面神経管などを同定できる．

手術アプローチ法 [1〜3]

体位

後頭下アプローチは側臥位ないし腹側臥位で行う．頭部を高くし術中のベッド角度変換に耐えられるようにしっかりと身体をベッドに固定する．頸部は屈曲させ15°ほど健側に回旋させる [1]（50頁図5参照）．

● メモ3

内耳道部の手術操作を行う場合と，腫瘍と小脳間の剝離を行う場合では，手術アプローチの進入角度が異なる．状況に応じて顕微鏡視軸変換，ベッドの左右の傾き変換，頭部フレーム回旋で対応する．

皮膚切開，開頭範囲

乳様突起後方4〜5 cmに10 cmほどのS状切開を加える．5〜6 cm四方の開頭を行う（図4）．皮膚切開線は予定した骨窓の直上ではなく，2〜3 cm後方にずらすことで，皮弁による術野の狭小化を避ける．

開頭

横静脈洞とS状静脈洞の辺縁を露出する．時にS状静脈洞の導出静脈が発達しているので注意する．4 cm超の大型腫瘍では大後頭孔まで開放しておくのが無難である．術前

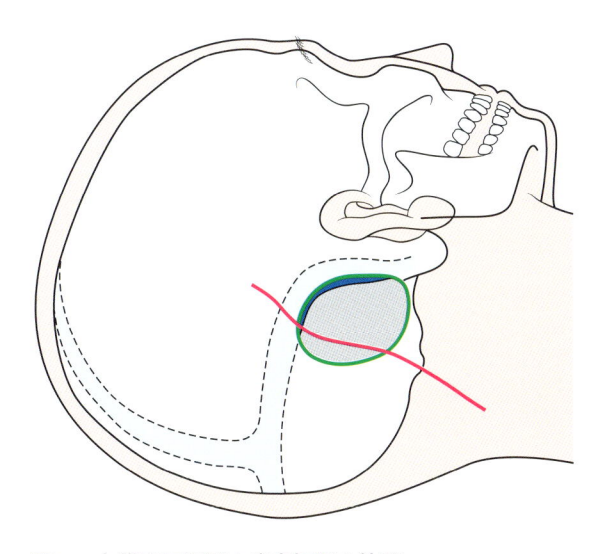

図4　右後頭下開頭と皮膚切開の位置

から脳室拡大があれば開頭に先立ち術野で側脳室の後角からドレナージを設置する．

硬膜切開

横静脈洞とS状静脈洞のコーナーぎりぎりまで切開する．大型の腫瘍で小脳の腫脹が強い例では，頭蓋頚椎移行部の硬膜に小切開を加えて外側延髄槽から直接髄液を排除する．

腫瘍摘出

後頭下アプローチで腫瘍を露出すると内耳孔部でくも膜は2層のひだを形成している（図5)[3]．このひだを内耳孔周辺から小脳側に破らず剥離すれば，小脳表面の血管損傷を回避できる（図6)[3]．小脳橋角部腫瘍の表面に顔面神経と蝸牛神経は引き伸ばされて癒着している．通常前者は腫瘍前方すなわち術野底部，後者は脊髄側に位置することが多い．小脳橋角槽部分の腫瘍内減圧をするときはまず腫瘍表面を電気刺激して顔面神経が存在しないことを確認してから切開する．小脳橋角部の内減圧を先行する方法と，先に内耳道を開放する方法がある．

内耳道後壁削除に際しては硬膜下にある内リンパ嚢を傷つけないように注意する（図7）．内耳道後壁の骨削除は，ドリルないし超音波骨メスで行う．聴力温存のため迷路開放を避けるには骨CTで計測される総脚や前庭水管までの距離よりも2～3 mmの安全域をもって骨削除範囲としたほうがよい．すなわち削除距離は8 mm前後にとどめるのが無難である．手術顕微鏡では死角になる内耳道最外側の腫瘍はミラーや内視鏡を用いて摘出する．

手術成績向上のための顕微鏡下手術手技のポイントは，①神経や血管など正常構造を傷つけない，②術野をクリーンに保つ，③内耳道を十分開放する，④神経の位置関係を早く

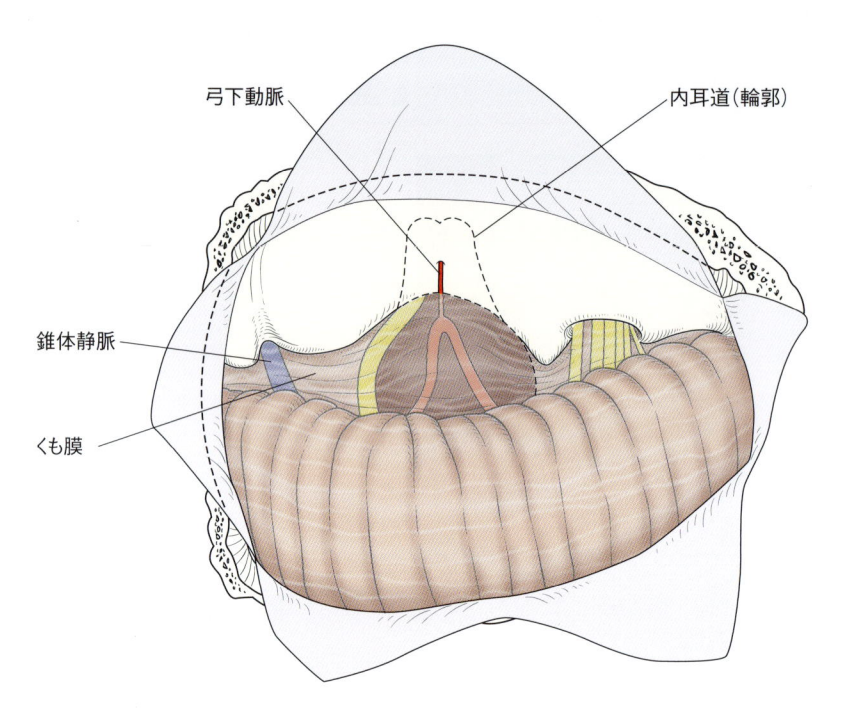

図5　右小脳橋角部を露出
軽く小脳を圧排すると，くも膜で覆われた右小脳橋角部が露出する．内耳孔部の硬膜にくも膜のひだが癒着している．

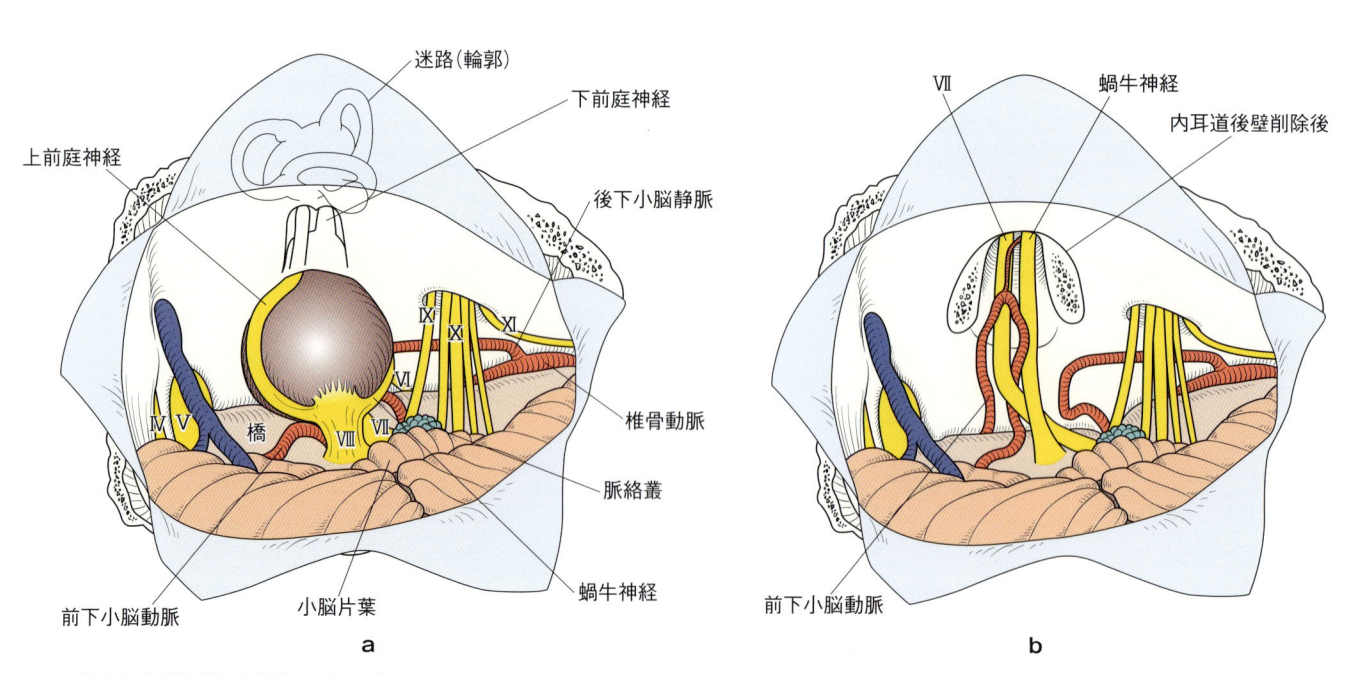

図6　前庭神経鞘腫摘出前後の小脳橋角部
小脳橋角部のくも膜を剥離し前庭神経鞘腫を露出した（**a**）．前庭神経は腫瘍とともに摘出し，顔面神経と蝸牛神経を温存した（**b**）．

把握する．⑤ ABRや顔面神経刺激などの電気生理的モニターに習熟するなどが挙げられる．

● メモ4

内耳道後壁の骨削除で，高位頚静脈球に遭遇することがある（図8）[4]．高位頚静脈球の存在は術前の骨CTで容易に予測できる（図2）．一方MRIのみではしばしば見逃される．9%の頻度で存在し，特に術野で内耳道を大幅に遮る高位例は3%ある．損傷すると静脈出血を招くが，体位によっては空気塞栓をきたすので注意する．

閉創

筋膜片を用い，硬膜に緊張を与えずゆとりを持って硬膜を閉じ，フィブリン糊を噴霧する．開放した乳突蜂巣も骨ろうや筋膜を用いて丁寧に閉鎖する．

術後管理

術前カロリックテストで半規管麻痺を欠く例では，術直後から強いめまい感と嘔気が数日続く．万一顔面麻痺を生じて閉眼不能となった場合は，角膜が乾燥しないよう留意する．特に三叉神経の知覚鈍麻を伴う例では角膜潰瘍になるリスクがあり，一時的な瞼板縫合が必要な例もある．術後2～3週して遅発性に顔面麻痺を生じることがあるが，多くは予後良好である．顔面麻痺に対するリハビリは早期に始めるのが好ましい．回復不能の顔面麻痺を生じた場合は，舌下神経顔面神経吻合術や形成外科的治療を考慮する．

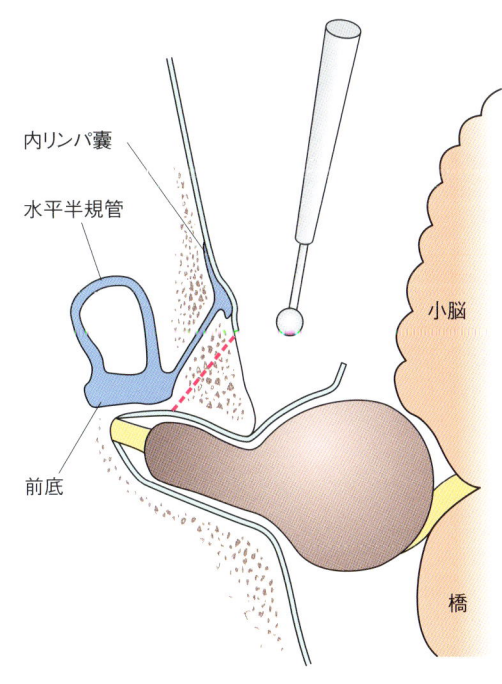

図7　内耳道後壁の削除範囲を説明する模式図
聴力温存すべき例では，硬膜下にある内リンパ嚢や骨迷路を傷つけないように内耳道後壁を削除する．赤破線は骨削除範囲を示す．

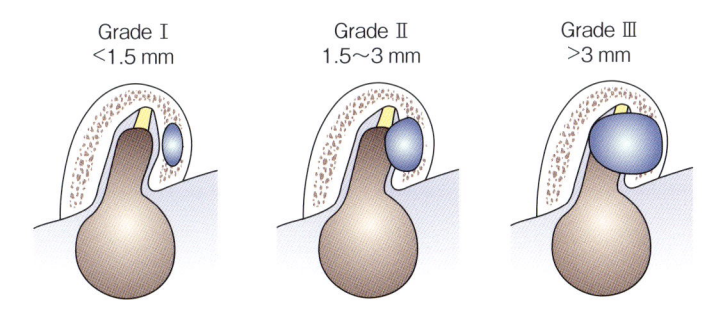

図8　右後頭下開頭で内耳道後壁を削除した模式図
高位頚静脈球の程度（gradeⅠ～Ⅲ）を示す．
（Shao KN, et al：Surgical management of high jugular bulb in acoustic neurinoma via retrosigmoid approach. Neurosurgery 32：32-36, 1993 より改変）

● 参考文献

1) Sugita K, Kobayashi S：Technical and instrumental improvements in the surgical treatment of acoustic neurinomas. J Neurosurg 57：747-752, 1982.
2) 田中雄一郎，石坂繁寿，原　洋助，他：聴神経鞘腫に対する後頭下アプローチ―解剖と画像所見に基づいた手術手技．Jp J Neurosurg 16：90-95, 2007
3) 田中雄一郎，本郷一博，小林茂昭：後頭蓋窩法．山浦　晶（編）：脳神経外科手術アトラス上巻．医学書院，pp335-341, 2004
4) Shao KN, Tatagiba M, Samii M：Surgical management of high jugular bulb in acoustic neurinoma via retrosigmoid approach. Neurosurgery 32：32-36, 1993

（田中雄一郎）

3. 神経鞘腫

③ 頚静脈孔神経鞘腫
jugular foramen neurinoma

術前解剖知識

頚静脈孔神経鞘腫には，主に頭蓋内限局タイプ，頭蓋内外にわたるタイプ（ダンベル型），頭蓋外限局型があり，それぞれに対して手術方法が異なる．頭蓋内限局型に対しては通常は外側後頭下到達法が用いられるが，頚静脈孔内あるいは頭蓋外の腫瘍の切除に際しては頭蓋底手術手技が必要となる．外側後頭下開頭に部分的 mastoidectomy を追加して頚静脈孔を後方から開放する方法[1]や，S状静脈洞の尾側から進入する方法[2]，trans-sigmoid にアプローチするもの[3]，high cervical exposure を追加して頭蓋外部分の腫瘍も切除する方法[4,5]がある．頚静脈孔は拡大していることが多く，頚静脈球部でS状静脈洞が閉塞している場合も多い．本疾患を扱ううえで熟知しておく必要があるのは，小脳橋角部・頚静脈孔部・頭蓋頚椎移行部の解剖である（図1）．

> ● メモ1　術前検査
>
> 神経学的所見での着目点は，舌咽・迷走神経症状（催吐反射の消失，カーテン徴候，鼻声，嗄声，嚥下障害），副神経症状（胸鎖乳突筋・僧帽筋の筋力低下や筋萎縮），舌下神経麻痺などの下位脳神経症状，脳幹・小脳症状や聴力低下（まれに顔面神経麻痺）などである．症状が軽い場合でも，術前に耳鼻科的に喉頭ファイバーによる声帯麻痺のチェックや嚥下造影・言語聴覚士による嚥下の評価を行っておく．放射線学的所見では造影 MRI の T1 thin slice 3方向にて頭蓋外部分の伸展具合をチェックし，側頭骨 CT により側頭骨内や頭蓋頚椎移行部も含めた骨の壊れかたを把握する．
>
> 脳血管撮影では腫瘍濃染だけでなく，S状静脈洞の左右差・頚静脈孔部での閉塞の有無と顆導出静脈の発達具合に注目する．患側のS状静脈洞が開存しているケースではS状静脈洞の閉塞試験や，内頚動脈損傷に備えて副側血行のチェックを行い，耐性を確認している．

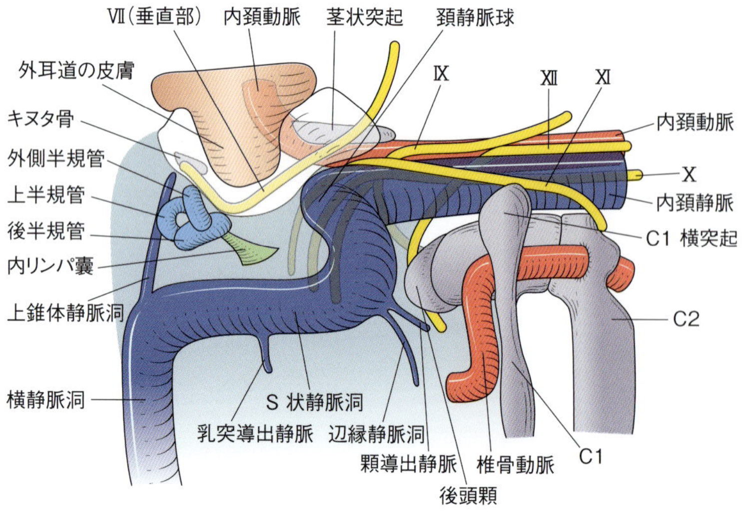

手術適応

治療の方針としては経過観察・放射線治療・手術の3つの選択肢がある．一般的には，全く無症状であったり，高齢者や腫瘍が小さい場合には積極的に治療が行われることは少なく，経過観察が行われることが多い．症状を呈している大きな腫瘍で，高齢でない場合に手術適応があると考えられる．嚥下障害や嗄声などの下位脳神経症状がないダンベル型の症例に手術を行う場合，機能温存を優先して頭蓋内の部分だけを切除して頚静脈孔内と頭蓋外部分を残存させて放射線治療を追加するという戦略もある．本項ではダンベル型の腫瘍に対して，頭蓋底アプローチを用いてS状静脈洞を切断して trans-sigmoid approach にて徹底切除を行った症例を呈示する．S状静脈洞を保存したまま頚静脈孔内の腫瘍を切除する方法については他著を参照されたいが[1,2]，この方法は頚静脈孔が大きく拡大していないと頚静脈孔内の神経を確認することが難しいことが難点である．

図1　頚静脈孔周辺の解剖
（右側：小さな外側後頭下開頭＋mastoidectomy と high cervical exposure を行ってある）

症例（図2）

30歳代，男性，嗄声と水分を飲んだときのムセで発症し，聴力低下も加わって発見された右頚静脈孔神経鞘腫の患者．S状静脈洞は右で閉塞しており，PTA 45 dBで腫瘍は頭蓋内3 cm・頭蓋外6 cmのダンベルタイプ．右声帯の動きは低下しているが，対側の代償がすでに十分に効いていたため，患者の年齢も若いことから根治的手術を行うこととした．

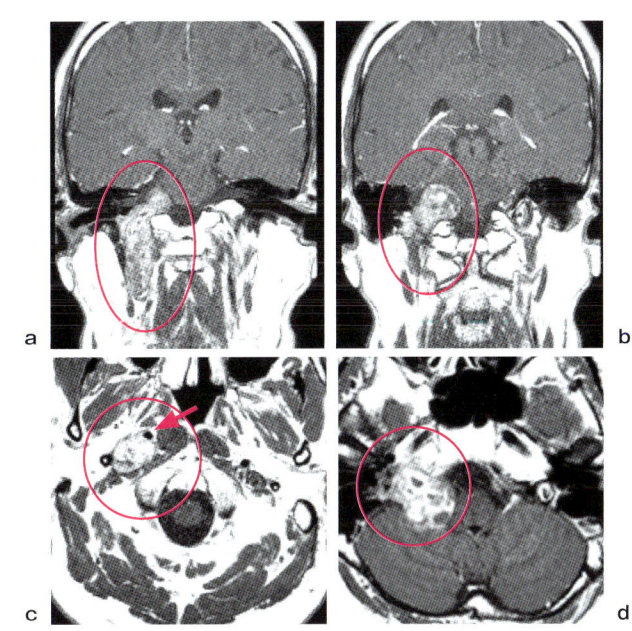

図2 症例（術前造影MRI）
a，b：冠状断．腫瘍は硬膜内外に伸展し，ダンベル型を呈している（赤丸）．
c，d：水平断．腫瘍（赤丸）は内頚動脈（矢印）と接触している．

手術アプローチ法

はじめに手術のポイント（徹底切除の場合）を挙げると，以下のようになる．

① 腰椎ドレナージ後，supine-lateral positionにて小さな外側後頭下開頭＋mastoidectomy＋high cervical exposureを行う．
② S状静脈洞-頚静脈球-内頚静脈までの完全露出→S状静脈洞と内頚静脈を遮断．
③ trans-sigmoid approachにて硬膜内に進入し，持続モニタリング下に硬膜内の腫瘍を切除．
④ 頚静脈孔内・頭蓋外部分の腫瘍を摘出．
⑤ 髄液漏対策と修復．

以下に手術をステップごとに解説する．
まずは，全身麻酔導入後に腰椎ドレナージをおく（術後の髄液漏予防のため．外側後頭下到達法のみの場合には不要）．

体位

頭蓋外腫瘍まで切除を行う場合の体位は上頚部の操作の際に患側の肩が邪魔にならないように背臥位を用い，肩枕を挿入して健側に頭部を回旋していわゆるsupine-lateral positionとする．頚部は上頚部剝離に備えて下顎-頚部の間隔を空けるために軽く後屈し，vertexを水平，頭の正中線が床に平行となるように3点ピンで固定する（図3a）．必要時に腹部の脂肪が採取できるように消毒・ドレーピングしておく．頭蓋内部分のみ，あるいは頚静脈孔部分までの切除にとどめる場合には，上頚部の剝離が不要となるので側臥位を用いる．

皮膚切開

後耳介部に弧状に約9 cmの皮膚切開をおき，さらに連続して上頚部に胸鎖乳突筋の前縁に沿って約4 cmの皮切を追加する（図3b）．筋膜弁を有茎で作成し，頭板状筋を乳様突起から剝離して内側へ牽引する．後頭骨と乳様突起を露出したところで，後頭骨部分にバーホールを作成しておくとよい．次いで上頚部の剝離を行い，電気刺激を併用しながら副神経を同定し，内頚静脈も確保する．

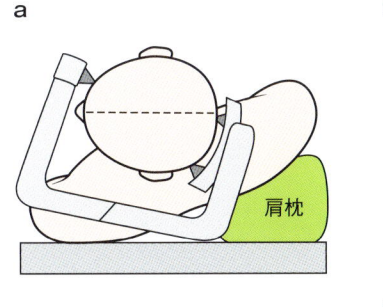

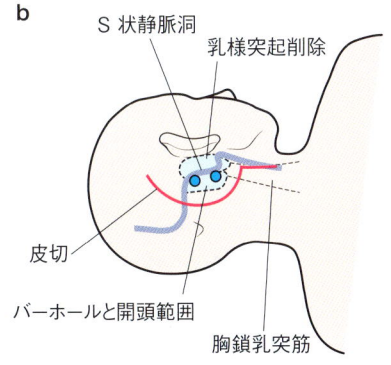

図3 体位（a）と皮膚切開（b）

開頭

mastoidectomyを手順に沿って行うが，術前にどんなに聴力障害が高度なケースであっても術後に聴力の回復の可能性があるため，聴力を喪失するtranslabyrinthine approachではなく，三半規管を保存するretrolabyrinthine approachを用いる．S状静脈洞から頚静脈球を経て内頚静脈までを連続性をもって完全に露出する．S状静脈洞の背側を十分に露出して，外側限局の小さな後頭下開頭のようにして，S状静脈洞の結紮や

trans-sigmoid approach時の内側からの術野の確保に役立てる．顔面神経管内の顔面神経垂直部を露出する必要はないが，電気刺激にてその走行を確認しておき，その近くまでのドリリングを行う．そうしない限り，頸静脈孔から内頸静脈への移行部は直接観察しがたいからである．

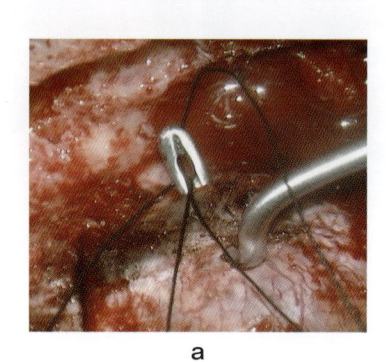

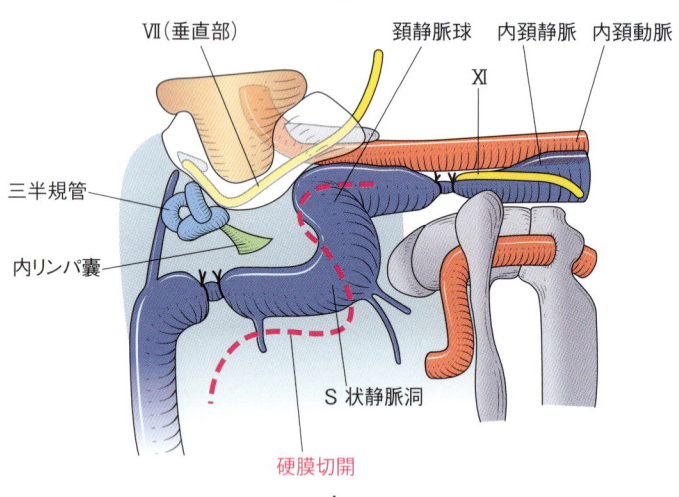

図4　S状静脈洞の結紮(a)と硬膜切開(b)
a：デシャン型大動脈瘤針を用いてS状静脈洞を結紮遮断．
b：S状静脈洞をまたぐ硬膜切開(trans-sigmoid approach)．

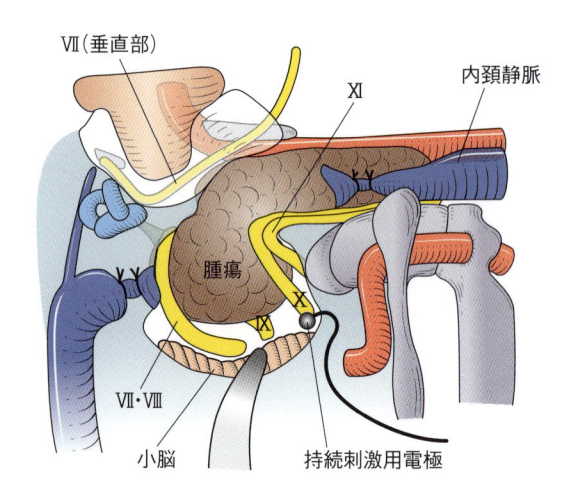

図5　腫瘍摘出前の術中所見
舌咽神経(Ⅸ)由来の神経鞘腫で，迷走神経(Ⅹ)・副神経(Ⅺ)は腫瘍の尾側を走行している．Ⅹの中枢側に持続刺激用電極を留置して持続モニタリングを行う．
（右側：小さな外側後頭下開頭＋mastoidectomyとhigh cervical exposureを行ってある）

硬膜切開

S状静脈洞をデシャン型大動脈瘤針(図4a)などを用いて二重結紮して遮断し，次いで上頸部で確保しておいた内頸静脈を結紮切断したうえで，S状静脈洞の外側壁を切開する．下錐体静脈洞や顆導出静脈あるいは辺縁静脈洞の開口部からの出血がみられるが，フィブリノゲン液を浸したサージセル®コットン球をパッキングして止血する．

硬膜切開は図4bのようにS状静脈洞の前後をまたいで行い(trans-sigmoid approach)，頸静脈孔内から内頸静脈の切開に延長する．内頸静脈が直視しづらい場合には，躊躇なく第一頸椎の横突起を部分削除している．この操作により，内頸静脈を切断後に頭側に翻転して副神経と剥離してS状静脈洞-内頸静脈移行部近くまで解剖を確認することが可能であり，必要に応じてこの手技を用いる．

腫瘍摘出

はじめに硬膜内の腫瘍を確認して，電気刺激を行って下位脳神経群と腫瘍の位置関係を把握する．腫瘍が大きい場合には，内減圧を行ったうえで下位脳神経群を探す．腫瘍が頻度的に最も多い舌咽神経由来であった場合には，往々にして迷走神経・副神経は尾側に一緒に押されて走行していることが多く(図5)，この場合には嚥下障害・嗄声をあまり悪化させることなく腫瘍をほぼ全摘できるチャンスがあると判断している．迷走神経の起始部に釣り鐘型の刺激電極を留置して1Hzの頻度で持続刺激しながら腫瘍を剥離・切除すると，筋電図反応の変化の有無を確認しながら摘出することが可能である．

頸静脈孔内から頭蓋外部分の切除に際しては，腫瘍はS状静脈洞から内頸静脈の裏(直下)に位置しているために，これらを切開して腫瘍を露出する．神経機能温存をはかるために，腫瘍の剥離に際しては，基本的には神経の走行に平行に剥離子を操作して腫瘍を持ち上げるようにして摘出するように心がけている．徹底切除を行う際には，すでに術前から患側の下位脳神経機能が廃絶している場合には下位脳神経も切断するが，機能温存をはかる際には発生起源神経以外を保存するように努める(図6)．

閉創

頭蓋底アプローチを用いた場合には髄液漏対策に最も注意が必要であり，修復もひとつの大きな手術の山場である．後頭蓋窩硬膜を連続縫合したのち，有茎の筋膜弁を敷き込み，頭蓋内外が交通している部分を十分に封鎖して固定し，フィブリン糊とゼルフォーム®を適宜用いて髄液漏を予防する．死腔が大きい場合には有茎の筋肉弁や腹部より採取した脂肪を用いて充填する．硬膜外ドレーンを1本留置し，陰圧はかけずにベッド上に固定する．頸部の創については，人目につく部分であるために配慮が必要であり，4-0の吸収糸で皮下縫合を行ったうえで，5-0ナイロンにて連続縫合を行っている．

> ● メモ2　術中モニタリング
>
> 　術中神経モニタリングは，ABR・顔面神経モニタリングに加えて下位脳神経群モニタリング（咽頭・胸鎖乳突筋）・舌下神経モニタリングを行っている．記録電極を軟口蓋・胸鎖乳突筋・舌に留置する．

術後管理

下位脳神経障害による唾液の誤嚥などに基づく肺炎の予防として，手術直後に抜管はせず集中治療室に入室し，手術翌日に，抜管直後に喉頭ファイバーにて声帯の動きを確認して再挿管の必要の有無を確認している．術直後にパッキングが強くみられる場合には抜管を試みるが，抜管後は経過観察を十分に行い，必要に応じてすぐに再挿管できるように備えておく．髄液漏防止のために腰椎ドレナージを4～7日間継続する（1日のドレナージ量は150～250 ml，後頭下開頭のみの場合には不要）．食事・飲水については，耳鼻科医・言語聴覚士の意見を参考に，場合によっては嚥下造影も行ったうえで，とろみをつけた状態から慎重に開始する．唾液の誤嚥の可能性に常に配慮し，熱発や痰に注意を払い，胸部X線検査も繰り返しておく．頸部の創については術後10～14日に抜糸したのちも，2～3か月はステリストリップ™などで固定しておくとほとんど目立たなくなる．

この症例では，術後MRIで腫瘍の全摘が確認され，一過性に嚥下障害と嗄声の軽度の悪化をみたものの，ほぼ術前のレベルまで回復し，聴力障害は改善した．

頸静脈孔神経鞘腫の手術において，どの手術アプローチを用いてどこまで腫瘍を切除するかについては，各症例の年齢，術前の症状，腫瘍の大きさと分布，医師や患者の考え方などによって目標設定が異なり，一概には論ぜられないのが現状である．本項に提示したような腫瘍の徹底切除を行うためには，多種にわたる頭蓋底手術のテクニックが必要であり，実際に用いる場合には十分な習熟が要求されることをつけ加えたい．

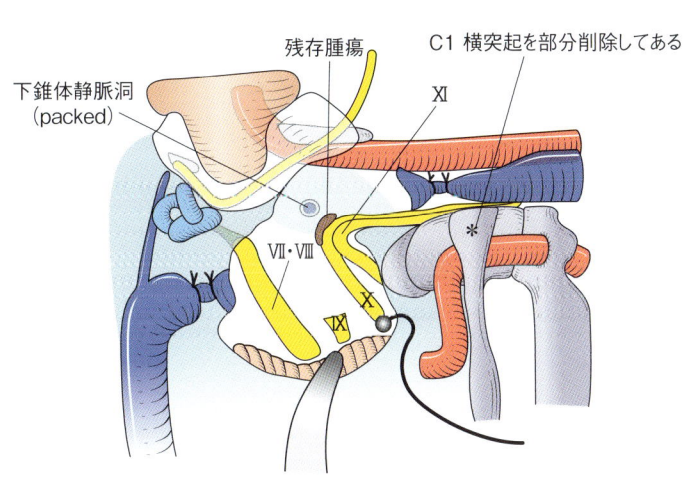

図6　腫瘍摘出後の術中所見
舌咽神経（IX）は切断し，迷走神経（X）・副神経（XI）は温存した．Xにわずかに腫瘍を残存させて，ほぼ全摘を行った．

● 参考文献

1) 佐々木富男：頸静脈孔近傍部腫瘍の手術．脳神経外科　22：1111-1118, 1994
2) 河野道宏：Transcondylar approach. 佐伯直勝（編）：脳神経外科エキスパート「頭蓋底」．中外医学社，pp 148-156, 2009
3) 大畑建治，馬場元毅，内田耕一：Transjugular approachのための外科解剖．手術のための脳局所解剖学，中外医学社，pp166-171, 2008
4) Fukushima T, Sameshima T：Postauricular transmastoid "posterior" ITFA (transjugular approach). In Manual of skull base dissection, 2nd ed, AF NeuroVideo, Inc, 2004
5) Jackler RK：Jugular foramen. In Atlas of neurotology and skull base surgery. Mosby-Year Book, Inc, pp131-156, 1996

〔河野道宏〕

C-Ⅵ 各種脳腫瘍の手術

4. トルコ鞍近傍腫瘍

1a 下垂体腺腫（顕微鏡下経鼻的—経蝶形骨洞的手術）
pituitary adenoma (transnasal-transsphenoidal tumor extirpation using microscope)

術前解剖知識

正常下垂体は，図1のごとく前葉と後葉に大別され，下方は硬膜，上方はくも膜（鞍隔膜）に覆われている[1]．下垂体腺腫は前葉に発生する．通常，下垂体腺腫は正常下垂体を上方に圧排する．図2のごとく，下垂体の上方には視神経，両側には海綿静脈洞があり，その中に内頸動脈，眼球運動神経および三叉神経が存在する．腫瘍が上方伸展すると視神経が圧迫され耳側半盲が，側方伸展すると眼球運動神経が障害され複視が出現する．

手術適応

下垂体腺腫はホルモン産生腺腫とホルモン分泌がない非機能性腺腫に大別される．ホルモン産生腺腫は大きさにかかわらず原則的にはすべて経蝶形骨洞的手術の適応である．ただし，PRL産生腺腫は薬物（内服）によっても治療できうるので手術適応は各医師の判断によるところが大きい．耳側半盲や下垂体機能低下症を伴う非機能腺腫は手術適応である．

● メモ1

脳ドック学会によれば，無症状の非機能性腺腫であっても視神経を圧迫しているような場合は手術適応であるとしている．腫瘍内出血を起こせば失明の可能性があるからである．

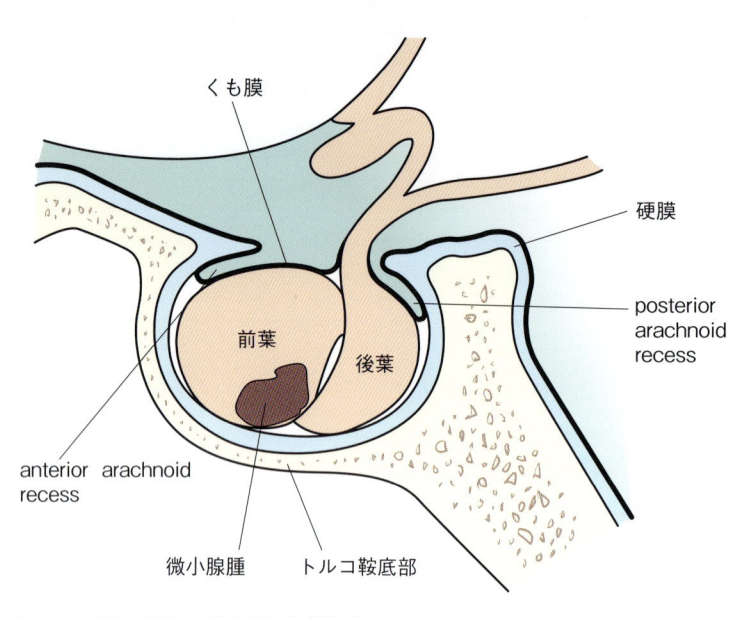

図1 正常下垂体の微小解剖（側面）

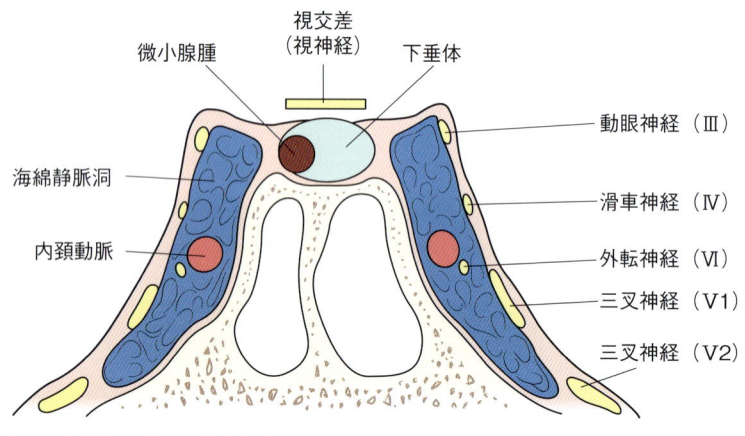

図2 正常下垂体の微小解剖（正面）
（宜保浩彦，他：臨床のための脳局所解剖学．中外医学社，p91，2000より改変）

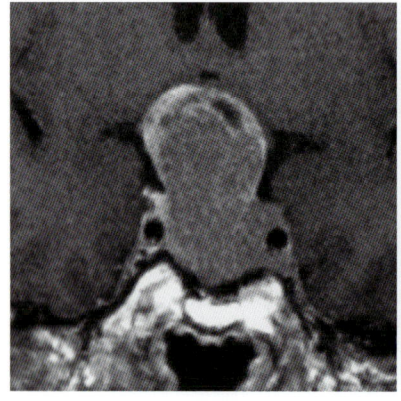

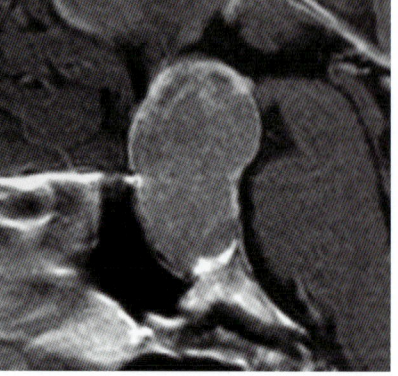

症例（図3）

30歳，女性．GH-PRL産生下垂体腺腫．主訴は無月経・乳汁分泌・両耳側半盲．血中GH 220 ng/ml，IGF-I 1,100 ng/ml，PRL 110 ng/ml．MRIにて鞍内から鞍上部におよぶ大きな腫瘍が認められた（図3）．腫瘍は左海綿静脈洞部に一部浸潤している．正常下垂体が腫瘍の最上方部に高信号域として認められた．

a：冠状断　　b：矢状断

図3 症例（術前造影MRI，GH-PRL産生下垂体腺腫）

手術アプローチ法

ここでは顕微鏡を用いた経鼻的-経蝶形骨洞経由の下垂体腺腫摘出術について概説する[2,3]．

麻酔，配置，体位（図4）[2]

全身麻酔下に挿管チューブは患者の左口角に固定する．麻酔医は術者の後方に，助手は術者の左側に位置する．機械出しの看護師は患者をはさんで術者と向かい合う．体位はほぼ水平位である．頭部は軽度左側に側屈したのち，頸部をやや前屈する．この角度であれば術者は座って手術ができる．

- メモ2

  頭部の位置はchin upしすぎると立位での手術になり術野に出血が垂れ込むし，逆にchin downしすぎると術野を見上げる形になり手術がやりづらくなる．

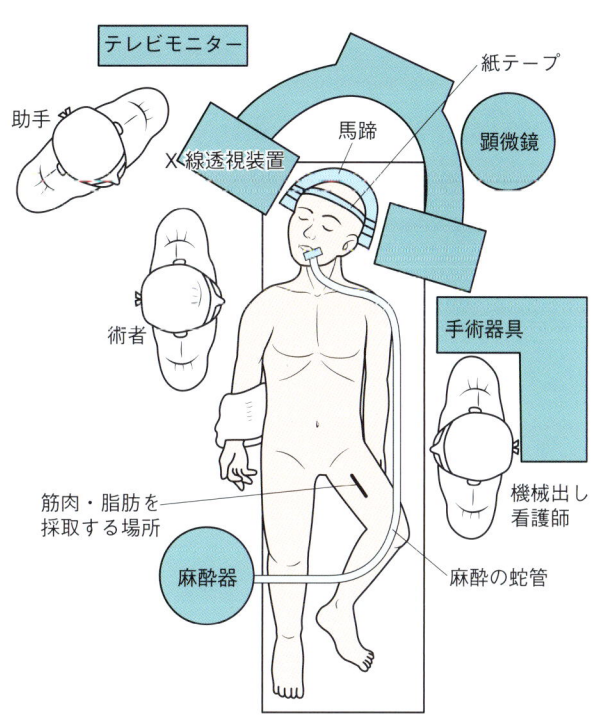

図4 麻酔，配置，体位
（阿部琢巳：経蝶形骨洞手術（TSS）．ブレインナーシング2008夏季増刊：174-186，2008 より改変）

切開（図5）[3]

左前鼻孔を用いて粘膜皮膚移行部のやや皮膚側で，鼻中隔軟骨の前縁に沿って粘膜刀を用いて縦切開を加える．切開線は下方では前鼻孔下縁の右端までに至る逆J字型とする．

- メモ3

  鼻柱や鼻翼の下端部に減張切開を加える必要はない．

鼻中隔と軟骨膜の剝離（図6）[3]

鼻中隔軟骨膜を切開後，軟骨膜と軟骨実質を両刃鋭匙と粘膜剝離子で剝離する．軟性と骨性中隔の移行部で鼻中隔を鈍的に脱臼させ右側に圧排し骨性中隔を中央に見ながら柄の長い粘膜剝離子を用いて両側の剝離を進める．患者の鼻孔の大きさや鼻腔の深さに応じてスペキュラを選択し挿入する．スペキュラを挿入する方向と深さはX線透視にて確認する．

- メモ4

  スペキュラ先端を蝶形骨洞内に挿入し，スプレッダーなどで開排する操作は視神経管骨折などを招くおそれがあるため，極力慎むべきである．

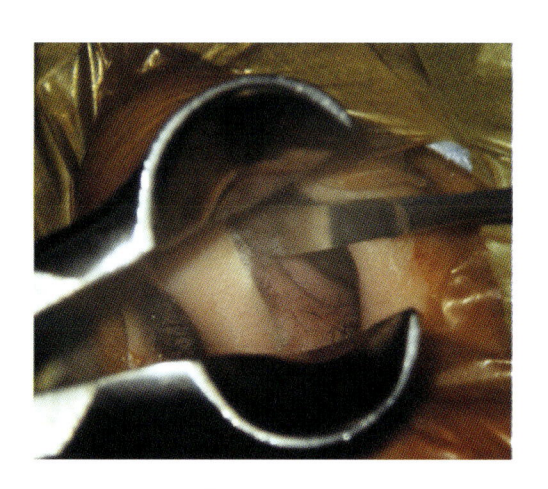

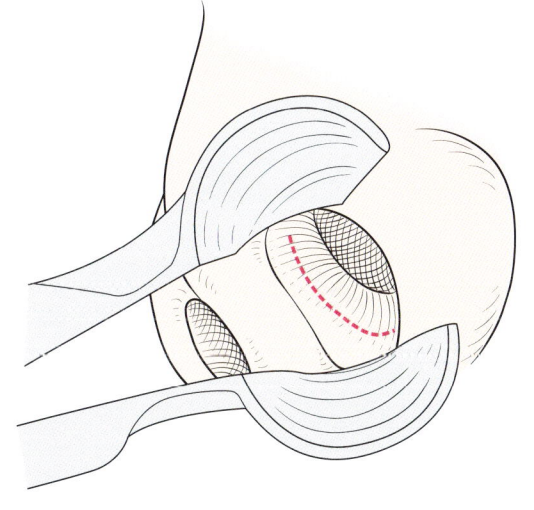

図5 切開

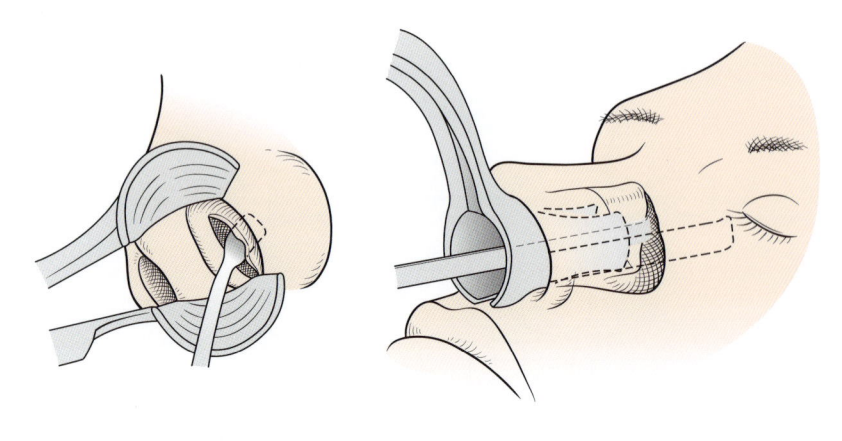

図6　鼻中隔と軟骨膜の剥離

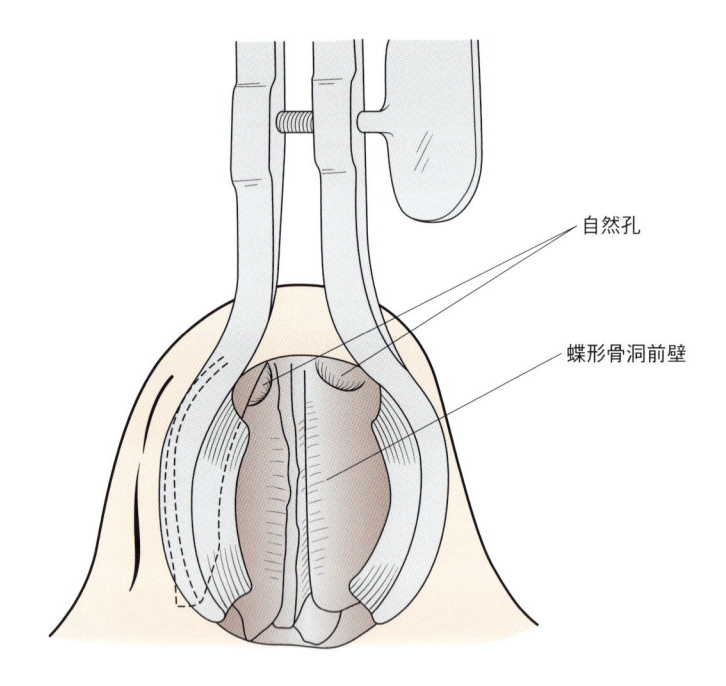

図7　蝶形骨洞前下壁およびトルコ鞍底部の開窓

自然孔
蝶形骨洞前壁

蝶形骨洞前下壁およびトルコ鞍底部の開窓（図7）[3]

　両側自然孔が確認されればそこが中央であり，そこを中心にスペキュラを開窓する．蝶形骨洞前下壁を柄の長いハイスピードドリルを用いて開窓する．除去した蝶形骨洞前下壁は閉創時の鞍底部形成のために用いる．また，蝶形骨洞内の含気化の程度が不十分な場合（presellar typeやconcha type），ナビゲーションシステムを用いて器具先端の位置を確認しながら開窓する．
　トルコ鞍底部をハイスピードドリルで開窓する．たとえ微小腺腫であっても可視内の鞍底部はすべて開窓する．トルコ鞍の解剖学的位置は，通常は斜台から鞍背にかけての骨の落ち込みを確認することにより把握される．

硬膜切開

　硬膜を中心部から左右方向に向け横切開する．次に斜切開を追加する．

> ● メモ5
> 　微小腺腫の場合，硬膜切開時，intercavernous circular sinusからの思わぬ大出血に遭遇することがある．この際には，焦らずサージセル®などで押さえて止血することである．バイポーラなどで凝固しようとするとさらに出血を助長する．

腫瘍摘出（図8）

　まず，顕微鏡で直視しうる鞍内および鞍上部腫瘍を前述（93頁）のMPSISを用いて可及的に摘出する．下垂体腺腫は基本的には非常に軟らかい腫瘍なので，この器具のみで十分に摘出可能である．次に，海綿静脈洞部および鞍上部前方や後方部のような顕微鏡では直視下の摘出が難しいとされる領域に存在する腫瘍に関しては，マイクロミラーを併用することにより直視下に摘出が可能となる．その際，先端が上方あるいは下方に屈曲したMPSISを用いて腫瘍を洗浄・吸引・除去する．大きな腫瘍の場合は，腫瘍を一方向に深部まで摘出してしまうと鞍隔膜の脱転や髄液漏，さらにはくも膜下出血や視床下部障害を併発するおそれがあるので，必ず，可視範囲の腫瘍を鞍内すべての方向にまんべんなく摘出することが大切である．鞍隔膜の脱転により残存腫瘍の摘出が困難な場合は，マイクロミラーなどで鞍隔膜を押さえ込んでそのミラーを見ながらMPSISにて腫瘍を洗浄し摘出する．最も髄液漏を生じやすいのは，鞍結節部付近である．それは，その部の腫瘍を摘出する際，盲目的な操作になることが多いため，鞍内に下降してきたくも膜（anterior arachnoid recess）をキュレットなどで損傷してしまうからである．この領域に関しては，マイクロミラーを用いて直視下に慎重に腫瘍摘出を行うべきである．

● メモ 6

　線維成分に富み非常に硬い腫瘍に対しては，前述の超音波吸引装置（SONOPET®，93頁）あるいは electromagnetic field system（PAL-I®，94頁）などを用いて摘出する．腫瘍上方部に大きな囊胞を伴う例では可能な限り囊胞は開放し摘出腔内に筋肉などを充填しておく．

トルコ鞍底部の形成・閉創

　腫瘍摘出腔が大きい場合や術中に髄液漏が認められた場合には，大腿部内側部より摘出した筋肉組織を鞍内の死腔に充填する．髄液漏が多量の場合は蝶形骨洞内に脂肪を充填する．事前に摘出しておいた蝶形骨洞前下壁を用いて鞍底部を形成する．最後にフィブリン糊を塗布する．

　前鼻孔切開部を4-0吸収糸で縫合し両側の上・中鼻道には軟膏付きガーゼを充填する．軟膏付きガーゼは術後2日目に抜去する．

● メモ 7

　再経蝶形骨洞手術の場合，鞍底部形成のための適当な自家骨がないので，諸種のトルコ鞍プレート（前述，93頁）などを用いて鞍底部の再形成を行う．

術後管理

　術後管理のポイントは術後出血，髄液漏の処置および尿崩症による水・電解質のアンバランスの管理に努めることである．術後出血が生じたら緊急手術の適応となる場合もあるので注意が必要である．重篤な髄液漏が生じた場合，腰椎ドレナージを施行する．尿崩症が生じた場合，抗利尿ホルモン薬（ピトレシン®あるいはデスモプレシン®）を用いる．ただし，水中毒にならないように水分量の厳密な管理が不可欠である．

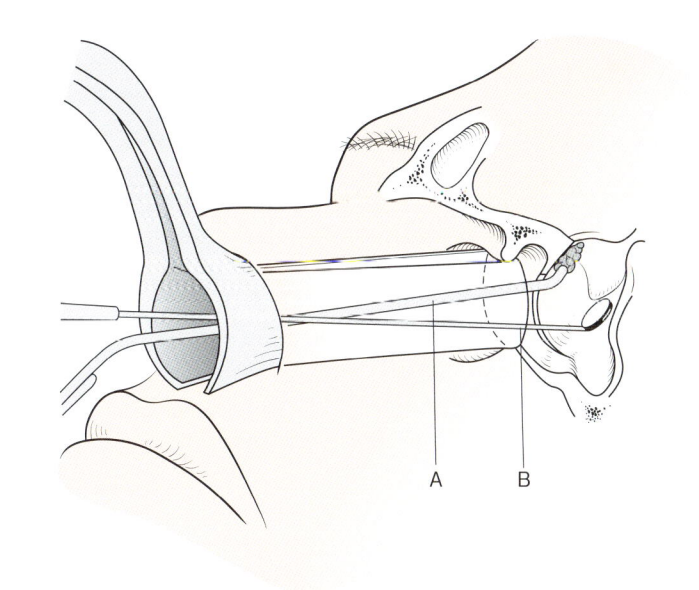

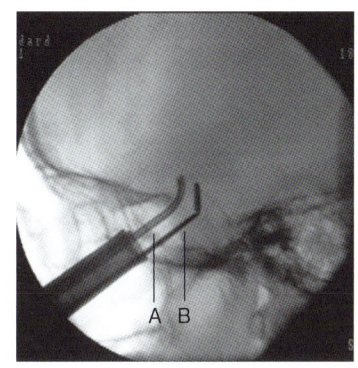

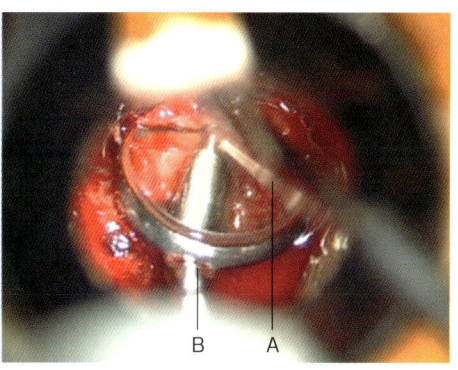

図8　腫瘍摘出（A：MPSIS　B：マイクロミラー）
左海綿静脈洞内に浸潤した腫瘍を摘出しようとする場合は，右手に先端が下方に屈曲したMPSIS，左手にマイクロミラーを持ち，ミラーを見ながら腫瘍を洗浄・吸引・除去する．

● 参考文献

1）阿部琢巳：鞍隔膜下頭蓋咽頭腫に対する経鼻的腫瘍摘出術．脳神経外科 34：1094-1108，2006
2）阿部琢巳：経蝶形骨洞手術（TSS）．ブレインナーシング 2008 夏季増刊：174-186，2008
3）阿部琢巳：経鼻的下垂体腫瘍摘出術—術式および工夫．脳神経外科 31：955-974，2003

（阿部琢巳）

C-VI 各種脳腫瘍の手術

4. トルコ鞍近傍腫瘍

1b 下垂体腺腫(内視鏡下経鼻的-経蝶形骨洞的手術)
pituitary adenoma (endoscopic endonasal transsphenoidal surgery)

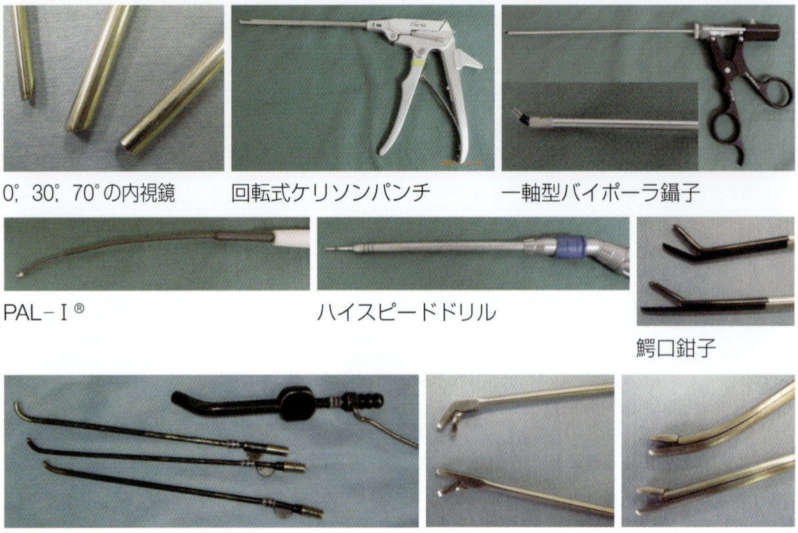

図1 手術器具
- 0°, 30°, 70°の内視鏡
- 回転式ケリソンパンチ
- 一軸型バイポーラ鑷子
- PAL-I®
- ハイスピードドリル
- 鰐口鉗子
- 彎曲型吸引管
- 截除鉗子
- 粘膜剥離鉗子

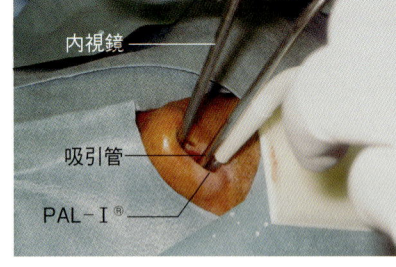

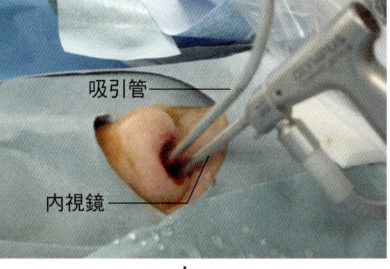

図2
a：0°内視鏡使用時で，内視鏡が鼻腔上端にあり，その下方で上下関係の位置を保って吸引管とPAL-I®を操作している．
b：30°の内視鏡で見上げた視野での操作．吸引管は上方から挿入されている．

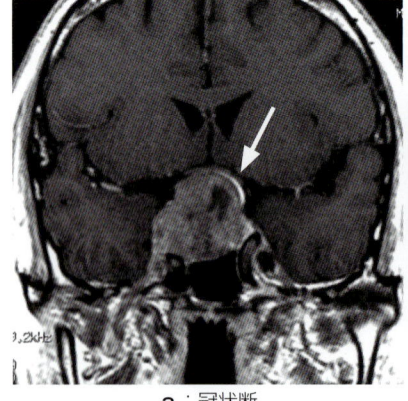

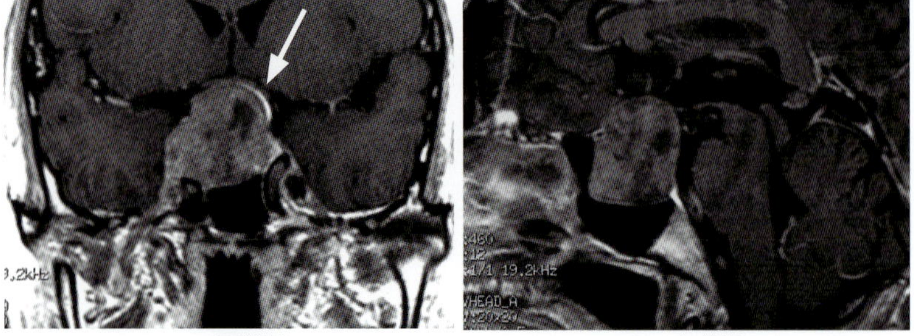

図3 症例(術前造影MRI)
a：冠状断　b：矢状断
矢印：圧迫扁平化した正常下垂体．

　下垂体腺腫の外科治療法として，経蝶形骨洞法が第1選択である．蝶形骨洞法には，従来，顕微鏡が使用されてきたが(前項参照，180頁)，最近内視鏡が盛んに使用されている．長所短所があるが[1〜4]，低侵襲性な手術が可能で，腫瘍摘出率の向上が期待できること，さらには鞍外病変への応用性があることから，内視鏡手術は今後の主流になっていくと考えられる[5]．ここでは，開創器非使用の内視鏡単独経蝶形骨洞手術を紹介する．

経鼻的手術に必要な内視鏡，手術器具(図1)，操作性向上の工夫

　硬性鏡を使用する．内視鏡先端の角度の違った0°，30°，70°の3タイプを用意する．ハイスピードドリル，先曲がりバイポーラ，先曲がり吸引管，回転式ケリソンパンチ，先がフレキシブルに曲がるキュレットなどを用意する．また，脳神経外科医にはなじみが薄いが，鼻腔処置を行うための耳鼻科手術用剥離子や截除鉗子を用意する．

　内視鏡手術に慣れない術者から，見えるけれど器械が届かないという不満をよく聞く．その不満を克服するには，蝶形骨洞前壁やトルコ鞍の骨組織を十分開創し，曲がった器械やシングルシャフト式の器械を用意し，さらには術中に内視鏡と操作器具が干渉しないように操作し配置する工夫が必要である．

● メモ　操作性向上の工夫

①解剖学的に，鼻孔，鼻腔，蝶篩陥凹は縦に長い．蝶形骨洞の前壁は後鼻孔上端までできる限り上下に長い術野を作成する．内視鏡と器具を常に上下関係で使用することが多い(図2)．

②鼻腔術野内では，斜視鏡を利用し，内視鏡を術野の端に置き，器械操作野を確保する．0°の内視鏡使用時は，曲がった器具を使うことが多い．鼻腔内で器械が干渉した場合，内視鏡を多少引き気味にして，そのぶんズームで拡大して操作を行う．

③片側よりも両鼻孔を使ったほうが，手術操作はやりやすい．この際，鼻中隔の削除範囲は広がる．内視鏡に附属したコード類をうまく整理して，鼻腔術野外での両手の操作性を向上させることも大切である．

症例（図3）

49歳，男性．両耳側半盲で発病．造影MRIにて左側に圧迫扁平化した正常下垂体が認められる（図3a 矢印）．

体位，静脈出血やくも膜の翻転時の対処法

術者と患者が正対するように顔面部をやや術者の立つ側に傾ける（図4）．使用する鼻孔の選択には絶対的な決定因子はなく，術者の考え方，慣れ，利き手などの要素で総合的に決定される．

通常，術者は右側に立ち，片側の鼻孔を使用する場合は，右側の鼻孔を使用することが多い．術前の画像所見より鼻腔の広さを見極め，広いほうから到達したほうが鼻腔粘膜の損傷度は少ない．また，経鼻法では，病変が左右に偏移して存在する場合，病変の偏移側と反対の鼻孔から内視鏡を挿入すると容易になる．しかし，鼻腔操作時に，蝶形骨洞の自然口外側まで十分に開大すれば，同側の鼻孔からでも到達は可能である．手術体位は上体を15〜20°起こした体位をとる（図4）．体位は，海綿静脈洞を含めて，静脈出血のコントロールには，頭部挙上することが有用である．すなわち，通常20°あまりの頭部挙上の体位で手術を開始するが，静脈出血が生じた場合それを30〜40°あまりまでさらに挙上する．また，術中に腫瘍が取れくも膜が翻転した場合にも，頭部の位置を変えることである程度その翻転度合をコントロールできる．

手術手技

鼻腔操作

ここでは右側の鼻孔からの到達法を示す．イソジン®で両鼻孔を消毒する．

まず，0°の内視鏡を鼻前庭に進め，鼻中隔と下鼻甲介を確認する（図5a）．鼻中隔粘膜は，中鼻甲介前端部の嗅裂入口部まで，生理的に肥厚しており，内視鏡を挿入すると中鼻甲介とその外側の中鼻道が視野に入る．まず，

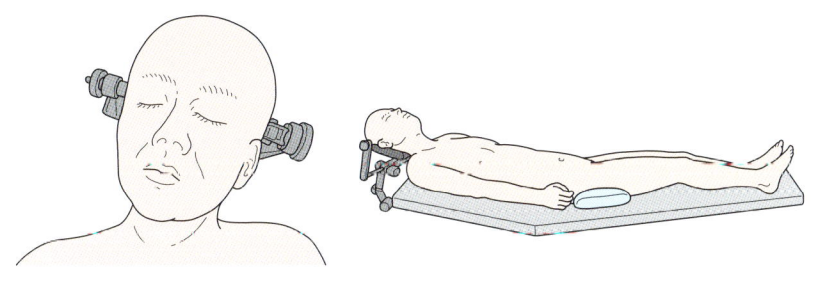

図4　体位

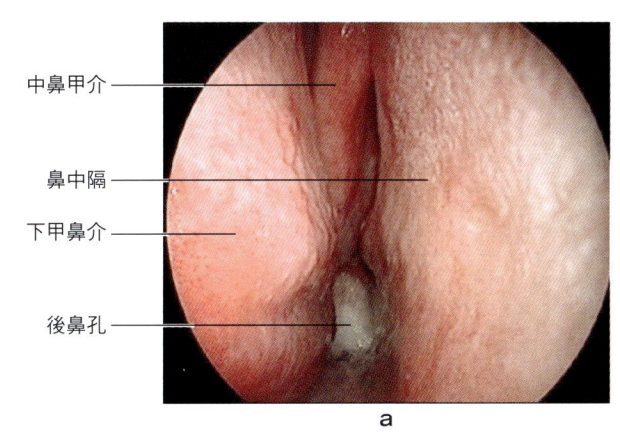

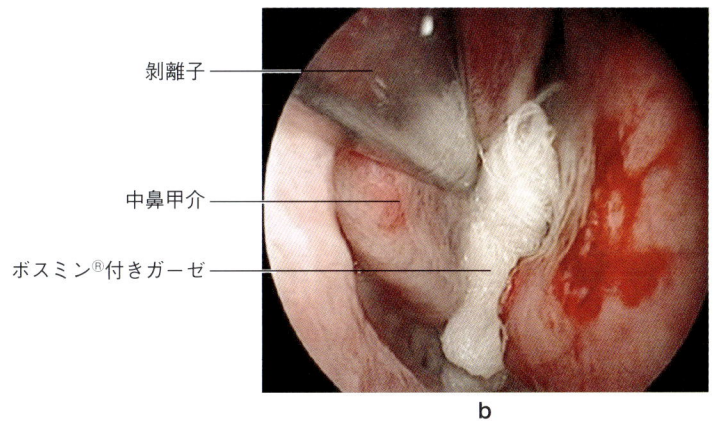

図5　鼻腔観察・操作
a：下鼻甲介，中鼻甲介，後鼻孔．
b：ボスミン®付きガーゼで粘膜のdecongestion後，中鼻甲介を側方に移動している（lateralization）．

鼻前庭は5,000倍のボスミン®付きガーゼでdecongestionする（図5b）．20万倍に薄めたボスミン®液の粘膜下注射は必要ない．

次に，内視鏡先端を中鼻甲介の下端に沿い進める．中鼻甲介の下後端に至ると，後鼻孔の上端が現れる（図5a）．画面下方に上咽頭の粘膜，上方に蝶篩陥凹が確認できる．

次に，鼻前庭に続き，中鼻甲介と鼻中隔の間の嗅裂の左右径を広げる工夫をする．①ボスミン®付きガーゼを挿入し，粘膜をdecongestionする．②キリアンや鼻鏡先端で，中鼻甲介を外側に圧迫移動させる．中鼻甲介の奥に上鼻甲介，さらにその奥に蝶篩陥凹の空間が確認できる（図5b）．

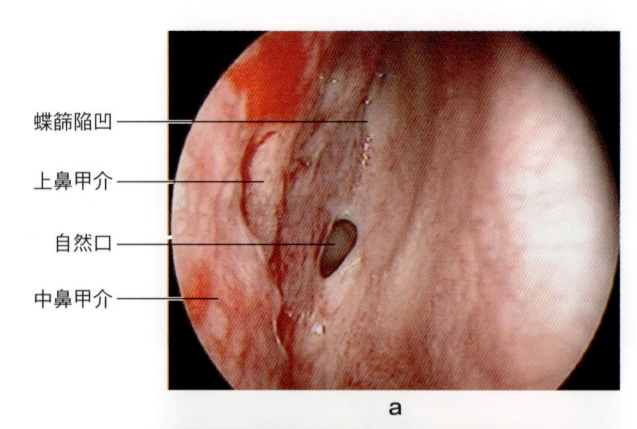

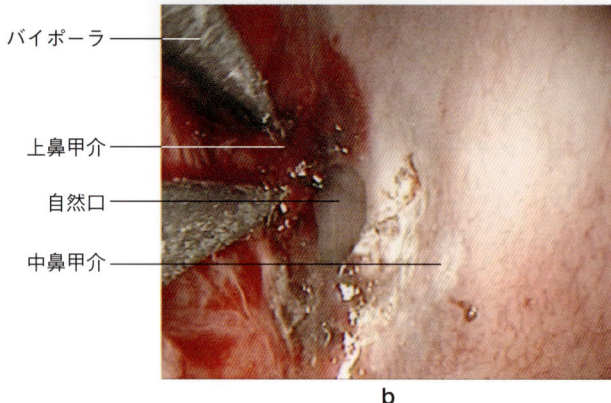

図6 自然口確認・操作
a：上鼻甲介を側方移動して，蝶篩陥凹に入り，奥に蝶形骨洞自然口が見える．
b：自然口を拡大し凝固している．

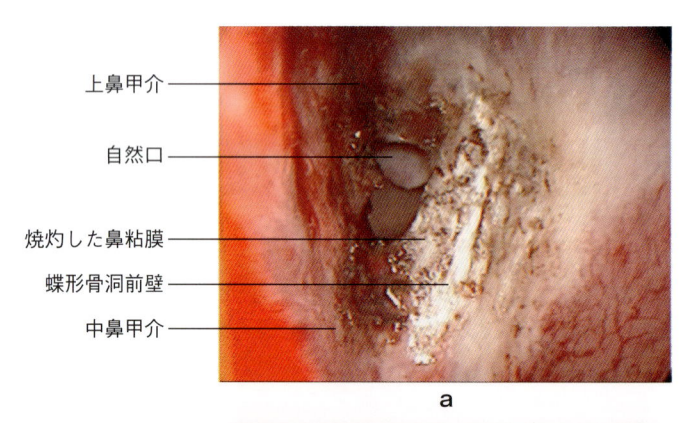

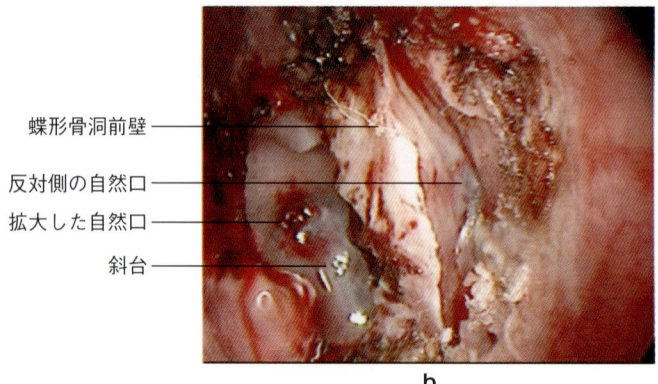

図7 鼻中隔操作・蝶形骨洞前壁操作
a：焼灼した鼻中隔粘膜を剥離子で切開をいれる．
b：鼻中隔粘膜を対側に移動し対側の自然口を確認し，さらに，一部蝶形骨洞内で斜台を確認したところ．

両側の鼻孔を使う場合には，正中の鼻中隔を対側に圧迫する操作は行わず，主に，鼻腔外側壁を外側に圧迫移動させる操作を行う．

蝶形骨洞前壁の処置

自然口を中心に電気メスやPAL-Ⅰ®を使い粘膜を焼灼する（図6）．次いで，自然口を広げるように，截除鉗子で粘膜と薄い蝶形骨洞前壁骨組織を取り除く．鼻中隔部の粘膜を焼灼すると，蝶形骨洞吻部の骨組織が見える（図7a）．

それを鼻孔側にたどると，篩骨洞鉛直板との接合部に至る．それは容易に対側に移動可能である．対側の粘膜剥離を進めると左側蝶形骨洞前壁に達し，対側の自然口を確認する（図7b）．細径の彎曲したハイスピードドリルや回転式ケリソンパンチで，骨窓を広げる（図8）．右側は，自然口を上方，外側，下方に骨を切除し，対側にまで可及的に大きな術野を確保する．通常，術野下端の鋤骨方向の骨切削が不十分であることから，同部位の粘膜を剥離して，鋤骨の上端を露出し，ドリルで削除する．ここの部位の粘膜には下側方から蝶形口蓋動脈の枝の中隔後鼻枝が流入するので先曲がりのバイポーラでしっかり焼灼する（図8a）．鋤骨の骨削除を進め最終的に蝶形骨洞前壁下方に開窓を広げる（wide sphenoidotomy）．こうすることで，腫瘍摘出時に30°，70°の内視鏡を蝶形骨洞内下方に置き，鞍底と内視鏡の間に広く作業スペースがとれる．また，内視鏡先端のレンズ面への血液の付着の頻度も軽減できる．

蝶形骨洞内の処置

蝶形骨洞前壁の開窓を終えると洞内操作に移る．0°の内視鏡を最もよく使用する．しかし，内視鏡は術野の端に置くことで操作野をできるだけ広く保てる．そこで30°の内視鏡は，鼻孔下端より挿入し，上方の術野を広く使う際や，鞍隔膜上に大きく伸展する腫瘍摘出時に特に有用である．蝶形骨洞内の粘膜を除去するか否かには議論がある．要は，副鼻腔の自然口を閉塞しないことである．副鼻腔はすべて自然口を有し，そこを介して鼻腔とつながっている．蝶形骨洞は蝶篩骨陥凹，篩骨洞前半は中鼻道，篩骨洞後半は上鼻道に開く．分泌物の出口である自然口が閉塞すると

粘液胞が生じる．副鼻腔の粘膜はそのままで除去しないほうがより生理的環境であるとされる．手術の際は，小さめの腫瘍で粘膜を残す場合には，閉創時に自然口を閉塞しないよう気をつける．また，大きくトルコ鞍底を開窓する際には，しっかりと頭蓋底の骨の凹凸を確認し，オリエンテーションを確実にするために，粘膜を除去するのもよい．

蝶形骨洞内の隔壁を除去しながらトルコ鞍底に到達．視神経・内頚動脈陥凹，内頚動脈隆起を確認する（図9a）．トルコ鞍の骨を広く開放する目的でそれらを指標として確認する．ドリル，ケリソンパンチなどを使いトルコ鞍の骨削除を行う．

特に重要なのは，トルコ鞍の骨組織を十分に広く開窓することである．側方は内頚動脈，下方は斜台，上方は前海綿間静脈洞を確認するまでである．特に側方はドプラで動脈の位置を確認し必要十分な開窓を行うべきである（図9b）．

鞍内操作

ここでも0°，30°，70°の内視鏡を使い分ける．内視鏡の先端を鞍底に接近すれば細部を詳細に観察することができる．

硬膜を開く．硬膜の切開は必要十分に大きく行う（図10）．左右に海綿静脈洞，上方に海綿間静脈洞などがあることから，出血には注意を要する（図10）．また，上方にはanterior arachnoid recessなどの脳脊髄液腔が鞍内に下降していることがあり，くも膜に切開を加えぬように注意を要する（図10）．術前MRIによる画像診断でトルコ鞍内へのくも膜の下降具合の評価が可能な場合もある．

リングキュレットや剥離子は先端がフレキシブルなタイプが必要である．下垂体腺腫は通常軟らかく，吸引管やリングキュレットで除去可能である（図11）．腺腫での不十分な腺腫摘出時点でのくも膜の翻転・脱転を避けるために，腫瘍が見えやすい正中上方に侵入せず，下方，側方部をまず除去し（図11），次に上前方，最後に後上方を除去する．基本的に鞍内と直視下の鞍上部の腫瘍を摘出する．術前画像で腫瘍が整形で視神経などとの癒着がないと判断される症例では，鞍隔膜やくも膜が徐々に下降してくることが多い．綿で圧迫止血後，サージセル®を補塡．大きな

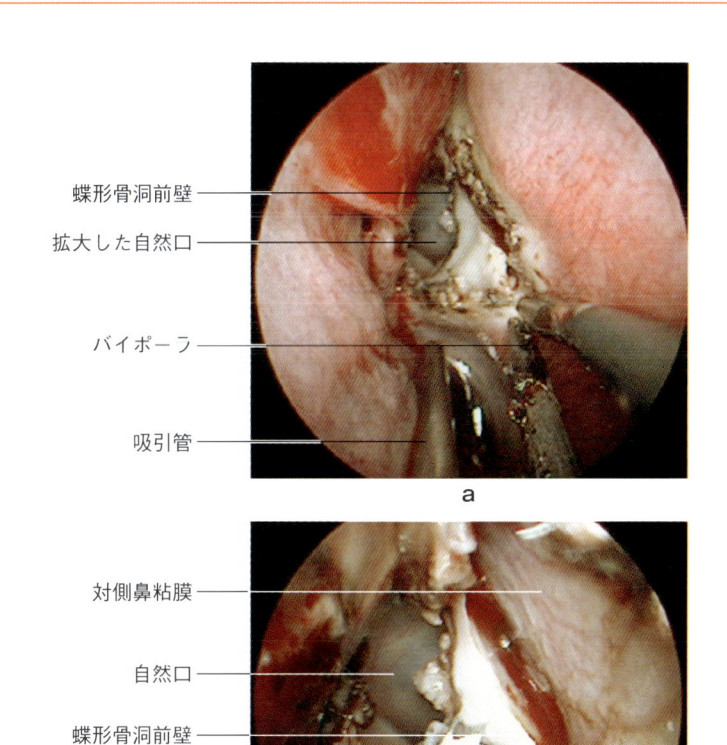

図8　粘膜・蝶形骨洞処置
a：鼻中隔粘膜断端を焼灼して蝶口蓋動脈の分枝から出血を防止しているところ．
b：蝶形骨洞前壁をドリリングしているところ．

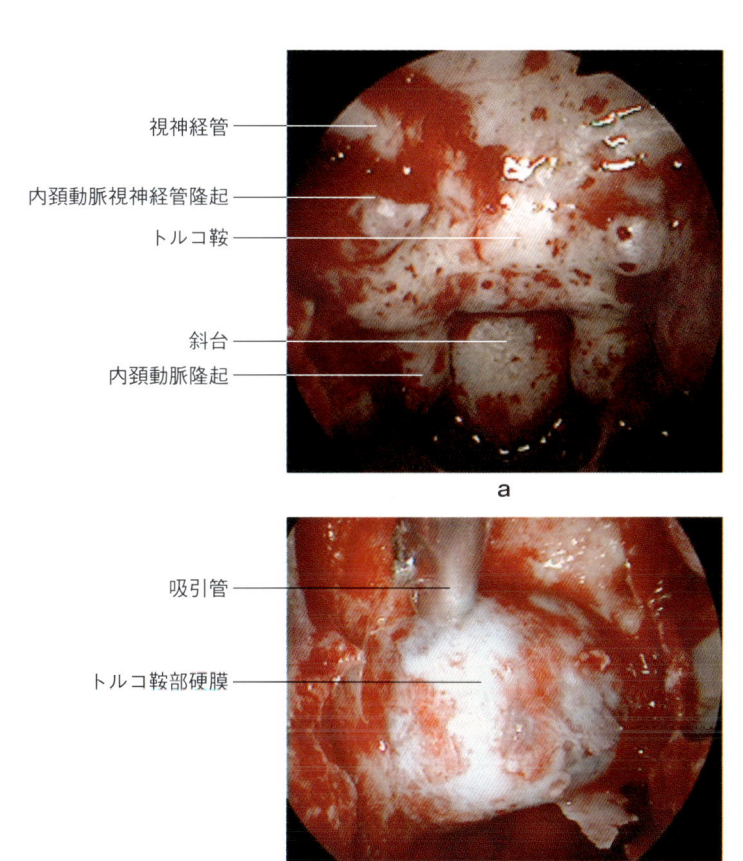

図9　トルコ鞍底部・硬膜の露出
a：蝶形骨洞後壁の全景．視神経管，視神経管内内頚動脈陥凹，内頚動脈隆起，斜台が見える．
b：トルコ鞍前壁が開放されたところ．

鞍結節
硬膜
下垂体用鋏

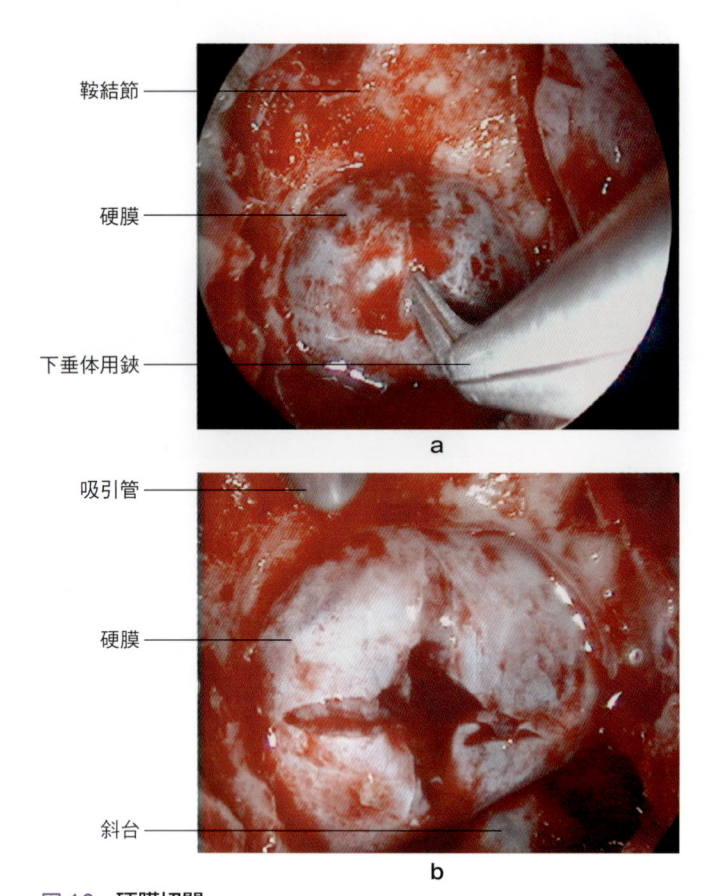

吸引管
硬膜
斜台

図10　硬膜切開
　a，b：硬膜の大きめの十字切開．

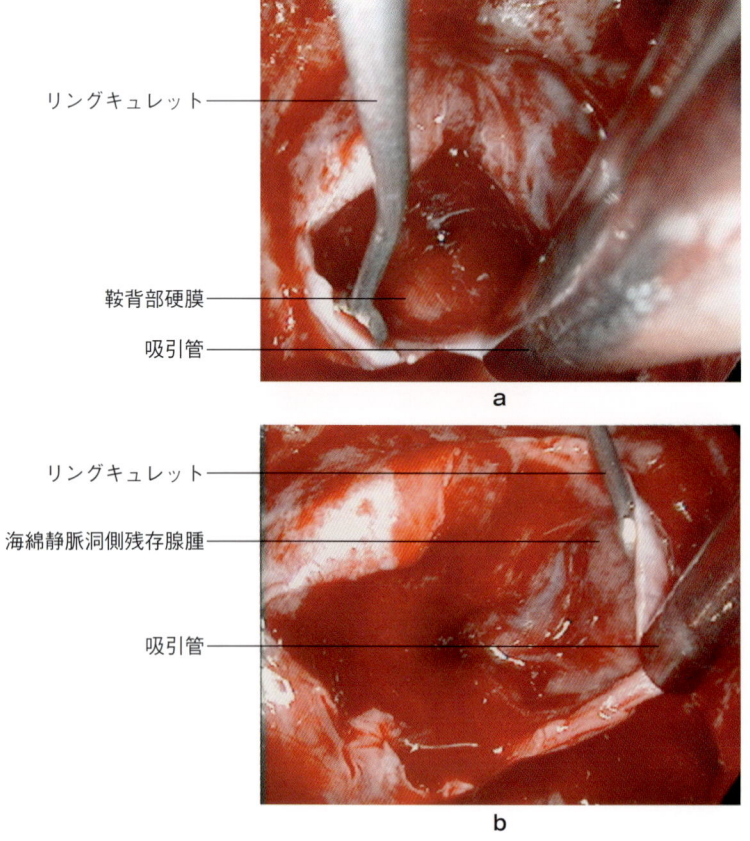

リングキュレット
鞍背部硬膜
吸引管

リングキュレット
海綿静脈洞側残存腺腫
吸引管

図11　腫瘍摘出
a，b：腫瘍摘出は，まず下方と側方を最初に行う．左側海綿静脈洞内側の壁が確認できる．

腺腫では気道内圧を上昇させ髄液漏がないことを確認．微小腺腫の場合も30°，70°の内視鏡を使用し，摘出後の周囲組織を慎重に観察する．海綿静脈洞や上方の観察を行う際には70°の内視鏡が有用である（図12a）．また，予想外に海綿静脈洞側を操作していることがあり，適宜ドプラによる内頸動脈の位置確認を行う．

内視鏡では，上方，海綿静脈洞側の観察がより容易となった．機能性腺腫でKnosp分類の4度の症例などでは，海綿静脈洞内操作が必要な可能性がある．

鞍底形成

術中，髄液漏がない症例では，止血操作を確認しサージセル®などを置き，フィブリン糊を添付する．髄液漏がない症例でも膜を確認した場合は，腹部より小脂肪片を採取しフィブリン糊で固定する（図12b）．糊を添付する際，重力により斜台の下方にのみ添付されることがある．フレキシブルなノズルの先端を適宜彎曲させて糊を脂肪周囲全体にまんべんなく添付する（図13）．

術中，髄液漏を確認し，その漏れ部位を特定でき，選択的に脂肪により充填ができたと考えた場合，フィブリン糊を加え鞍底形成を行う．加圧して漏れがなければ，上記の髄液漏のない症例と同じ術後管理を行う．脂肪補填が大きめの症例では，鼻腔バルーンで術後2〜3日充填物を固定する方法を行うこともある．一方，髄液漏の部位が特定できない場合には，トルコ鞍内や蝶形骨洞内に脂肪を詰め，4〜7日前後の間，腰椎ドレナージを行う．

術前より，髄液漏が起きることが予想される場合には，あらかじめ，mucoseptal flapを作成しておく．

鼻腔処置

蝶形骨洞内の止血を確認したのち，上鼻甲介，中鼻甲介を正中側に寄せ，蝶篩陥凹部に見える粘膜欠損部をできる限り狭小化させる（図13）．また，通常左側に偏移した鼻中隔を正中に戻す．手術開始時に確認した後鼻孔付近を観察し血塊や分泌物があれば取り除く．通常，鼻栓は不要である．術後翌日から，歩行可能とする．

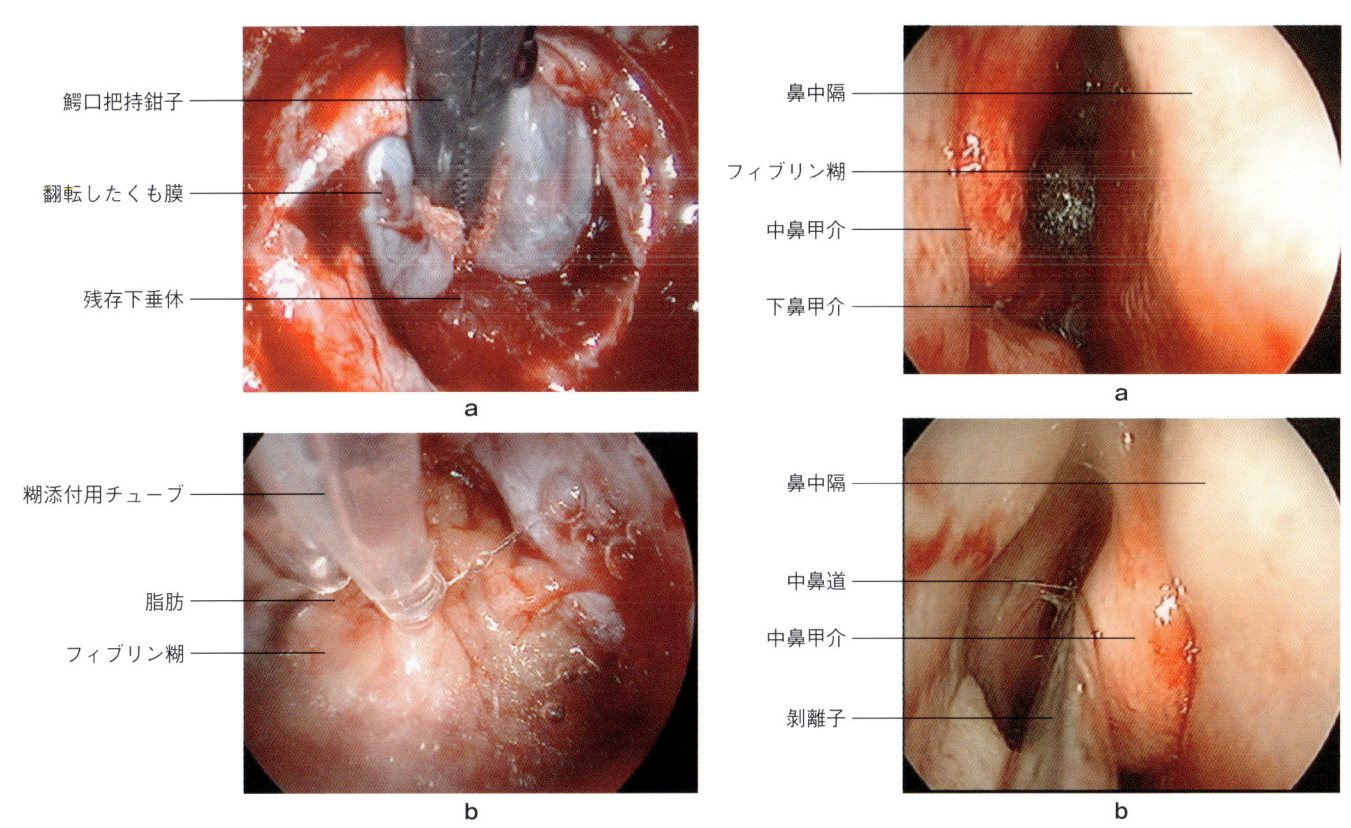

図12 トルコ鞍内の観察・閉創
a：くも膜が翻転している，正常下垂体が後方に見える．
b：操作中に薄いくも膜を確認したため，腫瘍摘出後脂肪を充填．

図13 閉創
a：フィブリン糊を添付したのち，術野を確認しているところ．
b：中鼻甲介を正中側に戻しているところ（medialization）．

合併症の予防

①**鼻腔操作**：鼻腔操作に伴う特有な合併症がある．術後大量鼻腔内出血が術後1～2週間後に報告されている．蝶口蓋動脈の鼻腔粘膜への枝からの出血である．鼻中隔粘膜断端の丹念な焼灼，過度の鼻腔粘膜の切除，除去を必要最低限に抑えることが重要である．

②**蝶形骨洞内操作**：内頚動脈隆起部位で内頚動脈がまれに骨をかぶらず直接露出していることがある．術前の画像による予測と洞内操作時に注意すべきである．

③**トルコ鞍内操作**：髄液漏の対処法は前述のごとくである．

術後出血にも十分注意すべきである．初心者にありがちだが，内視鏡下で見えるため腫瘍摘出を行うも，止血操作が十分行えない場合がある．早めに，多段階手術に切り替える判断も大切である．

内視鏡によりトルコ鞍内の微細な観察が可能となったことでホルモン産生腺腫での過剰分泌の正常化，圧迫された残存下垂体ホルモン圧迫解除による正常化，術後尿崩症を回避することなども期待されるが，今後の課題として検討されるべきである．

参考文献

1) 一ツ松勤，佐伯直勝：内視鏡下経鼻的経蝶形骨洞手術の解剖．石原正一郎，上川秀士，三木 保（編）：神経内視鏡手術アトラス．医学書院，pp38-44，2006
2) 佐伯直勝，村井尚之：内視鏡下下垂体手術の外科解剖．顕微鏡下手術のための脳神経外科解剖18．サイメッドパブリケーションズ，pp83-91，2006
3) 佐伯直勝，村井尚之：下垂体腺腫．石原正一郎，上川秀士，三木 保（編）：神経内視鏡手術アトラス．医学書院，pp168-173，2006
4) 佐伯直勝，村井尚之，長谷川祐三，他：下垂体腺腫の内視鏡下経鼻的経蝶形骨洞手術―経自然口経由法の手術手技を中心に．脳神経外科 35：971-985，2007
5) 佐伯直勝，村井尚之，長谷川祐三，他：鞍外病変に対する内視鏡下経鼻的手術―手術症例の紹介と将来展望．脳神経外科 37：229-246，2009

（佐伯直勝）

C-VI 各種脳腫瘍の手術

4. トルコ鞍近傍腫瘍

② 頭蓋咽頭腫
craniopharyngioma

術前解剖知識

頭蓋咽頭腫の手術は，腫瘍が深部にある，周囲に重要な血管・神経組織がある，といった特徴があり，手術の難易度は高い．重要な血管としては両側前大脳動脈，前交通動脈およびその穿通枝，神経組織としては下垂体柄，両側視神経，視交叉，視床下部がある．いずれの組織の損傷でも術後重大な合併症を残すことになる．腫瘍と周辺組織との解剖学的オリエンテーションを図1に示す．

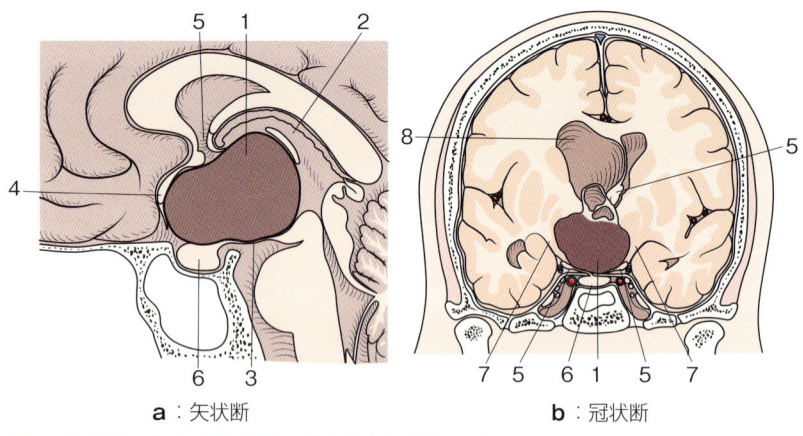

手術適応

MRIで腫瘍が見つかった時点で，すべての症例で手術の適応がある．

> **症例（図2）**
> 42歳，男性．一級建築士．最近頭痛を自覚することが多くなり，また仕事でもミスが目立つようになった．目のかすみもあり，受診．MRIで第三脳室を占拠する囊胞を伴う腫瘍があり，頭蓋咽頭腫と診断した．

手術アプローチ法

第三脳室内を占拠する腫瘍として発育する頭蓋咽頭腫の摘出術を解説する．様々なアプローチがあるが，われわれは前方やや上からのアプローチである大脳半球間裂・終板経由での腫瘍摘出術を行っている[1〜3]．

体位

手術体位は全くの水平位で，頭部は正中位にして固定する．第三脳室内腫瘍の摘出時に左右を見るため術中多少のベッドの左右への回転が必要になるときがある．

皮膚切開，開頭，硬膜切開

図3のように皮膚切開，硬膜切開，開頭を行う．

ここで顕微鏡下の手術に移り，両側の大脳半球間裂を細い脳へらで脳を引き，最下端で大脳鎌に2本の4-0針付き糸をかけ，上矢状静脈洞を結紮する．2本の糸の間で上矢状静脈洞を切開し，そのまま大脳鎌を遊離縁まで切開する．こうして両側の大脳半球間裂で，脳にできるだけ強い牽引力が加わらないように，脳へらで引きやすいようにする．

腫瘍摘出

腫瘍に到達するまでにいくつかの脳槽を開放し，第三脳室前壁である終板に到達しなければならない．これには大きく4つのステッ

図1 頭蓋咽頭腫と周辺組織の解剖学的オリエンテーション
1：頭蓋咽頭腫，2：第三脳室，3：下垂体柄，4：終板，5：モンロー孔，6：下垂体，7：視床下部，8：側脳室．

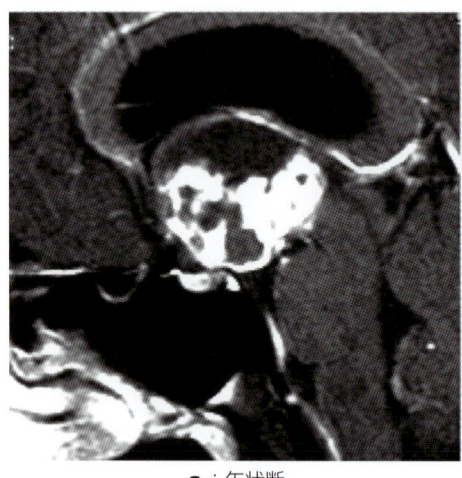

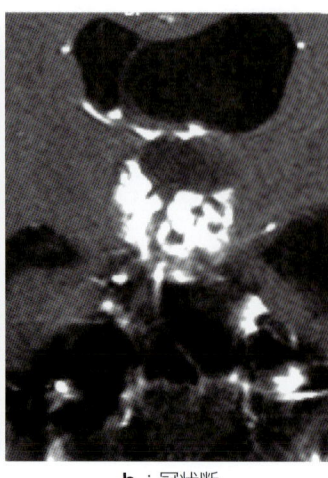

a：矢状断　　b：冠状断

図2 症例（術前造影MRI）

プに分かれる(図4).

- ステップ1:大脳半球間裂の剥離

 左大脳半球内側面に脳へらをかけ,大脳半球間裂のくも膜を緊張した状態に保ち,鋭的に半球間裂のくも膜を切開していく.シルビウス裂と異なり,大脳半球間裂は脳回が左右に入り込むような形になっているので,よほど注意しないと簡単に軟膜を損傷し,脳実質内に入ってしまう.このまま操作を続けると脳表の血管をどんどん損傷することになるので,軟膜を損傷して脳実質内に入り込んでしまったら,もう一度正しい剥離面に戻って剥離をやり直すようにするとよい.左右の前大脳動脈の末梢枝が出てきたら,これを分けるように剥離を進めていく(図5).

- ステップ2:前頭蓋底部大脳半球間裂の剥離

 ステップ1で大脳半球間裂の剥離がある程度終わり,両側の前大脳動脈本幹が出たら,今度は顕微鏡の方向を前頭蓋底に変えて,前方から前頭蓋底の両側大脳半球間裂のくも膜を切開していく(図6).このとき,嗅神経が引っ張られるようにテンションがかかるので,引き抜き損傷を防ぐためにサージセル®綿とフィブリン糊で篩板の部位で嗅神経の固定を行う.前方からくも膜を切開し,後方に向かうとやがて鞍結節部が見えてきて,その後方で視交叉前面の脳槽が見えてくる.ここでこの脳槽を十分開放する.

- ステップ3:大脳半球間裂の開放―上下からの剥離

 ステップ1とステップ2で開放された大脳半球間裂は途中でまだ開放されていない状態であるので,これを上下から十分に剥離し,全長にわたって大脳半球間裂が開放されるようにする.これにより術野が広く展開できる.これで,両側の視神経,視交叉,前大脳動脈,前交通動脈,視交叉後方両側前大脳動脈間に終板,終板前面を走行する前大脳動脈・前交通動脈からの穿通枝が露出できる.

- ステップ4:下垂体柄の温存,終板の開放と第三脳室内腫瘍の摘出

 まず視交叉前面の脳槽を大きく開放し,ここを占拠している腫瘍を摘出していく(図7).この腫瘍の裏側に下垂体柄が付着している.ここで腫瘍と下垂体柄の剥離を行い,下垂体柄の温存をはかる(図8).この部位がこのアプローチで下垂体柄を確認できる唯一の部位

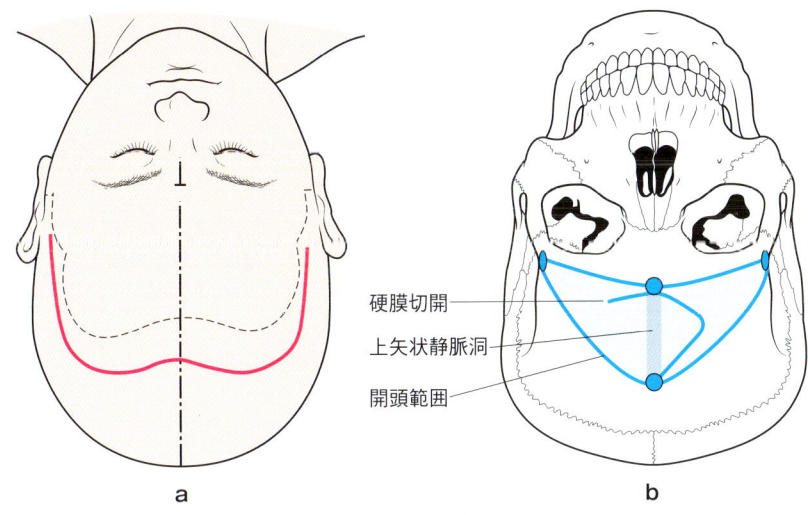

図3 皮膚切開(a),硬膜切開,開頭範囲(b)

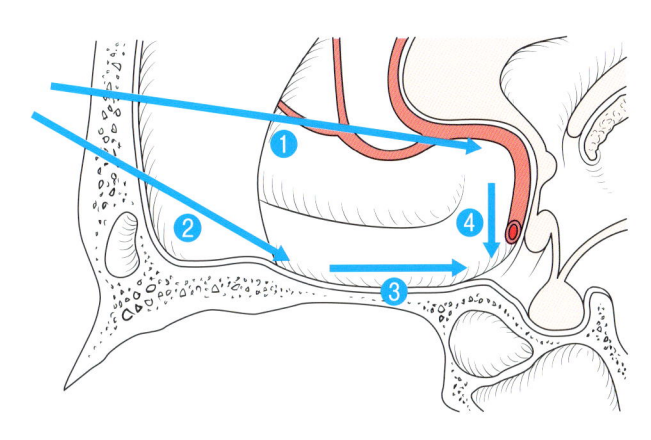

図4 腫瘍摘出のステップ
ステップ①:大脳半球間裂の剥離
ステップ②:前頭蓋底部大脳半球間裂の剥離
ステップ③:大脳半球間裂の開放―上下からの剥離
ステップ④:下垂体柄の温存,終板の開放と第三脳室内腫瘍の摘出

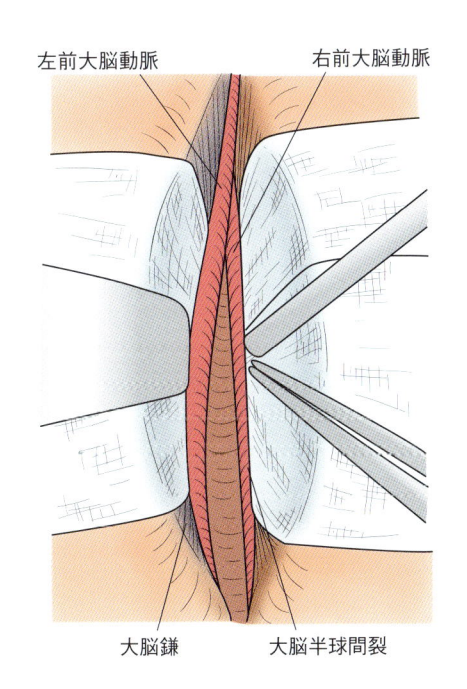

図5 大脳半球間裂の剥離

で，ここで下垂体柄の確認，温存ができなければ，ほかの部位で下垂体柄を確認して温存することはまず不可能であると考えている．

続いて第三脳室内の腫瘍の摘出に移る．脳へらで脳を引くとき前交通動脈がかなり牽引されているときには，穿通枝を避けて前交通動脈に血管クリップをかけて切断すると，術野の展開がよくなる．しかし，術前の血管撮影で両側の前大脳動脈がよく発達していることを確認しておかなければならない．一側の前大脳動脈の発育が悪く，末梢の前大脳動脈が一側の前大脳動脈で灌流されているときには，前交通動脈の切断はできない．

よほど腫瘍が大きく，終板を圧迫していれば，終板はかなり薄くなっているが，多くの場合，終板はそれなりの厚みをもった神経組織である．終板前面を上方に向かって走行する穿通枝をよけ，正中で終板を十分な長さで切開する．はじめはマイクロ鋏で切開し，その後は吸引管で吸引しながら終板を開けていく．終板を完全に切開できると第三脳室内に入り，腫瘍がすぐ見えてくる（図9）．

まず腫瘍を同定し，腫瘍の前面で腫瘍内に入り，嚢胞があればまずそれを開放する．充実性腫瘍であれば，腫瘍内に入り，腫瘍を鈍的に剝離しながら迅速病理検査用の組織を採取する．また永久標本用の組織片の採取も行う．

腫瘍が嚢胞性成分が主体であれ，充実性成分が主体であれ，まず行うことは腫瘍の内減圧である．太めの吸引管か，視野が十分確保できていれば超音波吸引装置で腫瘍の内部を吸引していく．かなり腫瘍成分が吸引でき，内減圧が十分行われたと判断できれば，腫瘍の辺縁を見失うことなく，周辺組織からの剝離に移る．腫瘍がかなり大きくても腫瘍被膜は上方，後方で癒着していることは少なく，特に上方では剝離子で腫瘍被膜を下に押さえ込むようにしていくと上方から下降してくる．このときモンロー孔が開放され，閉塞性水頭症になっている側脳室からの髄液が勢いよく流れてくる．これで上方の剝離ができてきていると判断できる．問題は側方で，側方の組織は視床下部であり，これを決して吸引管で吸引してはならない．腫瘍被膜を鑷子や腫瘍鉗子で軽く引っ張りながら，その被膜表面についてくる視床下部組織を剝離子で腫瘍被膜から剝離して残していくようにする（図10）．この側方での剝離は前後左右で続け，後方・上方から腫瘍被膜を起こしていくと，腫瘍全体が前方に出てくる．そこで，前方に出てきた部分を少しづつマイクロ鋏で切除して残存腫瘍を小さくしていく．こうして全体

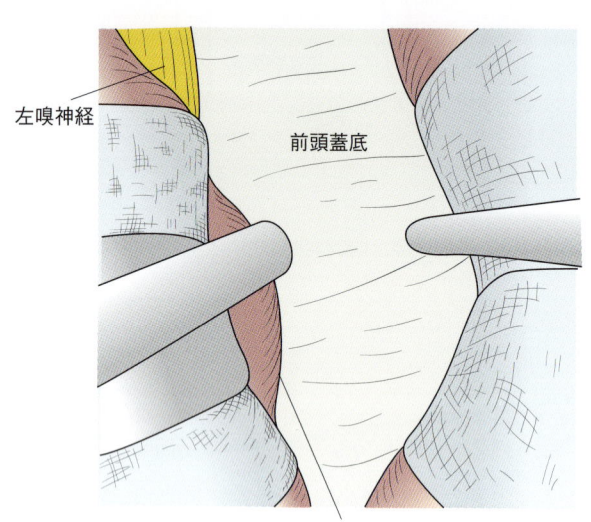

図6　前頭蓋底部大脳半球間裂の剝離

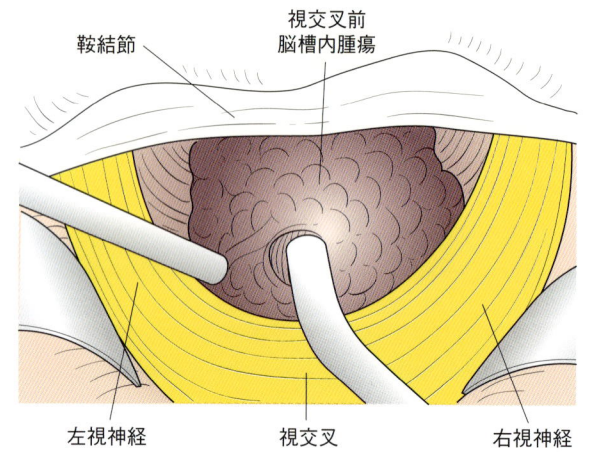

図7　視交叉前脳槽内腫瘍の摘出

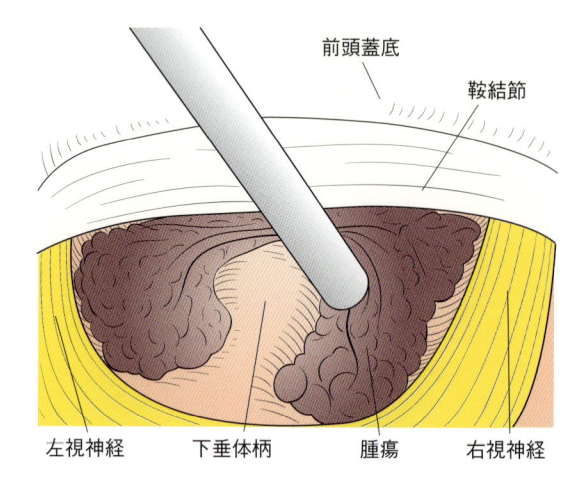

図8　下垂体柄の温存

を前方に起こしてくると，後下方で中脳水道入口部が見える．さらに側方では第三脳室の壁である視床下部が見えてくる．

このようにして腫瘍被膜を前方に出し，まず視交叉後面で切除してほぼ全体の腫瘍を摘出してしまう．次に残るのが視交叉下面に強く癒着している腫瘍である．これまで解説してきた腫瘍切除のアプローチでは，視交叉下面が最も術野からはブラインドになり，直視下には見えない部分である．しかし，丁寧に探すと，視交叉と腫瘍被膜との境界面が必ずあり，ここを鋭的な剥離子で探っているときれいに剥離される面がある．ここに剥離子を挿入して，視交叉からはがすように下方に押し下げると，徐々に腫瘍は剥離されてくる．この部分を摘出すると，ほぼ腫瘍の摘出を終えることになる．神経内視鏡，あるいはマイクロミラーを用いて，視交叉下面の腫瘍が確実に摘出されているかどうか確認する．

止血を十分確認し，閉頭に入る．

閉創

硬膜は極力髄液漏がないように縫合する．欠損部は，筋膜などを用いて補填する．硬膜縫合後は，ポリグリコール酸を材料としたシートタイプの吸収性縫合補強材とフィブリン糊で硬膜縫合の補強をルーチンに行っている．

次に前頭洞の閉鎖であるが，この閉鎖は必ず行わなければならない．術者によって閉鎖，処理の仕方は全く異なる．前頭洞の粘膜をすべて取る，という意見もあるが，われわれはできるだけ自然の粘膜は温存するようにしている．残っている粘膜を前頭洞から剥離して奥に押し込み，その大きさによって，大腿部あるいは下腹部から脂肪片を採取して前頭洞に充填する．小さければ側頭筋を取って代用している．充填後まずフィブリン糊でシールし，続いて皮弁から帽状腱膜を有茎で

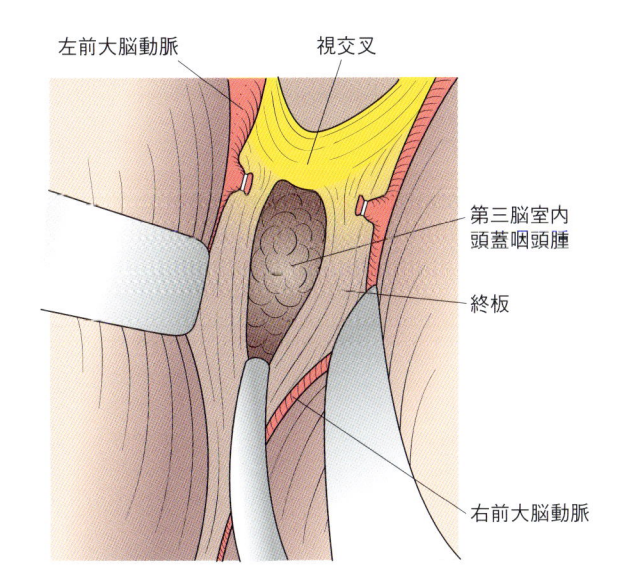

図9 終板の開放

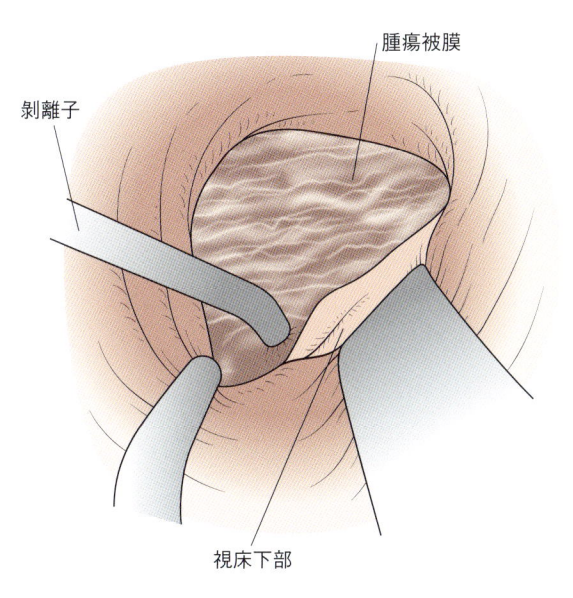

図10 第三脳室内腫瘍被膜の剥離

剥離し，これを硬膜に縫合し，縫合後フィブリン糊を帽状腱膜の下に注入し，帽状腱膜を押さえこむようにしてシールしている．このような方法をとってから，術後に皮下の髄液貯留，髄液鼻漏は経験していない．

皮下にドレーンを挿入したのち，皮下を3-0バイクリル®で縫合し，皮膚はステープラーで縫合閉鎖し，手術を終える．

● 参考文献

1) 西澤 茂，太田誠志，沖 隆：頭蓋咽頭腫の治療戦略．日内分泌会誌 81(suppl)：136-138，2005
2) 西澤 茂：第3脳室腫瘍に対する Anterior Interhemispheric Trans-Lamina Terminalis Approach — Fronto-Basal(Subfrontal) Interhemispheric Approach との違い．本郷一博（編）：顕微鏡下手術のための脳神経外科解剖XVIII，サイメッド・パブリケーションズ，pp72-80，2006
3) 西澤 茂：頭蓋咽頭腫．佐伯直勝（編）：脳神経外科エキスパート 間脳下垂体．中外医学社，pp259-274，2008

（西澤　茂）

C-VI 各種脳腫瘍の手術
4. トルコ鞍近傍腫瘍
3 脊索腫
chordoma

術前解剖知識

脊索腫は，胎生期の遺残組織である脊索（notochord）から発生した骨原発性の非常にまれな腫瘍である．斜台を中心に発生し，傍鞍部，前頭蓋底，海綿静脈洞などあらゆる方向へ伸展する[1]．骨腫瘍として骨内を浸潤性に発育し，海綿静脈洞内伸展例では動脈や神経へも直接浸潤することも多い（図1）．硬膜を破壊して硬膜下に伸展し，脳神経や動脈を巻き込むこともある．画像上はCTで浸潤性の骨破壊が特徴的で，内部に遺残骨を認めることが多い．MRIでは"honeycomb"様の不規則な造影効果を呈する．

本腫瘍の手術のポイントは，辺縁の浸潤骨を極力削除することにある．しかし，海綿静脈洞浸潤例などでは，神経，動脈が損傷される可能性も高く，理想的な全摘術は極めて困難であることも事実である．術前および術中所見より，どの程度の摘出度が安全に可能かを判断することが大切である．

手術適応

基本的には，組織診断をつけることも必要であり，全例で手術適応がある．しかし，どの程度を摘出可能かは慎重に検討する．腫瘍の伸展方向，頭蓋内伸展の有無などにより，手術アプローチは様々なものが用いられる．前方からの到達法では，① transsphenoidal，② transoral，ないし③ transbasal approach，側方からの到達法では④ extradural-temporopolar，⑤ subtemporal，⑥ subtemporal-preauricular infratemporal fossa approach，ないし⑦ anterior transpetrosal approach，後方からの到達法として，⑦ lateral suboccipital，⑧ posterior transpetrosal，ないし⑨ transcondylar approach などが可能である[1~3]．手術到達法を選択する際，①腫瘍の部位，②術者の慣れ，③頭蓋頸椎移行部の安定性，④硬膜内伸展の有無，を考慮する必要がある．

図1 斜台脊索腫と周囲構造物への伸展形式

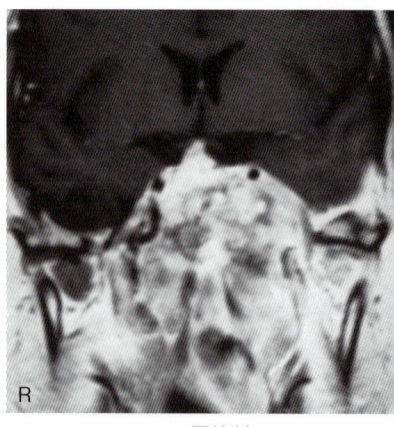

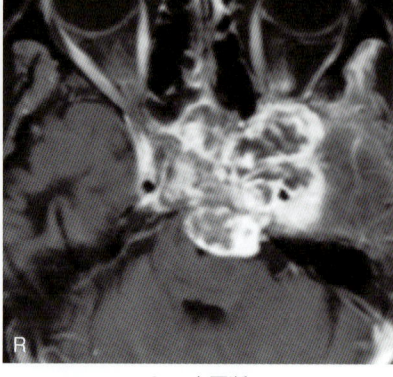

（圧排された海綿静脈洞／腫瘍が浸潤した海綿静脈洞／硬膜下伸展した腫瘍／脳神経／浸潤にて狭窄した内頸動脈／骨内を浸潤する腫瘍／遺残骨片／腫瘍）

図2 再発斜台脊索腫の海綿静脈洞，硬膜下伸展例
MRI造影T1強調画像．腫瘍が海綿静脈洞内に伸展し，一部が硬膜下へ伸展している．
a：冠状断　　b：水平断

● **メモ1 再発例での方針**

手術摘出度は，再発例では特に低くなる．海綿静脈洞内への直接浸潤（図2），硬膜を破壊した硬膜下伸展など，重要な神経血管へ浸潤する腫瘍が多くなるためである．再発症例での手術適応，摘除範囲は初発例とは別途の基準で考える必要がある．

症例（図3）

41歳，男性．吐血で発症し，経鼻的生検術後4年で5cmに増大し紹介となった．開頭術（transbasal approach）にて，斜台浸潤部の削除も含めて肉眼的全摘術を施行した．

手術アプローチ法

前述のごとく，部位や伸展方向で多様な手術法が選択される．他項にて経鼻的手術は記載されており，本項では症例で呈示した transbasal approach について述べる．

体位

術前に腰椎ドレナージを挿入しておく．仰臥位で上半身を若干挙上し，頭部は正中位とする．大腿筋膜採取の準備も行う．

皮膚切開

両側に及ぶ冠状切開を行う（図4）．前頭蓋底再建に対して骨膜弁を作成するために，前頭部からの距離を十分にとって，採取した骨膜弁が鞍結節部まで到達するようにする．

- **メモ2　骨膜弁採取**

  骨膜弁を，皮弁翻転時に採取しておく方法と，閉頭時に剝離する方法がある．前者は剝離が容易である一方，長時間手術では大きさが退縮することが多い．後者では，剝離が若干困難であるものの，採取した大きさをすべて使用可能である．骨膜弁を皮下剝離で長く採取すれば，必ずしも皮膚切開は大きくとらなくてもよい（図4）．

開頭

両側前頭開頭を行う（図4）．眼窩上縁骨片を外すと前方の視野は広がるが，腰椎ドレナージにて髄液を吸引すれば十分な視野の確保が可能で，斜台部への到達では必ずしも必要ではない．

- **メモ3　嗅覚温存開頭**

  通常の transbasal approach では嗅覚が消失するが，鼻根部まで開頭を広げて鼻中隔上縁を硬膜に付着させたまま硬膜外に斜台部まで到達する方法もある．

硬膜切開と再建

前頭部ト端にて上矢状静脈洞を切断して硬膜を横切開．硬膜内にて嗅球周囲の硬膜に切開を加えて他部位の硬膜を骨より剝離する．硬膜欠損部を，大腿筋膜を用いて密に縫合して再建する．髄液を腰椎ドレナージより排液後に両側前頭葉を持ち上げると，前頭蓋底の骨が露出される（図5）．

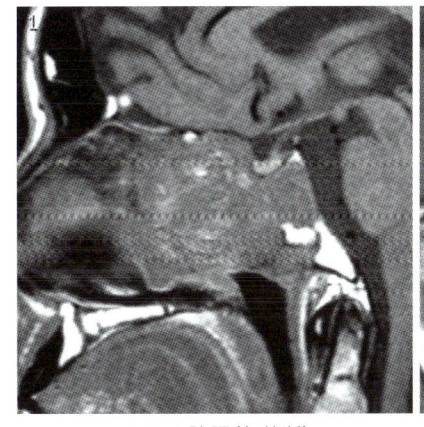

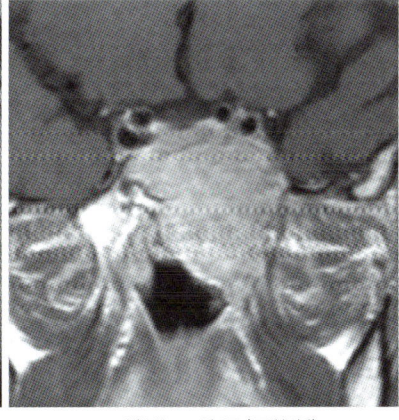

a：T1強調（矢状断）　　**b**：造影T1強調（冠状断）

図3　症例（術前MRI）
a：腫瘍が斜台部，前頭蓋底の骨を破壊して，鼻咽頭に伸展．
b：腫瘍の海綿静脈洞内伸展はなく，圧排のみである．

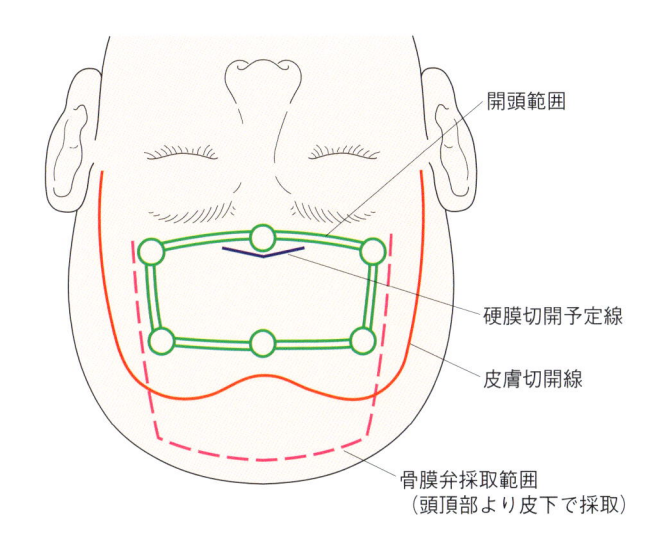

図4　皮膚切開，骨膜弁採取範囲，開頭，硬膜切開予定線

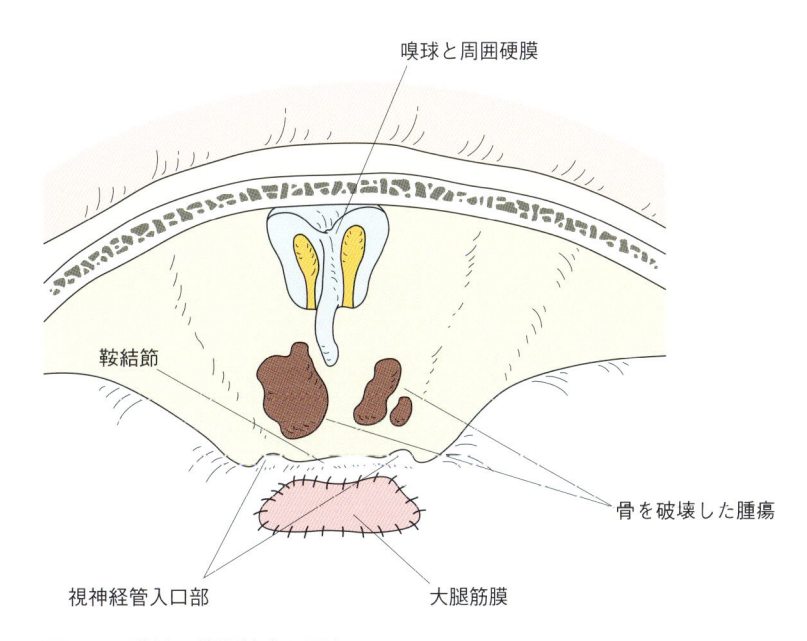

図5　硬膜外に前頭蓋底を露出
嗅球周囲の硬膜を切断．視神経管，鞍結節の同定はオリエンテーションをつけるうえで大切である．

> **● メモ4　硬膜再建**
>
> 頭蓋底手術では術後感染の原因となる髄液漏の防止が必要である．硬膜再建時に，筋膜を自家硬膜下に重ねてから縫合する方法（subdural underlay method）は（図6），脳の自重による圧迫と癒着面の増大から髄液漏防止に非常に有用である．また，縫合は連続よりも結節縫合のほうが，時間は要するものの確実で安全である．

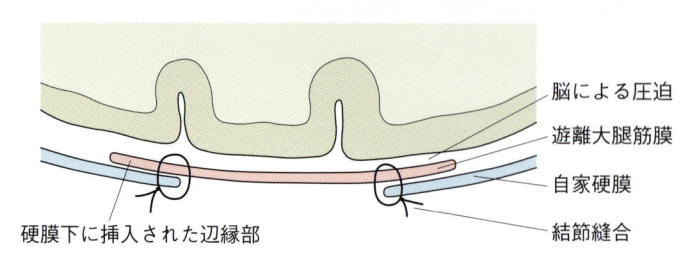

前頭蓋底骨削除と腫瘍の露出

硬膜外に露出された骨のオリエンテーションをつける．正中にてまず鞍結節の位置を確認し（深さ），次にその両側にて視神経管入口部を確認する．鞍結節より若干前方（のちの骨膜弁の固定に用いる）から視神経管-眼窩内側部を限界点としてドリリングにて骨を削除すると直下の腫瘍が露出される．

腫瘍摘出

脊索腫は，比較的出血が少なく柔らかい腫瘍であるため，吸引管ないしは低出力の超音波吸引装置（CUSA®）にて摘出が可能である（図7）．しかし，内部に骨性中隔や骨片が残存していたり，一部では線維性の固い部分もあり，注意が必要である．特に再発例では，周囲との線維性癒着が高度なことが多い．硬膜内伸展例であっても，初発例では菲薄化した硬膜組織やくも膜に覆われていることが多く，脳実質や血管との剥離が可能な例が多いが，再発例ではこれらの膜組織が破壊されているため，動脈や脳神経との剥離は注意する必要がある．最終段階で，周辺の骨組織を可能な限りドリルなどで削除しておく．tranbasal approachでは斜台の頭尾側方向の視野はよいものの，左右方向と鞍背部の視野展開に限界がある．左右方向の視野では，顕微鏡の角度を左右に振って確保する（図8）．最近では内視鏡の併用が有用であろう．腫瘍摘除後には，鼻咽頭につながる視野が展開される（図9）．

図6　硬膜再建時のsubdural underlay method
筋膜縁を硬膜下に挿入し，自家硬膜断端で結節縫合．重なり部が大きく癒着が期待できるため，髄液漏防止に有用である．

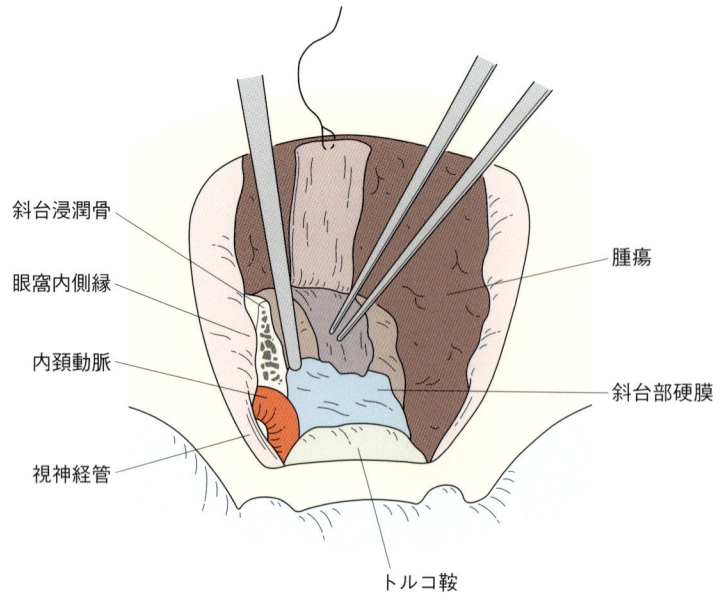

a：側面像
- 脳による圧迫
- 遊離大腿筋膜
- 自家硬膜
- 結節縫合
- 硬膜下に挿入された辺縁部

b：正面像
- 自家硬膜
- 遊離大腿筋膜
- 硬膜と筋膜の重なり
- 結節縫合
- 硬膜下に挿入された辺縁部

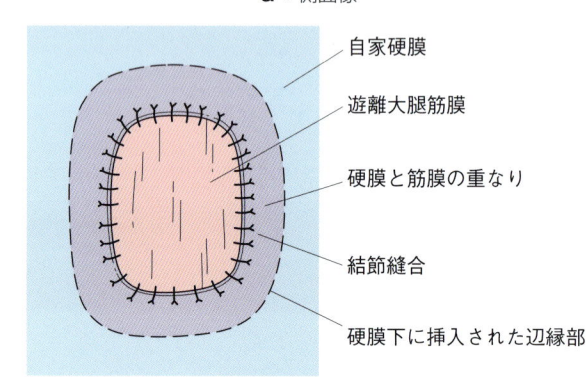

> **● メモ5　硬膜外到達法**
>
> 脊索腫は硬膜外腫瘍であり，手術到達法も硬膜外からが原則である．脊索腫の再発率は高いため，再発時の手術治療も考慮すると，硬膜を極力維持して脳との癒着防止に努めたほうがよい．本法では一時硬膜内に進入するが，腫瘍周辺部硬膜は温存可能である．ほかの到達法時にも硬膜温存に努める．

閉創

本手術では，鼻腔と頭蓋内が連絡し骨も欠損するため，感染予防のための再建が大切である．骨性再建を主張するグループもあるが，筆者は全く行っておらずむしろ有害ではないかと考えている（骨留置による死腔の発生と感染の問題から）．長期観察例でも特に

図7　腫瘍摘出
斜台部腫瘍を摘除．浸潤骨も極力ドリルなどで削除する．
本例は海綿静脈内伸展がなく，摘除後に内頸動脈が露出された．

- 斜台浸潤骨
- 眼窩内側縁
- 内頸動脈
- 視神経管
- 腫瘍
- 斜台部硬膜
- トルコ鞍

問題はない．また，前頭洞が開放された場合には，後壁を削除して粘膜を完全に除去し，鼻腔と完全に交通させる．

一方，血流ある組織での軟部組織再建は必須である．骨膜弁を前頭部から採取し，全体で骨欠損部および硬膜縫合部を覆うように硬膜外に置き，鼻腔と頭蓋内を遮断する(図10)．その後，前頭骨を固定するが，骨膜弁に過度の圧迫が加わって血流障害をきたさないように，若干の隙間を開ける必要がある．硬膜外にはドレーンを留置する．

● メモ6

前頭部の皮膚からは，骨膜弁とガレアを用いた弁とが作成可能であるが，通常は骨膜弁で十分である．また，再建時の骨膜弁の位置は重要で，筆者は鞍結節前方の残存している骨片に小孔を開け，テンティングの要領で先端部を固定している(図10)．

術後管理

硬膜外ドレーンを翌日抜去後に腰椎ドレナージを開放し，200 ml/日を目安に3〜5日髄液を排液する．しかし，subdural underlay methodにて密に硬膜縫合が行われていれば，髄液の外ドレナージは必須ではない．排液過多による硬膜外腔の拡大(死腔となる)が問題となり，むしろ感染の誘発因子となることもあるので注意が必要である．

合併症

嗅覚は犠牲となる．そのほかには，視神経障害，牽引や静脈灌流障害による前頭葉挫滅と前頭葉障害，海綿静脈洞部での内頚動脈損傷に注意する．最も頻度が高く重篤化するものは，前述の感染である．抗生物質の予防投与に加え，硬膜縫合などの頭蓋底再建を，死腔をつくることなく行うことが大切である．

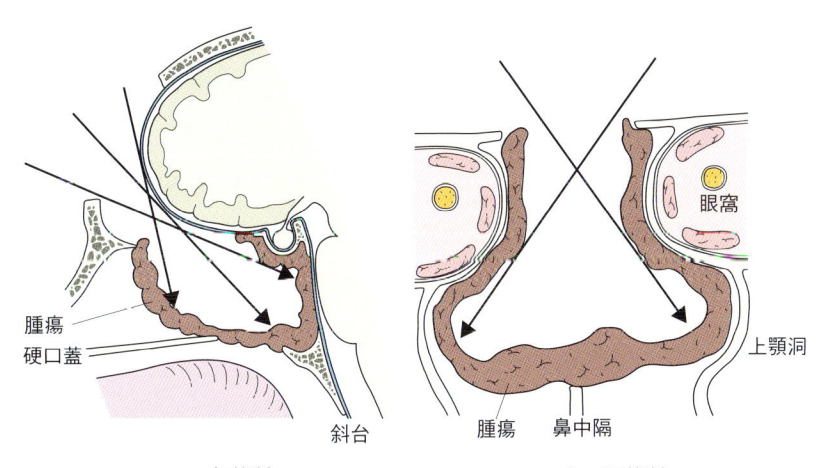

図8　腫瘍摘除時の視野角度
入口部が比較的狭いため，大きな腫瘍を摘除する場合，上下(矢状断)，左右(冠状断)に視野を大きく変えながら腫瘍を摘除する．

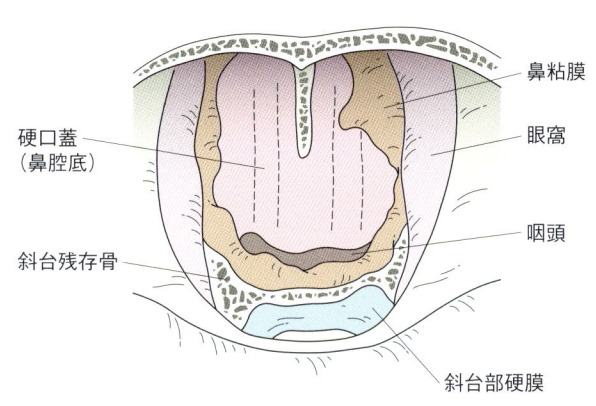

図9　腫瘍摘除後の鼻腔
腫瘍摘除後には，斜台から咽頭部までが大きく開放される．残存腫瘍がないかを最終確認する．

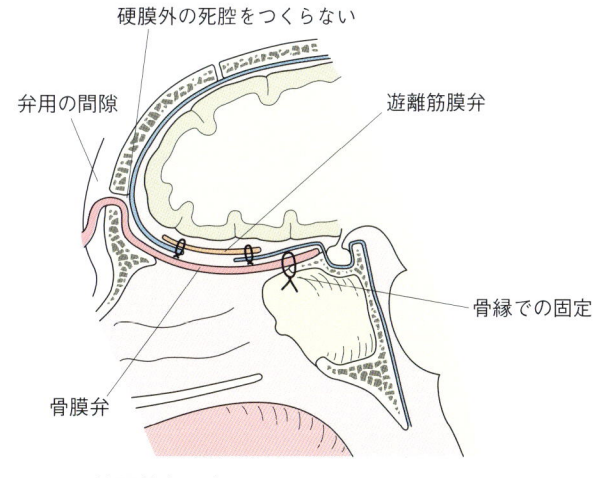

図10　前頭蓋底再建
硬膜外に死腔をつくらないことが大切で，硬膜弁は硬膜に接した状態で配置する．術後の脱落防止に，鞍結節部前方骨縁に縫合する．

● 参考文献

1) Al-Mefty O, Borba LA：Skull base chordomas：a management challenge. J Neurosurg 86：182-189, 1997
2) Derome PJ：Surgical management of tumours invading the skull base. Can J Neurol Sci 12：345-347, 1985
3) Sekhar LN, Schramm VL Jr, Jones NF：Subtemporal-preauricular infratemporal fossa approach to large lateral and posterior cranial base neoplasms. J Neurosurg 67：488-499, 1987

(川原信隆)

5 転移性脳腫瘍

metastatic brain tumor

術前解剖知識

転移性脳腫瘍の多くは脳実質内に発生するが，原発は脳実質外起原の悪性腫瘍であることはいうまでもない．時に硬膜転移症例も経験するが，髄膜腫や他の良性腫瘍などと異なり増殖速度が速く浸潤傾向があるために，通常は脳実質内への伸展があるものとして治療方針を立てる必要がある．転移病巣切除の際は，発生起源が脳実質の細胞でないため，周囲の脳組織から剥離することが可能と考えられるが，実際には周囲への浸潤部分があるため，脳実質をわずかずつ含めて摘出することが必要である．つまりできるだけ腫瘍自体を露出や破壊をせずに周囲との境界をつくることにより，腫瘍細胞を拡散させることなく摘出することを心がけるべきである．これは先人がいう「転移性脳腫瘍の手術の際は，腫瘍を見ないで摘出すること」との言葉と共通するものである（図1）．

図1　腫瘍摘出面作製時の原則
浸潤部を含めて腫瘍を摘出するために，腫瘍の数mm外側に切除面を置く．

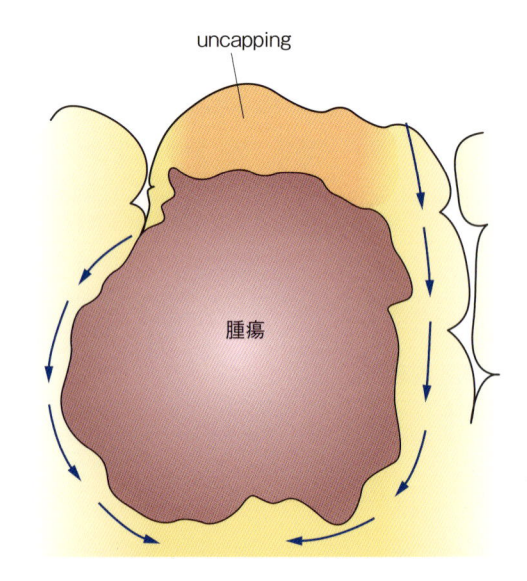

図2　uncapping
腫瘍表面の脳組織を切除（uncapping）することで，周囲の脳損傷を軽減できる場合もある．

● **メモ1**

転移性脳腫瘍は一塊として摘出することが原則であるが，大きな腫瘍では部位により周囲の脳実質に余計な牽引，圧迫が加わり，不必要な血管損傷，脳損傷を招く危険性がある．状況によっては適切な内減圧あるいは小塊に分けての摘出が有効である．これらの操作は一塊として腫瘍を摘出するという方針に反するが，現実には囊胞性腫瘍での内容物の流出や術中の術野洗浄の操作により，少なからず腫瘍細胞は周囲に拡散しているものと思われる．術後の放射線治療や細胞流出を防ぐために綿片による堤防を形成するなどの工夫はもちろん必要である．

● **メモ2**

脳表に腫瘍が露出していない場合や，腫瘍の手前にある脳実質が，腫瘍の上に薄く存在しているだけのときの摘出に際しては，脳の解剖生理を理解して，電気生理学的検査や覚醒下手術の手法などにより，一部この脳実質を切除（uncapping）することで逆に余計な脳損傷を防ぐことが可能な場合もある．またこの際，表面を走行する動静脈がどのような血管支配となっているかを確認してから，温存するべきか，犠牲にしてよいかを判断しなければならない（図2）．

手術適応

転移性脳腫瘍は致命的な病態であるが，適切な治療が行われた場合，患者の70〜80％は脳病巣よりもむしろ原発巣により，その生命予後が決定されるといわれている．治療方針決定の際は，原発巣の組織診断，進行状態，年齢，performance status（PS），脳転移巣の大きさ，部位，個数など様々な要素を考慮することが必要である．放射線治療は，全脳照射，定位照射ともに一定の効果が認められており，特に直径3cm以下の小さな腫瘍に対しては第1選択となる．通常は直径3cm以上のもの（後頭蓋窩では若干それより小さなもの）が手術適応となる．

放射線治療のみによる転移性脳腫瘍患者の予後は，PS，原発巣再発の有無，年齢，頭蓋外転移の有無によりクラス1〜3に分けられ，それぞれ7.1か月，4.2か月，2.3か月と報告されている（図3）[1]．これらの生存期間から考えても手術侵襲を加えるからには少なくとも6か月程度の予後が見込める症例を対象とするべきである．腫瘍が単発で3cm以上のとき，もしくは多発性であってもそのひとつが意識障害をきたすときや，予後に影響を及ぼすほど大きいときは摘出術を行い，術後に全脳照射を基本とした放射線治療を追加する[2]．単発，多発にかかわらず，いずれの腫瘍も3cm以下の場合には，組織診断を行ったのちに，もしくは明らかに転移をきたす活動性のがんが存在する場合には，臨床的に転移性脳腫瘍と診断をして放射線治療を行う．単発性脳転移の手術に関するランダム化比較試験では，有意に手術＋放射線照射群が放射線単独群の成績を上回っている[3]．

> ● メモ3
>
> 原則として，6か月以上の生命予後が見込める場合に手術対象とするべきと考える．しかし適切な手術を行うことで麻痺や失語症，意識障害など生活制限の原因となっている臨床症状の改善が期待でき，QOLの改善が見込めるのであれば，必ずしもその限りではない．

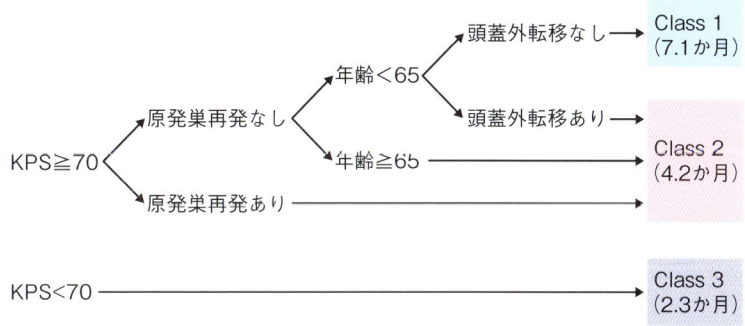

図3 転移性脳腫瘍に対する放射線治療成績の再帰分割分析
(Gaspar L, Scott C, Rotman M, et al：Recursive partitioning analysis（RPA）of prognostic factors in three Radiation Therapy Oncology Group（RTOG）brain metastases trials. Int J Radiat Oncol Biol Phys 37：745-751, 1997 より改変)

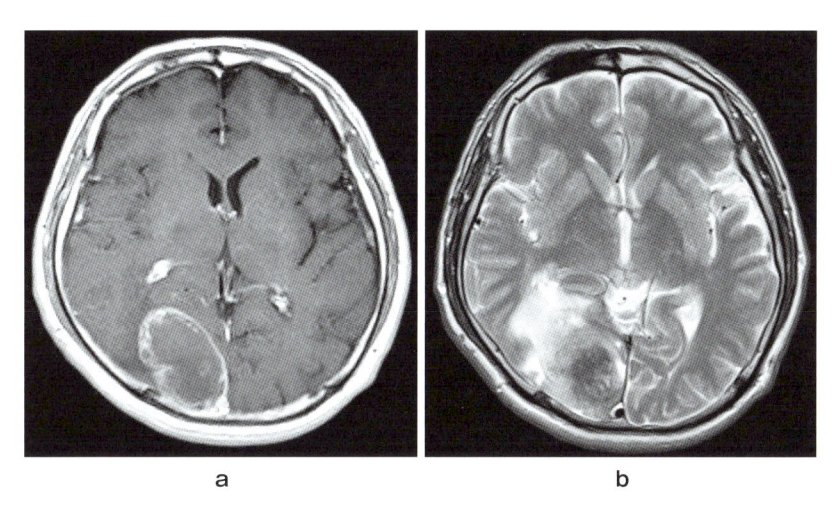

図4 転移性脳腫瘍のMRI
Gd造影T1強調画像（**a**）にて，リング状の増強がみられ，T2強調画像（**b**）では腫瘍周囲に広汎な脳浮腫が認められる．

> **症例（図4）**
>
> 59歳，男性．2年半前に肺癌の手術既往がある．3か月前から視野欠損があり，近医眼科を受診したところ脳腫瘍を疑われ，脳神経外科に紹介された．右後頭葉を中心に直径5.5cmの脳腫瘍を指摘され，転移性脳腫瘍の診断で開頭腫瘍摘出術を行い，術後は全脳照射を行った．

手術アプローチ法

体位，皮膚切開，開頭，硬膜切開

開頭により腫瘍を摘出する場合，いかなる腫瘍においても，硬膜切開の範囲を決定すれば，おのずと開頭範囲，それを行うために必要な皮膚切開線，そして摘出操作に支障のない体位が決まる．近年，画像誘導下による手術ナビゲーションシステムが普及してきてい

るが，まだどこの施設でも使用できる機器ではないため，骨縫合，骨隆起を含めた外表からシルビウス裂や中心溝などの位置を同定するための基礎知識は習熟しておくことが必要である．

転移性脳腫瘍は頻度の差こそあるが，脳内のどの部位にも発生するために，あらゆる部位のあらゆる大きさの開頭を想定することが必要であり，したがって体位も様々である．しかし大脳半球に発生した症例の多くは，運動野よりも前方であれば仰臥位，後方に位置していれば腹臥位で対処することができる．頭部がほぼ真横を向くことが必要な症例では躯幹に枕を挿入して肩を挙上することで過度な頸部の回転は避ける．担癌患者が対象であるので，高齢者や呼吸器合併症を伴う場合も少なくないが，呼吸管理を理由に腹臥位をとれないことはほとんどない．

頭部固定の際は，開頭野が頂点となるような体位をとることが原則である．同時に腫瘍に対して顕微鏡の光軸が垂直より手前に倒れるように頭部の固定を行うと，無理なく摘出面に到達することができる．逆に光軸を腫瘍に対して垂直よりも遠くへ倒すことになると術野へ覆いかぶさることとなり，操作が困難となる．

後頭蓋窩に発生した腫瘍を摘出する場合は，水平裂レベルよりも上方に主座があるもの，もしくは小脳テントに接するものは尾側から，水平裂よりも下方であれば頭側へ術者が位置するほうが視野の確保が容易である．しかしこれも，術中に臨機応変に位置を移動してより容易で確実な視野を確保することが肝要である．

腫瘍摘出

腫瘍摘出は前述のとおり，できるだけ腫瘍自体を露出しないように，腫瘍のひと回り外側を低圧の吸引管でなでるようにしながら，もしくは小さな綿片で削ぐように腫瘍と正常脳の境界面を形成していく形で進める（図1）．吸引管の操作は腫瘍に対して垂直ではなく，接線方向にして周囲の脳浮腫もしくはグリオーシス部分で境界を作成していくことが大事である．周囲の圧排は腫瘍側を主体とし，正常脳側へは必要最小限にとどめる．適宜形成した境界面へ綿片を挿入して境界を確保するとともに，腫瘍側からの出血を止めていくことが必要となる．この際に一点に集中して深く剥離を進めるのではなく，顕微鏡の拡大率を適宜変更して，全体の進行具合をみながら進めることも必要である．また，腫瘍全周にわたって剥離を進めるため，固定型の脳へらよりも助手が脳へらを持ち，適宜その位置を変えながら視野の確保ができるようにすることが望ましい．

● メモ4

手術操作を進める際，動脈性出血に対しては電気凝固による確実な止血を行うべきであるが，視野を妨げない程度の静脈性出血は，前述のとおり，綿片を置くことでやがて止血が確保できるので，ごくわずかな出血であれば止血操作で無為に時間を費やすことは避ける．

● メモ5

腫瘍・正常脳剥離の際に，どのような手術機具を使用するかは各術者，各施設によって少しずつ異なるのは当然のことと思われる．ここで数通りの方法を紹介する．
① 左手に吸引管，右手にバイポーラ凝固装置を持ち，凝固装置で綿片をはさみ脳へらの代用として操作空間をつくりながら吸引管で境界を分けていく方法．この方法では凝固装置は止血操作にもすぐ対応ができ，剥離空間への綿片の挿入も同時に行うことができる（図5）．
② 左手に超音波吸引装置，右手は凝固装置を持つ方法．この際超音波吸引装置の出力は最小限として，やはり腫瘍の外側を一枚保ちながら剥離形成することで摘出を進める方法である．
③ 左手に吸引管，右手に超音波吸引装置を持つ方法．この方法では，手術の進行が早くなるが，止血操作のために凝固装置へ機具を持ち換える必要があるため，易出血性の腫瘍には適切な方法とはいえない．
④ 左手に脳へら，右手に吸引管または超音波吸引装置を持つ方法．術野が狭く，助手の器具が入りにくい場合で，しかも出血の少ない腫瘍に対して適している．

術後管理

抗脳浮腫薬としてのステロイドは，漸減しながら1週間程度使用することが望ましい．術中に意図しない血管障害が起きていたり，脳の過度の牽引により脳浮腫が増悪したりす

る可能性もあり，他の手術と同様に術後24時間以内にCTやMRIにて摘出範囲の確認と同時に，出血や脳浮腫の有無を確認する．その後も注意深い神経所見の推移を観察して，症状の変化があるときはためらわず画像検査を追加して適切な対処を加えるべきである．特に後頭蓋窩腫瘍の場合は髄液の循環障害による水頭症から突然の意識障害を引き起こす危険があることも想定しておく事項である．

転移性脳腫瘍のうち，手術適応となるのはごく一部にすぎない．特に最近では，ガンマナイフやサイバーナイフなどの定位照射が広く用いられるようになり，いっそうその傾向が強まっている．しかしながら，ごく短時間で腫瘍細胞を除去し，神経症状を改善するには手術に勝るものはなく，適応を考えた確実な腫瘍摘出は，患者のQOLさらには生命予後の改善につながるものである．術後の放射線治療についても一律全脳照射というだけでなく，定位照射との比較試験も行われており，転移性脳腫瘍に対する治療も確実に進歩しているといえる．

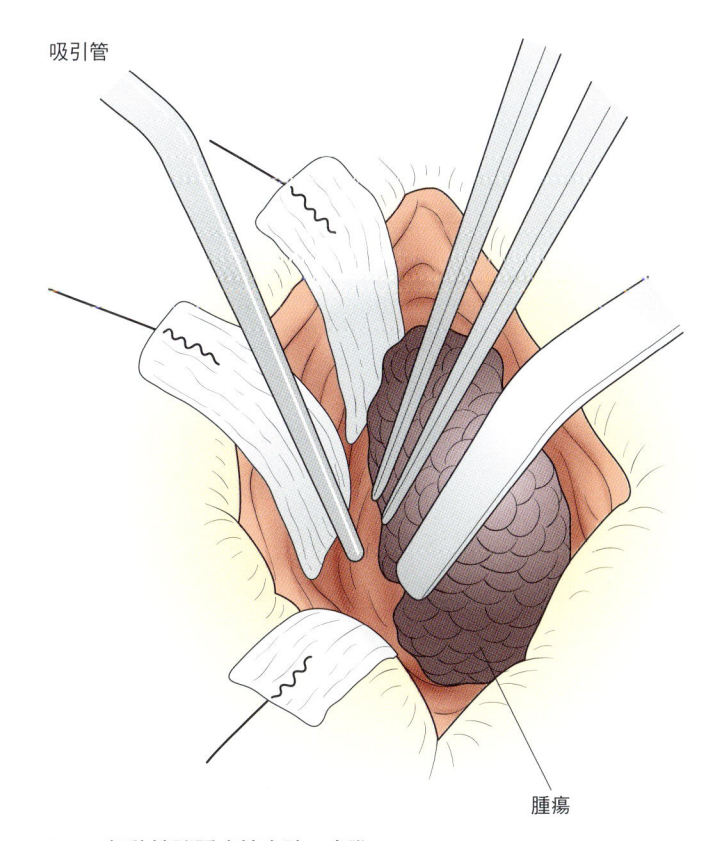

図5　転移性脳腫瘍摘出時の実際
吸引管とバイポーラ凝固装置を用いて，腫瘍の外側に沿って周囲から剝離する．

参考文献

1) Gaspar L, Scott C, Rotman M, et al：Recursive partitioning analysis (RPA) of prognostic factors in three Radiation Therapy Oncology Group (RTOG) brain metastases trials. Int J Radiat Oncol Biol Phys 37：745-751, 1997
2) Narita Y, Shibui S：Strategy of surgery and radiation therapy for brain metastases. Int J Clin Oncol 14：275-280, 2009
3) Patchell RA, Tibbs PA, Regine WF, et al：Postoperative radiotherapy in the treatment of single metastases to the brain：a randomized trial. JAMA 280：1485-1489, 1998

〈渋井壮一郎・宮北康二〉

C-VI 各種脳腫瘍の手術

6. その他の腫瘍

1 髄芽腫
medulloblastoma

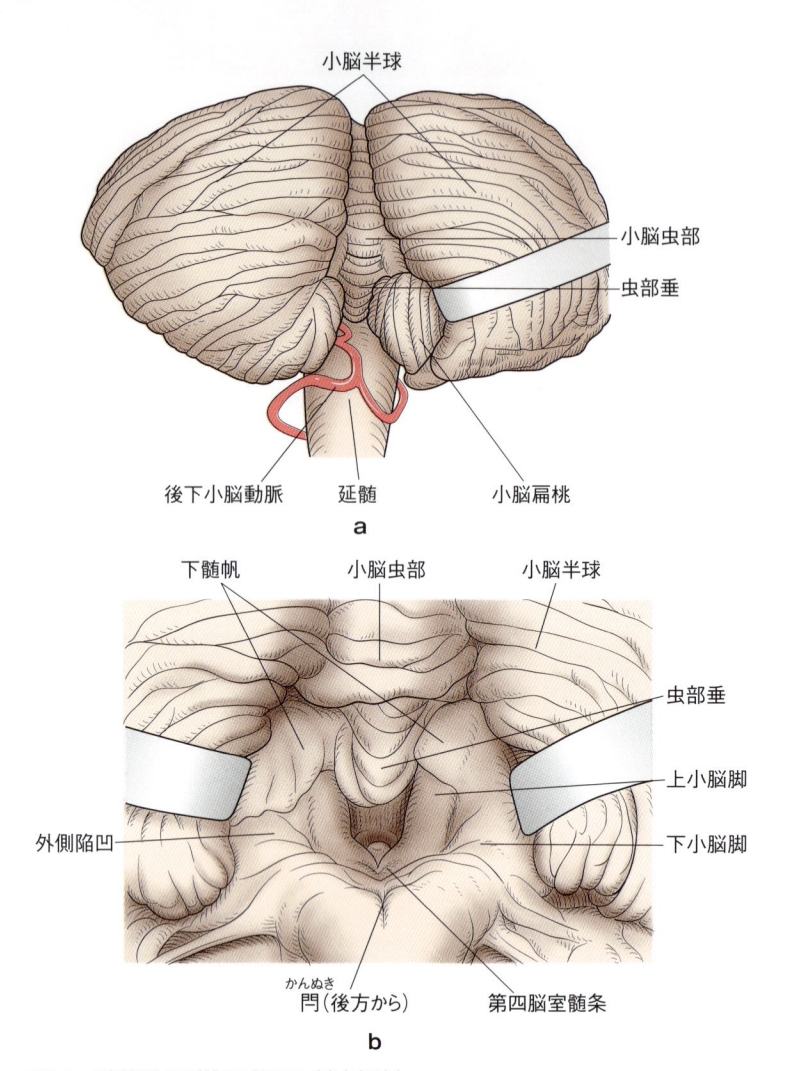

図1 髄芽腫の手術に必要な基本解剖
 a：後方から見た小脳延髄の基本解剖．
 b：後方から見た第四脳室を中心とした基本解剖．

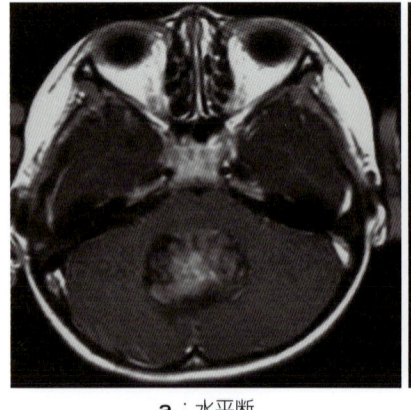

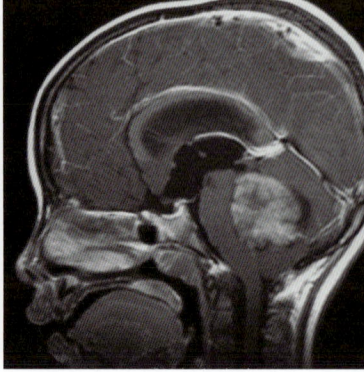

（図ラベル）
a：小脳半球，小脳虫部，虫部垂，後下小脳動脈，延髄，小脳扁桃
b：下髄帆，小脳虫部，小脳半球，虫部垂，上小脳脚，下小脳脚，外側陥凹，閂（かんぬき）（後方から），第四脳室髄条

図2 症例（初診時造影 MRI）
 a：水平断　　b：矢状断

術前解剖知識（図1）

後頭蓋窩の骨構造，脳幹と小脳の基本構造，第四脳室と脳室底の基本解剖を理解しておく．

手術適応

発見された時点で多くは閉塞性水頭症を併発しており，後頭蓋窩の圧が上昇しているので，ほぼ全例，腫瘍摘出術の適応となる．また，併発する閉塞性水頭症に対しては，橋前槽のスペースがあれば，内視鏡下第三脳室底開窓術（ETV）を行い，開頭腫瘍摘出術までの水頭症の管理を，脳室ドレナージなしで行う．

> **症例（図2）**
>
> 6歳，女児．主訴は頭痛，嘔吐，全身痙攣．不均一な造影を受ける腫瘤が，小脳虫部下髄帆から第四脳室底を丸く圧排する形で，第四脳室を満たすように発育している．中脳水道より末梢の脳室は著明な左右対称の拡大を呈している．まずETVを行い，水頭症の治療を優先した．

手術アプローチ法

● **メモ1　髄芽腫の摘出術の前に：「小脳の腫れ，静脈血のうっ滞，出血を減らす工夫」が基本！**

後頭蓋窩の正中部に存在する腫瘍の摘出に際し，狭いスペースで，多くは後頭蓋窩の圧が亢進した状態で，バイタルエリアを前方，下方に見ての術野を展開しなければならない．少しでも小脳が術中に腫脹しないような体位，頭位を工夫しなければならない．また，静脈血のうっ滞を軽減し，oozingなどの出血を軽減しなければいけない．

体位と頭位（図3a, b）

①腹臥位で上半身を腰部で後屈（20°くらい反り返し），②後頭下から項部をほぼ水平に

なるまで，頚部を前屈，③そのまま頭部をアプローチ側の対側に可能な限り側屈させる体位（semi-Concorde position）・頭位をとる．④後頭蓋窩を背側正面から，第四脳室底に沿う方向性で，マジャンディー孔から中脳水道下端や小脳の山頂を目指す．

● メモ2

この体位と頭位にしておくと，頭側から下方の上位頚髄方向も観察可能であり，両側の外側に関しては，術者が頭部の周囲を動けば，対側のルシュカ孔も観察可能である．したがって，実際には，よりくも膜下腔や上位頚椎に伸展している上衣腫に有効である．

皮膚切開，皮下の剥離，骨構造の露出（図3b）

①**皮膚切開**：正中に，外後頭隆起より2cm程度上方から，下方は第4ないし第5頚椎の棘突起まで設ける．頭位を側屈位にする前に，正中線上にマークする．

②**皮膚クリップが入る程度の脂肪織の剥離**：この剥離操作を早期にきちんと行っておくと皮膚からの持続的な出血を予防できる．

③**後頭骨からの骨膜剥離**：エレバトリウムなどの背を用いて，骨を強くこすり，骨膜を骨から剥離する要領で，操作を進める．組織の損傷と退縮を防ぐため電気メスを使用は極力避ける．

④**大後頭孔，環椎の後弓の露出**：後の大後頭孔の開放，後弓切除が安全にできるよう露出する．正中側から周辺に向けて結合織ごと退縮させながら行うと静脈叢からの出血が軽減できる．通常軸椎の棘突起の露出は行わない．

開頭，骨切除，後弓切除（図3b）

①**開頭範囲**：後頭蓋窩の円蓋部の正中に設ける．下方は，大後頭孔を開放するが，上方は，横静脈洞を露出するまで広げる必要はない．側方も皮膚の展開の範囲内でよい．

②**大後頭孔後縁から後頭顆窩にかけての骨切除**：後頭顆のすぐ内側まで，骨切除を広げておくことが大切．硬膜内操作が大変やりやすくなる．

③**後弓の切除**：両側の後弓上面椎骨動脈溝内側縁間をめどに切除する．

硬膜切開（図3b）

①大後頭孔部に基部を持つ"Y字状"に行

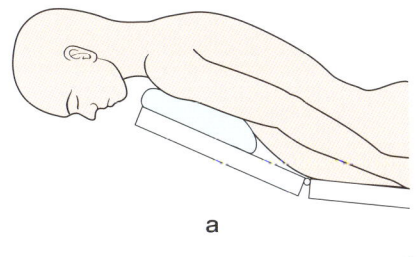

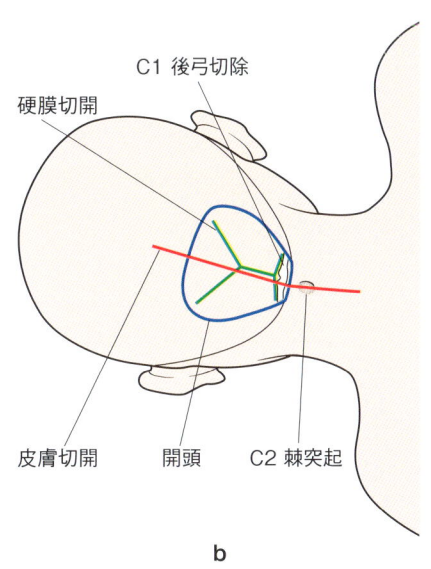

図3　体位（a）と頭位，皮膚切開，開頭，硬膜切開（b）

う．術前のDSAや3D-CT venous angiographyなどで後頭蓋窩の静脈相をよく観察して，発達した後頭静脈洞やvenous lakeを確認しておく．

②頭蓋頚椎移行部のcirculating sinus, occipital sinusを結紮離断する．venous lakeの際は，チタンのヘモクリップを斜めに少しずつ重ね掛けして，切開を広げていく．

くも膜切開と腫瘍摘出ルート作り：telo-velotonsillar approachの実際（図4～6）

①大槽の後面のくも膜を切開し，上位頚椎レベルから延髄外側槽の髄液を，綿片をあてて丁寧に吸引除去する．この操作で後頭蓋窩の減圧が得られる．

②両側の小脳扁桃の間を分け腫瘍（灰白色で識別は容易）の下端を確認する（図4）．

③小脳扁桃内側縁から小脳虫部垂の両側縁との間の剥離を進める．軽く小脳扁桃内側縁を外側に牽引しながら，薄く覆っているほぼ透明なくも膜を鋏で鋭的に切開していく（図5）．これを両側に行うと，両側の小脳扁桃内側上方と小脳虫部垂両側の間のスペースが得られる．

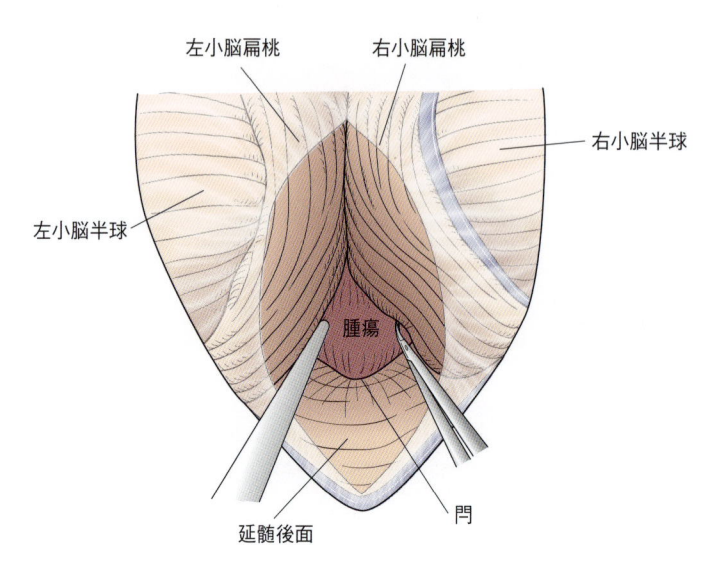

図4　telovelotonsillar approach の実際①
吸引管で左の小脳扁桃内側を，マイクロ鋏で右の小脳扁桃の内側を支持して，両側の小脳扁桃間を開き，前下方にある腫瘍を確認しているところ．

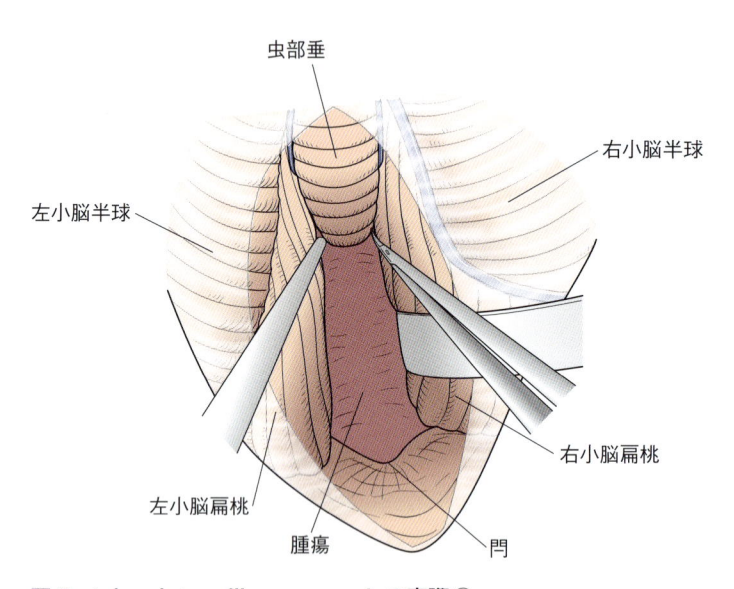

図5　telovelotonsillar approach の実際②
脳へらで右小脳扁桃を外側に保持しながら，右小脳扁桃と小脳虫部垂の右側の間を剥離しているところ．これを両側に行う．

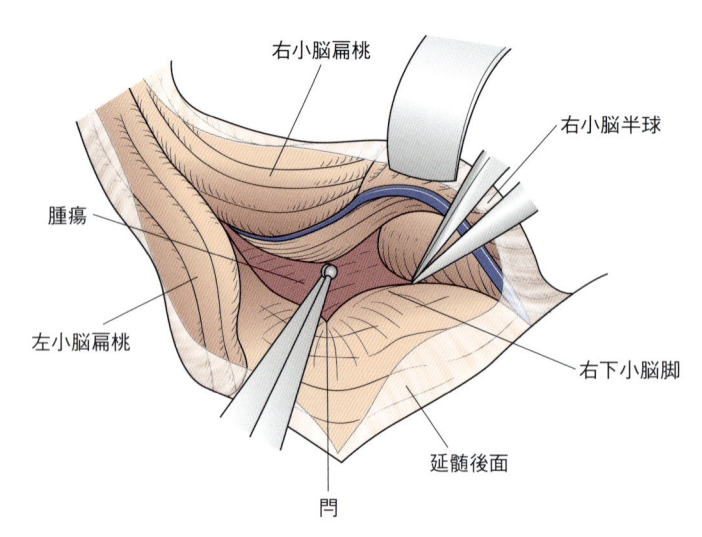

図6　telovelotonsillar approach の実際③
右の小脳延髄裂をルシュカ孔に向かい剥離を進めているところ．これを両側に行う．

④小脳延髄裂を拡大すべく，正中から外側に向けてくも膜を切開していく（図6）．外側はルシュカ孔まで到達することになる．

⑤小脳扁桃部が延髄後面から剥離され，また，小脳虫部垂が上方にめくれる形になる．このようにして，マジャンディー孔が拡大されて腫瘍摘出ルートが確保される．両側の小脳扁桃を後外側上方に，小脳虫部垂を上方に展開しながらの摘出となる．

栄養動脈の確保と処理

多くはこの段階で後下小脳動脈の tonsillo-hemispheric branch から細かい栄養動脈が腫瘍に入っているところを確認できる．腫瘍血管を腫瘍側で焼却凝固切断する．

術中診断のための組織の摘出と内減圧

①腫瘍表面を凝固しないで，数 mm 角のブロックとしてマイクロ鋏で切除，あるいは腫瘍摘出用鑷子の大きめのカップで摘出して，カットしたゴム手袋にくるんで提出する．

②組織検索に十分量が確保できたのち，太めの吸引管や超音波破砕吸引装置（CUSA®）で内減圧をしっかり行う．

第四脳室底の保護

部分摘出が進んでくると髄液が第四脳室からもわき出るようになる．そうなれば，比較的早い段階で残存腫瘍を後上方に持ち上げ，第四脳室底を確認後，残存腫瘍の前下端面に沿う気持ちで綿片を挿入して，機械的圧迫や吸引管などから第四脳室底を守る．

上方，側方への伸展部分の摘出

①延髄後面から第四脳室底への圧迫や圧排をかけないように第四脳室内の残存腫瘍の摘出を行う．

②第四脳室の上面や外側面など発生部位以外は比較的脳室上衣が保たれていることが多いので，そのつるりとした面が確認できるまで，両側方，上方への摘出を進める．

③この頃になると髄液排除がかなり進んでいるので，小脳全体が沈下しており，むしろ内側から小脳を保持する気持ちで，脳へらの先を効かせて摘出ルートを確保しながら行う．

④外側方向をしっかり観察したいときには，手術台を対側に回転させて，術者の視軸

がルシュカ孔に向かうようにする．

⑤同側の外側を観察しにくいときには，手術台を同側に回転させて視野を得る．

⑥上方部分を見上げるためには，手術台全体の頭部部分を下げるようにして，中脳水道後下端を視野におさめる．

⑦最終局面では，すっかり小脳は沈下している．拡大した中脳水道下端が観察できれば，最終像となる．

最終像の確認

肉眼的全摘を確認するために，解剖学的オリエンテーションをつける．

①摘出の下端となった，閂，意図的に拡大したマジャンディー孔，小脳延髄裂，その裂内にある後下小脳動脈の本幹，外側端にルシュカ孔，第四脳室底の基本構造（正中溝，髄条，顔面神経丘，舌下神経三角，迷走神経三角など），拡大した中脳水道の下端，が確認できる．

②顕微鏡の光軸をきちんと第三脳室内に入れると，後交連，場合によっては，内大脳静脈など観察される（図7）．ここまで観察されれば，ほぼ全摘といって差し支えない．

③生理食塩水（最近では人口髄液を使用）で十分洗浄して出血がないことを確認する．

④髄液を溜めて，麻酔科医に依頼して，胸腔内圧を20 cmH₂O程度に上げて維持してもらい，oozingのないことを確認して閉創に移る．

術後管理

①術後，麻酔より無覚醒でICUにて一昼夜呼吸循環管理を行い，徐々に覚醒させる．

②バイタルの正常範囲内の維持，術後出血に注意する．

③脳幹の機能障害がないかどうか抜管前に反応を確かめて抜管する．

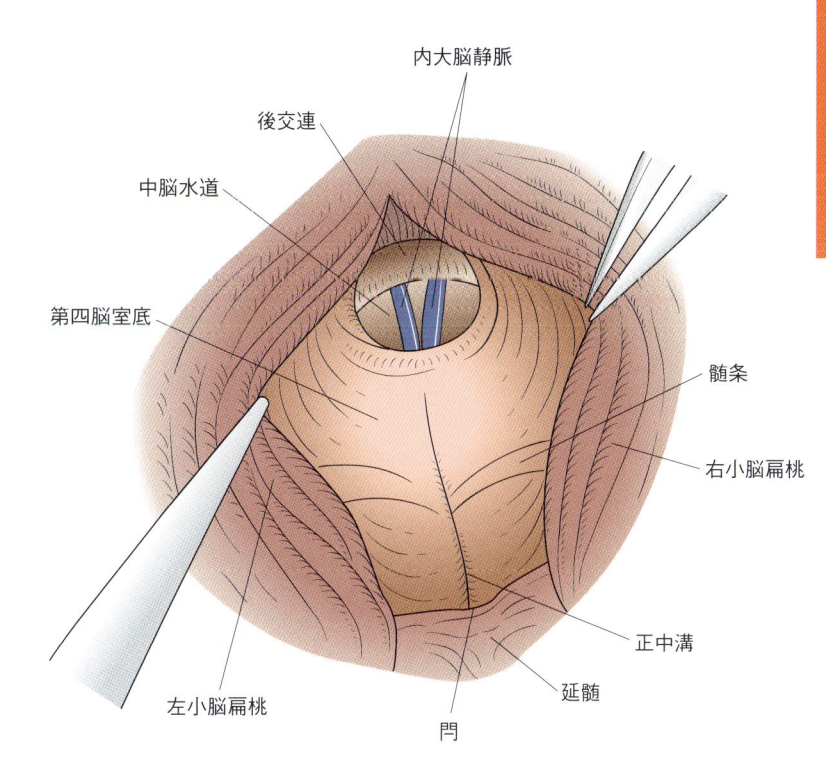

図7　最終像の確認
両側の小脳扁桃内側を吸引管とバイポーラで外側に展開．円弧状に圧排変形された第四脳室底と中心に前後に走る正中溝，その左右に髄条，さらに上方には，拡大した中脳水道，さらに深部には上方に後交連，さらに深部に両側の内大脳静脈が観察される．マジャンディー孔のこの五角形の形への拡大が，腫瘍摘出ルートになっている．

● **メモ3　髄芽腫手術のポイント7か条**

①後頭蓋窩正中部に存在していることを認識すること．
②小脳虫部の前髄帆あるいは後髄帆からの発生であることを認識すること．
③第四脳室内に突出し，圧排性に成長することを認識すること．
④両側の小脳扁桃間，虫部垂との間，両側の小脳延髄裂を拡大する工夫をすること．
⑤両側の後下小脳動脈からの栄養動脈を同定，焼灼，離断すること．
⑥内減圧がある程度得られたら，第四脳室底との間に綿片を敷いて同部を保護すること．
⑦上方の摘出が終了したら，拡大した中脳水道が見えてくることが多い．

● **参考文献**

1) Kobayashi S, Sugita K, Tanaka Y, et al : Infratentorial approach to the pineal region in the prone position : Concorde position. Technical note. J Neurosurg 58：141-143, 1983
2) 栗栖　薫，杉山一彦，山崎文之：胎児性腫瘍．吉田　純（編）：脳神経外科学大系6　脳腫瘍Ⅰ，中山書店，pp418-434, 2004
3) 杉山一彦，栗栖　薫：Medulloblastomaについて①—概観・現状・病理分類．脳外速報 19：170-182, 2009
4) 杉山一彦，栗栖　薫：Medulloblastomaについて②—手術と小脳性無言症候群・放射線治療・化学療法．脳外速報 19：666-677, 2009

〈栗栖　薫〉

C-Ⅵ 各種脳腫瘍の手術

6. その他の腫瘍

❷ 小脳血管芽腫
cerebellar hemangioblastoma

術前解剖知識

　小脳血管芽腫は本来良性腫瘍であり，全摘出により治癒の得られるものである．ただし血管性腫瘍であり出血の危険性が高く，発生部位，腫瘍タイプにより手術の難易度が高くなる．mortality, morbidity が低くないものもある．MRI, 脳血管撮影（DSA）により腫瘍の局在，流入血管の本数，方向などを術前十分に検討して，特に流入血管の確保しやすいアプローチを選択し，腫瘍流入部で栄養血管を処置したのちに腫瘍を行うことにより安全な手術が可能となる．

　すなわち，小脳血管芽腫の手術摘出に際しては，MRI, CT, 脳血管撮影から腫瘍局在，流入血管を評価し，後頭蓋窩を3面（小脳テント面，後頭蓋窩面，錐体骨面）に分類して，臨床症状，画像診断とあわせて，手術アプローチを選択する（図1）．

手術適応

　基本的には手術適応となる．現在定位放射線治療も治療選択肢の1つである．

手術アプローチ法

　手術は，腫瘤部，壁在結節の局在，腫瘍流入血管により決定する．術前脳血管撮影で注意深く検討し，流入栄養血管の本数，方向を正確に診断する．手術アプローチは，①小脳テント面は，腫瘍流入血管は主に上小脳動脈であり，外側後頭下開頭術（occipital transtentorial approach, infratentorial supracerebellar approach）を，②後頭蓋窩面は，腫瘍流入血管は主に後下小脳動脈（一部上小脳動脈）であり，外側後頭下開頭術を，③錐体骨面は，腫瘍流入血管は主に前下小脳動脈（一部上小脳動脈，後下小脳動脈）であり，外側後頭下開頭術を行う．

　腫瘍摘出の前に大型の囊胞では先に吸引を行い，次に流入動脈を腫瘍に入る直前にて凝固焼却，切断し，周囲から剝離，一塊に腫瘍を摘出する．腫瘍は周辺脳と軽度の癒着はあるが，境界鮮明である．

腫瘍局在	小脳テント面	後頭蓋窩面	錐体骨面
栄養血管	SCA, PICA	PICA, SCA	AICA, SCA, PICA
手術アプローチ	①occipital transtentorial approach ②infratentorial supracerebellar approach ・SCA のみは①，SCA および PICA は② ・小脳テント前方部は①，真中から後方部は②	lateral suboccipital approach medial suboccipital approach	lateral suboccipital approach

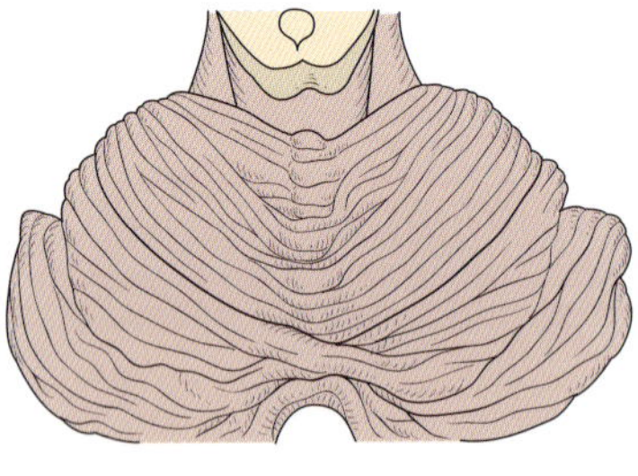

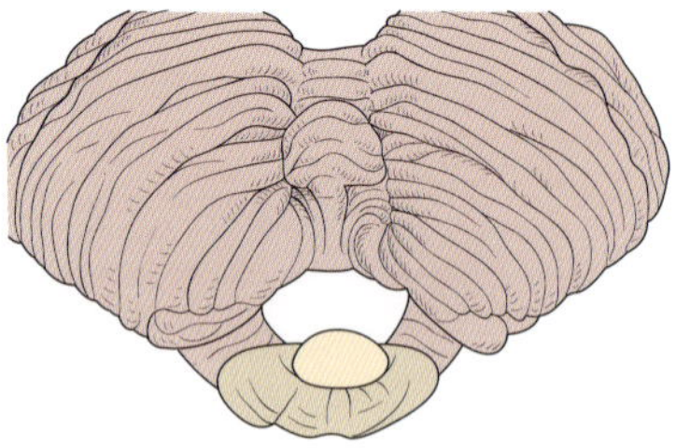

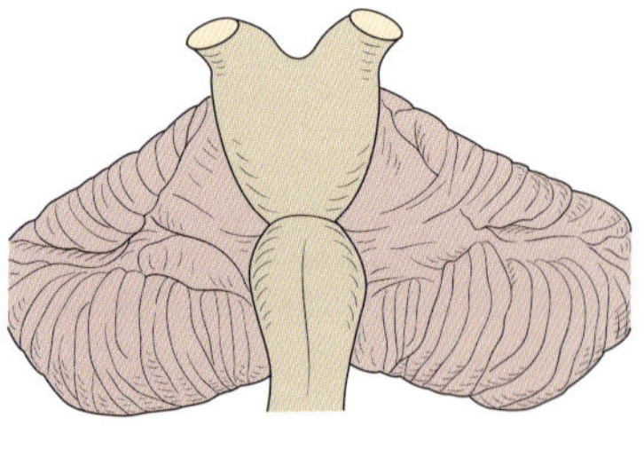

図1　小脳血管芽腫の腫瘍局在による分類
SCA：上小脳動脈，PICA：後下小脳動脈，AICA：前下小脳動脈．

● メモ1　術前腫瘍栄養血管塞栓術

出血量および手術の安全性から可能であれば行いたいが，主に栄養血管は椎骨動脈実質栄養枝であるため，塞栓そのものも危険性が高い．中に硬膜枝からの栄養血管を持つこともあるので，その際は適応となる．

● メモ2　小脳血管芽腫の腫瘍摘出
- 栄養血管を早期にとらえるアプローチを選択することが大切である．腫瘍摘出の基本はまず，栄養血管を処理し，次に流出静脈を処理，最後に腫瘍を一塊（en bloc）に摘出する．途中で髄膜腫摘出のように内減圧（デバルキング）はできない．
- 栄養血管をとらえれば，腫瘍はくも膜下スペースに顔を出している．
- 流出静脈の裏側に栄養血管があることがあり，十分注意することが大切である．
- 嚢胞性腫瘍のときは，流入血管の本数は血管撮影でわかりやすいが，実質性腫瘍のときは血管撮影では判明できないような細かい血管も多く流入するため注意が必要である．

以下，腫瘍局在別に症例を提示する．

［小脳テント面］

症例1（図2）

28歳，男性．頭痛，嘔吐，ふらつきで発症．MRIで右小脳半球に大きな嚢胞を伴う，径2 cmの均一に造影される腫瘍が小脳テント面に接して認められる（図2a～c）．脳血管撮影で上小脳動脈から数本の動脈が栄養血管とする動脈瘤様の陰影が認められる（図2d, e）．occipital transtentorial approachにて腫瘍を摘出した．

- 体位
　右側仰位．
- 開頭範囲
　左後頭開頭（横静脈洞，矢状静脈洞に接するまで）．
- 硬膜切開
　横静脈洞，矢状静脈洞が三角形の基部になるように．
- 腫瘍摘出（図3）
　左posterior interhemispheric approachで，小脳テントを切開する（図3a）．

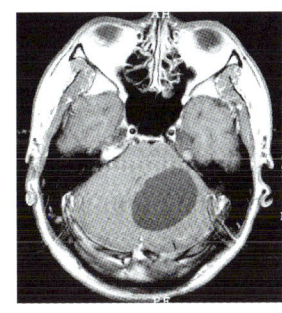

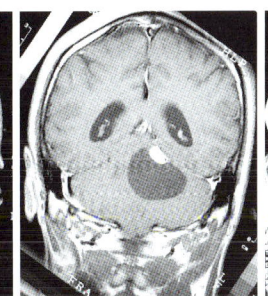

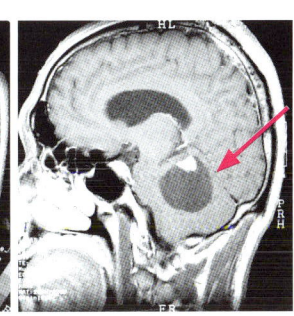

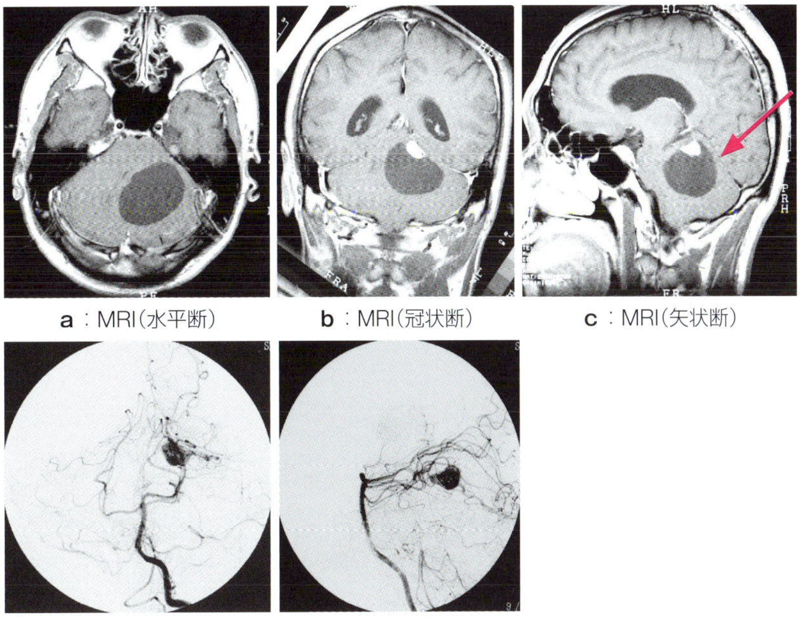

a：MRI（水平断）　b：MRI（冠状断）　c：MRI（矢状断）

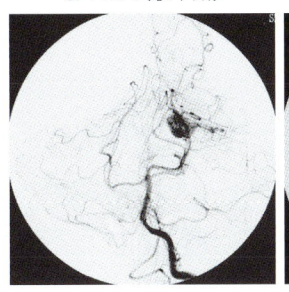

d：DSA（椎骨動脈正面像）　e：DSA（椎骨動脈側面像）

図2　症例1の術前画像
　矢印：occipital transtentorial approach.

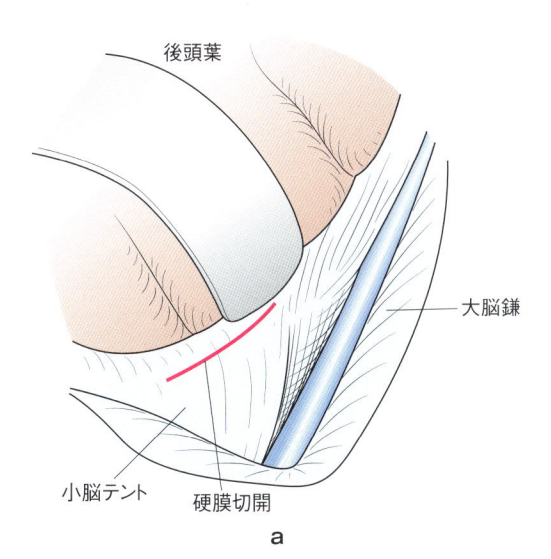

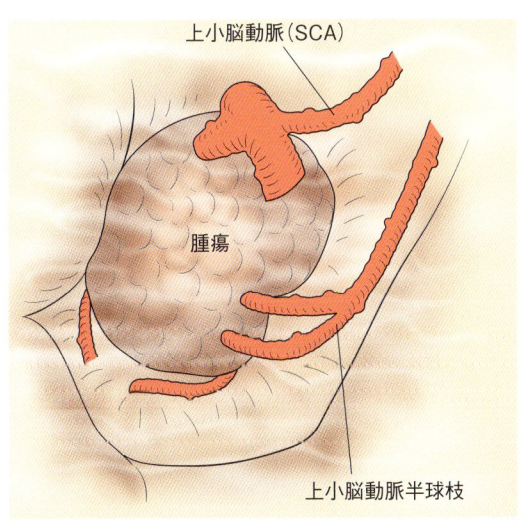

図3　症例1の腫瘍摘出
　a：小脳テント面の露出．
　b：流入・流出血管の処理．

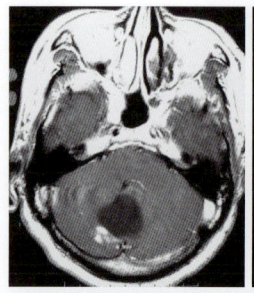

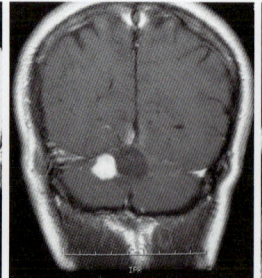

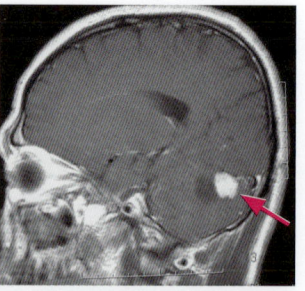

a：MRI（水平断）　b：MRI（冠状断）　c：MRI（矢状断）

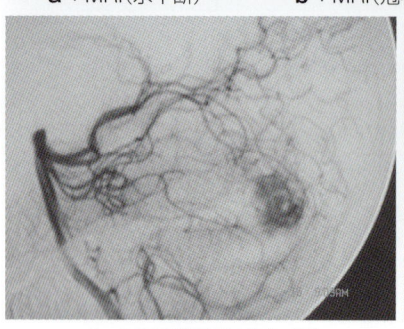

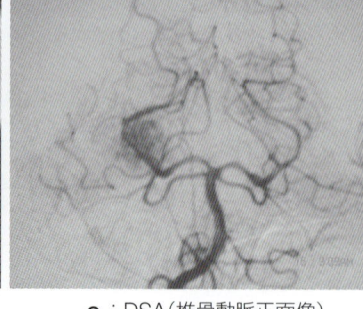

d：DSA（椎骨動脈側面像）　e：DSA（椎骨動脈正面像）

図4　症例2の術前画像
矢印：infratentorial supracerebellar approach.

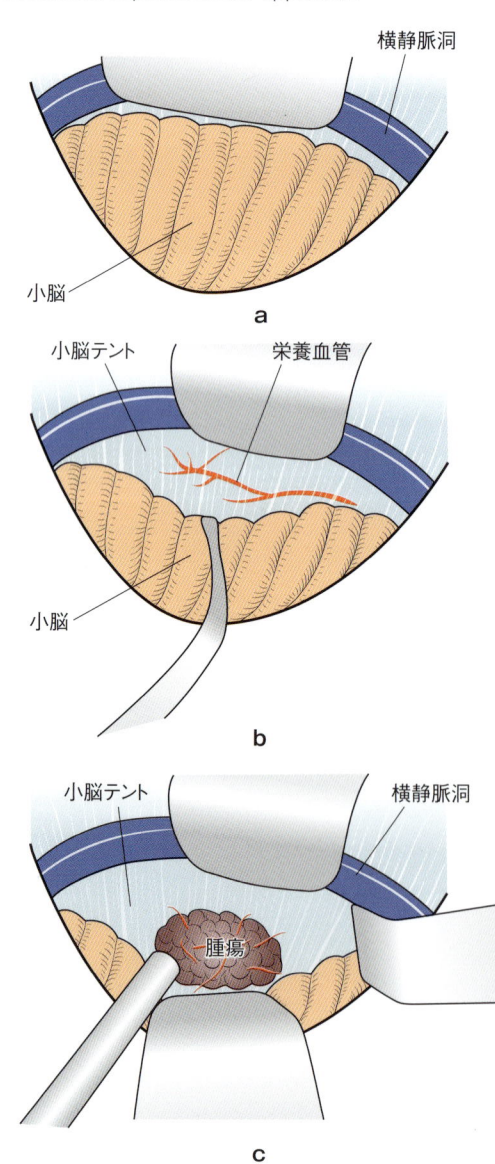

図5　症例2の腫瘍摘出

小脳上面にくも膜を通して腫瘍表面と数本の腫瘍栄養血管がみられ，腫瘍流入部で凝固切開を行う（図3b）．

● メモ3

開頭範囲は横静脈洞上縁が出るまで開ける．硬膜切開は横静脈洞を基部とした切開が大切．

症例2（図4）

58歳，男性．頭痛，ふらつきで発症．MRIで囊胞を有する径2.5 cmの均一に造影される腫瘍が小脳テント面に接して認められる（図4a〜c）．脳血管撮影で上小脳動脈および後下小脳動脈から数本の栄養血管が入る腫瘍が認められる（図4d, e）．infratentorial supracerebellar approach にて腫瘍を摘出した．

- 体位

  腹臥位で頭部を左外旋，頚部は屈曲．

- 術中モニタリング

  ナビゲーション，術中エコー．

- 開頭範囲

  右正中よりの paramedian skin incision で，右横静脈洞が十分確認できるように後頭下開頭を行う．

- 硬膜切開

  横静脈洞間際まで．

- 腫瘍摘出（図5）

[後頭蓋窩面]

症例3（図6）

56歳，男性．頭痛，ふらつきで発症．MRIで右小脳半球に均一に造影され，一部腫瘍内外に小さな囊胞を持つ腫瘍（図6），脳血管撮影で後下小脳動脈から数本の栄養血管が入る腫瘍が認められる．lateral suboccipital approach にて腫瘍を摘出した．

- 体位

  左側臥位．

- 術中モニタリング

  顔面神経モニター．

- 開頭範囲

  右外側後頭下開頭．

[錐体骨面]

症例4（図7）

64歳，男性．めまい，ふらつき，聴力障害，顔面違和感で発症．MRIで左小脳橋角部に均一に造影され，一部腫瘍内外に小さな囊胞を持つ腫瘍が認められる（図7a～c）．脳血管撮影で前下小脳動脈および後下小脳動脈から数本の栄養血管が入る腫瘍である（図7d, e）．lateral suboccipital approachにて腫瘍を摘出した．

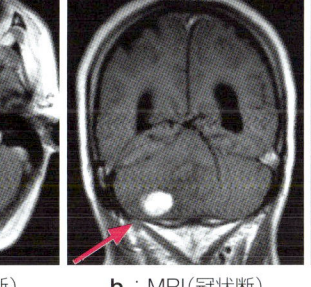

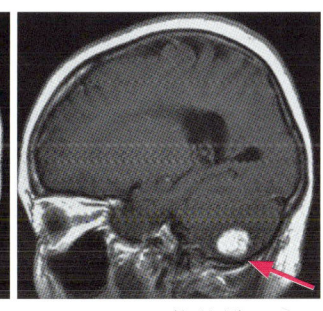

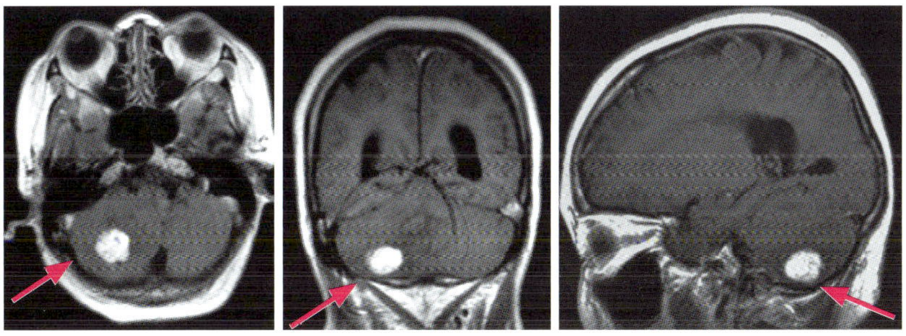

- 手術体位

  右側臥位．

- 術中モニタリング

  顔面神経モニター．

- 開頭範囲

  左外側後頭下開頭．

- 硬膜切開

  S状静脈洞，横静脈洞間際まで．

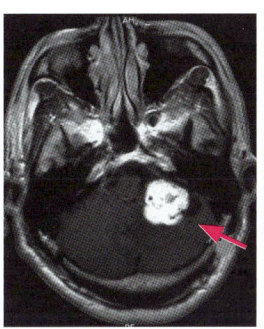

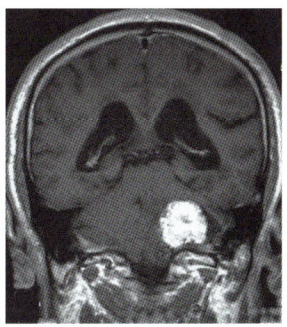

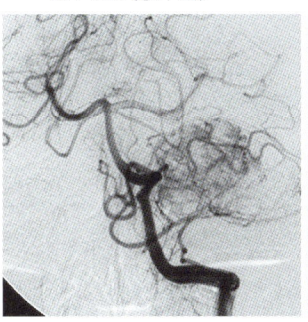

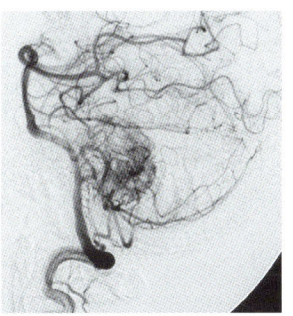

●メモ4

S状静脈洞縁までの開頭，およびS状静脈洞を基部とした硬膜切開を行う．まず外側小脳延髄槽を開放し，髄液を流出させてから硬膜切開を進める．

術後，術前より認めた聴力低下は改善せず，しかし新たな神経脱落症状なく退院となる．

閉頭，閉創

後頭蓋窩の閉頭も閉頭時頭蓋内圧が高くない限り，骨弁をできるだけ戻し，チタンプレートで固定する．頭皮切開時，可能な範囲で大きな筋膜を採取しておく．後頭蓋窩手術では硬膜はたいがい縫合しきれなくなり，パッチをあてることになるため，自家筋膜を使用すれば髄液漏はなくなる．止血を丁寧にして，硬膜外ドレナージはおかない．

上記のことを注意して行うと，髄液漏も少なく，皮下髄液貯留，感染を予防することができる．

図6 症例3の術前画像
a：MRI（水平断） b：MRI（冠状断） c：MRI（矢状断）
矢印：lateral suboccipital approach．

図7 症例4の術前画像
a：MRI（水平断） b：MRI（冠状断）
c：DSA（椎骨動脈正面像） d：DSA（椎骨動脈側面像）
矢印：lateral suboccipital approach．

●メモ5　小脳血管芽腫の手術の問題点

非常に血管の豊富な腫瘍である．不完全摘出に終われば，高い再発率を持つため，完全摘出の必要性が高い．

術後管理

- 脳浮腫：ステロイド薬，浸透圧利尿薬投与．
- 創部髄液貯留：前項に記す．
- 術後出血：腫瘍残存は禁物．
- 感染．

●参考文献

1) 中村秀夫，河内正人，生塩之敬：血管芽腫．河瀬斌（編）：脳神経外科学体系第7巻 脳腫瘍Ⅱ．中山書店，pp238-244，2004
2) 有田和徳，平野宏文，山口智：延髄-頸髄移行部の血管芽腫の手術．甲村英二（編）：脳腫瘍の外科—基本と挑戦．メディカ出版，pp256-261，2008
3) 岩間亨：小脳血管芽細胞腫の摘出術．脳外速報 19：634-640，2009

（沼　義博・河本圭司）

C-Ⅵ 各種脳腫瘍の手術

6. その他の腫瘍

③ 松果体部腫瘍
pineal region tumor

術前解剖知識

この部位の解剖では，松果体・ガレン大静脈とそれにつながる静脈・脳梁膨大部・中脳蓋・小脳テントの位置関係を把握しておくことが重要である（図1）．ガレン大静脈に流入する静脈は，内大脳静脈，ローゼンタール脳底静脈，中心前小脳静脈，内後頭静脈などである．流出先は直静脈洞である．多くの場合腫瘍が第三脳室の後壁となっている．

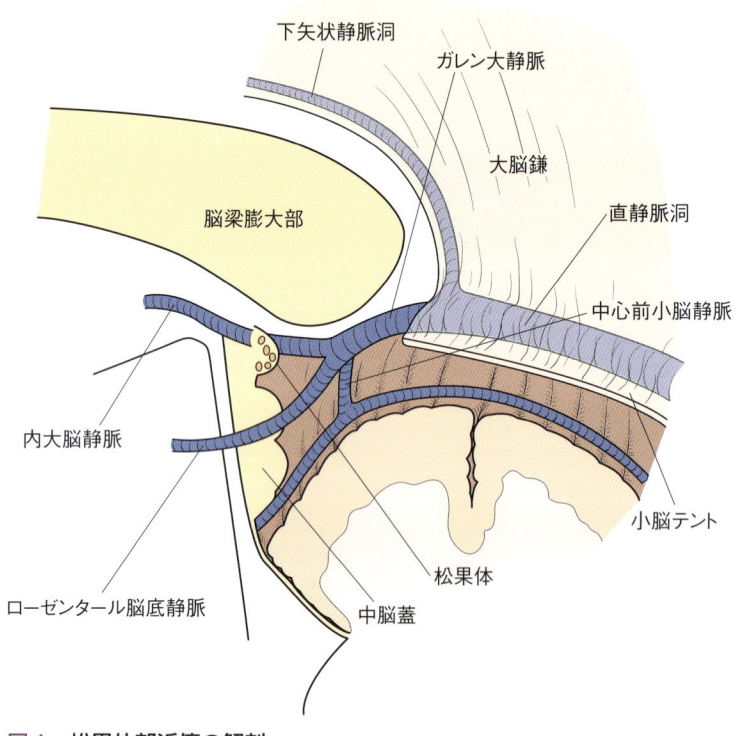

図1 松果体部近傍の解剖

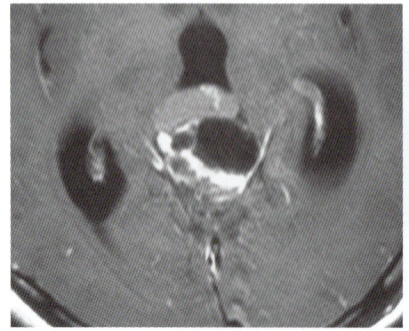

（ラベル：下矢状静脈洞，ガレン大静脈，大脳鎌，脳梁膨大部，直静脈洞，中心前小脳静脈，内大脳静脈，小脳テント，松果体，中脳蓋，ローゼンタール脳底静脈）

手術適応

松果体部に発生する腫瘍で代表的なのは，胚細胞腫瘍である．ジャーミノーマ（胚腫），奇形腫，卵黄嚢腫，絨毛癌，混合胚細胞系腫瘍などがある．また松果体実質腫瘍として松果体細胞腫や松果体芽腫などがある．そのほか，星細胞腫や類皮腫などもこの部位に発生することがある．

いずれにしろ術前にこれらを鑑別することは必ずしも容易ではなく，手術目的の1つは組織診断にある．奇形腫による閉塞性水頭症や，放射線照射や化学療法に抵抗性の場合には手術の絶対適応であるが，ジャーミノーマが強く疑われる場合には，先に放射線照射や化学療法が行われたり，生検後にこれらを行うことが多い．

この部位へのアプローチにはoccipital transtentorial approach（OTA）とinfratentorial supracerebellar approachがあるが，本項ではOTAについて解説する．

症例（図2）

18歳，男性．頭痛・嘔気・嘔吐で発症．MRIではT1高信号域の脂肪成分を疑わせる部分も含め，信号強度の異なるコンポーネントから構成され，奇形腫が疑われた（図2）．第三脳室と側脳室は拡大し，水頭症の所見である（図2a）．腫瘤は第三脳室に張り出し，中脳水道を閉塞している（図2b）．右OTAで摘出した．

図2 症例（術前MRI，奇形腫）
a：造影T1強調画像（水平断）
b：造影T1強調画像（矢状断）

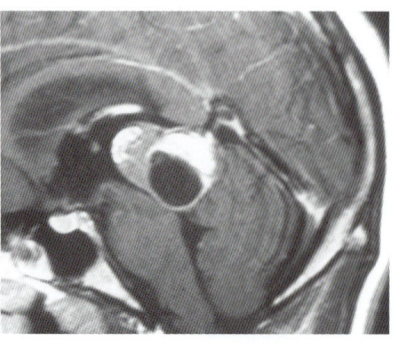

手術アプローチ法

体位

体位は腹臥位．イニオンより頭側の後頭部が水平になるように頭部を固定する．左右どちらの半球間裂から進入するかは，架橋静脈の状態からなるべく進入路の妨げにならないほうをよく評価して決定する．また，視軸も考慮するとよい．どちらでもよい場合には，右側から進入するようにしている．顕微鏡手

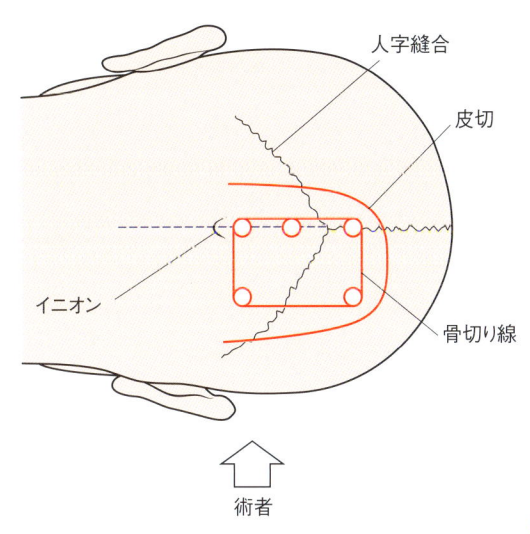

図3 皮膚切開と開頭

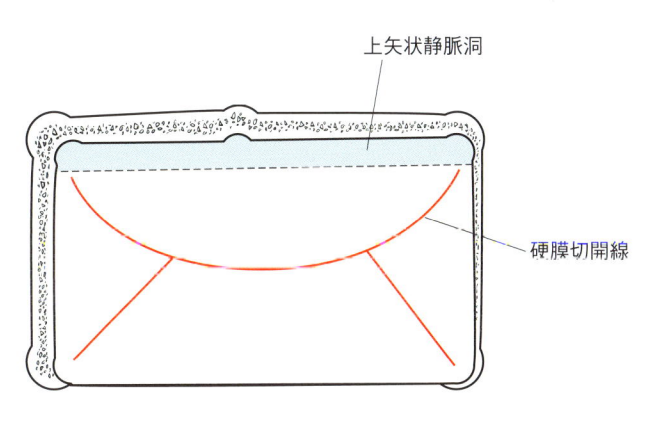

図4 硬膜切開

術に入ってからは，術者は患者の横で，進入側の半球側に立つようにしている．そのほうが，半球間裂が左右に広がり，両手の自由度が増すからである．頭部の固定の際にはdisorientationにならないように頭部を左右に回旋しないようにしているが，視線を楽にするために術者が立つ側へ少し頭を回旋してもよい．

皮膚切開

図3のように正中線を越える逆U字型に皮膚切開をおく．基部が狭く細長い皮弁となると血流が悪くなるので，基部を広めにとるようにしている．腫瘍が第三脳室内に深部まである場合には，なるべく下方まで開頭範囲を広げておく．

開頭

バーホールは正中線上に3つ，外側に2つ開ける（図3）．上矢状静脈洞の上面がよく露出されるように，正中線のバーホールの対側に寄せて骨切りをする．バーホールの開け方には，正中線上を避けて，両サイドにバーホールを開け対側まで開頭を広げるやり方もあるが，どちらかのサイドに寄るとパチオーニ小体の直上に穴が開くことになり，骨弁が外れるまで出血が止まらないので留意しておく．

硬膜からの出血は静脈性のものはゼルフォーム®などをあてておけば止まるが，手術時間が長くなることが予想される場合には，よく出血するところには，ある程度電気凝固をしておいたほうがよい．

硬膜切開

図4のように硬膜切開を行う．架橋静脈が硬膜に癒着していることがあるので，はじめに硬膜に穴を開ける部位は，上矢状静脈洞より離れた部位で，万一出血が起こっても処理がしやすい部位とする．開いた穴に綿花などを挿入して硬膜と脳の間をはがし，架橋静脈がないことを確認しながら切開を進める．架橋静脈が硬膜に癒着して剥離が困難な場合には，この静脈の両側で硬膜を切開して架橋静脈をフリーにする方法もある．

硬膜切開が終了したら，バディーハロー®などの脳へら固定器を設置し，手術顕微鏡を導入する．

半球間裂への進入

上矢状静脈洞部，特に架橋静脈周辺では脳と硬膜の間にくも膜が張って癒着していることが多く，これを切開して脳をフリーにする．架橋静脈は上矢状静脈洞に移行する部分が弱く，出血することがあるので，サージセル®などを巻いて補強をしておく．大部分の大脳鎌と脳の間にはあまり癒着はないので，その後は一挙に深部まで進入できる．深部でテントエッジや脳梁膨大部を同定して，切開しやすい部位でくも膜を切開する．髄液が抜けると，後頭葉・頭頂葉の圧排が容易となる．

> ● メモ1　髄液ドレナージ
>
> 顕微鏡導入直後は髄液が抜けていないので，後頭葉・頭頂葉を圧排して半球間裂に進入するのが困難である．慣れてくれば，深部で早々にくも膜を切開すればよいが，あらかじめ腰椎ドレナージや開頭後に脳室ドレナージをおいて髄液を抜き，圧排を容易にしてもよい．

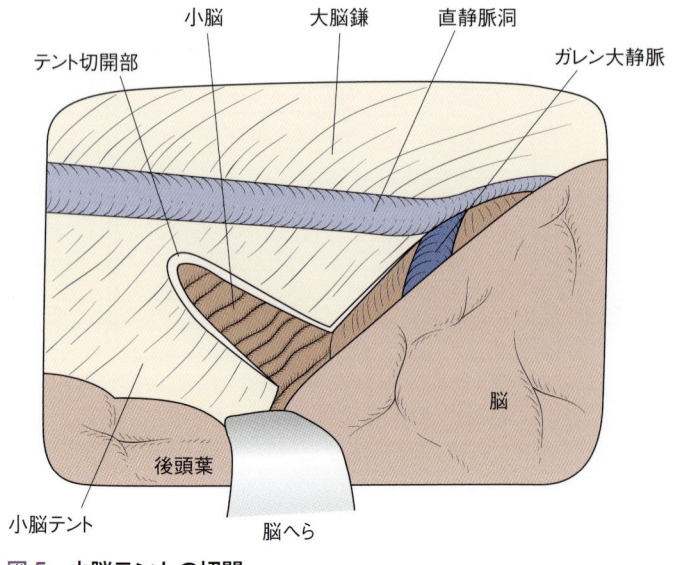

図5 小脳テントの切開

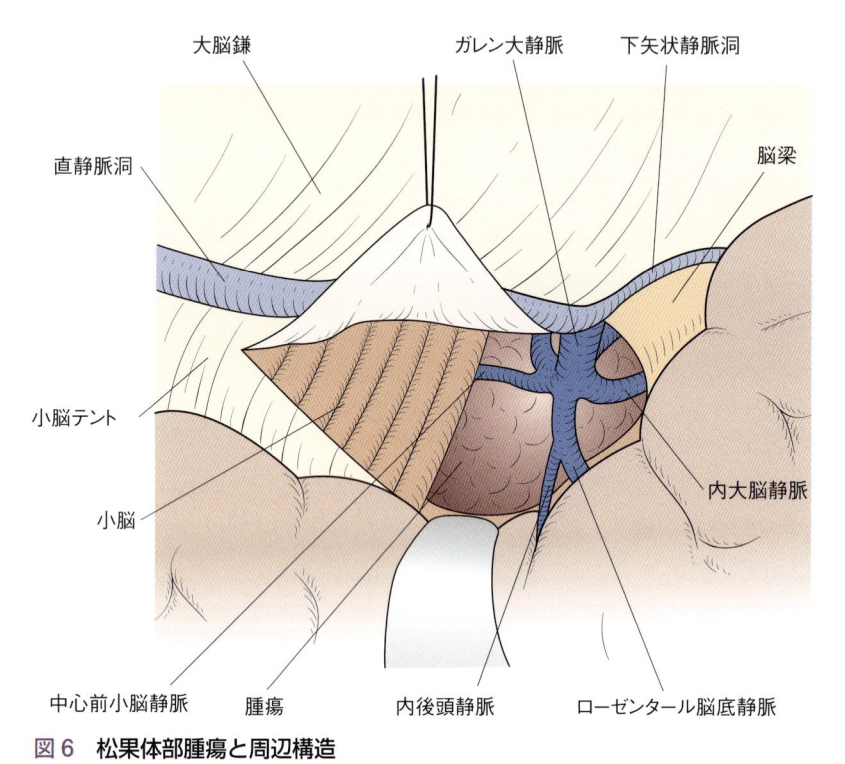

図6 松果体部腫瘍と周辺構造

●メモ2 テント切開法

テントの切開はテントエッジから始めると手前に切り戻す形となり難しい．特にテントの静脈から出血した場合には止血に難渋することになる．筆者はPAL-I®を用いてテントの手前側に小孔を開けるようにしている．このときにアリジゴクの巣を作るように手前を広く，奥を狭くして，切開した断面が常に顕微鏡下に見えるようにしている．こうすると出血が起こった場合でも出血点が常に見えるので，止血が楽になる．テントに小孔が開いたら小さな綿花を挿入して小脳とテントの間に空間を作るようにし，PAL-I®を用いてさらに切開を奥へ進めていく．切開部分がある程度のサイズになったらバイポーラを用いてテントを凝固してから切開を進め，テントエッジまで切り進める．

小脳テントの切開

髄液を抜いて後頭葉を十分に圧排して作業スペースを確保し，小脳テント・脳梁膨大部・直静脈洞を同定する．この際に，後頭葉下面と小脳テントの間に架橋静脈がある場合が多いので，後頭葉をハの字型に圧排しようとこだわらないほうがよい．またテント切開時に直静脈洞を傷つけないようにこれをよく同定しておくことが重要である．テントをよく露出して図5のように切開する．テントのフリーエッジには糸をかけ吊り上げておく．

くも膜の切開

ガレン大静脈周辺のくも膜は厚く固めである．これをマイクロ鋏や鑷子を用いて，鋭的・鈍的に剥離していく．ガレン大静脈，ローゼンタール脳底静脈，中心前小脳静脈，内後頭静脈などを同定する（図6）．この段階では内大脳静脈は同定されないことが多い．必要によって，小脳culmenと中脳四丘体の間や，外側方向へ中脳と後頭葉・側頭葉の間を剥離する．くも膜を切開・剥離する過程で，腫瘍も顔を出すはずである．腫瘍の存在部位によって解剖学的構造は微妙に変化していることに留意しておく．

内後頭静脈は閉塞すると，後頭葉の静脈性梗塞が発生する．脳の圧排時に脳へらでこの静脈を閉塞しないように気をつけている．また圧排を間欠的に行ったり水をかけたりして，閉塞しないように常に注意しておく．

腫瘍摘出

くも膜を切開し，大血管の同定ができたら，腫瘍をある程度周辺構造から剥離しておく．周辺構造にあまり近くない中央部で腫瘍を切開し，生検標本とする（図7）．ジャーミノーマの場合には腫瘍は柔らかく易出血性である．鋏やCUSA®などを用いて内減圧を進める（図8）．奇形腫の場合には，脂肪組織や髪の毛などが露出してくる．内減圧がある程度進んだら，腫瘍被膜を周囲の構造からさらに剥離していく．松果体は黄金色をした顆粒状

の組織で，摘出の過程で腫瘍の辺縁に認められることが多い．内大脳静脈は腫瘍によって頭側（脳梁膨大部側）や尾側（第三脳室下方側）へ圧排されている．これを傷つけないように細心の注意をはらうことは言うまでもない．

第三脳室の前方への腫瘍が大きい場合には，ガレン大静脈と脳梁膨大部の間を剝離してこちらからもアプローチが可能である．さらに前方にあり，内大脳静脈と癒着している場合などは脳梁膨大部の後方を一部切開することもあるが，内視鏡を用いたりして，なるべくこれを避けるように摘出を行うべきである．

腫瘍の摘出が進むと，圧排され変形した四丘体が見えてくる．第三脳室が解放するとさらに髄液が漏出してくる．

摘出後内視鏡を挿入し，残存腫瘍の有無を確認する．もし残存があればこれを摘出する．

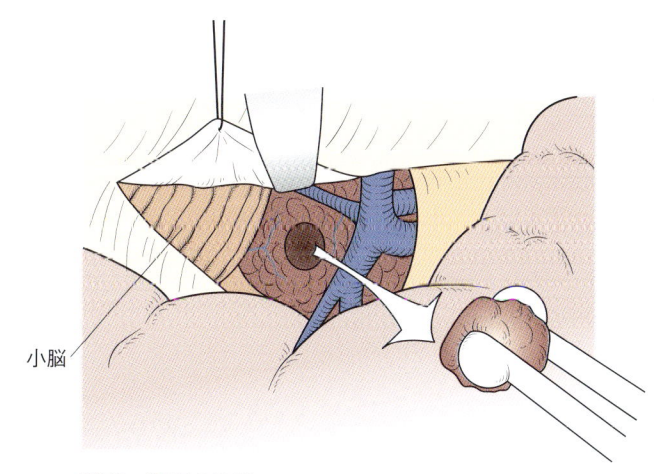

小脳

図7　腫瘍の生検

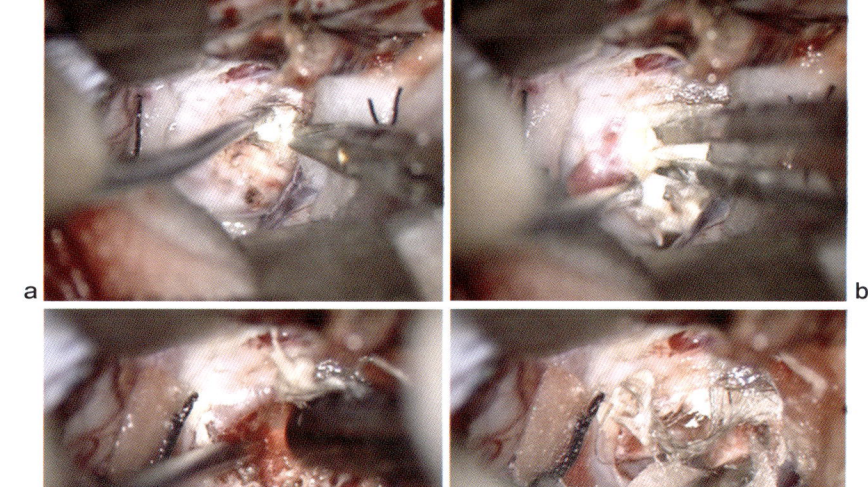

閉創

血圧や静脈圧を上げて止血を確認したのち，硬膜を縫合する．欠損部分には僧帽腱膜などを用いてパッチをあて硬膜形成を行う．フィブリン糊などを用いて硬膜閉鎖を強固として骨弁を戻して，チタンプレートなどで固定する．硬膜縫合後と骨弁固定後に開頭部をよく洗浄しておく．頭頂部は圧迫包帯を行いにくいので，止血をしっかりと行っておく．開頭が大きい場合には皮下ドレーンをおいて，皮下を吸収糸で縫合する．皮膚はステープラーで留めて手術を終了する．

図8　腫瘍の摘出
　a：腫瘍を切開したところ．　b：生検標本を摘出．　c：CUSA®で内減圧．　d：腫瘍内部に毛髪が見える．

術後管理

術後管理として特別なものはない．抗生剤の使用は最近では術中を中心として，術後も短期とするのが一般的である．抗痙攣薬の使用は脳に損傷がなければ不要と思われるが，術後痙攣が起こるのを防ぐために数日間使用することもある．後頭葉の圧排により術後一過性の半盲をきたすことがある．動静脈や後頭葉に損傷がなければ元に戻るので，そのような経過を説明しておく．

テント上の髄液漏は脳室が解放され，硬膜切開部が広く髄液腔と接触する場合に起こる印象がある．第三脳室が解放され，圧排された後頭葉により半球間裂の空洞とつながるような場合には，髄液漏と続発する髄膜炎に注意をしておく．

● 参考文献
1）有田和徳,平野宏文,杉山一彦,他：後頭経天幕アプローチ手術（OTA）―安全な松果体手術のためのガイダンス.脳神経外科 36：207-222, 2008
2）Keiji Sano：Alternate surgical approaches to pineal region neoplasms. In Schmidek HH, Roberts DW (ed)：operative neurosurgical techniques：indications, methods, and results. Elsevier Inc, Philadelphia, pp798-811, 2006
3）高橋　潤：Occipital transtentorial approach による松果体腫瘍摘出の工夫.脳外速報 18：424-431, 2008

（斉藤延人）

C-Ⅵ 各種脳腫瘍の手術

6. その他の腫瘍

4 脳室内腫瘍（神経細胞腫を中心に）
intra-ventricular tumor (central neurocytoma)

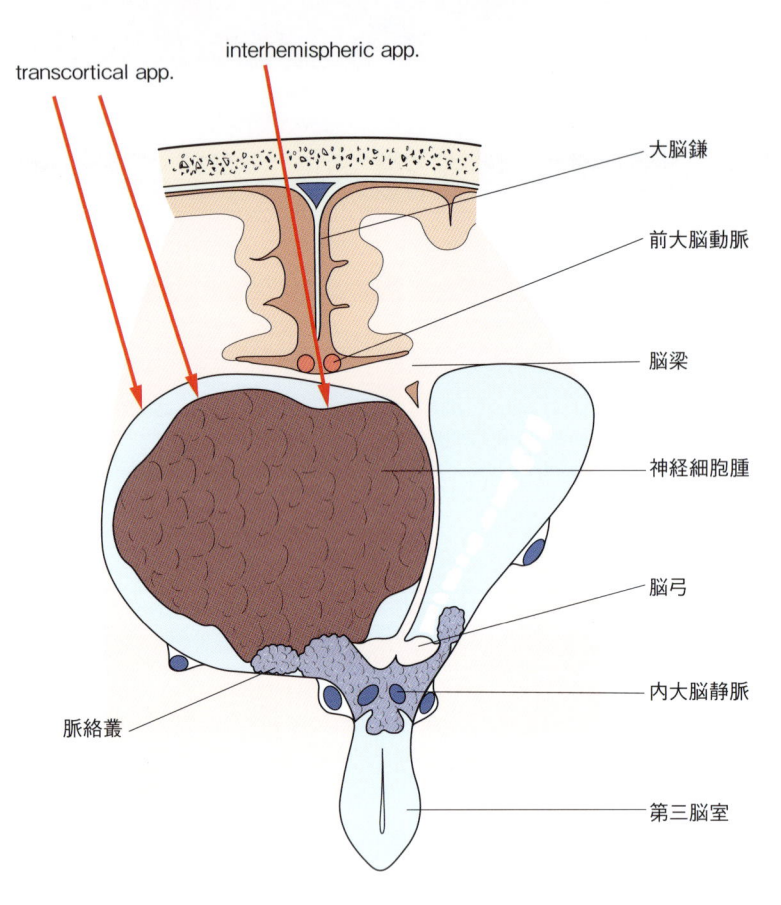

図1 冠状断による transcortical approach と interhemispheric approach の模式図
（堀　智勝：Transcortical approach. 松谷雅生, 他（編）：脳神経外科手術のための解剖学. メジカルビュー社, p43, 1998 より改変）

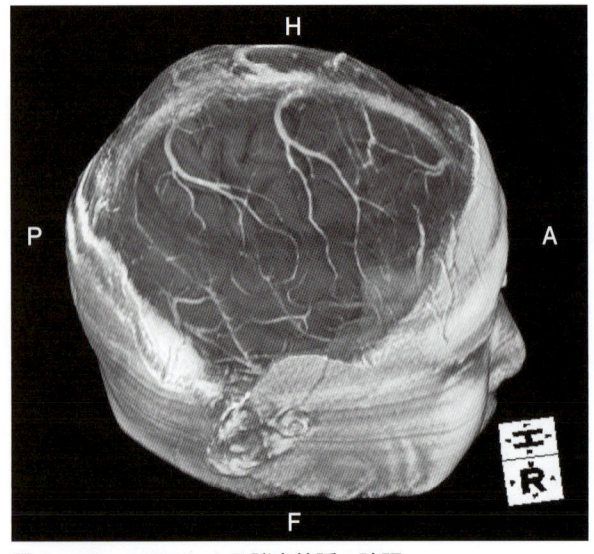

図2 3D-MRV による脳表静脈の確認

術前解剖知識

　脳室内に発生する腫瘍として有名なものには，側脳室内の髄膜腫（160頁）や第四脳室内の髄芽腫（202頁），上衣腫などがあり，また第三脳室内にも様々な腫瘍が発生する．これらへのアプローチ（84頁）や実際の術式については他項で述べられているため，本項では側脳室内前半部から体部に発生する腫瘍について記述する．この部位には神経細胞腫，脈絡叢乳頭腫，脳室上衣下巨細胞性星細胞腫（SEGA），上衣下腫などの腫瘍が発生し，そのほかに上衣腫や星細胞腫などのグリオーマが主座を占める場合がある．これらを代表して，神経細胞腫を例にとって述べる．

　アプローチとしては transcortical approach か interhemispheric approach が用いられる．一般的に，腫瘍によって脳室の拡大が著明な場合には transcortical approach がよいが，脳室の拡大がない症例では interhemispheric approach がよいとされる（図1）[1]．実際には，術前の MRI 造影3方向により，腫瘍局在，大きさ（横径，高さ，前後径）と伸展方向を把握し，体位とアプローチを決定する．腫瘍が優位半球にある場合には，同側の transcortical approach を用いると一過性にせよ言語障害が出現する可能性があり，あまり推奨されない．また，transcortical approach では術後の合併症としててんかん発作が起こりうる．

> ● メモ　脳表静脈の温存
>
> 　transcortical approach にせよ interhemispheric approach にせよ，近接する皮質静脈を温存することが肝要である．静脈の走行を評価するための血管撮影は，MRV もしくは 3D-CTA で代用できる（図2）．

手術適応

神経細胞腫の場合は基本的に，組織診断，髄液路の確保および最大摘出を目的とした手術適応と考えられる[2]．無症候性の場合や高齢者，ハイリスクを抱えた患者では，MRIで慎重に経過を観察することが多い．

症例（図3）

36歳，女性．頭痛と嘔吐にて発症．頭部MRIにて右側脳室内腫瘍と水頭症を認めた．入院当日に，仰臥位，右前頭開頭を行い，transcortical approachによる全摘出術を施行した．

手術アプローチ法

体位

上半身を挙上し，顕微鏡の光軸が至適となるようにchin downする．この際は頚部静脈灌流が障害されないよう注意する．

皮膚切開

毛髪線との関係によりブレグマ近傍の冠状切開を行う場合もあるが，本例では図4のごとく，毛髪線より外に出ない範囲で弧状の切開をおいた．

開頭

interhemispheric approachの場合は，正中をまたぐ開頭を設けるが，本例ではtranscortical approachを採用したため，図4のごとく正中を越えない片側5 cm×6 cmの前頭開頭とした．

硬膜切開

正中を基部とした硬膜切開をおき（図5），術前に確認した脳表静脈を損傷しないよう，中前頭回の正中側に皮質切開を設けた．術野から脳室ドレナージを挿入後，約4 cmで右側脳室に到達し，髄液を排出するとともに腫瘍を確認した．

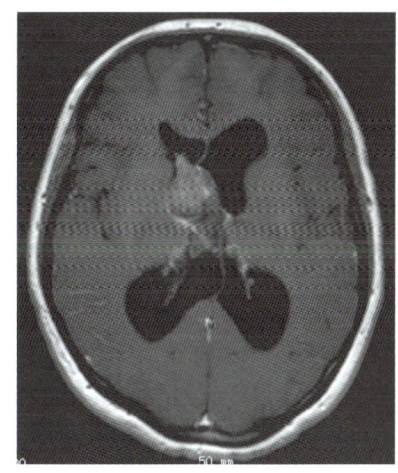

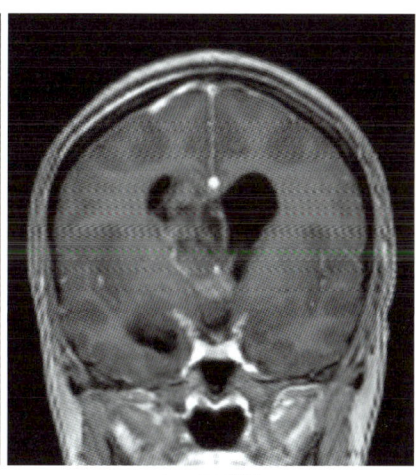

図3　症例（術前造影MRI，神経細胞腫）
a：水平断　　b：冠状断
右側脳室内から第三脳室にかけて不規則に造影される腫瘍を認め，水頭症を合併している．

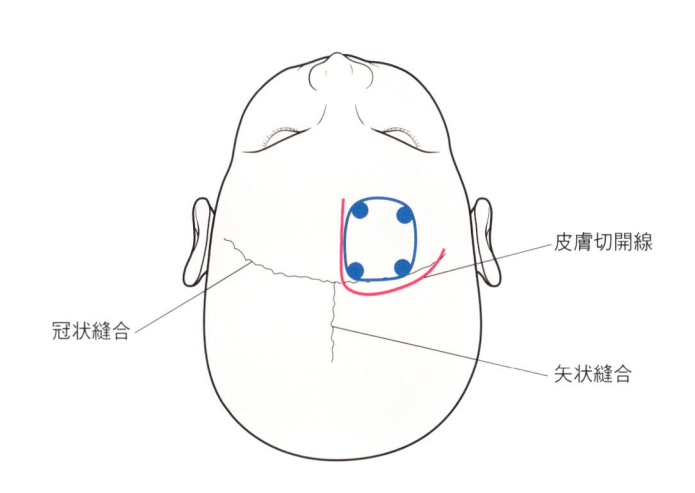

図4　皮膚切開と開頭範囲
皮膚切開線／冠状縫合／矢状縫合

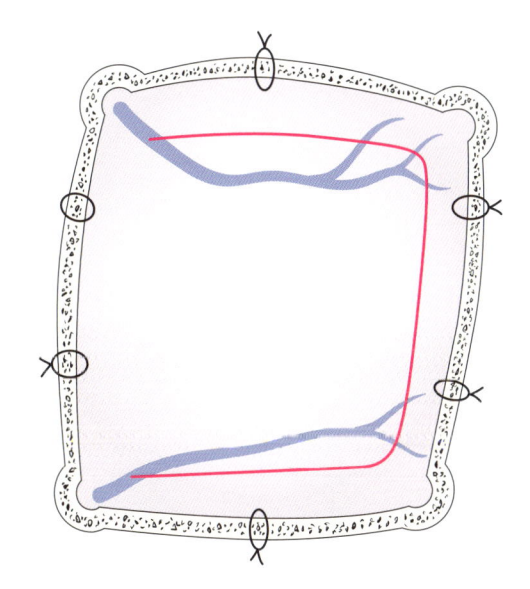

図5　硬膜切開線（赤）と予想される脳表静脈の位置（青）

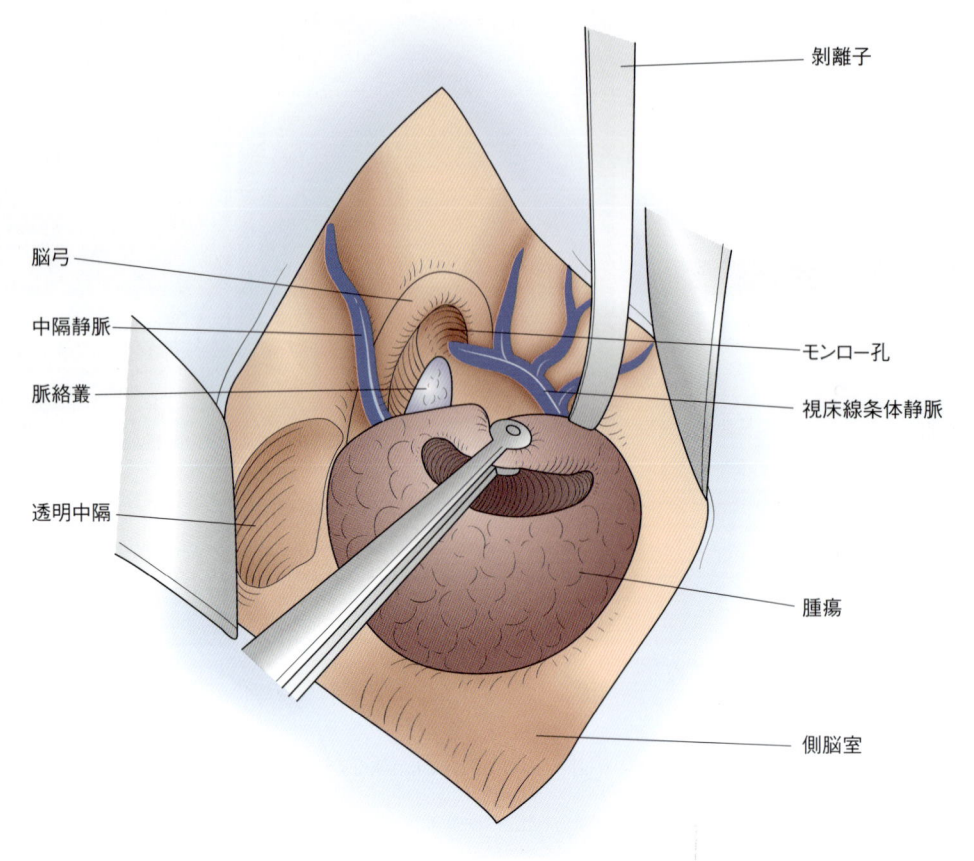

図6 腫瘍摘出術
背景にある ependymal veins や脳弓はできるだけ温存する．

(ラベル：剝離子，脳弓，中隔静脈，脈絡叢，透明中隔，モンロー孔，視床線条体静脈，腫瘍，側脳室)

腫瘍摘出

　腫瘍確認後は，脳べらで術野を十分に確保し，超音波メスで内減圧を行った．腫瘍は透明中隔ないしは右視床から発生したものと思われ，可及的に摘出を行った（図6）．肉眼的に全摘出を行い得たが，この際，腫瘍の背景にある，中隔静脈，視床線条体静脈，内大脳静脈などの静脈群と脳弓に注意すべきである．神経細胞腫は比較的予後がよいために（WHO grade Ⅱ），これらを損傷するおそれが強い場合は，部分摘出に放射線治療を加えてもよい[3]．

閉創

　術後に水頭症が遷延する場合に備えて，顕微鏡下に摘出腔に脳室ドレーンを挿入または残し，閉創に移る．脳室ドレーンの固定には細心の注意をはらう．

術後管理

　脳室ドレーンは時期をみてクランプし，水頭症の発生がなければ速やかに抜去する．水頭症が後遺した場合はV-Pシャント術を加えるが，非交通性であることが明らかな場合は第三脳室底開窓術が有効であるとされる[4]．術後の出血，感染に対する対策はもちろんのことであるが，術後てんかんの発生に細心の注意をはらい，管理する．

● 参考文献

1) 堀　智勝：Transcortical approach. 松谷雅生，浅野孝雄，堀　智勝（編）：脳神経外科手術のための解剖学．メジカルビュー社，pp42-50，1998
2) Schild SE, Scheithauer BW, Haddock MG, et al：Central neurocytomas. Cancer 79：790-795, 1997
3) Kim DG, Paek SH, Kim IH, et al：Central neurocytoma：the role of radiation therapy and long term outcome. Cancer 79：1995-2002, 1997
4) Schimidt MH, Gottfried ON, von Koch CS, et al：Central neurocytoma：a review. J Neuro-oncol 66：377-384, 2004

（橋本直哉・吉峰俊樹）

C-Ⅵ 各種脳腫瘍の手術
6. その他の腫瘍

5 嗅神経芽腫
olfactory neuroblastoma

術前解剖知識

　嗅神経芽腫は鼻腔内嗅粘膜上皮より発生する比較的まれな悪性腫瘍である．初発症状は鼻閉，鼻出血，嗅覚脱出などで，耳鼻咽喉科を初診することが多い．わが国では欧米に比して副鼻腔炎の患者が多いため診断が遅れることがあり，その解剖学的特性からしばしば頭蓋内に伸展する症例も多く，予後不良の傾向にある．

　Kadish らは，腫瘍の伸展度に応じた臨床的な分類を行っている(表1)．またその分類は予後とも相関している．

表1　Kadish 分類

Stage A：腫瘍が鼻腔に限局して存在
Stage B：腫瘍が鼻腔と副鼻腔に限局して存在
Stage C：腫瘍が鼻腔と副鼻腔を越えて，篩骨篩板，鶏冠を巻き込み，頭蓋底，眼窩，頭蓋内に浸潤して存在
Stage D：腫瘍が遠隔転移，リンパ節転移がある

　主な臨床症状は，鼻閉，鼻出血，鼻内腫瘍，嗅覚脱出，頭痛，過剰流涙，鼻汁，眼球突出，性格変化，頸部腫瘍，顔面痛，顔面腫瘍である．

　本症は頭蓋内伸展例でも，硬膜外に限局しているか，硬膜浸潤し硬膜内，いわゆる脳内進展しているかで手術方法は変わってくる（図1）．本項では硬膜内伸展例について述べる．

手術適応

　基本的には悪性腫瘍であるので手術適応と考えられる．まず鼻腔内に腫瘤があるので経鼻的アプローチ(内視鏡下)で生検を行い，診断がつけば全摘出を行う．

● メモ1　術前腫瘍栄養血管塞栓術

　術前の腫瘍栄養血管塞栓術は，手術前日に主に外頸動脈からの栄養血管を塞栓しておくと，不要な出血を避けることができる．

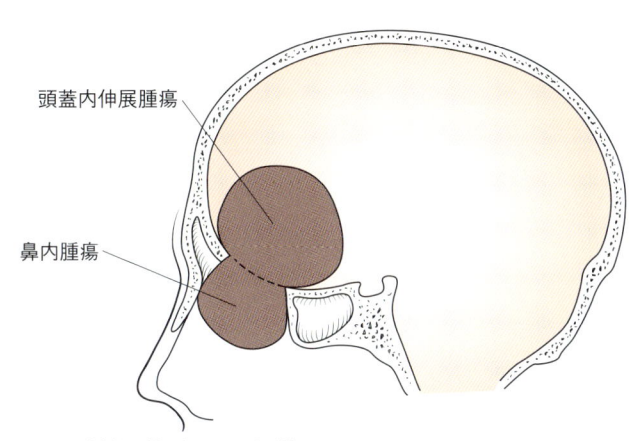

図1　嗅神経芽腫の周辺組織
（頭蓋内伸展腫瘍／鼻内腫瘍）

a：水平断　　b：冠状断　　c：矢状断
d：水平断　　e：冠状断　　f：矢状断
g：内頸動脈正面像
h：内頸動脈側面像
i：外頸動脈側面像

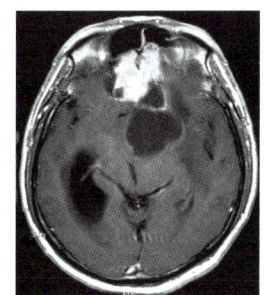

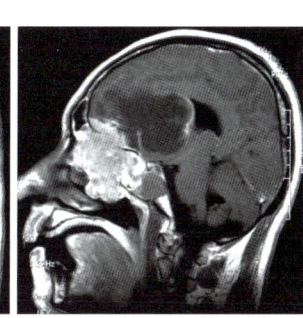

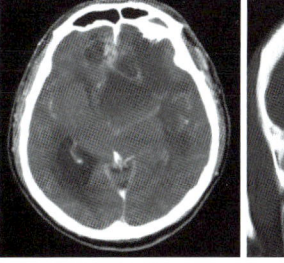

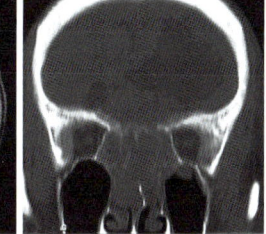

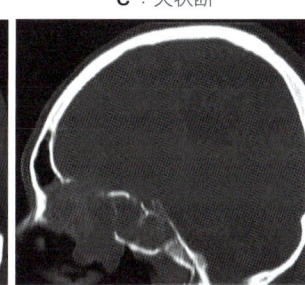

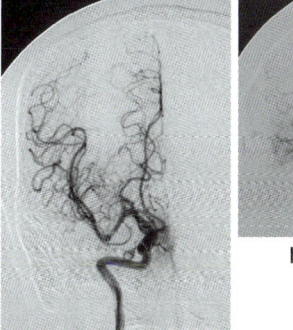

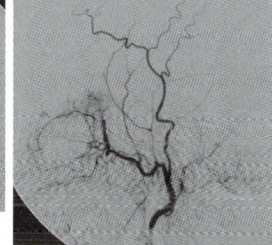

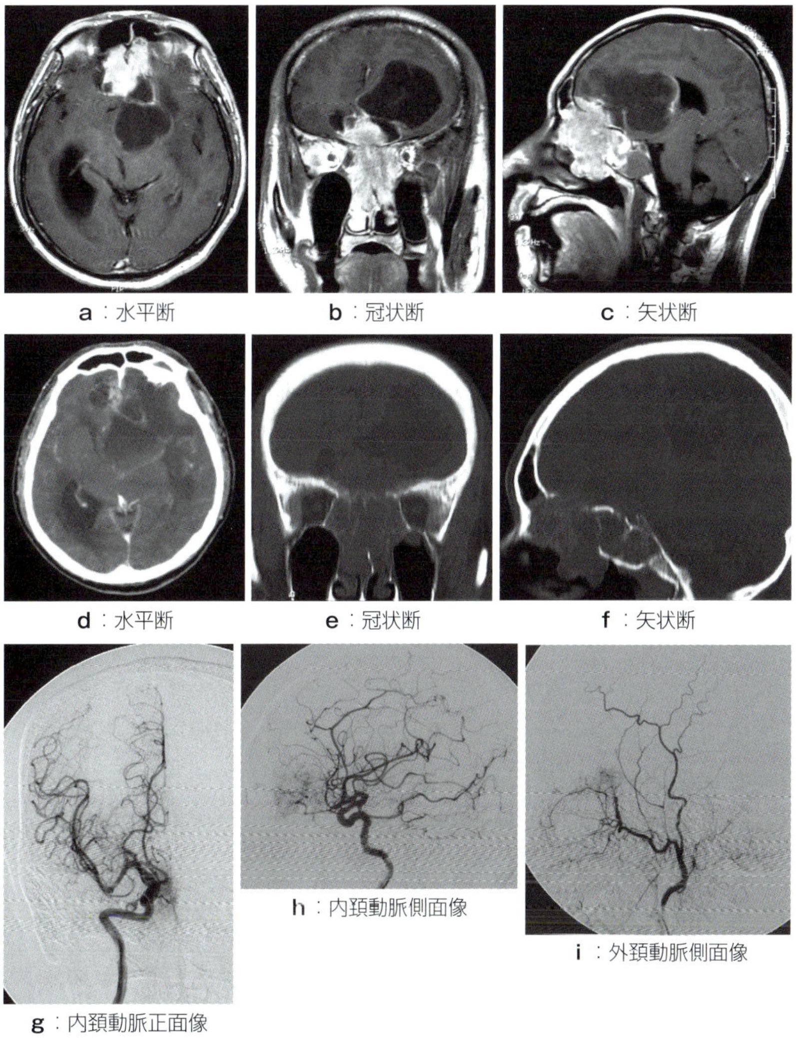

図2　症例
a〜c：造影 MRI．鼻腔内から前頭蓋底を浸潤して前頭葉内伸展した巨大腫瘍に注目．
d〜f：造影 CT．腫瘍の位置関係および頭蓋底骨の菲薄化が観察される．
g〜i：脳血管撮影．主に外頸動脈の翼突口蓋動脈，内頸動脈の前大脳鎌動脈，前後篩骨動脈から栄養血管が入っている．反対側からも，同様に栄養血管が入っている．

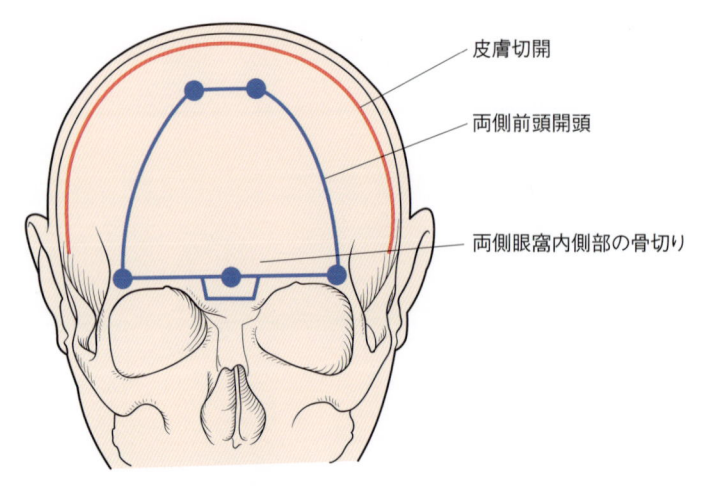

図3 皮膚切開と開頭範囲

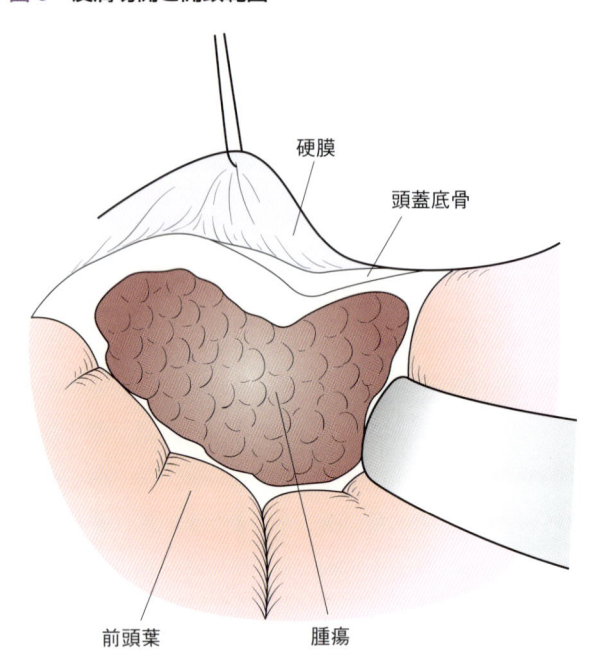

図4 頭蓋内硬膜内腫瘍摘出

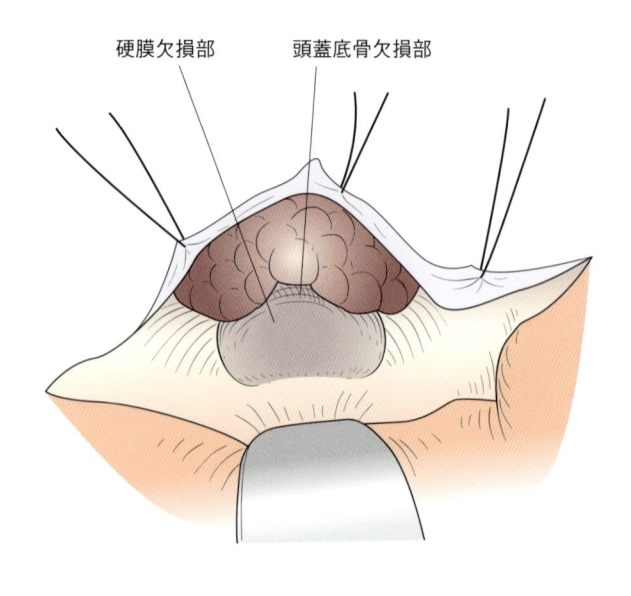

図5 頭蓋内硬膜外腫瘍摘出

症例（図2）
59歳，男性．鼻出血，性格変化で発症．

手術アプローチ法

体位
仰臥位で行う．

● メモ2　腫瘍の位置確認
術中ナビゲーションで腫瘍の位置，大きさを確認する．

皮膚切開
両側冠状切開を行う（図3）．頭蓋底骨欠損部を被覆するために大きく骨膜弁（pericranial flap）を作成する．

開頭範囲
両側前頭開頭，両側眼窩内側部の骨切りを行い（図3），経頭蓋アプローチにて腫瘍を摘出する．

腫瘍摘出
・頭蓋内腫瘍の摘出（図4，5）
　脳表との癒着はそれほど強くないが，悪性腫瘍であるため，一塊（en bloc）として摘出する．しかし，脳の圧排は最小限度とする．
　前頭蓋硬膜面で腫瘍を切断する．栄養血管は硬膜面から流入するため，ここの操作は髄膜腫摘出と同様に，devascularization, deattachmentとする．
　腫瘍浸潤硬膜を切除する．
　硬膜欠損部を側頭筋膜で縫合する．側頭筋膜をパッチとして，water tightに縫合する．
　腫瘍浸潤部前頭蓋底，鶏冠，篩骨篩板を切除する．
　経頭蓋，経鼻アプローチを併用して鼻腔内腫瘍を摘出する．鼻腔内，副鼻腔内組織の癒着は強くない．

・頭蓋底部，鼻内腫瘍の摘出
　翼口蓋動脈は，腫瘍後面より流入するため，十分注意し，経鼻から内視鏡下に位置の確認をしてもらい処置し，腫瘍を一塊で摘出する．
　頭蓋底腫瘍摘出部に脂肪パッキングする．

前頭蓋底の再建（図6）

髄液漏の予防のために，硬膜閉鎖，頭蓋底再建が大切な点である．

- **メモ3　前頭蓋底の再建**

  硬膜部の再建：側頭筋膜で縫合する．
  頭蓋骨の再建：開頭時作成した大きな有茎の骨膜で前頭蓋底を被覆し，鞍結節部付近の硬膜と縫合し，さらにフィブリン糊にて固定する．
  最近は骨弁（人工骨，自家骨）を置かなくなっている．
  基本は死腔をなくす，マルチレイヤーでかつできれば有茎フラップで被覆する．

骨膜弁で被覆したのち，骨弁を固定し，帽状腱膜，頭皮を縫合する．

脊髄ドレナージは，術後髄液漏の予防のため1～2週間置くようにしている．

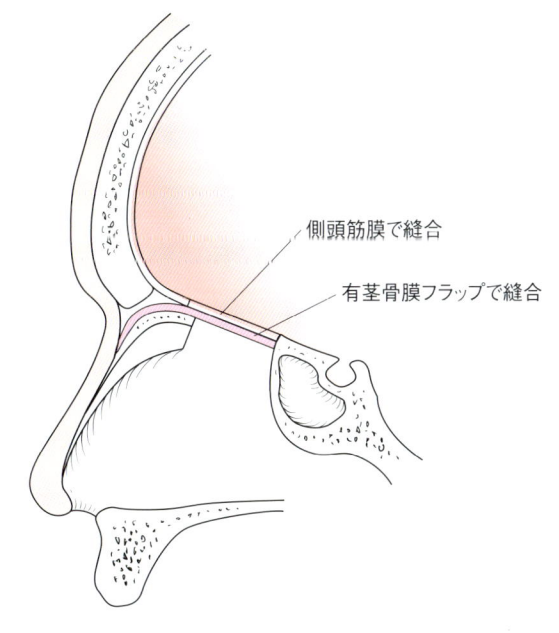

図6　前頭蓋底の再建（側頭筋膜で縫合／有茎骨膜フラップで縫合）

術後管理

- 嗅神経芽腫は頭蓋内と鼻腔内を連続する腫瘍であり，腫瘍が硬膜，頭蓋骨に浸潤しているため髄液漏のリスクが非常に高くなり，感染管理が大切である．
- 術後てんかん：抗痙攣薬を投与．
- 脳浮腫：ステロイド薬，浸透圧利尿薬を投与．
- 術後出血：止血薬を投与．

● 参考文献

1）Kadish S, Goodman M, Wang CC：Olfactory neuroblastoma：A clinical analysis of 17 cases. Cancer 37：1571-1576, 1976
2）Hymas VJ：Tumors of the upper respiratory tract and ear. *In* Hyams VJ, Michaels L(ed)：Atlas of Tumor Pathology. 2nd series, fascicle 25. Armed Forces Institute of Pathology, Washington DC, pp240-248. 1988
3）Derome PJ：The transbasal approach to tumors invaliding the base of skull. *In* Scmidek HH, Sweet WH(ed)：Operative Neurosurgical Techniques. Grune and Stratton, Orlando, Florida, pp619-633, 1988
4）Morita A, Ebersold MJ, Olsen KD, et al：Esthesioneuroblastoma：prognosis and management. Neurosurgery 32：706-715, 1993

〈沼　義博・河本圭司〉

C-Ⅵ 各種脳腫瘍の手術
6. その他の腫瘍

⑥ 眼窩腫瘍
orbital tumor

術前解剖知識

　眼窩内の腫瘍性病変に対する手術アプローチは，①前頭開頭後に眼窩の上壁を除去して，眼窩内に進入する経頭蓋到達法，②眼窩側方に皮膚切開を加え眼窩の側壁を除去する側方到達法，③上ないし下眼瞼に皮膚切開をおいたのちに眼球を圧排し，病変に到達する前方到達法に大別される．このうち前方到達法は，眼球周辺の腫瘍に対する手術法となるが，得られる視野は狭くその適応も限られたものとなる．一方，経頭蓋到達法の適応は広く，本法は眼窩内に限局する病変にとどまらず，眼窩内から視神経管・上眼窩裂，さらに，頭蓋内へ伸展する病変をも切除可能とするものである（図1斜線部分，図5）[1~3]．ただし，病変が視神経の外側に限局している場合には，側方到達法は経頭蓋到達法に比べ侵襲が少なく，有用な手術アプローチとなる（図1水色部分，図11）[3~5]．

手術適応

　眼窩内腫瘍が，眼球突出，視力障害，眼窩部痛，眼球運動障害などの臨床症状を伴う場合，一般的には腫瘍の全摘出を目指して手術を行うことになる．しかし，悪性リンパ腫など浸潤性の悪性腫瘍が疑われる場合には，針生検あるいは切開生検により病変の病理診断を確定し，その結果，化学療法や放射線治療が選択されることもある．一方，涙腺腫瘍に関しては切除生検が原則で，腫瘍を en bloc に摘出し病理診断を確定する．涙腺に発生する pleomorphic adenoma（混合腫）は，en bloc な全摘出が行われれば予後は良好であるが，不用意な針生検により腫瘍細胞が撒布されると，これが腫瘍再発の原因になることが知られている．また，術後に視力が悪化する危険のある視神経髄膜腫や，視神経を切断せずには腫瘍除去が不可能な視神経膠腫では，視機能が保たれているうちは，手術を行わずに経過を観察するのが一般的である．このように，眼窩内腫瘍の治療方針は，病変の局在や伸展方向，その病理診断，さらに視力障害の程度や患者の年齢，全身状態などを考慮したうえで決定されるべきものである．

手術アプローチ法
[経頭蓋到達法]

　本法の適応は広く，前述のようにほぼ眼窩全域を視野に収めることができるが（図1赤斜線部分），その最もよい適応は視神経の内側に位置する病変である（図2）．また，腫瘍が大きく眼窩全域に渡って存在するような場合や，眼窩の上壁・側壁や視神経管，上眼窩裂を介して，眼窩内と頭蓋内の両方に伸展す

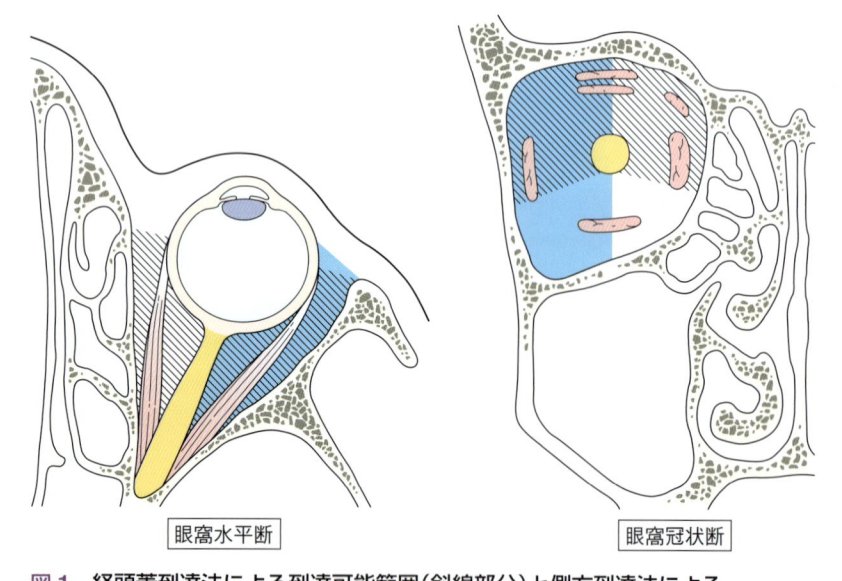

図1 経頭蓋到達法による到達可能範囲（斜線部分）と側方到達法による到達可能範囲（水色部分）

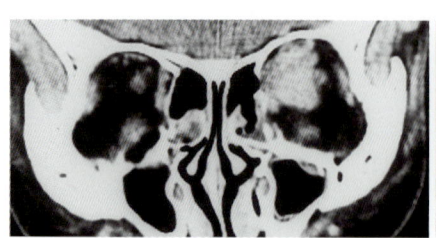

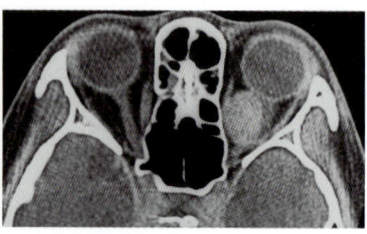

図2 視神経の内側に存在する海綿状血管腫の1例（術前CT）
　経頭蓋到達法により病変は切除された．
　a：冠状断　　b：水平断

るような腫瘍に対しても(図3),経頭蓋到達法が選択される.

皮膚切開(図4)

眼窩上縁を十分に露出するために,両側冠状皮膚切開をおき頭皮を翻転する.眼窩上縁では骨膜下に剝離を進め眼窩上切痕から眼窩上神経を外し,眼窩骨膜を眼窩上壁の内面より剝離する.

開頭(図4)

一側の前頭開頭を行うが,脳の牽引を最小限にするために眼窩上縁を一塊にした骨弁を作成する.骨弁の外側は側頭窩のキーホールになるが,内側は鼻根部直上で正中に達するため,しばしば前頭洞が開放する.あらかじめ設置した腰部髄腔内留置カテーテルから髄液を排出しつつ,前頭葉を硬膜外に牽引,眼窩上壁を露出しこれを削除する(unroofing).この際,症例によっては篩骨洞が開放することもあるが,開放した副鼻腔は,閉頭時に作成した pericranial flap により閉鎖する.眼窩上壁を広く unroofing し眼窩骨膜を露出するが,視神経膠腫や視神経髄膜腫の症例では視神経管も開放する必要がある.また,髄膜腫が上眼窩裂や眼窩側壁に浸潤し頭蓋内にも伸展している場合には,側頭窩の開頭を拡大し眼窩側壁さらに前床突起も含め,より広い範囲の骨を削除する必要がある.

眼窩内操作

眼窩上壁の unroofing を行うと,眼窩骨膜を介して眼窩上面のほぼ正中を走行する前頭神経とその分枝が透見され,これらの神経を損傷しないように眼窩骨膜を切開する.前頭神経の直下には上眼瞼挙筋と上直筋が走行しており,これらの筋肉を牽引し,その内側ないし外側から筋円錐内に進入する(図5a,b).病変が視神経の内側に存在する場合や,視神経膠腫などのように視神経自体を直視下に観察する必要がある場合には,上眼瞼挙筋と上直筋の内側から筋円錐に進入する(図5a).上眼瞼挙筋と上斜筋の間の脂肪組織を鈍的に剝離し,綿花で脂肪組織を押さえ込み,綿花の上から複数の脳へらをかけ筋円錐内に進入していくが,深部では視神経の上方を横切り内側に向かって走行する鼻毛様体神

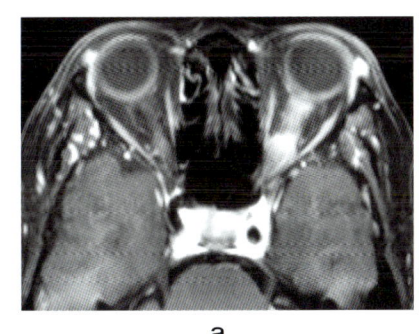

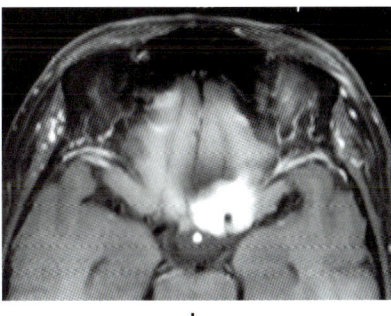

図3 視神経鞘髄膜腫の1例(術前 MRI 水平断)
左眼窩内の腫瘍が視神経管を介して鞍上部に伸展している.

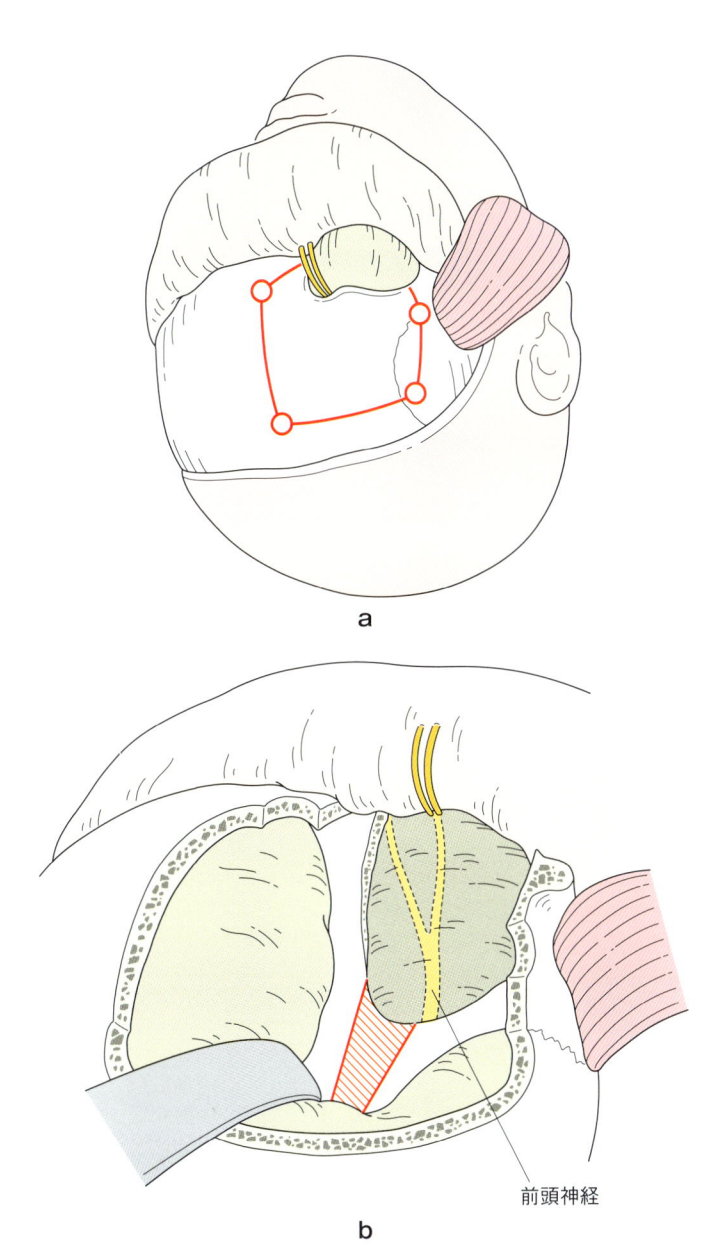

図4 経頭蓋到達法
a:両側冠状皮膚切開と前頭開頭(眼窩上縁も除去).
b:前頭葉を硬膜外に牽引し眼窩上壁を露出,これを除去して眼窩内に進入する.必要に応じて,視神経管を開放する(赤斜線部分).

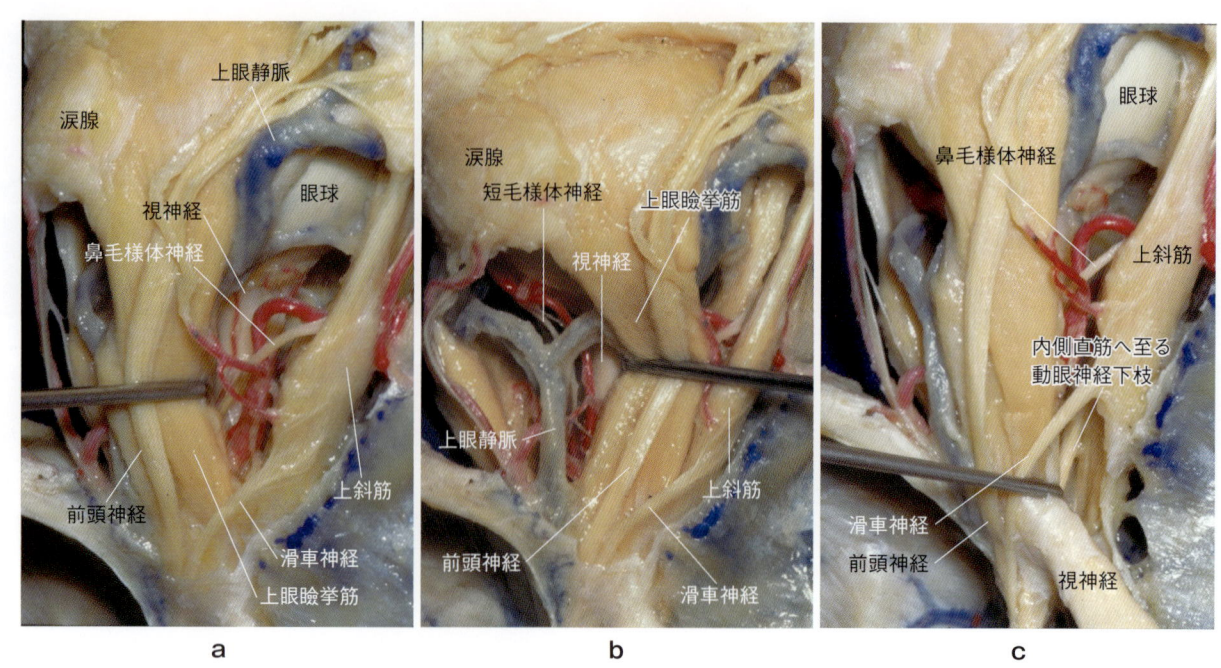

図5 経頭蓋到達法の外科解剖（左眼窩 cadaver dissection）
a：眼窩上壁を削除，眼窩骨膜を開放し，眼窩内の脂肪は除去した．眼瞼挙筋と上直筋を外側に牽引し，筋円錐の内側部をみる．
b：眼瞼挙筋と上直筋を内側に牽引し，筋円錐の外側部をみる．
c：annual tendon を上眼瞼挙筋および上直筋の付着部の内側で切開し，眼窩先端部を開放した．

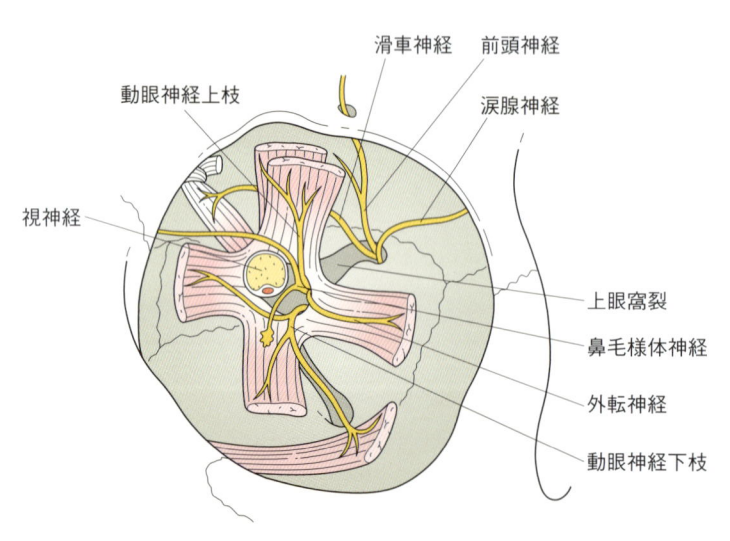

図6 左眼窩先端部の解剖
左眼窩を正面からみる．図左が内側，右が外側．

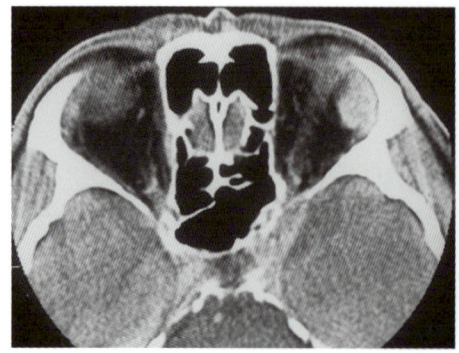

図7 涙腺腫瘍の1例（術前 CT）
a：水平断　　b：冠状断

経が解剖学的指標になる（図5a）．術後に眼球陥凹をきたす危険があるので，原則的には眼窩内脂肪組織は除去しない．眼球運動障害，視力障害などの術後合併症を回避するためには，腫瘍および眼窩内の神経・血管の micro-dissection が極めて重要であることはいうまでもないが，眼窩内脂肪組織の中では神経・血管の同定はしばしば困難で，眼窩内の局所解剖を習熟したうえで手術に臨む必要がある[1,4]．

　上眼静脈は筋円錐内を前内側から後外側に向い走行するので，筋円錐前半部では上眼瞼挙筋と上直筋の内側で，また筋円錐後半部では上眼瞼挙筋と上直筋の外側で遭遇することになる（図5a，b）．視神経を全長にわたって露出する場合には，上眼瞼挙筋および上直筋の付着部の内側で annual tendon を切開する必要がある（図5c）．筋円錐先端部では視神経の外側に動眼神経の上枝と下枝が走行しており（図6），これらの分枝を損傷する可能性があるので annual tendon を上眼瞼挙筋および上直筋の付着部の外側で切開することは避けるべきである．これに対して視神経の内側には視神経の下方を横切る動眼神経の内直筋への枝（上枝の分枝）以外には重要な構造はなく，安全な手術操作が期待できる（図5c）．ただし，annual tendon を上眼瞼挙筋および

上直筋の付着部の内側で切開する場合には，annual tendon の上方を耳側から鼻側へ横切る滑車神経に注意する必要がある．視神経の外側に存在する病変に関しては，上眼瞼挙筋と上直筋の外側からアプローチするが，後述の側方到達法も選択しうるので必ずしも経頭蓋到達法にとらわれる必要はない．特に，病変が視神経の外下方にある場合は，むしろ側方到達法を選択すべきである．

[側方到達法]

本法の最もよい適応は涙腺腫瘍であるが（図7），後述するように骨削除範囲を拡大すると，眼窩先端部にまで到達することができる（図8）．側方到達法は経頭蓋到達法に比べ侵襲が少ないので，病変が視神経の外側に限局している場合にはよい適応となるが（図1 水色部分），病変が視神経の下方に存在する場合には，特にその優位性は高いものと思われる（図9）．

皮膚切開（図10）

眼窩側方の皮膚にS字型の皮膚切開をおき，側頭筋膜を眼窩外側縁上で切開し眼窩外側の骨縁を露出する．顔面神経の前額枝の損傷を回避するために，皮膚切開の後端は外眼角の後方3〜4cm 程度にとどめる．側頭筋を骨膜下に剥離しこれを後方に牽引，眼窩外側壁を露出する．

骨切除（図10）

眼窩外側縁の骨切りは，前頭頬骨縫合の上方5mm の位置と，頬骨弓の上縁に沿った線上におく．眼窩外側壁にも一部骨切りを加えたのちに，眼窩外側縁を挙上し蝶形骨大翼との移行部でこれを骨折させ眼窩外側縁を除去する．涙腺腫瘍などでは眼窩外側縁を除去するだけで，腫瘍に到達可能となるが，眼窩の後半部に腫瘍が存在する場合には，十分な視野を得るために蝶形骨大翼を削除し側頭葉の硬膜を露出，さらに，上眼窩裂の外側を開放する必要がある（図8）．

眼窩内操作

眼窩外側の骨を除去したのちに，眼窩骨膜を切開し眼窩内に進入するが，涙腺腫瘍では眼窩骨膜は菲薄化しており，眼窩外側縁を除

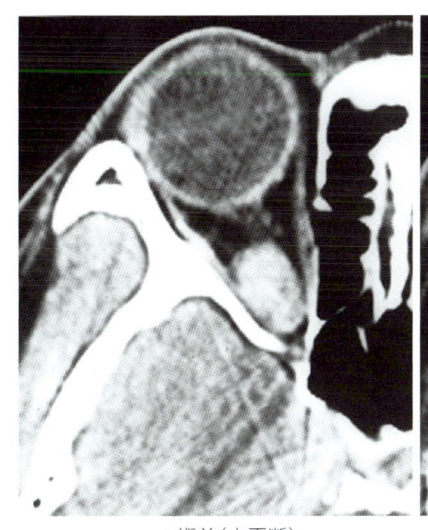

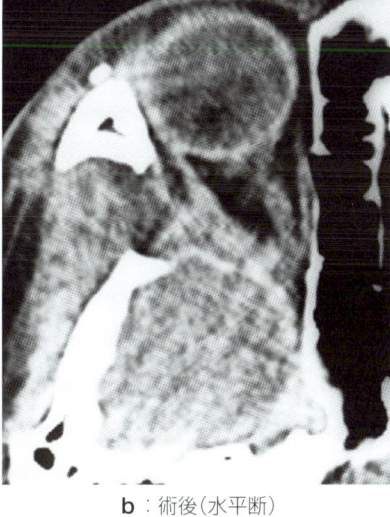

図8 眼窩先端部海綿状血管腫の1例（CT）
a：術前（水平断）　　b：術後（水平断）
側方到達法により海綿状血管腫を除去した．病変は眼窩先端部に存在していたので，側頭葉の硬膜を露出し上眼窩裂が開放するまで骨削除を行い術野を確保した．

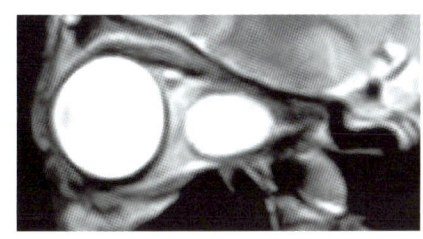

図9 眼窩先端部海綿状血管腫の1例（術前MRI）
a：矢状断　　b：水平断
本症例では海綿状血管腫は視神経の下方に存在していたので，側方到達法が選択された．

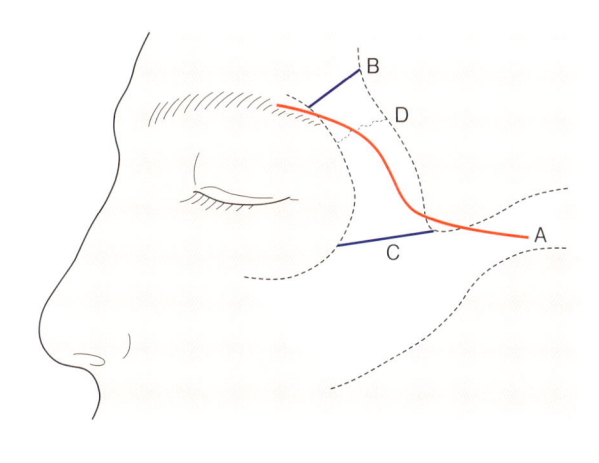

図10 側方到達法
A：眼窩側方のS字型皮膚切開
B：前頭頬骨縫合の上方5mm の位置の骨切り
C：頬骨弓の上縁に沿った線上におく骨切り
D：前頭頬骨縫合（frontozygomatic suture）

去するとその直下に腫瘍が露出する．筋円錐内に局在する腫瘍にアプローチする場合には，まず外直筋に平行に眼窩骨膜を切開するが，この際，あらかじめ外直筋においたtraction suture を牽引することにより外直筋の位置を確認しておく．筋円錐内への進入は外直筋の上下両方向から可能であるが，腫瘍の局在によりいずれかを選択する（図11a, b）．経頭蓋到達法の項で述べたように，脂肪組織を鈍的に剝離し，綿花で脂肪組織を押さえ込み，綿花の上から複数の脳へらをかけ筋円錐内に進入していく．

外直筋の下方，すなわち外直筋と下直筋の間から筋円錐内に進入する際に問題となる神経は，動眼神経の下枝，毛様体神経節および短毛様体神経であり，これらの保護には十分注意をはらう必要がある（図11a）．動眼神経は海綿静脈洞から眼窩内に進入する直前で上枝と下枝に分枝するが，下枝は上眼窩裂を通過し眼窩内に入ると直ちに内直筋，下直筋，下斜筋を支配する3本の枝に分かれる（図11c）．内直筋と下直筋への分枝は各々の筋肉の近位部に付着するが，下斜筋への分枝は眼窩内に入ると毛様体神経節へ運動根を送り，その後は下直筋の外側縁に沿って走行，眼球の下方で下斜筋に付着する（図11a）．このように下斜筋を支配する動眼神経下枝の分枝は下直筋のほぼ全長をこれに並走するため，術中しばしば遭遇することになる．毛様体神経節は視神経の外下方に存在し，これより分枝する数本の短毛様体神経は主に視神経の外側を走行し眼球の後極に付着する．眼窩先端部の病変の手術に際しては，毛様体神経節および短毛様体神経を損傷せぬように注意しなくてはならないが，実際のところ脂肪組織の中でこれらを確認することは困難な場合が多い．術中に毛様体神経節および短毛様体神経を損傷すると，術後瞳孔緊張症をきたす．

外直筋の上方，すなわち外直筋と上直筋の間から筋円錐内に進入する際に，最初に遭遇するのは涙腺動脈と涙腺神経である．涙腺は眼球の外側上1/4に存在しているが，これに向かって涙腺神経は筋円錐外を走行し，また筋円錐内で眼動脈より分枝した涙腺動脈も筋円錐の外に出て涙腺神経に並走して涙腺に終わる（図11b）．動眼神経の上枝は眼窩内に

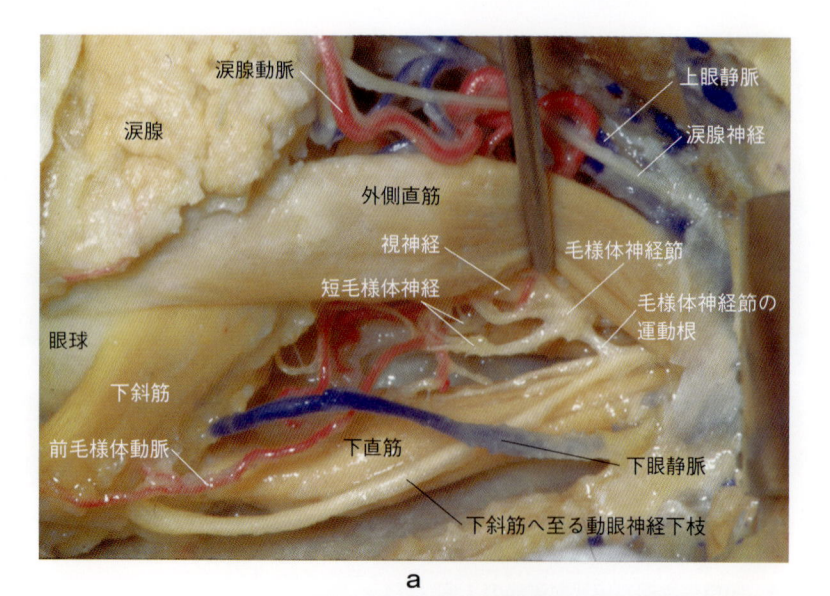

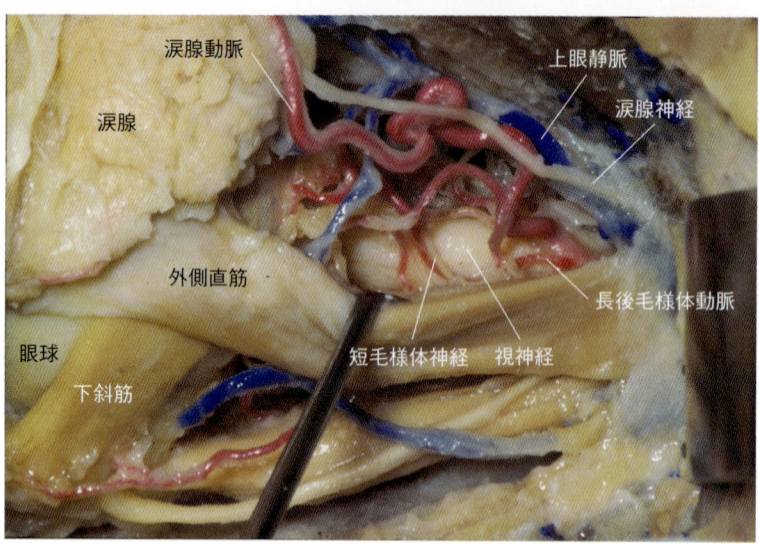

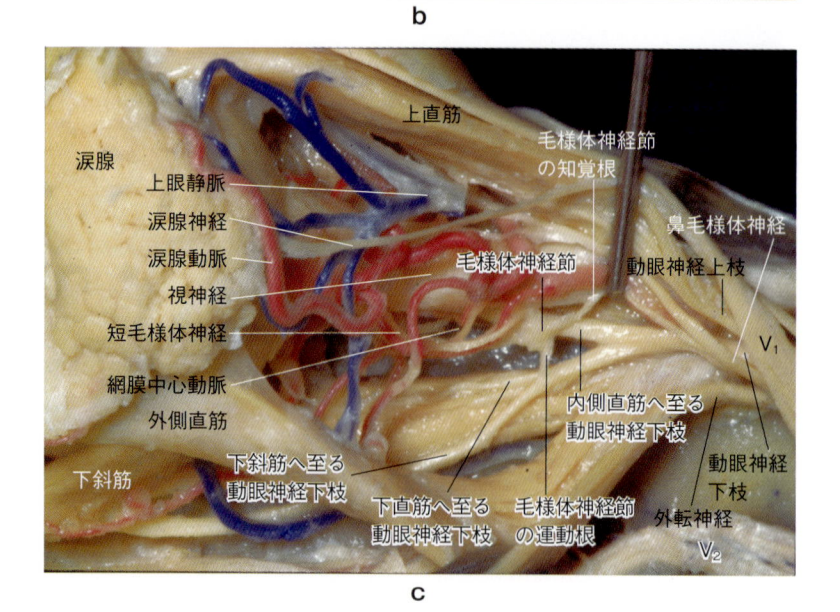

図11　側方到達法の外科解剖（左眼窩 cadaver dissection）
a：眼窩側壁を削除，眼窩骨膜を開放し，眼窩内の脂肪を除去した．外直筋を上方に牽引し，筋円錐の下部をみる．
b：外直筋を下方に牽引し，筋円錐の上部をみる．
c：前床突起を削除し，海綿静脈洞の前半部を開放，上眼静脈を切断した．annual tendon を上直筋と外直筋の間で切断し，眼窩先端部を開放した．外直筋は下方に，毛様体神経節の知覚根は上方に牽引している．

入ると上方に走行し，そのまま下直筋と上眼瞼挙上筋の近位部に終わる．筋円錐内を鼻側から耳側へと走行する上眼静脈は，眼窩先端部で上直筋と外直筋の間から筋円錐の外に出てannual tendonの外側を下行し海綿静脈洞に流入する．このため，眼窩先端部に病変が伸展する場合には，上眼静脈がしばしば術野の妨げになる．

　外直筋の上方，下方いずれの進入路を選択しても，視神経を直視下に観察することは可能であるが，視神経管を開放し，そこに伸展する腫瘍を除去することは不可能である．網膜中心動脈は視神経の外側から下面を走行しており，通常の視神経外側の手術操作によってこれを損傷する危険性は低い．また，外転神経は外直筋の内側面でその近位部に終わるため，側方到達法では術中にこれをみることはない．

［閉創および術後管理］

　脂肪組織の中における止血は時に難渋することもあるが，腫瘍摘出後に時間をかけて十分に行う必要がある．眼窩骨膜は縫合・閉鎖を原則とするが，ゴアテックス®を使用して修復する場合もある．チタンプレートなどを用いて骨の整復を行うが，通常は削除した眼窩上壁や蝶形骨の再建は行わない．骨切除に際して眼窩上壁や側壁の一部を含めるように骨弁を作成すれば，術後に眼球陥凹あるいは眼球突出をきたすことはまずない．ただし，眼窩上壁および側壁を広汎に除去したような場合には，頭蓋骨の内板やチタンメッシュを用いて骨の再建を行う．術後に眼瞼および結膜の腫脹は，程度の差こそあるものの全例で必発である．短期間のステロイド薬，抗生物質の点眼薬などの処方は必要だが，これらの腫脹は通常時間の経過とともに自然に消失する．ただし，術直後に急激に増悪する眼瞼や結膜の腫脹は，術後の眼窩内血腫を疑わせる所見であり注意を要する．

● 参考文献

1) Blinkov SM, Gabibov GA, Tcherekayev VA : Transcranial surgical approaches to the orbital part of the optic nerve : an anatomical study. J Neurosurg 65 : 44-47, 1986
2) Housepian EM : Surgical treatment of unilateral optic nerve gliomas. J Neurosurg 31 : 604-607, 1969
3) Maroon JC, Kennerdell JS : Surgical approaches to the orbit : indications and techniques. J Neurosurg 60 : 1226-1235, 1984
4) Arai H, Sato K, Katsuta T, Rhoton AL Jr : Lateral approach to intraorbital lesions : anatomical and surgical considerations. Neurosurgery 39 : 1157-1163, 1996
5) Berke RN : A modified Kronlein operation. Trans Am Ophthalmol Soc 51 : 193-231, 1953

〈新井　一〉

C-VI 各種脳腫瘍の手術
6. その他の腫瘍

7 頭蓋顔面領域の線維性骨異形成症
craniofacial fibrous dysplasia

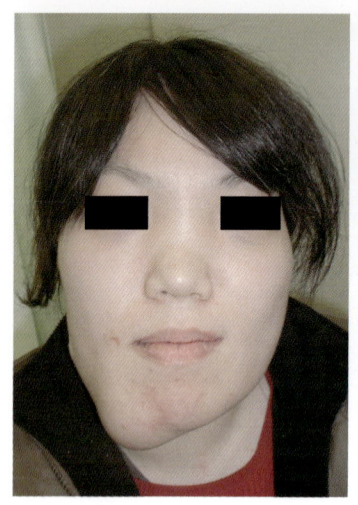

図1 臨床像(19歳女性, zone 1, 3, 4)
眼隔隔離, 鼻根部・下顎体の膨隆をみる.

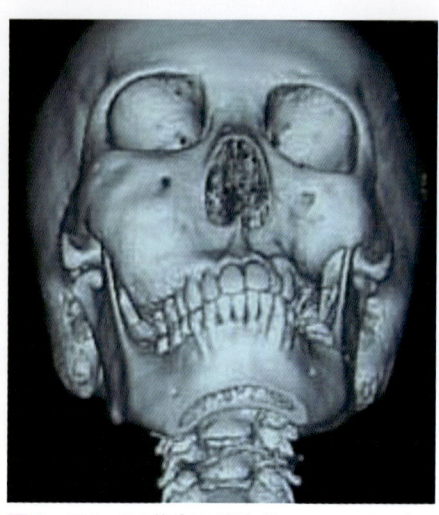

図2 3D-CT像(18歳女性, zone 1, 4)
頬骨身体部から上顎歯槽突起に至る骨性隆起, 眼窩変形, 歯列の異常をみる.

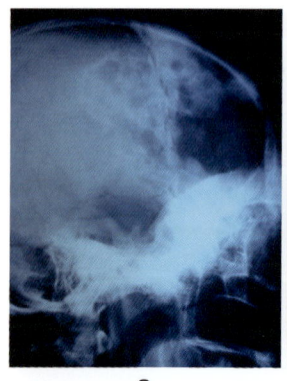

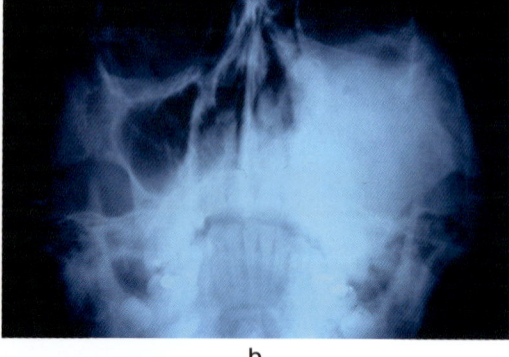

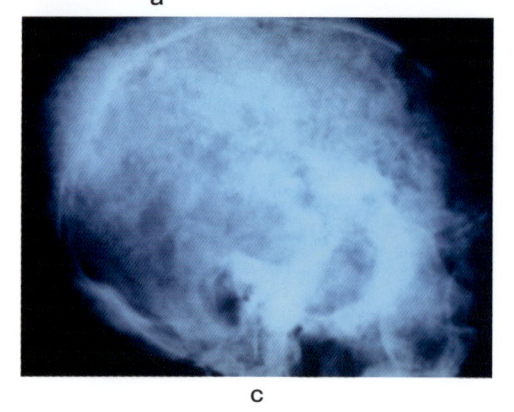

図3 頭蓋顔面領域の線維性骨異形成症の単純X線像分類
a：radiolucent type(透過型あるいは嚢胞型).
b：sclerotic type(硬化型).
c：display(mixed) type(混合型あるいは類Paget型).

術前解剖知識

骨・線維性組織が増殖, 骨皮質萎縮と骨髄の線維性組織置換をきたす疾患で, 単骨性：多骨性＝4：1とされ, 頭蓋顔面の発生は四肢に比して低く, そのほとんどが単骨性であり, 上下顎や前頭骨の報告例が多い. 罹患者は頭部顔面の無痛性腫脹・変形, 二次的な視神経障害, 眼球突出, 難聴, 鼻閉, 開口障害などをきたす(図1).

● メモ1 病因と予後

明確な説がなく, 未分化の骨形成性間葉組織異常発育の原因として外傷・慢性疾患に対する異常反応説, 代謝障害・内分泌障害説などがいわれる. 頻度は骨系統疾患の中では少なく, 幼少時に遺伝性と性差なく発症し, 思春期以降に発育停止することが多いが, 若年発症の広範罹患・急速進行例では, 診断がつけば切除を念頭に置くべきである.

● メモ2 術前画像診断

単純写, CTで行う(図2). X線では, 不透明, すりガラス様を示し, 骨性部と線維性部の比率による所見別にPagetoid type, sclerotic type, cystic typeなど典型的な像を見ることができ, radiolucent, sclerotic, display(mixed) typeに分けるLeeds分類[1]も知られる(図3). 病理組織のactivityは, 臨床と平行しおり, 臨床とあわせて, 小児型(highly active), 青少年型(moderately active), 成人型(quiescent)とも分類される.

手術適応

　頭蓋顔面部領域を4つのzoneに分けたChen分類[2]に従って可及的切除を行うが(図4)，病巣の部分切除・掻爬は逆に腫瘍の拡大や早期再発を引き起こすため，不注意な治療は避けるべきである．画像診断により形態評価を行い，頭蓋顔面外科的手技による可能な限りの罹患骨の切除および正常骨などでの置換・被覆が行われるべきである．また，病変切除に対する緊急性については，眼窩部におけるⅡ，Ⅶ，Ⅷ脳神経症状に対する減圧術以外はほとんどなく，部位により全摘出が行えない場合もある．

● メモ3　非外科的治療

　薬物は無効で，放射線治療はpostradiation sarcomaの危険性の増大から禁忌とされている．

手術アプローチ法

　小児例，すなわち可及的全層切除を行うべき，左側頭前頭から眼窩に至る病変の手術について示す．

症例（図5）

8歳，男性．左側前眼窩頬部腫脹(zone 1, 4)．主訴：左前頭眼窩部膨隆，左眼球突出と低位，複視，頭痛．

体位

　病変部が頂点となる体位，すなわち仰臥位で頭部を少し右に向けた状態にする．

皮膚切開

　頭皮冠状切開〔頭頂の骨弁採取を考慮し，できればなるべく頭頂部(vertex)に近いレベルにて行う〕にて，頭皮を前頭から眼窩上半分までを骨膜下に展開する(図6)．

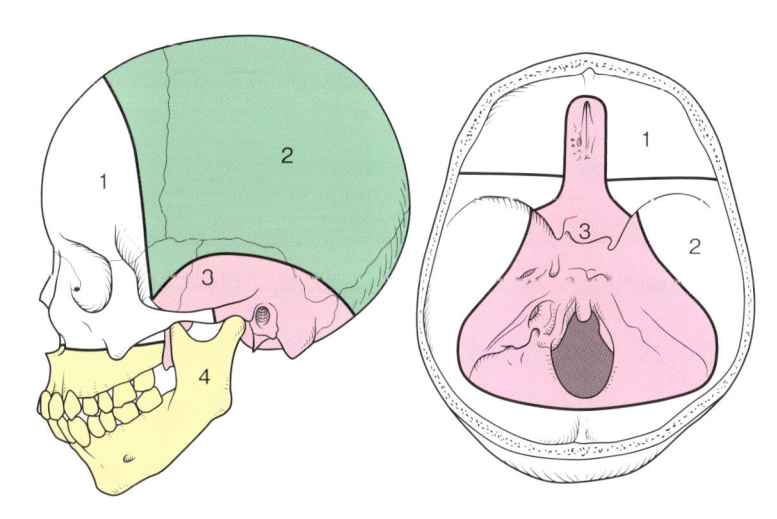

図4　頭蓋顔面領域の線維性骨異形成症のzone分類と治療方針
zone 1：可及的切除および再建
zone 2：保存的/切除
zone 3：観察
zone 4：保存的

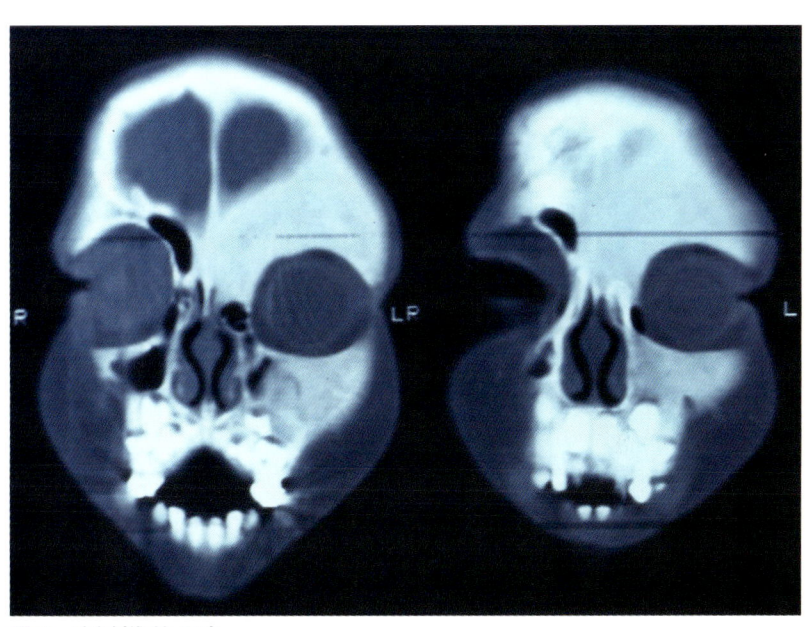

図5　症例（術前CT）
左眼窩を下方に圧排するように前頭部から篩骨洞を充満する病変(zone 1)と左上顎洞の求心性拡大を呈する腫瘍(zone 4)．

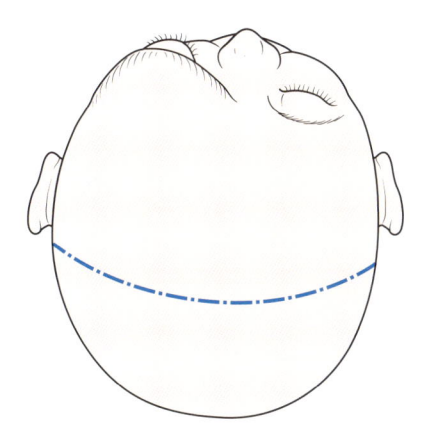

図6　頭皮冠状切開

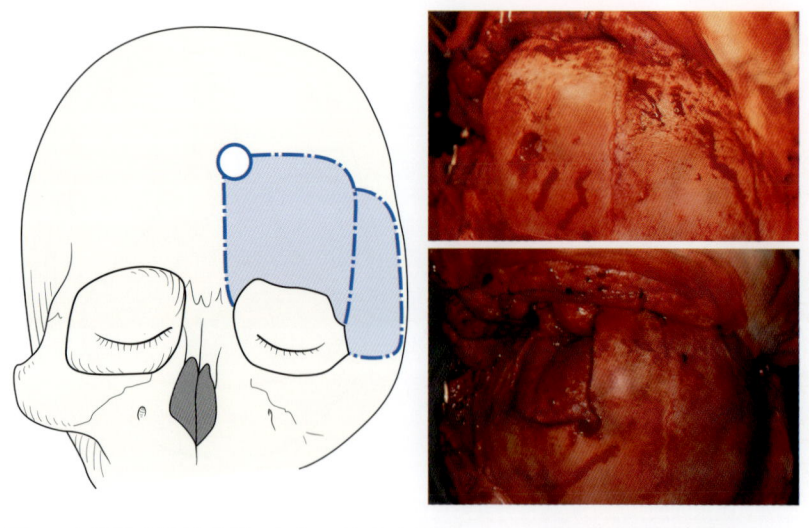

図7 左眼窩上縁前頭部の病変の全層骨切除（シェーマ青色部を切除）の前後

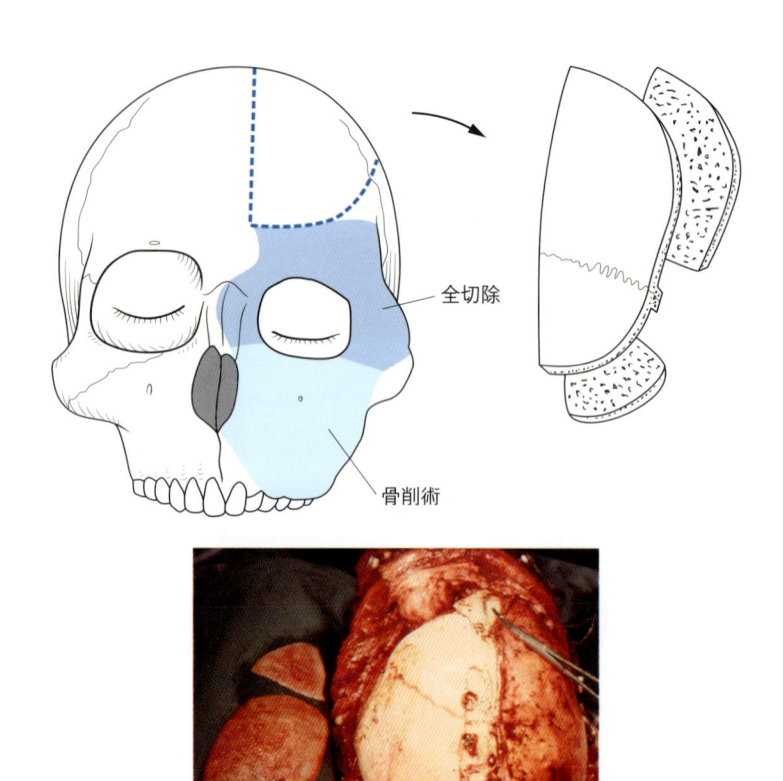

図8
腫瘍切除後，同側頭頂部から全層骨採取，外板は戻して，内板を再建に用いる．内板はいくつかに分割して使用．

病変部の切除

このときに病変の術前画像評価の範囲に，膨隆したpinkish areaを確認することができ，側頭前頭罹患骨の（正常辺縁を5mmほど含めて）全層切除を行う（図7）．sclerotic typeでは病変が非常に硬く，Pagetoid typeでは硬い果物様でしゃりしゃりした感じで切れるが，いずれも断端からの出血に難渋することが多い．中には空洞形成のみられるものもある．次に眼窩上顎部病変においては，その解剖学的理由（眼窩骨深部や有歯牙骨）から部分切除にとどまることも多く，その場合，病変断端・骨削面からの早期再発（術後出血から骨硬となり腫瘍への変化をきたすことが多い）を惹き起こさないよう，正常骨で置換，あるいは断端上へのonlay graft（骨移植）を行うべきである．

骨移植・再建

再建のための正常骨採取は，病変側頭蓋冠全層切断端から同側頭頂骨を必要量全層骨切し板間層で内外に分離して（図8），この内版を前頭骨欠損部凸面にあわせて置換し，その残りで，眼窩部欠損骨の再建と骨削面へ用いる（図9）．

閉創

手術終了時には頭皮下に吸引ドレーンを挿入，全頭顔面を包帯で軽く圧迫して，2日ほど頭部を高位に患部を冷却し，吸引バッグの1日増量が5ml以下になってからドレーンを抜去する．

術後管理

手術後，退院後の観察はある程度の期間行うべきであり，罹患骨の正常骨あるいは人工骨への置換が行い得た場合はよいが，眼窩先端部，眼窩下縁上顎など部分切除術をしてonlayが行われている部位は，術後2,3か月はスポンジなどを貼布して圧迫を続け，再発がないことを観察していく．

● メモ4　一般的な治療についての考え方

予後良好であるため，従来は経過観察がほとんどで，神経症状の改善目的以外での外科的切除は発育停止まで行われないこともあった．しかし，頭蓋顔面領域において若年齢に発症する広範・急速進行例では顔面の非対称が著明となり，二次的な機能障害も出現してくる．また壮年期以降も増大傾向の症例もあり，青年期まで経過観察を行うことは患者の社会生活を著しく損なううえ，病変拡大から後の切除が困難となる場合も生じる．つまり病巣の発育が停止しないからといって手術を延期すべきではないというのが最近の治療法の趨勢である．また，0.5〜1%とされる悪性変化の報告もあるため，特に全摘出が行い得なかった例では長期の注意深い観察が必要である．

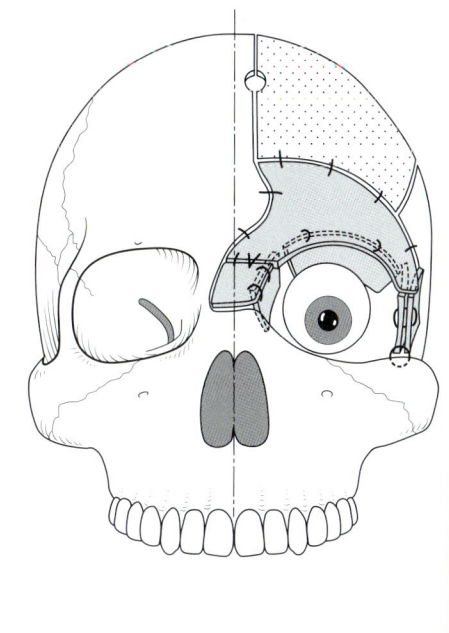

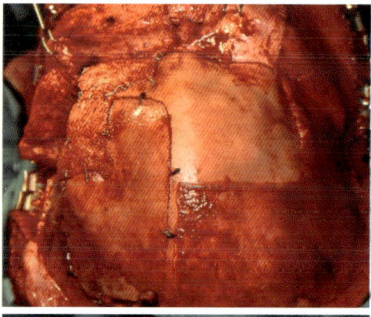

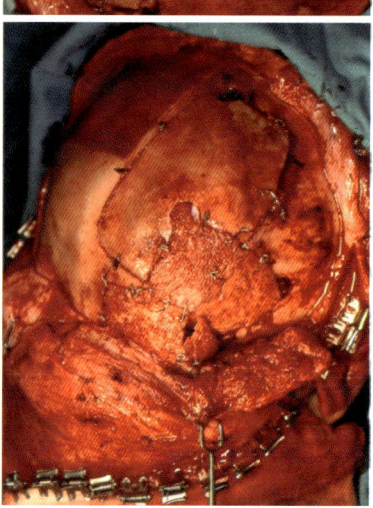

図9
採取した内板で前頭骨欠損部，眼窩内壁，上縁，外側を再建．

● 参考文献

1) Leeds N, Seaman WB：Fibrous dysplasia of the skull and its differential diagnosis. Radiology 78：570-582, 1962
2) Chen YR, Noordhoff MS：Treatment of craniomaxillofacial fibrous dysplasia：How early and how extensive? Plast Reconstr Surg 86：835-842, 1990
3) 久徳茂雄：頭蓋顔面領域のfibrous dysplasiaの外科治療．チーム医療と形成外科医の使命．編集室なるにあ，pp169-175, 2009

（久徳茂雄・河本圭司）

C-Ⅶ 閉頭

1 頭蓋骨形成と閉頭

　頭蓋骨・皮弁を可及的に元の状態に形成し，閉頭するためには，当然解剖学的，あるいは生理的な開頭が行われていなければならない．しかし本項では頭蓋骨形成と閉頭に焦点を絞って述べることにする．

頭蓋骨形成

　現在の日本の脳外科手術においては，閉頭時の頭蓋骨形成においても，比較的潤沢に資材を用いることが可能であるが，コスト意識は持つべきである．

　大きな骨欠損を伴わない通常の頭蓋骨形成の場合，バーホールと骨切り線部分の骨欠損が問題となる．通常，バーホール部分には円形のチタンプレートを用い，欠損部を覆うとともに周囲骨と固定する(図1，2)．

　骨切り線の隙間は，皮膚が薄い場合や前額部では長期的にかなり目立つようになることがある．そのため，前頭部の開頭では，額部分で極力隙間ができないように骨弁を戻すか，元通りの位置に戻してリン酸カルシウムペーストなどで充塡する必要がある．また後頭部では，臥床時の圧迫により骨弁の段差部分に潰瘍をきたすことがあり，特に正中部に段差ができないように留意する．

　固定用プレートには吸収性樹脂を用いたものもあり，整容的あるいは感染という面では長期的にメリットがあると考えられるが，短期的には強度で劣り，償還価格も通常のチタンプレートより高いため，適材適所で用いる必要がある．

　腫瘍が骨に浸潤しているなどの理由により，骨欠損部分が大きくなる場合はこれを充塡することを考える必要がある．

　術前から，骨浸潤が明らかで，広範囲の欠損が予想される場合には，CTデータを基にチタン合金やセラミックなどで，オーダーメイドの人工骨の作製が可能である．データ引き渡し後，おおむね2週間程度で作製でき，整容的に優れているため，あらかじめ検討しておく必要がある(図2)．

　欠損部が比較的限られている場合には，いくつかの方法がある．
①頭蓋骨の内板・外板を分け，内板側を別の部分にあてて形成する[1]．
②人工物の充塡素材を用いる．methacryl hydrateは以前から用いられており，広範囲の被覆には現在でも重宝する．ただし，硬化する際に発熱・変形する，縁がやや鋭

図1　通常の前頭側頭開頭

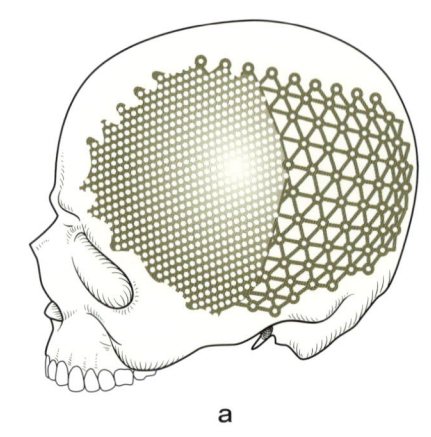

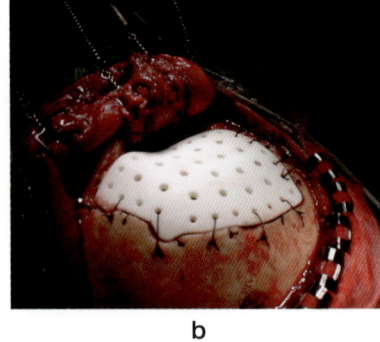

図2　オーダーメイド人工骨
a：チタンメッシュ製人工骨．（原図提供：ベアーメディック社）
b：セラミック製人工骨．（写真提供：コッドマン社）

になりやすく，化学的に安定であるため，長期的に周囲骨が吸収されてくると，この部分が出っ張ってきて潰瘍を形成することがあるという欠点がある．
③チタンメッシュを用手的に形成する．

実際にはチタンメッシュなどが簡便であり，多用されている．

リン酸カルシウムペーストも，術中溶解して粘土状にしたペーストを欠損部に充塡するが，硬化すると周囲骨になじむ．ただし，3 ml あたり 6 万円程度と高価で，濡れているところでは溶解し流れてしまうので注意が必要である．

骨の固定に関しては，初等力学的に安定するような部位にプレートを設置すべきであり，無駄に枚数を増やすべきではないと考える（図3）．

硬膜は，髄膜腫あるいは硬膜浸潤がない場合は，中硬膜動脈の断端などを目印に 4-0 絹糸やニューロロン®で結節縫合，あるいは 6-0 プロレン®などで連続縫合を行う．感染の危険性が高い場合は，糸が切れるリスクも考え，結節縫合が望ましい．

髄膜腫などで，硬膜が欠損する場合や，欠損しなくても寄せられない場合には，パッチをあてることになる．パッチに用いる素材としては，骨膜，側頭筋膜，大腿筋膜，ゴアテックス®，シームデュラ®などがある．後頭蓋窩病変や水頭症を伴う場合は髄液漏・皮下貯留のリスクが高いため，一般的には筋膜などの生体組織が望ましい．

硬膜の吊り上げに関しては，異論もあるが，開頭サイズにより 1〜2 か所，硬膜を吊り上げ，硬膜外血腫の予防に努める．

腫瘍の手術では，創面が空気に露出している時間が長くなりがちである．骨弁を戻す前に，生理食塩水で十分に洗浄し，血餅・骨

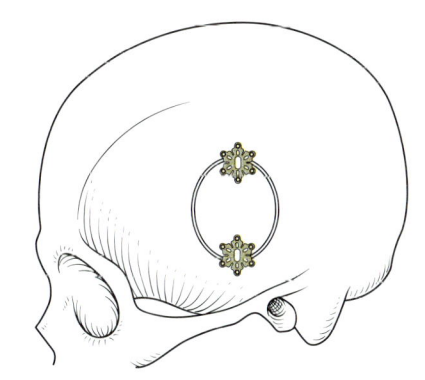

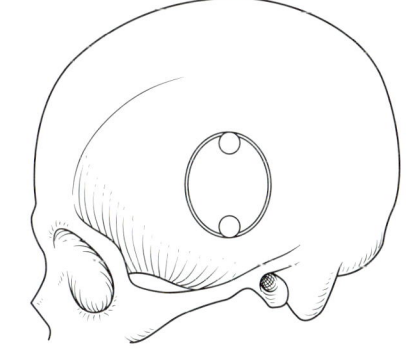

図3 小開頭の場合

粉・骨ろうの余り，（落下菌）などを洗い流す．特に骨粉が皮下組織に付着していると，創離開の原因となるので注意する．

筋肉は生理的な方向に戻し，帽状腱膜などの強い組織に縫合する．特に後頭下開頭では頭半棘筋を整復することが望ましい．バイクリル®などの吸収糸は 3 か月程度で張力がなくなるため，筋肉の縫合には絹糸を用いている．

皮下・皮膚の縫合は比較的早期から，レジデントに任されることが多いと思われる．しかしその一方で，患者/家族その他から見えるのは皮膚だけであり，いくら顕微鏡手術がうまくいっていても，皮膚が大幅に段違いになっていたりすると，全く信用を得られない場合さえある．醜い創はそれだけで，患者の心を傷つけ，QOL を損なうと考えなければならない．細い糸で細かく埋没縫合する必要はないが，形成外科医のつもりで縫合しなければならない．

皮下の埋没縫合，結節縫合のほか，クロワード縫合，マットレス縫合などの基本的な縫合法と適応，皮膚切開が斜めになっている場合の bite の取り方など，習熟しておく[2]．

皮膚用ステープラーは短時間で縫合できるが，慣れないと段違いを生じやすく，一般的には抜鉤は抜糸よりも痛いことを知っておく必要がある[3]．

● 参考文献
1) Kiyokawa K, Hayakawa K, et al：Cranioplasty with split lateral skull plate segments for reconstruction of skull defects. J Craniomaxillofac Surg 26(6)：379-385, 1998
2) 永田和哉，河本俊介：脳神経外科手術の基本手技．脳外科手術における切開と縫合の基礎．中外医学社，pp18-24, 2003
3) 夏井　睦：外傷治療裏マニュアル．三輪書店，2007

（森田明夫・木村俊運）

2 頭蓋底の修復と閉頭

術前解剖知識(図1)

脳神経外科医には硬膜内構造はなじみ深いが，硬膜外や外頭蓋底の構造はなじみが薄い．硬膜外操作で前頭蓋底硬膜を前方から後方に向かって骨から剝離すると，蝶形骨縁，視神経管，蝶形骨隆起が確認される．篩板の周囲では硬膜は鼻腔粘膜に連続しており，硬膜を切断して嗅神経を犠牲にすると前頭蓋底全体を硬膜外に露出することができる(図1a赤線部分)．中頭蓋底を硬膜外に剝離すると，上眼窩裂，正円孔，卵円孔，棘孔が確認できる(図1a)．

前頭蓋底外には，左右に眼窩と，眼窩の間に副鼻腔(前頭洞，篩骨洞，蝶形骨洞)および正中部に鼻腔(篩板部)がある(図1b)．成人の副鼻腔サイズは個人差が大きい．中頭蓋底外には前方に翼口蓋窩，内側に翼状突起基部，外側後方に下顎関節窩がある(図1c)．

硬膜欠損の修復(図2)

頭蓋底の硬膜に欠損があるときには自家組織を用いて閉鎖する．自家組織で再建するほうが人工硬膜よりも髄液漏・感染の危険性が少なく安全である．側頭筋骨膜弁などの有茎組織で再建する方法もあるが[1]，通常は遊離の筋膜を用いる．小さな硬膜欠損には術野から側頭筋膜を採取して用い，大きな欠損には大腿筋膜を使用する．十分余裕を持ったサイズの筋膜を使用し，硬膜外に死腔をつくらないようにする．できる限り髄液が漏れないよう密に縫合する．

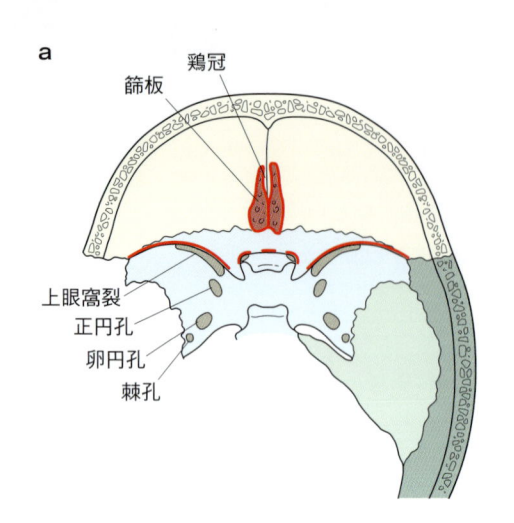

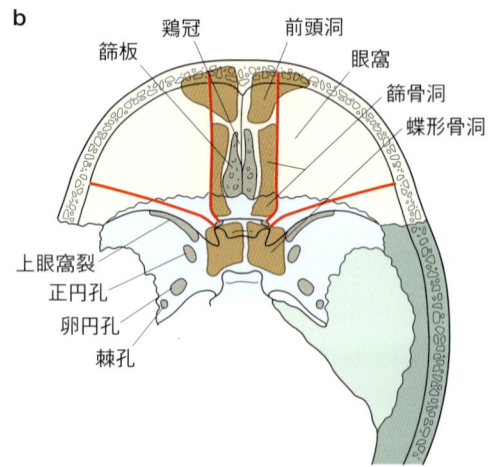

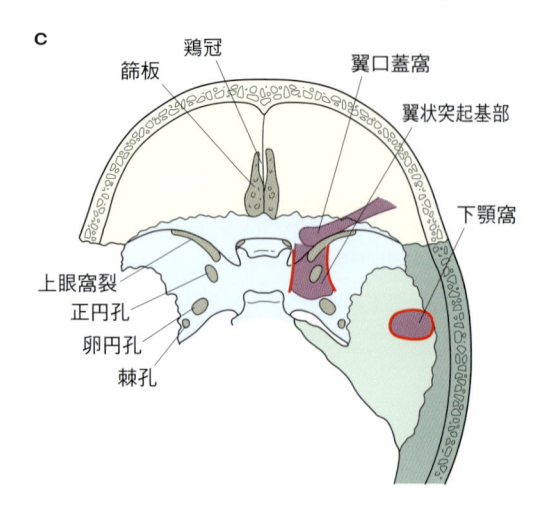

図1 頭蓋底の解剖
a：硬膜外構造，b：前頭蓋の外頭蓋底構造，c：中頭蓋の外頭蓋底構造．
(齋藤 清：髄膜腫に対する前中頭蓋底硬膜外操作．脳外速報 16：901-907, 2006 より改変)

● メモ1

watertightに閉鎖できないときや縫合部が鼻副鼻腔に露出しているときには，硬膜欠損部の外側を帽状腱膜弁や側頭筋骨膜弁で覆う．腰椎ドレナージを行って1週間程度髄液漏を防げば，線維組織で硬膜は完全に閉鎖する．人工硬膜は線維組織の誘導が悪いので頭蓋底には不向きである．

局所フラップの作成

前頭蓋底

部分的に開放された前頭洞の修復に小さな骨膜弁を用いるときには，必要なサイズの骨膜弁を皮弁側から剝離して使用する（図3a）．前頭洞が大きく開放される手術などでは大きな骨膜弁を作成する．皮膚は骨膜上で挙上し，前頭筋と骨膜の間に存在する網状層を骨膜側に残すようにすると，比較的厚い骨膜弁が作成できる（図3b）．

広範な前頭蓋底欠損を修復するときには，帽状腱膜弁（前頭筋骨膜弁）を用いると蝶形骨平面までの前頭蓋底全体をカバーすることができる（図3c）．ただし，前頭筋がなくなるので術後には額にしわが寄らない．また，薄くなった皮膚から骨の凹凸が目立つ．

● メモ2

骨膜には太い動脈はなく，骨膜弁に十分な血流は期待できない．広範な前頭蓋底の修復を骨膜弁のみに頼るのは不適切で，帽状腱膜弁や側頭筋をつけた側頭筋骨膜弁を用いるべきである．

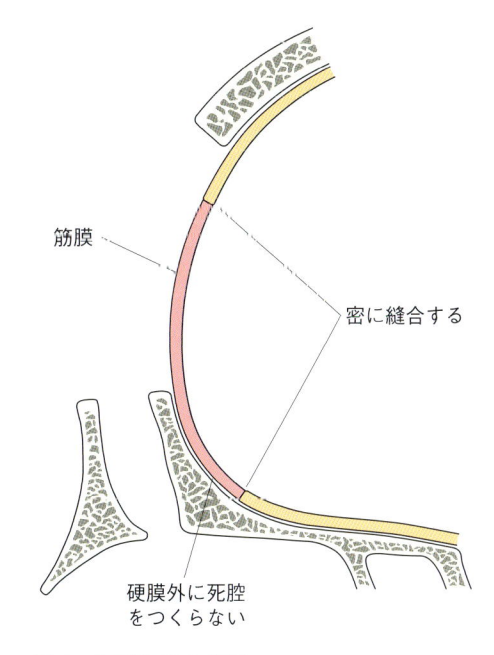

図2 硬膜欠損の修復

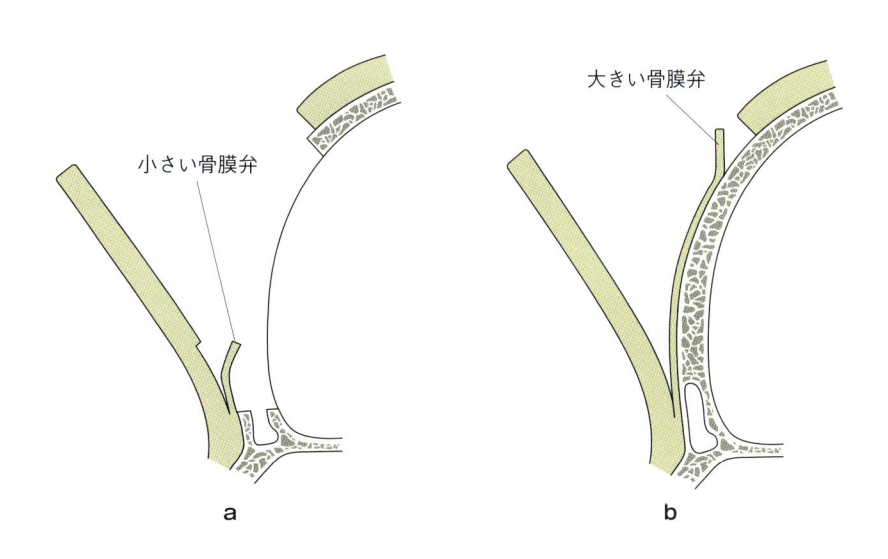

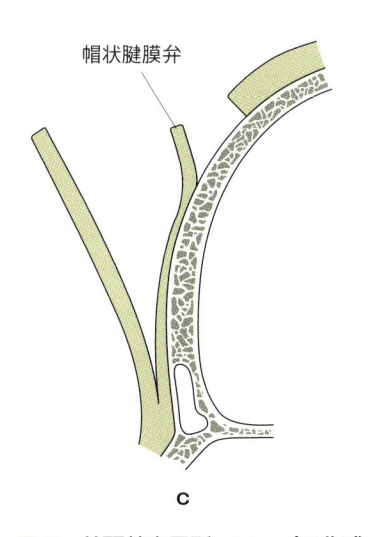

図3 前頭蓋底局所フラップの作成

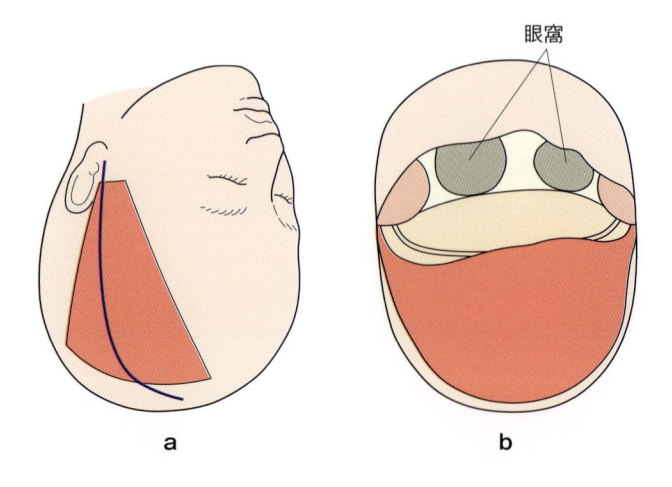

図4 側頭頭頂帽状腱膜弁の作成
a：一側側頭頭頂帽状腱膜弁，b：両側側頭頭頂帽状腱膜弁．

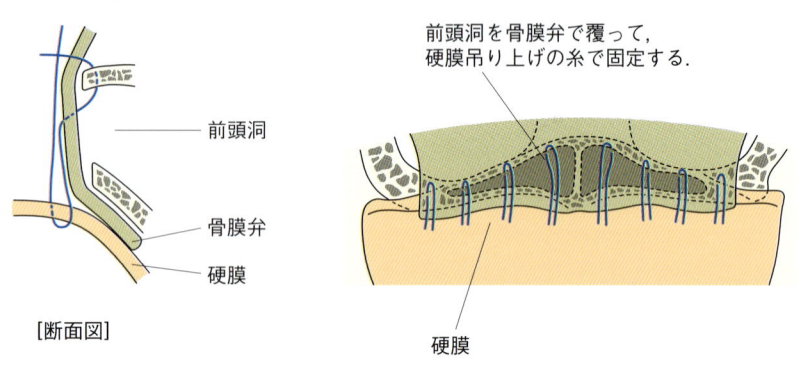

図5 前頭洞の閉鎖
(齋藤 清：前頭蓋底の解剖と手術．佐伯直勝(編)：脳神経外科エキスパート 頭蓋底．中外医学社，pp38-47，2009 より改変)

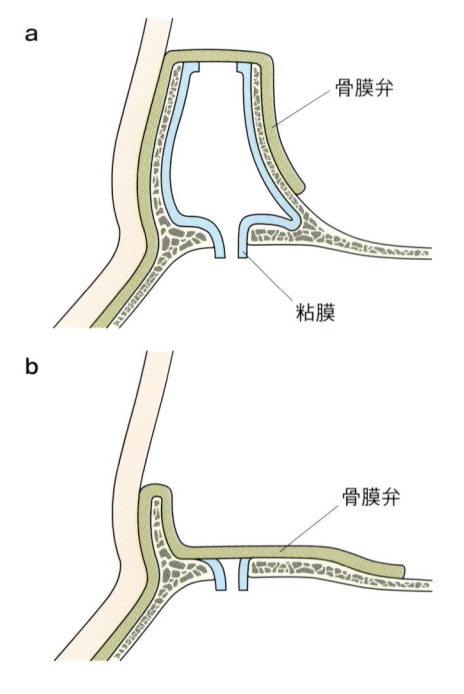

図6 前頭洞の処置
a：骨膜弁で開放部を覆い腔として残す．
b：腔をつぶして頭蓋化する．

中頭蓋底

中頭蓋底の再建や広範な頭蓋底再建には，浅側頭動脈を含んだ側頭頭頂帽状腱膜弁が有効である．一側(図4a)または両側(図4b)から起こして使用する[2]．

副鼻腔の閉鎖

開放された副鼻腔については，正常の副鼻腔のように鼻腔へのドレナージが効いた腔として残すか，腔をつぶすかの処置を行う．

前頭洞の閉鎖

成人の両側前頭開頭では，多くの場合に前頭洞が開放される．髄液漏の予防のためには，硬膜を密に縫合し前頭洞開放部を閉鎖する必要がある．この閉鎖には前述した骨膜弁が有効である．前頭洞の開放部を骨膜弁で覆い，骨膜弁の先端部分は硬膜外に敷き込み，硬膜を骨膜弁の上から骨縁に吊り上げると確実に閉鎖できる(図5)．

● **メモ3 前頭洞の処置1**

骨膜弁で開放部を覆い腔として残す．両側前頭開頭を下方まで行っても前頭洞の空隙は残るので，鼻前頭管が開いていれば粘膜のはった正常の前頭洞として残すことができる(図6a)．腔が残っているのに粘膜を押し下げたり詰物を入れて鼻前頭管を閉鎖すると，死腔に感染したり，将来粘液囊胞をつくることになる．

● **メモ4 前頭洞の処置2**

腔をつぶして頭蓋化する．腔として残せないときには，前頭洞内板と粘膜は完全に除去し，骨膜弁で覆ってスペースは頭蓋化する．前頭洞の形状は複雑なので，内板と粘膜は丁寧にすべて除去する(図6b)．

篩骨洞・蝶形骨洞の閉鎖

　篩骨洞や蝶形骨洞が開放されたときには，通常は腔として温存する．粘膜は残し，鼻腔へのドレナージを閉鎖しないように注意して，骨膜弁（大きな欠損であれば帽状腱膜弁が安全）で覆う（図7）．

> **症例（図8）**
> 67歳，女性，嗅神経芽腫．鼻腔を占め脳内に伸展する腫瘍を一塊切除．硬膜は大腿筋膜で再建し，頭蓋底欠損は帽状腱膜弁（前頭筋骨膜弁）で再建した．

● メモ5　硬性再建の必要性
　頭蓋底の骨欠損に対する硬性再建は通常不要である．眼窩内側壁や外側壁の欠損のために眼球陥凹になるときには再建を要するために，チタンメッシュなどを用いて再建する．

遊離筋皮弁による再建

　鼻副鼻腔癌などの摘出により頭蓋底が大きな欠損になるときには，形成外科に依頼して遊離筋皮弁（腹直筋皮弁，大腿外側皮弁など）を用いて再建する．死腔ができないように，遊離筋皮弁の筋体を骨縁にしっかりと固定する（図9）．

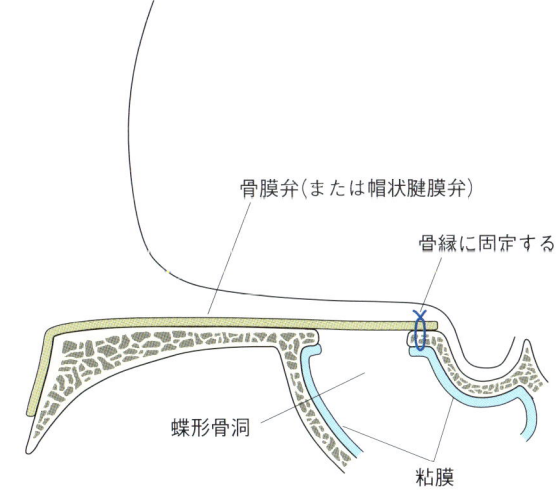

図7　篩骨洞・蝶形骨洞の閉鎖

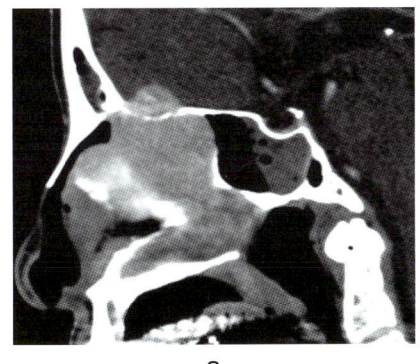

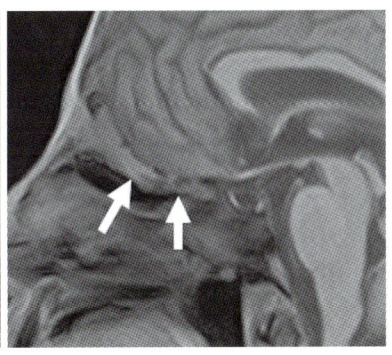

図8　症例（嗅神経芽腫）
a：術前造影CT．b：術後MRI．矢印は帽状腱膜弁を示す．

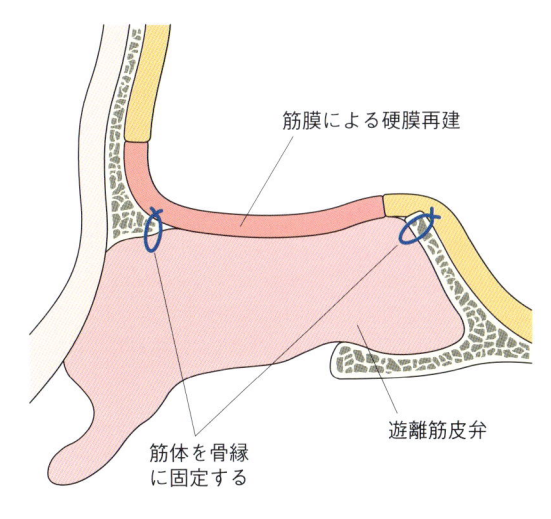

図9　遊離筋皮弁による再建

● 参考文献
1) Kiyokawa K, Tai Y, Inoue Y, et al：Efficacy of temporal musculopericranial flap for reconstruction of the anterior base of the skull. Scand J Plast Reconstr Surg Head Surg 34：43-53, 2000
2) Fukuta K, Saito K, Takahashi M, et al：Surgical approach to midline skull base tumors with olfactory preservation. Plast Reconstr Surg 100：318-325, 1997

〈齋藤　清〉

Column　先史時代の穿頭③　穿頭の方法

　穿頭に際して，除痛にはコカの葉を塗り付けたり，チチカやマサイと呼ばれるアルコールを飲んだり，頭を帯で縛って頭皮の感覚をなくすなどの方法がとられた．手術道具としてはツミ（掻器，図1a）や石器のナイフ（図1b）が用いられた．

　考古学者ルツリッカは1932年，穿孔法をスクラッピング（鋭い刃を持つ道具で中心部が薄くなるまで削る），ソーイング（鋸のような道具で切り込みを入れる），ドリリング（尖った道具で穴を開ける）の3つに分け，これらを組み合わせることによって穿孔が行われたと述べている（図2）．中央高地では角型，南部高地では丸型，南部海岸ではスクラッピングが多いとされている．

　考古学者ロジャースは282個の頭蓋骨のうち，43%がソーイング，21%がカッティング，14%がスクラッピングで行われたと発表している．

　博物館などに収集されたペルー人の頭蓋骨2,000個のうち，25個が穿孔頭蓋で，クスコ地域では21%の割合で穿頭術が行われていた．

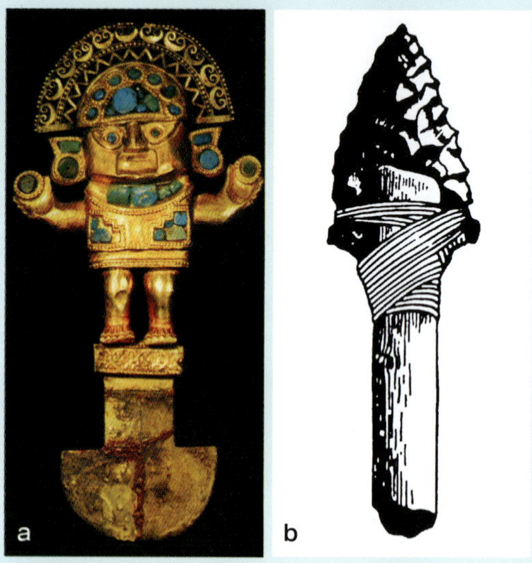

図1　古代アンデスの手術道具
a：ペルーのシンボル的デザインのグッズ（壁掛け）．下端に穿頭用の"ツミ"のデザインがなされている．
b：パラカスで発見された黒曜石のナイフ．

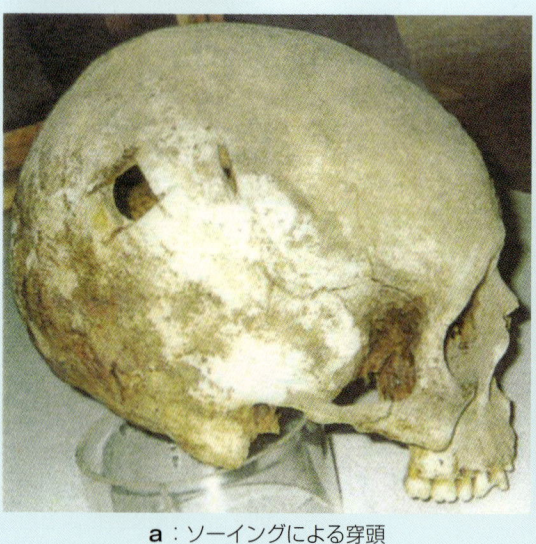

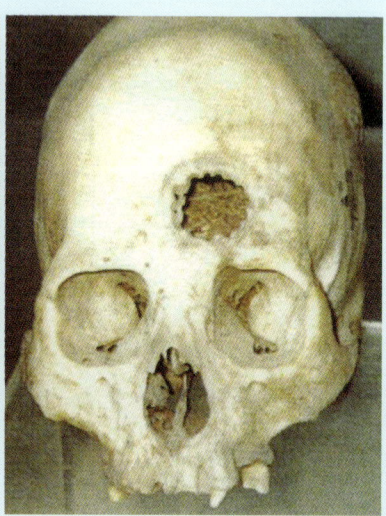

a：ソーイングによる穿頭　　　b：ドリリングによる穿頭

図2　古代アンデスの穿頭頭蓋骨
（リマ国立人類博物館所蔵）

参考文献
1）古和田正悦：開頭術の歴史．にゅーろん社，1996
2）片山容一：古代アンデスの謎―二〇〇〇年前の脳外科手術．廣済堂出版，1992
3）河本圭司：アトラス頭蓋骨学―基礎と臨床．メディカ出版，pp305-309，2005

（河本圭司）

D その他の治療法

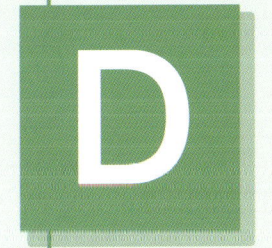

- I 定位的放射線照射 —— 238
- II 原発性悪性脳腫瘍に対する放射線化学療法 —— 242
- III 間脳下垂体腫瘍に対する薬物療法 —— 246

D-Ⅰ 定位的放射線照射

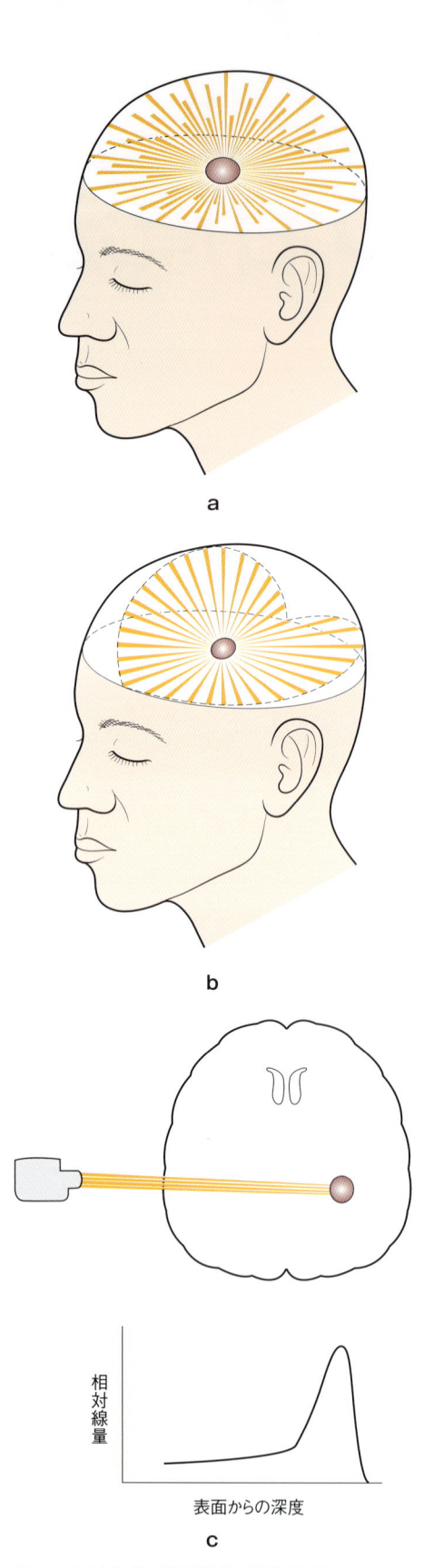

定位的放射線照射とは

定位的放射線照射の特徴は，病変の正確な立体評価のうえで十分量の放射線を正確に病変に照射可能であり，かつ周辺組織に対しての放射線被曝が少ないことである．定位的放射線照射には，1回照射にて治療を行う定位手術的照射（stereotactic radiosurgery：SRS）と分割照射を行う定位放射線治療（stereotactic radiotherapy：SRT）がある．

定位的放射線照射装置の種類

ガンマナイフ

ガンマナイフ（Leksell Gamma Knife Unit, Elekta AB, Stockholm, Sweden）は，原則的に1回放射線照射（定位手術的照射）を行う装置であり，その原理は，コバルトの放射線同位元素を用いたガンマ線源が半球状に並び，これが1点に焦点を結ぶものである．この焦点に病変の位置を正確にあわせるように頭部を装置に固定することで，定められた部位にガンマ線が照射される（図1a）．

直線加速器を用いた定位的放射線治療装置

直線加速器（リニアック）を用いた定位的放射線治療装置とは，ナロービームのX線を用い，定位的に三次元的な回転照射法により，頭蓋内の小病変に集中した高線量の放射線を照射する装置であり，定位手術的照射（1回照射）と定位放射線治療（分割照射）が可能である（図1b）．現在以下の2機種が代表的機種と思われる．

・サイバーナイフ（CyberKnife, Accuracy, Sunnyvale, CA, USA）
・ノバリス（Novalis, BrainLAB AG, Feldkirchen, Germany）

粒子線治療

陽子線や重粒子線の特性（Bragg peak）を生かして，定位的照射を行う方法で，特に頭蓋底悪性腫瘍において有用である（図1c）．

図1 定位的放射線照射の基本原理
a：ガンマナイフ治療，b：直線加速器，c：粒子線治療．

定位的放射線照射の治療適応

　病変が 3 cm を超えてくると，1 回放射線照射の危険性が高くなり，病変に対して有効と思われる放射線量での治療ができない可能性があり，病変の大きさは原則 3 cm 以下が適応である．なお，浸潤性の腫瘍，大きな病変においては，直線加速器や粒子線を使用した定位放射線治療（分割照射）を考慮する必要がある．

　脳動静脈奇形（AVM），聴神経腫瘍，髄膜腫，下垂体腺腫などの良性腫瘍，転移性脳腫瘍が適応であるが，三叉神経痛やてんかんの治療にも応用されている．

症例 1（図 2）

67 歳，男性．頭痛精査にて右側蝶形骨縁髄膜腫（内側型）と診断され，腫瘍摘出後に傍鞍部の残存腫瘍に対してガンマナイフ治療を施行した．

● メモ 1　頭蓋底髄膜腫に対するガンマナイフ治療

　頭蓋底髄膜腫に対するガンマナイフの長期治療成績としては，神経症状の改善は 15% に得られ，永続的神経障害の危険性は 6% 程度である．また，治療後 5 年，10 年の累積腫瘍制御率は，それぞれ 93% と 83% であり，局所再発以外に照射野外からの再発や腫瘍の悪性転化を認める症例がある [1]．

● メモ 2　ガンマナイフ治療の耐用線量

　ガンマナイフ治療は 1 回放射線照射であるため，周辺の脳組織，脳神経における耐用線量が問題となる．ガンマナイフ治療において放射線感受性が高いと思われる，視神経の耐用線量は 8 Gy と考えられていた．しかし，視神経の一部であれば，以前に放射線治療が施行されていない症例で，視神経機能障害が少ない症例には，10〜12 Gy 程度の照射がなされても障害はきたさないと最近は考えられている．また，海綿静脈洞内の脳神経に関しては，三叉神経の障害を回避するためには，辺縁線量 13 Gy 以下での治療が安全と考えられる．その他の海綿静脈洞内の脳神経は，比較的耐用線量は高いと思われる [2]．

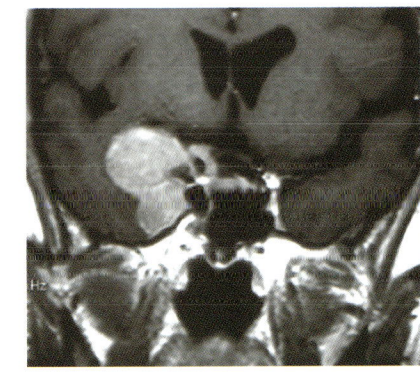

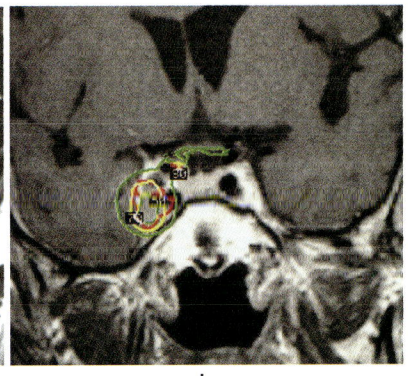

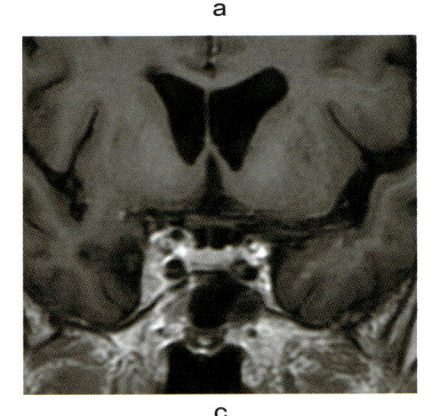

図 2　右側蝶形骨縁髄膜腫（症例 1）
a：術前 MRI．右側傍鞍部に腫瘍を認める．
b：右側傍鞍部の残存腫瘍に対して，辺縁線量（腫瘍最低線量）12 Gy（50% isodose）にてガンマナイフを施行．視神経の最大被曝線量は 6 Gy 以下である．
c：ガンマナイフ治療 5 年後，腫瘍は制御されている．

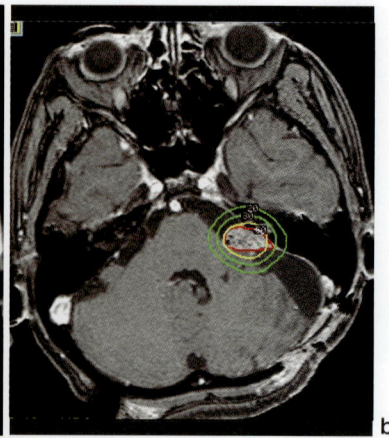

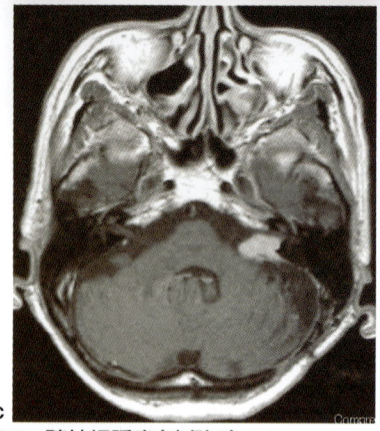

図3　聴神経腫瘍（症例2）
a：術前 MRI．左側小脳橋角部に最大径 48 mm の腫瘍を認める．術前聴力 115 dB．
b：左側小脳橋角部の残存腫瘍に対して，辺縁線量（腫瘍最低線量）12 Gy（50% isodose）にてガンマナイフを施行．
c：ガンマナイフ治療 5 年後，腫瘍は制御され，左側聴力も純音聴力で 30 dB と改善している．

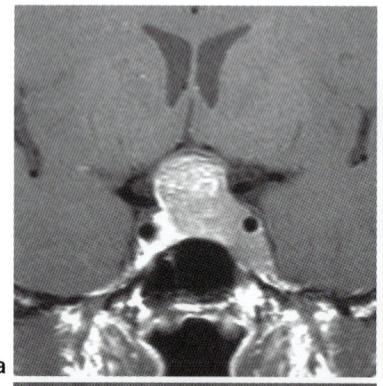

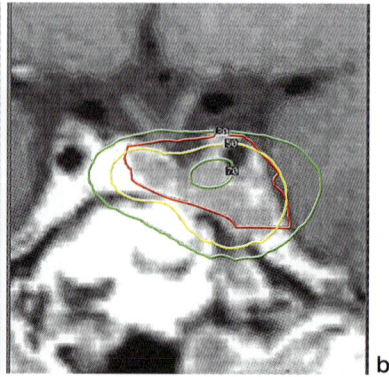

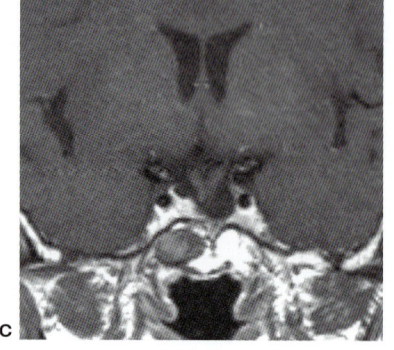

図4　非機能性下垂体腺腫（症例3）
a：術前 MRI．トルコ鞍内から鞍上部，左側海綿静脈洞部に腫瘍の伸展を認める．
b：左側海綿静脈洞部の残存腫瘍に対して，辺縁線量（腫瘍最低線量）12 Gy（50% isodose）にてガンマナイフを施行．視神経の最大被曝線量は 6 Gy 以下である．
c：ガンマナイフ治療 8 年後，腫瘍は著明に縮小している．

症例2（図3）

58歳，女性．左側三叉神経障害，聴力障害と小脳失調を認め，聴神経腫瘍の診断にて左後頭下開頭術にて腫瘍を部分摘出，その後残存腫瘍に対してガンマナイフ治療を施行した．

● **メモ3　聴神経腫瘍に対するガンマナイフ治療**

聴神経腫瘍に対しては，腫瘍最低線量（辺縁線量）で 12 Gy 程度が至適線量と考えられている．ガンマナイフ治療の成績として，腫瘍制御（ガンマナイフ後手術摘出不要）は 97% 程度，聴力温存は 60%，新たな顔面神経麻痺は 0.5% 程度である[3]．大きな聴神経腫瘍においては，神経症状の改善のためにも手術摘出が必要であるが，その際機能温存を考えた手術を行い，残存腫瘍に対してガンマナイフも考慮する．

症例3（図4）

49歳，女性．両耳側半盲を認め，非機能性下垂体腺腫の診断にてハーディー法にて鞍内から鞍上部の腫瘍を摘出，その後左側海綿静脈洞部の残存腫瘍に対してガンマナイフ治療を施行した．

● **メモ4　下垂体腺腫に対するガンマナイフ治療**

治療線量は，腺腫の種類，病変の大きさ，視神経と腫瘍の関係により決定されるが，機能性腺腫においては，腫瘍辺縁線量（腫瘍最低線量）で 20 Gy 程度が至適線量と考えられ，非機能性腺腫に対する治療線量は，腫瘍制御を目的とするため，機能性腺腫よりも低い線量で有効であり，腫瘍辺縁線量で 14 Gy 程度が至適線量と考えられる．

● **メモ5　ガンマナイフ治療後の下垂体機能障害**

ガンマナイフ治療後の遅発性の下垂体機能障害に関しては，性腺ホルモン刺激ホルモン 21.7%，甲状腺刺激ホルモン 23.9%，成長ホルモン 13%，副腎皮質刺激ホルモン 8.7% との報告もあるが，ホルモン補充療法が必要となる症例は少ない[4]．

症例4（図5）

74歳，男性．見当識障害と右片麻痺を認め，食道癌の脳転移の診断にて腫瘍摘出ののちに，腫瘍摘出部位に対してガンマナイフ治療を施行した．

● **メモ6　転移性脳腫瘍に対するガンマナイフ治療**

定位放射線照射による転移性脳腫瘍の治療成績に関しては，約90%の腫瘍制御率が得られており，従来の放射線抵抗癌（腎癌，悪性黒色腫など）にも有効である．大きな転移性腫瘍に対して手術摘出後，摘出部位にガンマナイフ治療を行うことは，局所制御と全脳照射の遅発性脳障害を避けるためからも有用である[5]．

今後の展望

定位的放射線照射も，長期の治療成績が報告されてきており，また診断装置・治療装置の進歩とともに治療適応の拡大，治療成績もさらに向上すると思われ，今後さらに，手術治療と並んで有用な治療となりうると思われる．

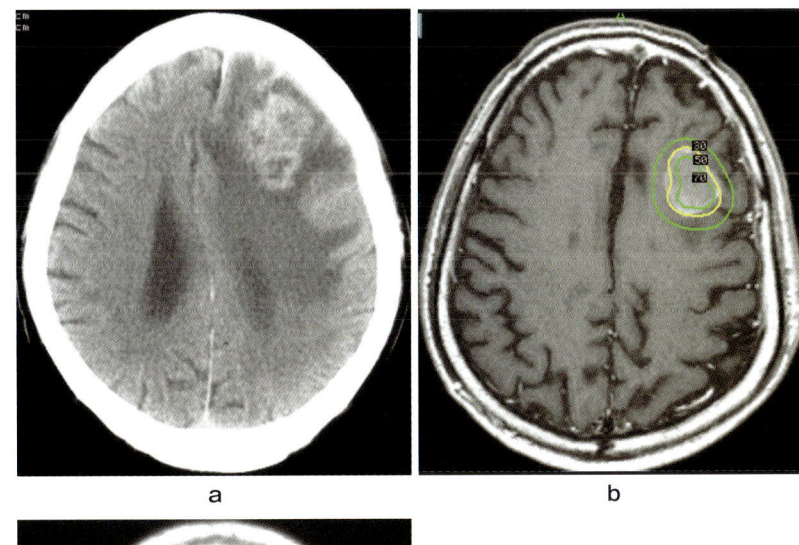

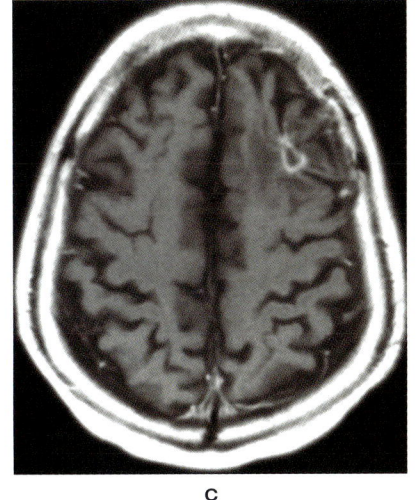

図5　食道癌の脳転移（症例4）
a：術前CT．左前頭葉に浮腫を伴う約35 mmの腫瘍を認める．
b：術後の腫瘍摘出腔周辺に対して16 Gy（50% isodose）にてガンマナイフを施行．
c：ガンマナイフ治療7年後，腫瘍再発はなく脳機能障害もない．

● **参考文献**

1) Iwai Y, Yamanaka K, Ikeda H：Gamma knife radiosurgery for skull base meningioma：long-term results of low-dose treatment. J Neurosurg 109：804-810, 2008
2) Iwai Y, Yamanaka K, Ishiguro T：Gamma knife radiosurgery for the treatment of cavernous sinus meningiomas. Neurosurgery 52：517-522, 2003
3) Iwai Y, Yamanaka K, Shiotani M：Radiosurgery for acoustic neuromas：results of low-dose treatment. Neurosurgery 53：282-288, 2003
4) Pollock BE, Jacob JT, Brown PD, et al：Radiosurgery of growth hormone-producing pituitary adenomas：factors associated with biochemical remission. J Neurosurg 106：833-838, 2007
5) Iwai Y, Yamanaka K, Yasui T：Boost radiosurgery for treatment of brain metastases after surgical resections. Surgical Neurology 69：181-186, 2008

〈岩井謙育〉

D-Ⅱ 原発性悪性脳腫瘍に対する放射線化学療法

各種がん治療における放射線治療の効果を上乗せするか，あるいは放射線総量を軽減し遅延性放射線障害によるQOLの低下を極力抑える目的で，併用化学療法に様々な検討が加えられてきている．化学療法の有効性を向上させる手段として，多剤併用および薬剤総投与量の増量や投与経路の工夫，あるいは徐放性製剤変更などによる曝露期間の延長など様々な手法が試みられている．悪性脳腫瘍においても各種新薬の開発が進められてきているが，ここでは最近注目度の高い悪性グリオーマの最近の化学療法の動向と，近年症例の増加傾向著しい中枢神経系原発悪性リンパ腫，さらには以前より化学療法の効果が注目されている頭蓋内原発胚細胞腫瘍の化学療法について概説する．

悪性グリオーマ

悪性グリオーマは，いまだ治癒に至らぬ難治性疾患であり，特にWHO分類Grade 4に属する膠芽腫の平均生存期間は1年ほどであり，5年生存率はわずか6％である．しかし，近年，テモゾロミド（temozolomide：TMZ，商品名：テモダール®）の出現により，化学療法での有意な生命予後の延長が報告されるようになってきた．その後，TMZ併用放射線化学療法実施例の5年間に及ぶ追跡調査の結果，生命予後の有意な延長，およびその予後予測因子としてのO^6-methylguanine-DNA methyltransferase（MGMT）promoterのメチル化判定の重要性が報告された[1]．近年，TMZを使用して治療する症例で，従来のMRI造影画像診断法では画像上は明らかに造影部分が増悪していると判定される症例の中に再手術を施行した際の病理所見が壊死組織だけで腫瘍細胞を認めないことがある報告がなされ，pseudo-early progressionと命名した（図1）．pseudoprogressionは，現時点では有効かつ確実な鑑別方法がないため，臨床症状の消失或は緩和を認めた場合は，pseudoprogressionと考え，TMZの併用療法を継続すべきである．

TMZは上記のように有効率の高い薬剤であるが，TMZへの耐性を示す症例は腫瘍組織におけるMGMT遺伝子プロモータのメチル化と関連性があることが証明されている．アルキル化剤はDNA中のO^6-methylguanine（O^6-meG）を形成し，隣接するDNA同士が架橋されることにより，細胞分裂を抑制し抗腫瘍効果を発揮すると考えられている．ところが，O^6-meGはMGMTにより修復されてしまう（図2）．これまでの報告では腫瘍細胞のMGMT欠損がアルキル化剤の感受性に相関することを示唆している．さらには，

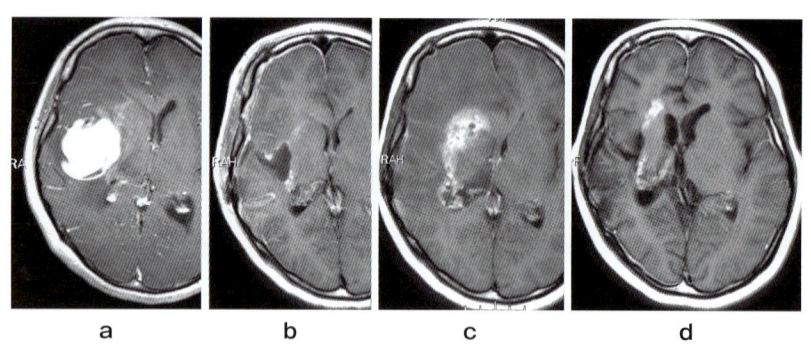

図1　疑似増悪を疑わせる症例（22歳女性，初発膠芽腫）
a：術前MRI（Gd造影T1強調）．右側頭部を中心に著明に造影される腫瘍陰影を認める．
b：術後MRI．腫瘍はほぼ全摘出されている．
c：TMZ治療中（術前より6か月目）画像．新たな造影効果部分が出現している．
d：TMZ治療中（術前より11か月目）画像．造影部分の縮小が認められる．

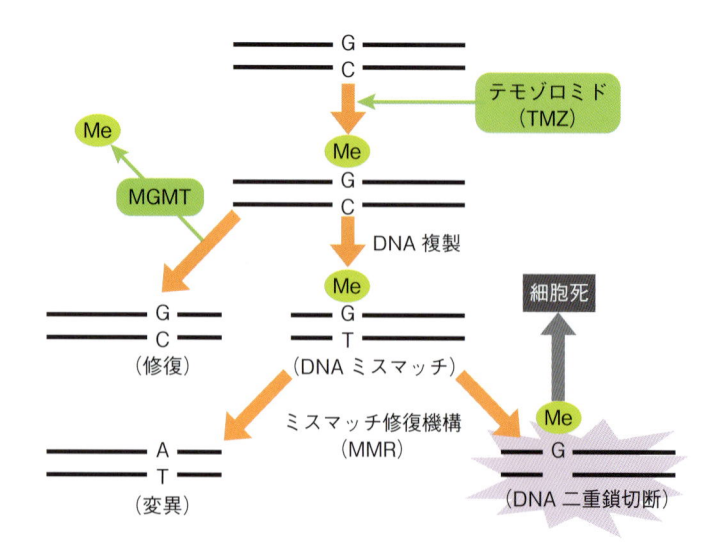

図2　TMZによる抗腫瘍効果発現機序とMGMTによるDNA修復機序の概略

MGMTプロモータのメチル化の有無が悪性グリオーマ患者の重要な予後因子であると考えられており，この発現は悪性グリオーマの半数以上に認められる．その一方で，TMZの薬剤耐性の主要因と考えられているMGMTの発現は約70％の悪性グリオーマに認められる．今後，TMZを中心とする化学療法を構築するにあたり，MGMTを有効に不活化させる戦略や，MGMTを枯渇させる方法などが様々に検討されている．

その治療不応例に対する対策としては，現在，TMZの投与方法や投与量の変更も各種取り組まれている．例えば，TMZ 75 mg/m²/日の7日間連続投与，7日間休薬を繰り返したり，75 mg/m²/日の21日間連続投与，7日間休薬などで，低容量の投与で長期間投与し，総投与量を増加させることで，MGMTを枯渇させて効果を高めようとする試みである．一方，各種薬剤との併用では，シスプラチンとの再発膠芽腫に対する第2相試験が報告されており，再発でも20％に有効であった．そのほかにも，BCNU，CCNU，CPT-11，サリドマイド，シス-レチノイン酸，タモキシフェン，marimastat，IFN-α，IFN-βなどが試みられているが，まだ確立した方法には至っていない（表1）．近年では，分子標的薬剤との併用療法が注目されつつあり，なかでも血管新生因子阻害薬ベバシズマブとの併用に期待がかかっており，現在国際共同治験（第Ⅲ相試験）でその効果が試されている．そのなかでも，TMZ不応例に対してIFN-βの先行投与によりMGMTの転写が抑制されTMZの抗腫瘍効果が増強されることが証明された[2]．両薬剤とも脳腫瘍の治療薬としてすでに厚生労働省の認可が得られているため，わが国では臨床治験を実施しやすい薬剤である．TMZとIFN-β併用療法の臨床試験は，日本の標準的治療のみならず，欧米の標準的治療（放射線＋TMZ）にも影響を及ぼす可能性があり，日本発のグローバルスタンダード（世界標準）の確立となりうる極めて意味の深い臨床試験になると思われる．INTEGRA study（Interferon-β and Temozolomide for Glioma in combination with Radiotherapy）の検討の結果，主たる有害事象は，極めて軽微であったことより，今後はJCOG（Japan Clinical Oncology Group）の下に，初発膠芽腫を対象にTMZとIFN-βを併用した放射線化学療法の有効性と安全性を検証することを目的として，現在の標準治療とみなされているTMZ単独での放射線化学療法とのランダム化第Ⅱ相試験を計画中である[3]．

中枢神経系原発悪性リンパ腫（PCNSL）

中枢神経系原発悪性リンパ腫（primary central nervous system lymphoma：PCNSL）は，脳腫瘍全国集計調査によれば原発性脳腫瘍の2.9％を占めると言われているが，近年発生率は増加傾向にある．中高年に多く，50歳以上が約80％を占める．男女比は1.5と報告されている．好発部位として前頭葉，側頭葉，小脳，脳深部（基底核部，脳梁など）に発生しやすい．ほとんどが節外性非ホジキン型のびまん性大細胞型B細胞リンパ腫であり，約40％が多発性であるが，頭蓋外への転移は極めて少ない．

治療として，手術療法は確定診断をつける以上の目的はなく，悪性リンパ腫と診断がつけばそれ以上摘出せず，生検にとどめ，治療の主体は放射線治療と化学療法となる．悪性リンパ腫は，放射線感受性が高く，約70％の症例で著明な腫瘍縮小がみられるため，全脳照射が広く行われてきた．しかし，全脳照射のみでの生存期間中央値（median survival time：MST）は12〜15か月であり，予後不良と言わざるを得ない．したがって次段階として化学療法併用が検討されているが，これらの薬剤の大半は通常投与量では血液脳関門（BBB）をほとんど通過しにくいことから，効果

表1 TMZとの併用化学療法の主な報告

併用薬剤	報告者	臨床試験
BCNU	Raizer JJ	第Ⅰ相試験
CCNU	Herrlinger U	第Ⅱ相試験
Thalidomide	Chang SM	第Ⅱ相試験
Retinoic acid	Butowski N	第Ⅱ相試験
Tamoxifen	Spence AM	第Ⅱ相試験
IFN-α 2b	Yung A	第Ⅱ相試験
IFN-β	Natsume A	第Ⅰ相試験
Cisplatin	Balana C	第Ⅱ相試験
O^6-benzylguanine	Quinn JA	第Ⅰ相試験
Marimastat	Groves MD	第Ⅱ相試験

が限定的であることが示唆された[4]．1990年代以降，大量メソトレキセート療法（HD-MTX）をベースとした化学療法と全脳照射を行う治療が主流となってきている．Glassらは大量MTX（3.5 g/m^2）投与後，放射線療法（全脳照射30 Gy＋局所照射20 Gy）を行い，MSTが42.5か月と優れた成績を報告した[5]．また，Hiragaらの報告では，大量MTX（100 mg/kg×3）を急速投与したのち，放射線療法（全脳照射30 Gy）を行うことで，MSTが39.3か月，5年生存率43%という成績を得た[6]．現在わが国において，大量MTX（3.5g/m^2）療法3コース後，放射線療法（全脳照射30 Gy＋局所照射10 Gy）を行う療法が標準的治療となっており，MST 40〜60か月，5年生存率30%前後の成績が得られている．

MTXによる代表的な副作用は急性腎不全，肝機能障害，間質性肺炎，骨髄抑制，口内炎などであるが，MTX血中濃度測定に基づくロイコボリン救援療法併用などの管理により，比較的安全に行えるようになっている．Shah GDらは大量MTX療法を軸に，リツキシマブやプロカルバジン，ビンクリスチンを加えたR-MPV療法の結果を報告した[7]．大量MTX療法後の合併症として，遅発性白質脳症（精神症状，痙攣，進行性痴呆などを呈する）が，特に60歳以上では高頻度に起きることなどもわかってきているため，この治療は，照射量を減らすことによってそれを回避できることが期待される．さらに，わが国においても日本臨床腫瘍研究グループ（JCOG）を中心として大量MTX療法にTMZの併用療法も検討されており，今後の治療成績の向上に期待したい．

頭蓋内原発胚細胞腫瘍

胚細胞腫瘍（germ cell tumor）は，主として小児期と青年期に発生するまれな中枢神経系原発腫瘍である．性差は男児に圧倒的に多く，女児に少ない．脳腫瘍全国集計調査によれば，全脳腫瘍の2.8%，小児脳腫瘍の15.4%（第2位）を占める．発生部位は，松果体が最も多く（52.9%），トルコ鞍上部発生がそれに次ぐ（19.8%）．第3位は基底核（5.5%）である．各腫瘍群を構成する腫瘍は，その組織型によって，①ジャーミノーマ（germinoma，胚腫），②胎児性癌（embryonal carcinoma），③卵黄嚢腫瘍（york sac tumor），④絨毛癌（choriocarcinoma），⑤成熟奇形腫（mature teratoma），未熟奇形腫（immature teratoma），悪性転化を伴う奇形腫（teratoma with malignant transformation），⑥混合胚細胞系腫瘍（mixed germ cell tumor）に分類される．

一方，治療の効果による分類としては3群に分けて評価されている．すなわち，①Good Prognosis群（qualityの高い治癒を目標）として，ジャーミノーマ，成熟奇形腫．②Intermediate Prognosis群（5年生存率70%以上目標）として，germinoma with STGC，悪性奇形腫，混合性腫瘍のうち，ジャーミノーマ＋奇形腫およびジャーミノーマあるいは奇形腫が主体で，少量のpoor prognosis群要素（下記）を含むもの．③Poor Prognosis群（3年生存率50%以上目標）として絨毛癌，卵黄嚢腫瘍，胎児性癌，および混合性腫瘍 のうち，上記3要素が主体のものである[8]．

治療方法は，各群によって異なる．

① Good Prognosis群

ジャーミノーマはカルボプラチン-エトポシド（CARB-VP）2コース後，全脳室照射30 Gy/15fractionを施行する〔全脳室照射（拡大局所照射）とは，松果体部，トルコ鞍，第三脳室，側脳室および第四脳室上部を含む〕．次いで上記化学療法をさらに4〜6コースを施行する．ただし，播種例，多発例では放射線療法として，全脳照射および全脊髄照射（脊髄病変を認める例のみ）を行う．また，基底核部の腫瘍については，両側性病変，視神経への浸潤など広範囲にわたる腫瘍の伸展が知られており，放射線治療としては全脳照射を検討する．

成熟奇形腫は組織学的良性腫瘍で全摘出が行えた場合は治癒が得られる．放射線治療の効果は一般に乏しい．

② Intermediate Prognosis群

ジャーミノーマ with STGCはジャーミノーマに準じた治療を施行する．CARB-VP 2コース＋全脳室照射30 Gy/15 fraction＋CARB-VP 4〜6コース．ただし，播種例，多発例では放射線療法として，全脳照射および全脊髄照射（脊髄病変を認める例のみ）を行う．

未熟奇形腫の放射線化学療法は上記と同一だが，残存腫瘍が存在すれば追加での再摘出手術を考慮．

③ **Poor Prognosis 群**

イホスファミド-カルボプラチン-エトポシド(ICE)2コース後，まず腫瘍部に放射線治療 30 Gy/15 fraction を施行．次いで手術にて可及的に全摘出を行う．その後，全脳 30 Gy+全脊髄 30 Gy（全脳，全脊髄照射は同時に施行し whole neuraxis 照射とする）．その後，ICE を少なくとも 4～6 コース施行する．また，上記治療中，残存腫瘍が存在すれば，追加での再摘出手術を考慮する[9]．

松果体部，神経下垂体部，基底核部の腫瘍で画像所見ならびに腫瘍マーカーを含む臨床像から胚細胞腫瘍が強く疑われる場合には，はじめにネオアジュバント化学療法（術前の化学療法）により腫瘍の縮小をはかり手術リスクの軽減をはかるとともに，治療的診断を行う方法も検討されている．比較的腫瘍のサイズが小さく，臨床像から診断が難しい症例においては手術切除（組織診断確定）後，化学放射線治療を施行する．Kochi らは，non-germinomatous malignant germ cell tumors に対し，腫瘍の全摘出前に化学療法と放射線療法を先行させるネオアジュバント療法を行い，良好な成績を報告している[10]．なお，平成 15 年度厚生労働省がん研究助成金による班研究におけるプロトコールでは，ごく一部の極めて悪性度の高い腫瘍を除いて手術をまず行い組織診断の確定をめざしている．

● **参考文献**

［悪性グリオーマ］

1) Stupp R, Hegi ME, Mason WP, et al：Effects of radiotherapy with concomitant and adjuvant temozolomide versus radiotherapy alone on survival in glioblastoma in a randomized phase III study：5-year analysis on the EORTC-NCIC trial. Lancet Oncol 10：434-435, 2009
2) Natsume A, Ishii D, Wakabayashi T, et al：IFN-beta down-regulates the expression of DNA repair gene MGMT and sensitizes resistant glioma cells to temozolomide. Cancer Res 65：7573-7579, 2005
3) Wakabayashi T, Natsume A, Kayama T, et al：A multicenter phase I trial of interferon-beta and temozlomide combination therapy for high grade gliomas(INTEGRA study). Jpn J Clin Oncol 38：715-718, 2008

［中枢神経系原発悪性リンパ腫(PCNSL)］

4) Mead GM, Bleehen NM, Gregor A, et al：A medical research council randomized trial in patients with primary cerebral non-Hodgkin lymphoma：cerebral radiotherapy with and without cyclophosphamide, doxorubicin, vincristine, and prednisone chemotherapy. Cancer 89：1359-1370, 2000
5) Glass J, Gruber ML, Cher L, et al：Preirradiation methotrexate chemotherapy of primary central nervous system lymphoma：long-term outcome. J Neurosurg 81：188-195, 1994
6) Hiraga S, Arita N, Ohnishi T, Kohmura E, Yamamoto K, Oku Y, Taki T, Sato M, Aozasa K, Yoshimine T：Rapid infusion of high-dose methotrexate resulting in enhanced penetration into cerebrospinal fluid and intensified tumor response in primary central nervous system lymphomas. J Neurosurg 91：221-230, 1999
7) Shah GD, Yahalom J, Correa DD, et al：Combined immunochemotherapy with reduced whole-brain radiotherapy for newly diagnosed primary CNS lymphoma. J Clin Oncol 25：4730-4735, 2007

［頭蓋内原発胚細胞系腫瘍］

8) Matsutani M；The Japanese Pediatric Brain Tumor Study Group：Combined chemotherapy and radiation therapy for CNS germ cell tumors — the Japanese experience. J Neurooncol 54：311-316, 2001
9) Sawamura Y, Kato T, Ikeda J, et al：Teratomas of the central nervous system：treatment considerations based on 34 cases. J Neurosurg 89：728-737, 1998
10) Kochi M, Itoyama Y, Shiraishi S, et al：Successful treatment of intracranial nongerminomatous malignant germ cell tumors by administering neoadjuvant chemotherapy and radiotherapy before excision of residual tumors. J Neurosurg 99：106-114, 2003

〔若林俊彦〕

D-III 間脳下垂体腫瘍に対する薬物療法

本項では，薬物療法の近年の発展を踏まえながら，手術療法，放射線治療との組合せで間脳下垂体腫瘍患者における下垂体機能をいかにして正常の状態（eupituitarism）に維持すべきかについて概説する．

下垂体腺腫に対する薬物療法

プロラクチノーマ

プロラクチノーマに対する薬物療法の主体はドパミンアゴニストである．ブロモクリプチンは腫瘍細胞からのホルモン合成を抑制し，80～90％の患者で血中プロラクチン値の正常化と排卵性月経をもたらす．腫瘍径は75％の症例で縮小し，視機能をはじめとする神経症状の改善をもたらす．

腫瘍組織には壊死も認められるがその割合は少ない．したがって，一般にブロモクリプチンの服用を中止すれば，プロラクチン値は再上昇し，腫瘍径も再増大する．これが薬物療法の最大の問題点である．内服を続けていてもプロラクチン値が正常化しないブロモクリプチン抵抗型プロラクチノーマは20％前後存在する．

超長時間作動型ドパミンアゴニストであるカベルゴリンは2003年に高プロラクチン血症治療薬として健保収載された．血中半減期が長いため週に1～2回の服用でよい．ブロモクリプチンよりプロラクチン正常化率が高く，薬物不耐率が低い．常用量は0.25～2 mg/週である．しかし，高容量投与（7 mg/週以上）でもプロラクチン値が正常化しないカベルゴリン耐性プロラクチノーマも10％前後認められる．副作用は消化器症状，めまいなどだが，その頻度，程度はブロモクリプチンより軽度である．最近，パーキンソン病に対するカベルゴリンの長期高容量投与によって，心弁膜の線維化や石灰化が起こることが判明した．常用量（2 mg/週以下）を超えてカベルゴリンを長期投与する場合は心エコーによる注意深い観察が必要である[1]．

ドパミンアゴニスト内服中に妊娠した場合，妊娠初期の胎児はこれらの薬剤に曝露されるが，ブロモクリプチンの場合，胎児に対する安全性は確立されている．一方，カベルゴリンは臨床使用が開始されてからの期間が短いため，胎児や妊娠母体に及ぼす安全性が確立しているとはいえない．このためFDAはカベルゴリン服用下での妊娠を承認していないが，これまでのところカベルゴリンによる母体や胎児への重篤な有害事象は報告されていない．妊娠が判明すれば両薬剤とも内服を中止するため，治療前マクロアデノーマであったものでは1～2割で腫瘍の増大が認められる．このため，マクロアデノーマで早期に妊娠を希望する場合は，薬物療法開始前に十分な減圧手術を行っておく必要がある．

厚労省科研間脳下垂体機能障害調査研究班のプロラクチン分泌過剰症の治療の手引きによれば，「microprolactinoma の中でMRI により enclosed type とみられる場合は手術療法の有効性を説明し患者の選択を求めるべきである」としている．小型で海綿静脈洞浸潤がない腫瘍であれば，経蝶形骨洞手術によってプロラクチン値の正常化が得られる可能性が9割以上あり，再発の頻度を差し引いても，約7割で根治が得られる．豊富な経験を有する下垂体外科医が手術すれば術後に下垂体機能低下症をきたす可能性はまれである．薬物抵抗性の場合も漫然と薬物療法を続けることなく経験豊かな外科医による根治手術の可能性を検討すべきである．

成長ホルモン産生腺腫
・ドパミンアゴニスト

現段階（2011年1月現在）で，わが国で使用できるのはブロモクリプチンのみであるが，ブロモクリプチン単独でのGH正常化率は10％に満たない．一方カベルゴリンは，ブロモクリプチンより有効性が高く，GH，IGF-1の正常化が3～4割で得られている．ただし，投与量はプロラクチノーマの場合より多量となる場合が多い．

- **ソマトスタチン誘導体**

わが国では酢酸オクトレチド（皮下注製剤）とその徐放製剤が用いられている．まず皮下注製剤150〜300μg/日を3回に分けて2週間投与し，その効果と副作用発現を確認したのちに徐放製剤に代える．徐放製剤は20 mgから開始し，最大40 mgを4週ごとに筋注する．もう1つのソマトスタチン誘導体であるランレオチドは，わが国では2011年1月現在，autogel製剤の治験が実施されている．これらのソマトスタチン誘導体の投与により，65％でGHあるいはIGF-1の正常化，約半数で腫瘍縮小が得られる．

ソマトスタチン誘導体の副作用として投与早期に認められるのは，下痢，腹部不快，鼓腸，便秘などであるが，多くは一過性である．長期投与による副作用には胆嚢収縮障害による胆石症がある．多くは無症候性であり，胆嚢摘出が必要となるのは1％にすぎない．

成長ホルモン産生腺腫のうち3〜4割はオクトレオチド抵抗性であるが，それらの腫瘍に対してカベルゴリンを併用投与すると，約4割でIGF-1の正常化が得られることが報告されている．

- **ペグビソマント**

ペグビソマント（pegvisomant）は，GH分子上のサイト1，サイト2のアミノ酸を改変したもので，サイト1とGH受容体の結合親和性を高める一方，サイト2とGH受容体の結合を阻止することによって，強力な拮抗作用を発揮する．ペグビソマントはGH低下作用を有さず，また毎日皮下注する必要があるため，ほかの薬物療法が無効な場合に使用される．20〜40 mg/日の投与によってIGF-1の正常化が9割で達成される．ソマトスタチン誘導体が無効あるいは効果不十分な例でもIGF-1の正常化がもたらされる．ペグビソマント投与によって，IGF-1によるネガティブフィードバックが消失するため，治療初期にGHが上昇する症例があるが，多くは一過性である．治療中の腫瘍の増大も危惧されるが実際には極めてまれである．また，腫瘍増大例には，ソマトスタチン誘導体が追加投与され，良好なコントロールを得ている．ソマトスタチン誘導体との併用によって，ペグビソマント投与回数を週1回に減らす試みも行われている．

クッシング病

クッシング病に対する薬剤は，大きく分けて①ACTH分泌阻害薬，②副腎皮質ステロイド合成阻害薬，③コルチゾル受容体拮抗薬（わが国では未承認）に分けられる．多彩な薬剤があるが，著効と安全性を示す薬剤は現段階ではない．

- **ACTH分泌阻害薬**

ドパミンアゴニスト：ブロモクリプチンやカベルゴリンは約半数の患者に何らかの効果が認められるが，ACTHが前値の半分以下に低下するのは約2割と報告されている．

ソマトスタチン誘導体：ACTH産生腺腫細胞ではソマトスタチン受容体が発現していることが知られているが，オクトレオチドのクッシング病に対する効果は乏しい．

GABA作働薬，抗セロトニン薬：GABAは視床下部CRH分泌抑制を介して，ACTH分泌を抑制する．抗ヒスタミン薬のシプロヘプタジンは抗セロトニン作用によりACTH分泌を抑制すると考えられる．いずれもクッシング病に対する有効性の報告が散見される．

- **副腎皮質ステロイド合成阻害薬**

副腎皮質におけるグルココルチコイド合成を阻害する．ACTHはネガティブフィードバックの解除のためむしろ上昇する．

メチラポン：副腎におけるメチラポンは11-β-ヒドロキシラーゼを阻害することによりコルチゾルの合成を抑制する．長期投与の有効性は80％前後である．また，手術前の全身状態の改善にも有効である．残念ながらわが国では検査薬としてのみ承認されている．効果は可逆性である．副作用としては消化器症状，低カリウム血症などであるが，ほかのステロイド合成阻害薬に比較して耐容性は高い．

ミトタン（op'DDD）：複数のステロイド合成酵素に作用し，ステロイド合成阻害のみならず，副腎皮質の破壊作用を有する．副作用としては，消化器症状，肝機能障害，認知症・妄想などがある．副腎皮質破壊作用とコルチゾル代謝亢進のため長期投与例では通常量の1.5〜3倍のヒドロコルチゾンの補充が必要になる．

トリロスタン：3β-ヒドロキシステロイド脱水素酵素の阻害剤である．作用は可逆性．効果は比較的弱い．副作用としては消化器症状，肝機能障害など．

非機能性下垂体腺腫

非機能性下垂体腺腫の大部分は病理学的にゴナドトロピン産生腺腫に分類される．腺腫細胞にはソマトスタチンレセプターやドパミンレセプターが認められるが，オクトレオチドなどのソマトスタチン誘導体やドパミンアゴニストの腫瘍縮小効果は乏しい．また，ゴナドトロピン産生細胞の脱感作をねらってGnRH（性腺刺激ホルモン放出ホルモン）アゴニストの投与が試みられているが，ゴナドトロピン産生の抑制にもかかわらず，腫瘍の縮小は得られていない．

テモゾロミド

テモゾロミドはDNAのグアニンのO^6位をメチル化することによって殺細胞効果を発揮するアルキル化剤であり，グリオーマや転移性黒色腫の治療に用いられている．わが国では2006年9月から薬価収載となっている．下垂体腺腫に対する保険適用はないが，2006年初めてプロラクチン産生下垂体癌に使用され，その後2009年末までに報告された下垂体腺腫に対するテモゾロミドの投与例は16例であるが，このうち15例で少なくとも一時的な腫瘍縮小効果が認められている[2]．

MGMT（O^6-methylguanine-DNA methyltransferase）はDNA修復酵素で，テモゾロミドに対する耐性をもたらす．したがってMGMTの発現量を調べることによってテモゾロミド治療の効果を予測することができる．腫瘍にMGMTが高発現していればテモゾロミドの効果はあまり期待できない．MGMTの発現はプロモータによって制御されているが，このプロモータのメチル化によってこのMGMTの発現が抑制されれば，テモゾロミドによる抗腫瘍効果が期待できる．

下垂体機能低下症に対する薬物療法

近年，間脳下垂体腫瘍の治療成績が向上し，大部分の患者で長期生存が得られるようになってきている．これに伴い，脳外科医には，患者の長期にわたるQOLの維持・向上のために，視床下部下垂体障害全般にわたる十分な知識と管理の能力が必要となってきている．

副腎皮質ホルモンの補充

副腎皮質ホルモン補充のゴールはeucortical stateを回復することである．すなわち，補充量は健常者の1日分泌量と日内変動パターンを反映したものでなければならず，また，ストレス時，病気のとき，外科的侵襲時のコルチゾルの生理的な分泌増加にも対応するものでなければならない．

- 急性期副腎皮質ホルモンの補充

間脳下垂体腫瘍の手術時には，全身的な手術侵襲と間脳下垂体への操作によって急性副腎不全に陥る可能性があるので，副腎皮質ホルモンの補充は必須である．基本は，手術前にヒドロコルチゾン100 mgを点滴静注し，その後12時間ごとに100 mgを手術の翌々日まで投与する．術前検査所見，術中所見などから下垂体機能低下が疑われる場合は，その後コートリル® 2錠/日を内服させる．

- 慢性期副腎皮質ホルモンの補充

内因性のコルチゾルの分泌量は，最近の測定では，以前考えられていたよりは少なめで，5.7 mg/m²/日となっている．腸管での吸収率と肝臓でのコルチゾルへの代謝率を考えれば，完全欠失の際の必要量はヒドロコルチゾン（コートリル®）で10〜12 mg/m²/日，日本人の体格では約15〜20 mg/日となる．酢酸コルチゾン（コートン®）では必要量は20〜25 mg，プレドニゾロン（プレドニン®）では4〜5 mg/日となる．治療に際しては，少量（ヒドロコルチゾンとして1日5〜10 mg）から開始し，副作用がなければ段階的に増量して維持量とする．この投与量を，午前中高値で午後以降低値になるという健常人のコルチゾル日内分泌パターンにあわせて，朝2/3，夕1/3と分けて服用させる．

手術，感染，ストレス時には通常の3〜5倍に増量する（sick day rule）．患者には怠薬や慢性的過量服用が致死的結果を招くことを十分に認識させる必要性がある．また，急性副腎不全に陥った患者を素早く適切な治療プロセスに乗せられるように，患者カードを常時携行させることも重要である．副腎皮質不全症患者が急性副腎不全症状を呈した場合

は，ヒドロコルチゾン 100 mg と同時に生理食塩水とブドウ糖を投与する．

過量投与では不眠，いらいら感，多幸，肥満といった副作用が出現することがある．大腿骨頭壊死はステロイド剤投与に伴ってまれに発生する病態で，股関節部痛，腰痛，殿部痛が出現すれば本病態を疑う．

- 他の病態，併用薬剤との関係

コルチゾルは ADH に対して拮抗作用を有しているので副腎皮質機能不全と ADH 分泌障害が併存している場合，尿崩症が潜在化する（仮面尿崩症）．この場合，コルチゾルの補充開始とともに尿崩症が顕在化するため注意が必要である．バルビツレート，フェニトインなどの抗痙攣薬や T_4 の投与によってコルチゾルの代謝が促進されるために，ヒドロコルチゾンの必要投与量が増加することがある．甲状腺ホルモンと副腎皮質ホルモンの複合障害の際には，必ず副腎皮質ホルモンの補充から開始しなければならない．

甲状腺ホルモンの補充

一般にレボチロキシンナトリウム（T_4 製剤）を経口投与する．基本は T_4 を $25\,\mu g$ から開始し，1〜2 週の間隔で徐々に増量する．特に，高齢者，狭心症，心筋梗塞，不整脈の既往のある患者では $12.5\,\mu g$ からゆっくり開始することが必要である．投与量は FT_4 基準値内の中央値付近に調整する．1 日投与量としてはサイロキシン $50〜150\,\mu g$ となる．過剰投与による症状としては動悸，不整脈，上室性頻脈，心筋虚血，振戦，神経過敏，焦燥，不安，躁うつ，下痢がある．これらの症状が出現すれば減量を考慮する．

ゴナドトロピン分泌不全症

ゴナドトロピン（LH，FSH）分泌障害に対する補充療法は妊孕力の回復と二次性徴の発達という 2 つの意義がある．妊孕力の回復が不要の場合は性ホルモンの補充が行われる．妊孕力の回復を希望する場合は，ゴナドトロピンの補充療法が中心となる．

- 男性ゴナドトロピン分泌不全症

二次性徴の促進，回復のためにはテストステロンを 2〜4 週ごとに筋肉注射する．前立腺肥大のある患者，心疾患の既往のある患者ではこれらの病態を悪化させる可能性があるので注意が必要である．

テストステロンの投与のみでは精子形成能すなわち妊孕力は回復せず，妊孕力の回復のためには hCG-hMG 療法または LHRH 間欠皮下注が行われる．この場合も，一般的にはまずテストステロン投与によって二次性徴を発現・成熟させたのちに hCG-hMG 療法に切り替える．LHRH 間欠投与は視床下部機能の障害で，下垂体機能が保たれている場合に有効である．

- 女性ゴナドトロピン分泌不全症

挙児希望がない場合，ゲスターゲン（黄体ホルモン）テストで消退性出血が認められれば一度無月経と診断され，黄体ホルモンのみの投与（ホルムストローム療法）が行われる．エストローゲン・ゲスターゲンテストで初めて出血が認められれば二度無月経と判定され，カウフマン療法（エストローゲン，プロゲステロン併用）が行われる．性ホルモンの補充は二次性徴の回復のみならず，高齢者でも子宮内膜増殖症の予防，骨量の維持，心血管合併症を予防する効果が報告されている．

挙児希望がある場合は，まず一度無月経ではクロミフェンの投与が行われ，二度無月経では排卵誘発 hCG-hMG（rFSH）療法が行われる．視床下部性ゴナドトロピン分泌障害では LHRH 間欠皮下注が行われる．

中枢性尿崩症

経蝶形骨洞手術直後で鼻腔のパッキングがある場合は，バソプレシン（ピトレシン®）4 単位を 8〜12 時間ごとに皮下注する．開頭手術後などで水・電解質バランスの厳密なコントロールが必要なときにはシリンジポンプで持続投与する．0.1 単位 / 時間の少量から開始する．この場合，ピトレシン®過量投与による水中毒に対する注意が必要で，むしろ少なめに投与し，尿量は多め（1 日 3,000 ml 前後）に保ったほうがよい．意識が保たれており，口渇中枢が保たれていれば，自由飲水で水不足分を補うことができる．

慢性期には長時間作用性のデスモプレシン酢酸塩水和物（デスモプレシン®）を用いる．点鼻液は 1 日量 5〜20 μg を朝・夕の 2 分割点鼻投与する．感冒時やアレルギー性鼻炎時などでは吸収が低下し作用が減弱しやすい．このような場合には事前に鼻をかんでから使

用するとよい．尿崩症慢性期の患者では多量飲水の習慣があるため，最初から必要量全量を投与すると水中毒に陥る可能性があるので，少量から開始するのがよい．水中毒の初期症状は頭痛であるが，進行すれば痙攣や意識障害を呈する．

成人成長ホルモン欠損症（adult-GHD）

病態と疫学

小児期のGH分泌不全（GHD）では，成長障害が主症状となるが，成人におけるGH分泌不全症（成人GHD）では，体脂肪の増加，筋力低下，易疲労感など多彩な症状，徴候を呈し，QOLも障害される．成人GHDに伴う代謝，体組成異常はメタボリックシンドロームとの類似が指摘されており，実際に成人GH欠損症では，心臓血管死が多い．

成人GHDの発症率は欧州において10人/100万人/年，米国では30人/100万人/年と報告されている．わが国における発症率，有病率の統計はないが，間脳下垂体腫瘍の治療後のGHD頻度とわが国における間脳下垂体腫瘍の相対頻度に基づく年間発生数推計値から，わが国における間脳下垂体腫瘍によるGHDの発生数は約1,200人/年（10人/100万人/年）と推定できる[3]．このほかの成人期発症GHDの主要な原因としては頭部外傷とくも膜下出血が挙げられている．

既往歴や症状から成人GHDが疑われれば，厚生労働省間脳下垂体機能障害調査研究班の診断と治療の手引きに準拠して診断に至る．

GH補充の方法

GH投与は3μg/kg/日から開始し，臨床症状，血中IGF-1値をみながら4週間単位で増量し，副作用がみられず，かつ血中IGF-1値が年齢・性別基準範囲内（±2SD以内）に保たれているように適宜増減する．至適IGF-I値は個人差が大きい．生理的に成長ホルモンは夜間徐波睡眠時に最も多量に分泌されるので，これに併せて補充療法でも，睡眠前に投与することが望ましい．

GH補充に伴う問題点

GHは電解質，水分の蓄積作用を有するため，補充療法の開始に伴って，浮腫，手根管症候群，関節痛，筋肉痛，四肢のしびれが認められることがある．GHは腫瘍細胞増殖作用を有するため，悪性腫瘍を有する患者では禁忌である．また，インスリン抵抗性を増加するため，糖尿病患者，特に増殖性糖尿病性網膜症のある患者では禁忌となっている．

過去の大規模スタディは生理的投与量のGH補充と腫瘍の再発リスクの相関を否定している．しかし，GHとIGF-1には腫瘍細胞増殖作用があり，間脳下垂体腫瘍にGH受容体が存在することも報告されているので，腫瘍の残存例では放射線照射や十分な経過観察を行ってからの投与が必要である．また，投与中も定期的なMRIは欠かせない．特に神経下垂体胚腫では，完全寛解を得てから，2年間再発がないことを確認してからGH投与を開始するのが一般的である．

参考文献

1) Molitch ME：The cabergoline-Resistant Prolactinomas Patients：New Challenges. JCEM 93：4643-4645, 2008
2) Hagen C, Schroeder HD, Hansen S, et al：Temozolomide treatment of a pituitary carcinoma and two pituitary macroadenomas resistant to conventional therapy. Eur J Endocrinol 161：631-637, 2009
3) 有田和徳，平野宏文，富永 篤，他：成人成長ホルモン分泌不全症（成人GHD）．脳神経外科 35：217-230, 2007

（有田和徳・湯之上俊二）

付録　脳腫瘍の治療効果判定

表1　腫瘍摘出率

表示	摘出率
全摘出（total removal）	（肉眼的）100%
亜全摘出（subtotal removal）	95%≦，<100%
部分摘出（partial removal）	5%≦，<95%
生検（biopsy）	病理組織診断標本採取のみ

一般外科においては摘除，摘出（extirpation）は臓器あるいは病巣の全部を取り去ることをいい，病巣の一部を取り去るときは切除（resection）を用いている．
（日本脳神経外科学会・日本病理学会（編）：臨床・病理　脳腫瘍取扱い規約．第3版，金原出版，p63，2010より転載）

表2　有効度の表現

1　著効（complete response：CR）
測定可能病変または評価可能病変が消失し，かつその状態が4週間以上継続したもの．

2　有効（partial response：PR）
2-①　2方向測定可能病変の積の総和が全体として50%以上縮小するとともに，腫瘍による二次的病変の増悪もなく，かつその状態が4週間以上継続したもの．
2-②　評価可能病変が明らかに50%以上改善し，腫瘍による二次的病変の増悪もなく，かつその状態が4週間以上継続したもの．

3　不変（no change：NC）
3-①　2方向測定可能病変の積の総和が全体として50%未満の縮小，または25%未満の増大があるが，腫瘍による二次的病変の増悪もなく，かつその状態が4週間以上継続したもの．
3-②　評価可能病変がPRの条件を満たさないが，腫瘍による二次的病変の増悪もなく，かつその状態が4週間以上継続したもの．
注：CR・PRの条件に満たないがNCの基準よりやや奏効度が高いと評価される症例（2方向測定可能病変の25～50%未満の縮小を認める症例，または50%以上の縮小の持続が4週に満たない症例）は，minor response（MR）として別途に記録してもよい．ただし，MRは奏効率の算定には加えない．

4　進行（progressive disease：PD）
4-①　測定可能病変の積の総和が25%以上増大したもの．
4-②　評価可能病変が明らかに増悪したもの．
4-③　新病巣の出現したもの．

※脳腫瘍全国統計委員会・日本脳神経外科学会「脳腫瘍の治療効果判定基準（案）」より抜粋．
（日本脳神経外科学会・日本病理学会（編）：臨床・病理　脳腫瘍取扱い規約．第3版，金原出版，pp63-65，2010より一部転載）

表3　一般全身状態の評価

表3a　performance status（PS）

Grade		Karnofsky scale
0	無症状で社会活動ができ，制限を受けることなく，発病前と同等にふるまえる．	90～100%
1	軽度の症状があり，肉体労働は制限を受けるが，歩行，軽労働や坐業はできる（例：軽い家事，事務作業）．	70～80%
2	歩行や身のまわりのことはできるが，時にすこし介助がいることもある．軽労働はできないが，日中50%以上起居している．	50～60%
3	身のまわりのある程度のことはできるが，しばしば介助がいり，日中50%以上は就床している．	30～40%
4	身のまわりのこともできず，常に介助がいり，終日就床を必要としている．	10～20%

表3b　Karnofsky scale

100%	正常，臨床症状なし．
90%	軽い臨床症状があるが，正常の活動可能．
80%	かなり臨床症状があるが，努力して正常の活動可能．
70%	自分自身の世話はできるが，正常の活動・労働することは不可能．
60%	自分に必要なことはできるが，ときどき介助が必要．
50%	病状を考慮した看護および定期的な医療行為が必要．
40%	動けず，適切な医療および看護が必要．
30%	全く動けず，入院が必要だが死は差し迫っていない．
20%	非常に重症，入院が必要で精力的な治療が必要．
10%	死期が切迫している．
0%	死．

索引

和文索引

あ
アートセレブ® 97
アバスチン® 27
悪性グリオーマ
　——，DWIによる悪性度診断 15
　——，放射線化学療法 242
悪性リンパ腫
　——，画像鑑別診断 20
　——，放射線化学療法 243
鞍結節部髄膜腫 148

い
イホスファミド-カルボプラチン-エトポシド 245
伊良子光顕 28
異型性髄膜腫，病理組織像 37
石黒忠悳 28
一次運動野 98
一次視覚野 98
一次体性感覚野 98
一次聴覚野 98

う
ウェルニッケ野 98
運動小人 98
運動誘発電位（MEP） 31

え
エクスパンサバルーンカテーテル 96
円蓋部髄膜腫 124

お
オーダーメイド人工骨 230
横断像，撮像面の選択 10

大槻玄沢 28

か
カウフマン療法 249
カッティング，先史時代の穿頭 236
カベルゴリン 246
カルボプラチン-エトポシド 244
ガンマナイフ 238
下甲介剪刀 92
下垂体機能低下症に対する薬物療法 248
下垂体腺腫
　——，ガンマナイフ治療 240
　——，顕微鏡下手術 180
　——，手術器具 92
　——，内視鏡下手術 184
　——に対する薬物療法 246
化学療法
　——，悪性グリオーマ 242
　——，中枢神経系原発悪性リンパ腫 243
　——，頭蓋内原発胚細胞腫瘍 244
化生性髄膜腫，病理組織像 37
仮面尿崩症 249
家族性腫瘍症候群 17
顆窩経由法，外側後頭下アプローチ 73
画像鑑別診断
　——，DWIによる 18
　——，グリオーマと類似疾患の 18
　——，腫瘍再発・放射線壊死・PsPD 24
画像検査
　——，腫瘍の局在・周囲の構造との解剖学的関係を把握するための 10

　——，腫瘍の性状を推定するために必要な 14
海綿静脈洞外壁へのアプローチ 61
海綿静脈洞のトライアングル 62
開頭 52
　——，アプローチに必要な器械 88
　——，頭蓋底手術の 58
　——に必要な解剖学的知識 52
外側後頭下アプローチ 68
　——のバリエーション 71
拡散強調像（DWI） 14, 23
　——によるグリオーマの悪性度診断 15
　——による第四脳室内腫瘍の鑑別 15
　——による類表皮嚢胞とくも膜嚢胞の鑑別 23
拡散テンソルイメージング 17
核医学検査 16
覚醒下手術 98
合併経錐体到達法 78
冠状断像，撮像面の選択 10
感覚小人 98
間脳下垂体腫瘍に対する薬物療法 246
灌流画像 15
眼窩頬骨アプローチ 59, 64
眼窩腫瘍 220
　——，撮像面の選択 11
眼窩先端部症候群 54
眼輪筋 52
顔面神経の走行 52

き
奇形腫 210
　——，放射線化学療法 244
吸引管 89

253

嗅溝部髄膜腫　156
嗅神経芽腫　217
巨細胞膠芽腫
　──，画像鑑別診断　19
　──，病理組織像　35
頬骨アプローチ　59
仰臥位　48
局所フラップの作成，頭蓋底の修復
　　　　　　　　　　　　　233
近代脳神経外科の歴史　2

く

クッシング病，薬物療法　247
グリオーマ
　──，低悪性度　114
　──，病理組織像　35
　──と類似疾患の画像鑑別診断　18
　──の悪性度診断，DWIによる　15
　──の累積生存率　9
くも膜嚢胞，DWIによる鑑別　23
熊手鈎　91

け

『外科訓蒙図彙』　28
『外科全集』　28
経頭蓋刺激運動誘発電位　31
経頭蓋到達法
　──，眼窩腫瘍　220
　──の外科解剖　222
経脳弓法，第三脳室へのアプローチ　86
経脈絡裂法，第三脳室へのアプローチ
　　　　　　　　　　　　　87
経モンロー孔法，第三脳室へのアプロー
　チ　86
頚静脈孔近傍の局所解剖　80
頚静脈孔神経鞘腫　176
血液脳関門（BBB）　102, 243
血管芽腫　206
　──，画像診断　17
　──の年齢分布　8
血管腫性髄膜腫，病理組織像　36
結節性硬化症　17
顕微鏡下経鼻的−経蝶形骨洞的手術，下
　垂体腺腫　180
顕微鏡・手術器具とその使い方　88
原形質性星細胞腫，病理組織像　35
原線維性星細胞腫，病理組織像　35

こ

コウデン病　17
コートリル®　248

コートン®　248
コンコルド・ポジション　49
ゴアテックス®　231
ゴナドトロピン分泌不全症，薬物療法
　　　　　　　　　　　　　249
甲状腺ホルモンの補充，下垂体機能低下
　症　249
光線力学的診断　102
抗セロトニン薬　247
『紅夷外科宗伝』　28
後顆管　80
後経錐体アプローチ　63
後経錐体到達法　76
後頭蓋窩アプローチ　80
後頭蓋窩の基本構造の「たとえ」　51
後頭蓋窩腫瘍，撮像面の選択　11
硬性鏡　95
硬膜欠損の修復　232
硬膜切開のデザインを決める要素　57
項部筋肉　69
膠芽腫　118
　──，画像鑑別診断　19
　──，病理組織像　35
　──に対するBPA−PET　25
　──の年齢分布　8
骨シンチグラフィ　13
骨肥厚，円蓋部髄膜腫　127

さ

サイドカッティング針　113
サイバーナイフ　238
サイロキシン　249
佐藤　進　28
砂粒腫性髄膜腫，病理組織像　36
座位　50
齋藤　眞　28
酢酸オクトレチド　247
酢酸コルチゾン　248
撮像面や画像再構成面の選択　10
三叉神経鞘腫　168

し

シース　96
シームデュラ®　231
シーライオン・ポジション　49
シプロヘプタジン　247
シュワン細胞腫（⇒神経鞘腫）
　──の年齢分布　8
ジャーミノーマ　210
　──，放射線化学療法　244
　──の年齢分布　9

矢状断像，撮像面の選択　10
脂肪成分の検出，CT　12
視神経管開放　60
視神経管膠腫　220
視神経管髄膜腫　220
篩骨洞の閉鎖　235
耳介上筋　52
磁化率強調像（SWI）　15
斜位矢状断像，撮像面の選択　11
斜腹臥位　49
手術器具　88
　──，顕微鏡下経蝶形骨洞的腫瘍摘出術
　　　　　　　　　　　　　92
手術ナビゲーションシステム　38
手術用顕微鏡　88
腫瘍再発　25
腫瘍摘出鉗子　91
腫瘍摘出に必要な器械　89
腫瘍摘出率　251
出血性変化，CT　12
術中迅速病理診断　34
術中ナビゲーション　38
術中モニタリング　30
小脳橋角部髄膜腫　152
小脳血管芽腫　206
小脳片葉下到達法　72
松果体部腫瘍　210
　──，撮像面の選択　10
上衣下腫，病理組織像　36
上衣腫
　──，DWIによる鑑別診断　15
　──，画像鑑別診断　20
　──，病理組織像　36
　──の年齢分布　9
静脈灌流障害　42
静脈損傷の回避　42
静脈損傷時の対処　43
静脈の処理，脳腫瘍手術における　42
神経細胞腫　214
神経鞘腫
　──，頚静脈孔　176
　──，三叉　168
　──，前庭　172
神経線維の描出　16
神経線維腫症　17
神経内視鏡　95
神経内視鏡下手術　106
神経内視鏡下第三脳室底開窓術　108
神経内視鏡支援顕微鏡手術　106
神経内視鏡手術　106
　──の合併症　110

深側頭動脈　53
人工髄液　97

す

スクラッピング，先史時代の穿頭　236
スピンエコー(SE)法　12
スプーンリトラクター　91
スペキュラ　92
スライス厚の選択，MRI　11
スリークォーター・ポジション　49
錐体骨アプローチ　74
錐体斜台部髄膜腫　144
錐体路トラクトグラフィー　23
髄液腔，DWI による鑑別　23
髄芽腫　202
　——，DWI による鑑別診断　15
　——の年齢分布　9
髄膜腫
　——，鞍結節部　148
　——，円蓋部　124
　——，ガンマナイフ治療　239
　——，嗅溝部　156
　——，小脳橋角部　152
　——，錐体斜台部　144
　——，側脳室三角部　160
　——，大後頭孔　164
　——，大脳鎌　132
　——，蝶形骨縁　136
　——，テント　140
　——，病理組織像　36
　——，傍矢状洞　128
　——による骨浸潤パターン　127
　——の年齢分布　8
髄膜皮性髄膜腫，病理組織像　36

せ

セラミック製人工骨　230
正常側静脈の温存　42
生検，定位的　112
生存率，代表的グリオーマの　7
成人成長ホルモン欠損症　250
成長ホルモン産生腺腫，薬物療法　246
星細胞系腫瘍の鑑別　18
星細胞腫
　——，病理組織像　35
　——の年齢分布　7
脊索腫　194
脊索腫様髄膜腫，病理組織像　37
石灰化，CT　12
浅側頭動脈　53
穿頭，先史時代の　111, 171, 236

穿頭・開頭術の歴史，日本における　28
線維性骨異形成症，頭蓋顔面領域の
　　　　　　　　　　　　　226
線維性髄膜腫，病理組織像　36
全身疾患，脳腫瘍と　17
全身麻酔，術中モニタリングと　30
『全瘍跌撲療治之書』　28
前経錐体アプローチ　62
前経錐体到達法　74
前床突起削除　60
前庭神経鞘腫　172
前頭蓋窩腫瘍，撮像面の選択　11
前頭眼野　98
前頭筋　52
前頭側頭開頭　54
前頭洞
　——の処置　56, 59, 234
　——の閉鎖　234

そ

ソーイング，先史時代の穿頭　236
ソマトスタチン誘導体　247
組織別頻度，脳腫瘍の　6
側臥位　50
側頭下アプローチ　62
側頭開頭　56
側頭筋近傍の皮下構造　52
側頭筋の処理　53
側脳室三角部髄膜腫　160
側脳室腫瘍，撮像面の選択　10
側脳室内へのアプローチ　84
側方到達法
　——，眼窩腫瘍　223
　——の外科解剖　224

た

ターコット症候群　17
ダンディの脳腫瘍用指剝離　46
多発性硬化症，画像鑑別診断　21
多列検出器型 CT　13
体位　48
体性感覚誘発電位(SEP)　30
退形成性上衣腫
　——，画像鑑別診断　20
　——，病理組織像　36
退形成性髄膜腫，病理組織像　37
退形成性星細胞腫
　——，画像鑑別診断　18
　——，病理組織像　35
　——の年齢分布　7

退形成性乏突起膠腫
　——，画像鑑別診断　20
　——，病理組織像　35
大後頭孔近傍の局所解剖　80
大後頭孔髄膜腫　164
大脳鎌髄膜腫　132
大脳膠腫症，画像鑑別診断　18
第三脳室腫瘍，撮像面の選択　10
第三脳室内へのアプローチ　86

ち

チタンプレート　230
チタンメッシュ　231, 235
チタンメッシュ製人工骨　230
中枢神経系原発悪性リンパ腫，放射線化
　学療法　243
中枢性尿崩症，薬物療法　249
中側頭動脈　53
中頭蓋窩腫瘍，撮像面の選択　11
超音波吸引装置　90, 93
蝶形骨縁髄膜腫　136
蝶形骨洞の閉鎖　235
聴神経鞘腫(腫瘍)　172
　——，ガンマナイフ治療　240
直線加速器　238

つ

ツイストドリル　113
ツミ，先史時代の穿頭　236

て

テーヨ　171
テモゾロミド　242, 248
テモダール®　242
テント下小脳上面外側到達法　72
テント髄膜腫　140
デシャン型大動脈瘤針　178
デスモプレシン®　249
デスモプレシン酢酸塩水和物　249
定位手術的照射　238
定位的生検　112
定位的放射線照射　238
定位放射線治療　238
低悪性度グリオーマ　114
転移性脳腫瘍　198
　——，画像鑑別診断　17, 21
　——，ガンマナイフ治療　241
電子スコープ　95

と

トラクトグラフィー　23

トルコ鞍部腫瘍，撮像面の選択　11
ドパミンアゴニスト　246
ドリリング，先史時代の穿頭　236
頭蓋咽頭腫　190
　　──の年齢分布　8
頭蓋骨形成と閉頭　230
頭蓋骨の変化，CT　12
頭蓋底の修復と閉頭　232
頭蓋内原発胚細胞腫瘍，放射線化学療法　244
頭蓋表筋　52
頭頂開頭　57
頭頂部腫瘍，撮像面の選択　10
導出静脈　54

な
ナビゲーションシステム　38
内視鏡，手術器具　95
内視鏡下経鼻的-経蝶形骨洞的手術，下垂体腺腫　184
内視鏡手術　106
楢林鎮山　28
軟性鏡　95

に
ニューロロン®　231
西　玄哲　28
乳頭状髄膜腫，病理組織像　37

ね
年齢分布，脳腫瘍の　7
粘膜刀　92
粘膜剝離子　92

の
ノバリス　238
脳機能マッピング・モニタリング　100
脳弓間法，第三脳室へのアプローチ　86
脳血管撮影（DSA）　13
脳室内腫瘍　214
脳室内へのアプローチ　84
脳腫瘍外科の歴史　2
脳腫瘍全国集計調査報告　6
脳腫瘍全国統計委員会　6
脳腫瘍の治療効果判定　251
脳膿瘍，画像鑑別診断　21
脳へら　89

は
ハイステル L　28
ハイパワードリル　88

バイクリル®　231
バイポーラ鑷子　90
バソプレシン　249
バルーンカテーテル　96
パークベンチ・ポジション　49
パレ A　28
胚細胞腫瘍　210
　　──，放射線化学療法　244
胚腫➡ジャーミノーマ
排卵誘発 hCG-hMG（rFSH）療法　249
鋏　91
発生頻度，脳腫瘍の　6
半硬性鏡　95
半腹側臥位　49
板間静脈　54

ひ
ヒドロコルチゾン　248
ビンクリスチン　244
ピトレシン®　249
びまん性星細胞腫
　　──，画像鑑別診断　18
　　──，病理組織像　35
皮質刺激-脊髄運動誘発電位　32
皮質刺激-末梢筋運動誘発電位　31
肥伴性星細胞腫，病理組織像　35
非機能性下垂体腺腫
　　──，薬物療法　248
　　──の年齢分布　8
非交通性水頭症　107
微小囊胞性髄膜腫，病理組織像　36
鼻鏡　92
表情筋　52
病変を意識した撮像法　10
病理組織像，グリオーマと髄膜種の　35

ふ
ファイコン®　96
フェンスポスト法　40, 104, 120
フォガティーバルーンカテーテル　96
フォン・ヒッペル-リンドウ病　17
ブレインシフト　38, 120
ブローカ野　98
ブロードマンの脳地図　98
ブロードマン領野　98
ブロモクリプチン　246
プレドニゾロン　248
プレドニン®　248
プロカルバジン　244
プロトポルフィリン IX　102
プロポフォール　30

プロラクチン産生腺腫（プロラクチノーマ）
　　──，薬物療法　246
　　──の年齢分布　8
プロレン®　231
部分容積現象　11
副腎皮質ステロイド合成阻害薬　247
副腎皮質ホルモンの補充，下垂体機能低下症　248
副鼻腔の閉鎖　234
腹臥位　48
腹臥位変法　49
分泌性髄膜腫，病理組織像　36
分類，脳腫瘍の　4

へ
ベバシズマブ　27, 243
ペグビソマント　247
ペンフィールドのホムンクルス　98
閉頭
　　──，頭蓋骨形成と　230
　　──，頭蓋底の修復と　232
米国中央脳腫瘍登録　6
片側後頭開頭　57

ほ
ホウ素中性子捕捉療法　24
ホルムストローム療法　249
ポルフィリン　102
放射線壊死　24
　　──の鑑別　25
　　──の治療　27
放射線化学療法　242
　　──，悪性グリオーマ　242
　　──，頭蓋内原発胚細胞系腫瘍　244
　　──，中枢神経系原発悪性リンパ腫　243
乏突起膠腫　115
　　──，DWI による悪性度診断　15
　　──，画像鑑別診断　19
　　──，病理組織像　35
　　──の年齢分布　8
傍鞍部腫瘍，撮像面の選択　11
傍矢状洞髄膜腫　128
帽状腱膜　52

み
ミトタン　247
ミュルレル L　28
三宅　速　28

脈絡叢下法，第三脳室へのアプローチ　87

め
メス　91
メソトレキセート　244
メチラポン　247
メッツェンバウム　91
明細胞髄膜腫，病理組織像　37

も
モニタリング　30
毛様細胞性星細胞腫，病理組織像　35

や
薬物療法
——，下垂体機能低下症に対する　248
——，下垂体腺腫に対する　246
——，間脳下垂体腫瘍に対する　246
——，クッシング病　247
——，ゴナドトロピン分泌不全症　249
——，成人成長ホルモン欠損症　250
——，成長ホルモン産生腺腫　246
——，中枢性尿崩症　249
——，プロラクチノーマ　246
——，非機能性下垂体腺腫　248

ゆ
有効度の表現，脳腫瘍の治療効果判定　251
遊離筋皮弁による再建，頭蓋底の修復　235

よ
用指剥離　46
『瘍医新書』　28
吉雄耕牛　28

ら
ラブドイド髄膜腫，病理組織像　37
ランレオチド　247

り
リツキシマブ　244
リニアック　238
リ-フラウメニ症候群　17

リン酸カルシウムペースト　230
リンパ球・形質細胞に富む髄膜腫，病理組織像　36
粒子線治療　238
両側後頭開頭　57
両側前頭開頭　55
両側前頭蓋底アプローチ　58
両刀鋭匙　92

る
ルツリッカ　236
涙腺腫瘍　223
類表皮嚢胞，DWIによる鑑別　23

れ
レクセルフレーム　112
レボチロキシンナトリウム　249
レミフェンタニル　30

ろ
ロイコボリン　244
ロジャース　236

欧文索引

数字

3DAC　17
3D-CT angiography(CTA)　13
3D-magnetization prepared rapid acquisition gradient echo(MP RAGE)法　12
3D-spoiled gradient recalled acquisition in steady state(SPGR)法　12
3T-MRI　12
3'-deoxy-3'-[18F]fluorothymidine　16
5-ALA　102
5-aminolevulinic acid　102
5 アミノレブリン酸　102, 122
18F-labelled boronophenylalanine　24

A

ACTH 分泌阻害薬　247
alanine(Ala)　16
anaplastic astrocytoma, 病理組織像　35
anaplastic ependymoma, 病理組織像　36
anaplastic meningioma, 病理組織像　37
anaplastic oligodendroglioma, 病理組織像　35
angiomatous meningioma, 病理組織像　36
anterior arachnoid recess　182, 187
anterolateral triangle　62
anteromedial triangle　62
arterial spin labeling(ASL)法　15
artery of Davidoff and Schechter　140
astrocytoma, 病理組織像　35
atypical meningioma, 病理組織像　37

B

ballooning sign of third ventricle　107
BBB　102, 243
Bell C　2
Bernasconi-Cassinari　140
boron neutron capture therapy(BNCT)　24
BPA-PET　24
Bragg peak　238
Broca PP　2
Brown-Séquard CE　2

C

Central Brain Tumor Registry of the United States(CBTRUS)　6
central neurocytoma　214
cerebellar hemangioblastoma　206
cerebellopontine angle meningioma　152
cerebral blood flow(CBF)　15
Charcot JM　2
chemical shift imaging(CSI)　16
Chen 分類, 線維性骨異形成症　227
choline-containing compounds(Cho)　16
chordoid meningioma, 病理組織像　37
chordoma　194
CISS 法　12
clear cell meningioma, 病理組織像　37
constructive interference in steady state three-dimensional Fourier transform(3DFT)MR imaging(CISS)法　12
conventional lateral suboccipital approach　73
convexity meningioma　124
corticospinal MEP　32
cranialization　56, 59
cranio facial fibrous dysplasia　226
craniopharyngioma　190
creatine(Cr)　16
CT　12
CUSA®　90
Cushing H　2
CyberKnife　238

D

Dandy WE　2
diffuse astrocytoma, 病理組織像　35
diffusion tensor imaging　17, 38
direct wave(D-wave)　33
distal transsylvian transinsular approach　85
DSA(digital subtraction angiography)　13
DWI(diffusion-weighted imaging)　14, 23
―― によるグリオーマの悪性度診断　15
―― による第四脳室内腫瘍の鑑別　15
―― による類表皮嚢胞とくも膜嚢胞の鑑別　23

E

early venous filling　19
electromagnetic field system　94
eloquent area　40
―― の手術　98
endoscopic endonasal transsphenoidal surgery　184
endoscopic third ventriculostomy(ETV)　108
ependymoma, 病理組織像　36
extreme lateral approach　81

F

falco-tentorial meningioma　133
falx meningioma　132
FASE 法　12
FDG-PET　24
fence-post 法, 術中ナビゲーション　40
fibrillary astrocytoma, 病理組織像　35
fibrous(fibroblastic) meningioma, 病理組織像　36
FIESTA 法　12
foramen magnum meningioma　164
frontal transcortical(middle frontal gyrus) approach　85
functional MRI　38

G

GABA 作働薬　247
Gall FJ　2
gemistocytic astrocytoma, 病理組織像　35
germ cell tumor　244
germinoma　244
giant cell glioblastoma, 病理組織像　35
glioblastoma　118
――, 病理組織像　35
glutamate(Glu)　16
glutamine(Gln)　16
Godlee RJ　2

H

high parietal transcortical approach　85

homunculus 98
Horsley V 2

I
indirect wave(I-wave) 33
interolateral triangle 62
infrafloccular lateral suboccipital approach 72
infralabyrinthine approach 81
infratemporal fossa approach 81
infratentorial lateral supracerebellar approach 72
infratentorial supracerebellar approach 87
interfascial dissection 59
interhemispheric anterior transcallosal approach 84
interhemispheric approach 214
interhemispheric parieto-occipital transcortical(precuneus)approach 85
interhemispheric posterior transcallosal approach 85
interhemispheric trans-lamina terminalis approach 86
interhemispheric transcallosal approach 86
intra-ventricular tumor 214

J
jugular foramen neurinoma 176

K
Karnofsky scale 251
Kawase's triangle ➡ posteromedial triangle
KTP レーザー 96

L
L-[methyl-^{11}C]methionine 16
lactate(Lac) 16
lateral approach 81
lateral suboccipital approach 68, 81
lateral triangle 62
Leeds 分類, 線維性骨異形成症 226
Leksell Gamma Knife Unit 238
low grade glioma 114
low parietal transcortical approach 85
lymphoplasmacyte-rich meningioma, 病理組織像 36

M
Macewen W 2
ME2® 96
medial triangle 62
medulloblastoma 202
meningioma
──, 病理組織像 36
──, cerebellopontine angle 152
──, convexity 124
──, falx 132
──, foramen magnum 164
──, olfactory groove 156
──, parasagittal 128
──, petroclival 144
──, sphenoid ridge 136
──, tentorial 140
──, trigone 160
──, tuberculum sellae 148
meningothelial meningioma, 病理組織像 36
MEP(motor evoked potential) 31
metaplastic meningioma, 病理組織像 37
metastatic brain tumor 198
methacryl hydrate 230
MGMT 242, 248
microcystic meningioma, 病理組織像 36
motor homunculus 98
MPSIS(micro-pressure-suction-irrigation system) 93
MR angiography(MRA) 14
MR cisternography 12
MR spectroscopic imaging(MRSI) 16
MR spectroscopy(MRS) 16, 22
MR venography(MRV) 14, 129, 214
MR 脳槽撮像 12
MRI 撮像法 11
multi-voxel 法 16
myo-inositol(mI) 16

N
N-acetyl aspartate(NAA) 16
neuroendoscopic surgery 106
Novalis 238

O
O^6-methylguanine-DNA methyltransferase 242, 248
occipital transcortical(occipital lobe) approach 85
occipital transtentorial approach 87
olfactory groove meningioma 156
olfactory neuroblastoma 217
oligodendroglioma, 病理組織像 35
open ring sign 21
orbital tumor 220
orbito-zygomatic approach 64

P
PAL-I® 94, 96
papillary meningioma, 病理組織像 37
paramedial triangle 62
parasagittal meningioma 128
parietal transcortical approach 85
partial volume phenomenon 11
pegvisomant 247
performance status(PS) 251
perfusion imaging 15
peritumoral cyst 14
PET(positron emission tomography) 16, 22
──, BPA 24
petroclival meningioma 144
phase reversal 30
photodynamic diagnosis 102
pilocytic astrocytoma, 病理組織像 35
pineal region tumor 210
pituitary adenoma 180, 184
posterior fossa approach 80
posterolateral triangle 62
posteromedial triangle 62
primary central nervous system lymphoma(PCNSL) 243
protoplasmic astrocytoma, 病理組織像 35
psammomatous meningioma, 病理組織像 36
pseudoprogression(PsPD) 26, 242
pterional approach 58

R
relative cerebral blood volume(rCBV) 15
rhabdoid meningioma, 病理組織像 37
ring enhancement mass, 鑑別を要する 21
Romberg MH 2

S

schwannoma
　——, jugular foramen　176
　——, trigeinal　168
　——, vestibular　172
secretory meningioma, 病理組織像
　　　　36
sensory homunculus　98
SEP(somatosensory evoked potential)
　　　　30
single-voxel 法　16
SONOP®　90
SONOPET®　90, 93
SPECT　16
sphenoid ridge meningioma　136
splitting mastoidotomy　76
stereotactic biopsy　112
subdural underlay method　196
subependymoma, 病理組織像　36
sunburst appearance　124
superolateral triangle　62
Surgiplan®　112
SWI(susceptibility-weighted imaging)
　　　　15

T

T_4 製剤　249
taurine(Tau)　16
temozolomide　242, 248
temporal transcortical approach　86
temporal transcortical(middle temporal gyrus or inferior temporal gyrus) approach　85
tentorial meningioma　140
three dimensional anisotropy contrast (3DAC)　17
three-dimensional fast asymmetric spin-echo(FASE)法　12
Tod RB　2
tractography　23
transbasal approach　194
transcondylar approach　81
transcondylar fossa approach　73
transcortical approach　214
transjugular approach　81
transnasal-transsphenoidal tumor extirpation using microscope　180
transpetrosal approach　74
transsylvian approach　86
trigeminal schwannoma　168
trigone meningioma　160
true FISP(FIESTA)法　12
tuberlculum sellae meningioma　148

U

uncapping　198
unroofing　221

V

venous lake　54
volume renderling(VR)法　13

W

Wernicke C　2
WHO 分類　4
wide sphenoidotomy　186